改訂第2版

子どもの能力から考える
発達障害領域の
作業療法アプローチ

編集

小西紀一
元 京都大学 教授

小松則登
愛知県心身障害者コロニー中央病院 総合診療部 ハビリテーション室

酒井康年
うめだ・あけぼの学園 副園長

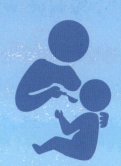
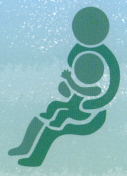
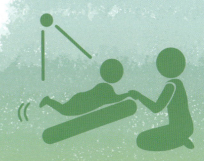
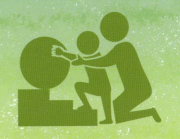

MEDICAL VIEW

Occupational Therapy Practice for Developmental Disabilities: Based on Child's Abilities, 2nd edition
(ISBN 978-4-7583-1932-4 C3047)

Editors: Norikazu Konishi
Norito Komatsu
Yasutoshi Sakai

2012.12.20 1st ed
2018.10.10 2nd ed

©MEDICAL VIEW, 2018
Printed and Bound in Japan

Medical View Co., Ltd.
2-30 Ichigayahonmuracho, Shinjyukuku, Tokyo, 162-0845, Japan
E-mail ed@medicalview.co.jp

編集の序

how-toから"Feel and Interpret How"へ

2012年12月に本書の初版が刊行されてから，早いもので約6年が経過した。

「臨床現場では一人ひとりの作業療法士が，よりよい実践を提供しようと頭を悩ませ，考え，実践を蓄積している。各人がもつ臨床の知を集めることはできないだろうか」。初版はこのような思いから制作がスタートした。しかも，「こういう方法がある」という実践を矮小化する短絡的なhow-to本ではなく，各臨床家がいかにして現場で呼吸し，個々のケースに臨み，問題解決の過程を経て実践したかということを主体にした，"Feel and Interpret How"にこだわって編集を行った。さらに今回の改訂では，児童発達支援や放課後等デイサービス，特別支援教育などについて加筆を行い，また可能なものは，初版に掲載されている事例のその後も追った。

これまでわれわれが馴染んできた発達障害領域の作業療法についての書籍の多くは，障害種別と疾患の基本的知識から始まるものが多く，それらから得られる知識はすでにスタンダードとなっている。しかし，本当にわれわれに必要なことは「どのようにそのセラピィを組み立てたか」であって，「どのようなことを知っていなければならないか」だけではない。

本書は辞書でいうところの「逆引き」に近い構成で，子どもが遂行する作業能力に対応させて章立てした。編者が各執筆者にお願いしたことは，それぞれの治療を作業療法士の視点からどのように考えて臨床を展開したのか，その考え方のプロセスを含めて臨床の実際を紹介することであった。さらに，治療場面の動画を撮影して連続写真を掲載することで臨床の臨場感を提示し，その解説をしてほしいとも依頼した。各氏には，このような無謀な試みを快く受諾していただいた。

このようなコンセプトで完成した原稿は，実践が深く掘り下げられ，治療プロセスの核となる問題解決過程が提示され，個々の臨床が日々動いているという躍動感であふれていた。現時点では，これらの臨床知を総合した総括的な理論としては提示できないが，本書が臨床現場に携わる多くの作業療法士の拠り所になってくれると確信している。

近年，発達障害領域の作業療法は対象が広がっており，一見，身体障害系と発達障害系に二分されているようにもみえる。また，勤務形態も非常勤があったり，勤務場所も福祉，教育，NPOなどにも広がっている。しかし，どのようなフィールドであったとしても目の前の子どもに対峙していくという仕事であることは未来永劫，変わりなく，変わってはいけないわけでその際に不可欠な評価と実践は，はずせない職責である。本書の第Ⅰ，Ⅱ部で臨床に即した評価や実践，家族との関係のもち方などを中心に構成し，第Ⅲ部で作業療法が多様化した現状を踏まえ，さまざまな立場，領域，方法で臨床実践を行っている様子を紹介した。テーマは多岐に渡り多様ではあるが，根源にある作業療法スピリッツの同一性を読み取ってもらえることを願う。

本書の執筆者は，全国各地で臨床実践しているセラピストである。その実践を見たり共有したり，互いに語り合ったことがある，実力・臨床力を兼ね備えた素晴らしい面々である。今回，限られた時間のなかで，本書のために多くの知見を与えていただいたことに，この場を借りて感謝申し上げたい。

また本書は，本書の制作にご理解ご協力いただいたお子さまと，そのご家族の存在で成り立っている。本書に登場していただいたそれぞれのお子さまを通じた貴重な実践から，多くの学びを深めていくことが，われわれの責務となる。さらに，本書には登場していないたくさんのお子さまとご家族が各地のわれわれ臨床の作業療法士の前に来てくださったことで，私たち作業療法士は多くのことを実践の中で知り学ぶことができた。そのみなさまのご協力とご厚意により，本書を作り上げることができたことにも，心より感謝申し上げたい。

最後に，前例がない奇抜な本書の編集に対して，誠実な対応と寛容な理解と有意なご提案をいただいたメジカルビュー社にも深く感謝を申し上げたい。

では，臨床の醍醐味を記録した世界のページを開いていただきたい。そして，私たち作業療法士が，明日の主役となる子どもたちに，達成感・自尊心という素敵なお土産を一つでも多く持ち帰っていただけるよう努めることで，発達障がい領域での仕事中毒が亢進することを期して，筆を置く。

2018年8月

小西紀一

小松則登

酒井康年

執筆者一覧（敬称略）

編　集

小西紀一
元　京都大学　教授（姫路獨協大学　名誉教授）

小松則登
愛知県心身障害者コロニー中央病院　総合診療部　ハビリテーション室

酒井康年
うめだ・あけぼの学園　副園長

執筆者（掲載順）

小西紀一
元　京都大学　教授
（姫路獨協大学　名誉教授）

小松則登
愛知県心身障害者コロニー中央病院
総合診療部　ハビリテーション室

籔押佐永巳
愛知県心身障害者コロニー中央病院
総合診療部　ハビリテーション室

渡邉朱美
愛知県心身障害者コロニー中央病院
総合診療部　ハビリテーション室

松本郁代
株式会社ザイタック 東濃訪問看護ステーション

濱田　匠
三重県立子ども心身発達医療センター

**発達OTネットワーク@あいち感覚統合研究会
（HON@ASI., 代表 小松則登）**

黒澤淳二
大阪発達総合療育センター　リハビリテーション部

酒井康年
うめだ・あけぼの学園　副園長

松本政悦
よこはま港南地域療育センター

森　祐子
伊豆医療福祉センター リハビリテーション科　作業療法

松本茂樹
堺市立重症心身障害者（児）支援センター　ベルデさかい
リハビリテーション部

古野優子
北九州市立総合療育センター

安本大樹
金沢こども医療福祉センター

吉田真衣
大阪発達総合療育センター
リハビリテーション部　作業療法科

嶋谷和之
奈良県総合リハビリテーションセンター

石原詩子
京丹波町子育て支援課

灘　裕介
有限会社あーと・ねっと

岡田洋一
埼玉県立小児医療センター

本間嗣崇
神奈川県立座間養護学校　地域連携部　相談支援係

有川真弓
千葉県立保健医療大学
健康科学部　リハビリテーション学科　作業療法学専攻
准教授

福田恵美子
長野保健医療大学　保健科学部　特任教授

目次／CONTENTS

第 I 部 小児作業療法の概要 …… 1

1章 発達障害領域の作業療法を考える　小西紀一 …… 2

1　発達障害領域で働く作業療法士として大切にしたいこと …… 2
2　作業療法士としての素養 …… 3
3　発達障害領域の作業療法の独自性 …… 3
4　作業療法士になるために学んでおくべきこと …… 4
5　発達障害領域の作業療法の歴史 …… 4
6　今後の発達障害領域の作業療法の予測と作業療法士に期待すること …… 5
7　多職種との関係・連携 …… 6
8　Therapy should be FUN に込めた思い …… 6
9　angel smile …… 7

2章 発達障害の評価と日々の臨床の流れ …… 13

1　発達障害の評価　HON@ASI. …… 13

1　はじめに …… 13
2　主訴と問題点の考え方 …… 13
3　面接方法 …… 15
4　行動の分析 …… 22
5　主訴と問題点の整理 …… 30
6　フローチャート図の作り方 …… 36
7　本節のまとめ …… 42

2　運動障害系の日々の臨床の流れ　黒澤淳二 …… 44

1　はじめに …… 44
2　基礎情報 …… 44
3　場面1　始まりのあいさつ …… 45
4　場面2　予約票を手渡す …… 45
5　場面3　トランスファー：支持面との関係調整と姿勢筋緊張，かまえの評価と作業療法 …… 47
6　場面4　支持面との関係性回復作業療法 …… 49
7　場面5　上肢ー手の準備体操 …… 53
8　場面6　スイッチ遊び「ラジコンクレーン車」 …… 55

9	場面7　作業療法の終了	64
10	その後のSくんと両親	65

3章　小児作業療法における家族との関係性を考える　　酒井康年　　67

1	保護者・家族について考える	67
2	面接・フィードバックにおいて大切なこと	72
3	再び，家族について	80

第II部　小児作業療法の実際　　83

1章　移動すること，動き出すこと　　84

1　自分で動き，環境に働きかけることを支援する　　松本政悦　　84

1	はじめに	84
2	症例紹介	84
3	作業療法の実践	86
4	家庭での姿勢保持具の試用	93
5	作業療法実践のまとめ	93
6	その後のAさんの様子	94

2　印象を変えるために　　森　祐子　　95

1	はじめに	95
2	ビデオでの評価	98
3	振り返り	104
4	おわりに	106

3　だっこから学ぶ，だっこで育てる　　松本茂樹　　106

1	はじめに	108
2	事例紹介	108
3	椅子に座らないAくん	109
4	座る機能を育てる（定型発達から学ぶ）	110
5	器具への適応能力を育てる（だっこから学ぶ）	113
6	成長に伴う生活様式の見直し（作業療法の継続の必要性）	114
7	姿勢保持のアイデア	117

	8 まとめ	118

4 中枢性視覚障害をもった子どもの「移動すること」　古野優子　120

1 はじめに	120
2 症例紹介	121
3 作業療法の目的	122
4 作業療法プログラム	122
5 入院中の変化	130
6 まとめ	131

5 入所児に対する車椅子を用いた外出移動支援　安本大樹　132

1 症例紹介	132
2 作業療法評価	132
3 作業療法計画	134
4 支援の妥当性および考察	144

6 超重症児の「動き出すこと」「移動すること」そして，「移行すること」
黒澤淳二，吉田真衣　146

1 はじめに	146
2 超重症児とは	146
3 彼らは何を「している」のか？	146
4 自己身体の空間定位（orientation of self in space）の構築	148
5 「動き出すこと」のための指向性：「そこ」への定位	149
6 「移動すること」－「ここ」から「そこ」へと移ること－	149
7 「移行すること」－大きな時流：生活の場を移すということ－	149
8 事例	150

2章　食べること　小松則登　155

1 作業療法士が扱う食べることの障害の考え方	155
2 現在・過去・未来において食べることを考える	155
3 リハビリテーション再考	156
4 ケースを通して食べることの障害を考える	157
5 摂食嚥下障害と作業療法	178

3章　やり取りすること　嶋谷和之　179

1 やり取りするとは	179
2 やり取りすることを考える	179
3 事例を通して	181

vii

4章 仲間と過ごすこと　　石原詩子　………………………… 193

1 「仲間」について考える　…………………… 193
2 仲間と過ごすとは？　………………………… 195
3 実践：仲間と過ごすこと（集団療育）　……… 196
4 まとめ　…………………………………………… 212

5章 動きすぎてしまうこと　　灘　裕介　……………………… 214

1 はじめに　………………………………………… 214
2 事例を通して　…………………………………… 215
3 実際の作業療法　………………………………… 216
4 おわりに　………………………………………… 223

6章 なかなか見つけられないこと　　灘　裕介　………………… 224

1 はじめに　………………………………………… 224
2 事例を通して　…………………………………… 225
3 おわりに　………………………………………… 233

7章 覚えること：手を使うこと（物の操作）を覚える　　岡田洋一　……… 234

1 はじめに　………………………………………… 234
2 症例の概要　……………………………………… 234
3 作業療法の実践　………………………………… 235
4 まとめ　…………………………………………… 248

8章 うまく扱うこと　　嶋谷和之　…………………………… 252

1 「うまく扱う」ということ　…………………… 252
2 事例を通して　…………………………………… 254
3 おわりに　………………………………………… 267

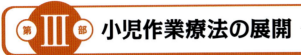

第III部 小児作業療法の展開 … 269

1章 地域での活動 … 270

1 町の職員として　石原詩子 … 270
1. 作業療法士が「町」で働くということ … 270
2. 京丹波町での作業療法 … 272
3. まとめ … 283

2 フリーランスから事業家作業療法士として　灘 裕介 … 284
1. はじめに … 284
2. あーと・ねっとの業務形態 … 284
3. 事業としての広がり … 289
4. フリーランスから，事業家として働くとは … 291
5. 今後の課題，フリーランスから事業家としての難しさ … 292
6. おわりに … 293

3 地域作業療法の展開　酒井康年 … 294
1. はじめに … 294
2. 治療構造としての理解 … 294
3. 治療構造のヒント … 295
4. 主訴のもち主と主訴の絡み合い構造について … 297
5. 作業遂行モデルに立脚して考える … 299
6. 作業療法士であることの価値 … 300
7. 地域支援でのさらなる展開 … 301
8. 事例 … 303

4 特別支援教育のなかでの展開　本間嗣崇 … 307
1. 特別支援学校とは？ … 307
2. 特別支援学校の教員として … 308
3. 特別支援教育における作業療法士の関与 … 309
4. おわりに … 315

② 章 小児にかかわる作業療法士として …… 317

1 小児にかかわる作業療法士の臨床力向上のために　小松則登 ……… 317

1 はじめに …… 317

2 発達障害領域の作業療法を考える　—なぜ私は小児の作業療法士になったのか— …… 317

3 発達障害とリハビリテーション …… 319

4 occupational therapy と作業療法 …… 320

5 発達支援と生活支援，遅滞モデルと欠損モデル …… 321

6 子ども領域の作業療法士として …… 322

7 手入れ論と手当て論 …… 323

8 まとめと，発達障害領域の作業療法士がやるべき仕事　—マトリョーシカ人形理論— …… 324

2 研究者・教員として　有川真弓 …… 327

1 はじめに …… 327

2 臨床から距離を置いた立場から眺めた作業療法実践 …… 327

3 研究活動にかかわることへの思い・意気込み …… 331

4 作業療法士の育成にかかわる部分で感じていること，考えていること …… 332

5 おわりに …… 334

3 発達支援センターの責任者として　福田恵美子 …… 335

1 はじめに …… 335

2 法律改正に伴った現場の動き …… 335

3 非営利組織（NPO）と法人の立ち上げの動機 …… 337

4 医療機関での作業療法のメリット …… 338

5 地域支援での作業療法のメリット …… 338

6 新たな施設を作ったことのメリット …… 340

7 責任者が日常的に行う仕事 …… 343

8 まとめ …… 344

索引 …… 345

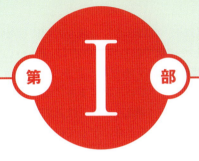

小児作業療法の概要

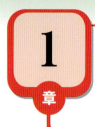

発達障害領域の作業療法を考える

1 発達障害領域で働く作業療法士として大切にしたいこと

● client 主体

　作業療法士（以下，OTR）として最も大切にしたいことは，「client 主体」という姿勢である。そうした姿勢で臨む作業療法（以下，OT）は，「client にとっての適応反応の促通に対する援助」といえるだろう。かつて Lorna Jean King が「OT は適応の科学である」という言葉を残しているが，まさにこの精神が重要である[※1]。

　ただし，ここでいう「適応」とは，決して支援する側の尺度としての適応ではなく，「子ども」を主語とした「子どもにとっての適応」という視点である。

　例えば，子どもが，現象的にはパニックを起こしているようなときは，大人からすると「困ったな」と感じる場面かもしれない。しかし，その子を主語として考えたときには，パニック状態を表現することで「なんらかの適応を試みているのではないか」と酌み取ることも可能ではないだろうか。

　この例で子どもが適応しようとしているのは，外的環境であるし，情動を含めた自己の内的環境に対してという場合もあるだろう。外的・内的環境に対して，なんとかバランスを回復しよう，つまり適応しようとしている姿であり，その結果が見ている大人からは「パニック」ととらえられるような表現形態をとっていると考えられる。

● 適応反応の促通

　「適応反応の促通」と前述したが，促通という言葉は，慎重に考えなくてはならない言葉である。パニックの例でいうと，OTR による促通は，現在の子どもなりの適応のための行動を，できれば周囲の人にも理解されやすい表現形態に置き換えることを提案し，子どもに学習してもらうというような働きかけになるかと思う。

　OTR が子どもにこのような働きかけを行うためには，子どもが「自分が表現していることを，この人（OTR）はしっかり受けとめてくれている」と感じるような信頼関係が培われることが肝要である。信頼関係の構築のためには，「これも君の一つの適応の手段なんだよね」という姿勢で対応することが大事である。具体的には，「今，君が表現していることは，こんなことが理由なんでしょ？　原因なんでしょ？」という問いかけをすることである。ある一つの表現は，なんらかの結果として現れた現象である。現象の原因について，「これですか？　それともこちらですか？」と問いかけていくことである。

　子どもに問いかけていくためには，verbal だけではなく，non-verbal も含めた包括的な働きかけが必要になる。もちろん，OTR が問いかけていることを，子どもに受容認知してもらわなければならないことはいうまでもない。そのためには，子どもが環境情報をどのように受けとめているのかという評価が大事になる。この評価は，支援する側の視点ではなく，子どもの目には環境がどのように映っているのか，子どもはどう把握しているのか，という観点での評価である。

【注釈】
※1　1978 年の Eleanor Clark Slagle 記念講演より

2 作業療法士としての素養

◉思いやり

　OTRとして身につけておくべき素養の一つとして，OTRに限定されることではなく，きわめて単純で月並みかもしれないが，まずは「思いやり」を挙げたい。そして，「決めつけないこと」と「常に努力する姿勢」である。

　思いやりは，前述のとおり，「子どもを主体として」「子どもの立場で」考える姿勢である。

◉決めつけないこと

　決めつけないこととは，子どもと出会い，その子を理解しようと努力していくときにさまざまな仮説を立てることになるが，自分にとって都合のいい考えに固執せず，柔軟に複数の仮説をもって臨む姿勢である。多くの可能性を視野に入れることができれば，それだけ子どもを理解する可能性が広がるはずである。

　複数の仮説をもつためには，根拠となる理論・情報・データを，常に今より豊富なものにアップデートするよう「努力する姿勢」が当然求められる。

　素養というと，人格やpersonalityに結びつけて解釈されることもあるかと思われる。しかし，OTRには当然多様な人がいるため，ある特定の人格特性があれば適している，もしくは，ある人格特性は不適と決めつけることはできない。今の自分から出発することが大切である。そして，決して現状に満足せず，常に発展を目指して努力することが求められる。理想型があるとすれば，それに向かって絶えず努力する姿勢が大事だと理解して，物事をとらえられるようになることを切望する。

3 発達障害領域の作業療法の独自性

◉成人の作業療法との違い

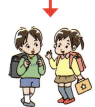

　発達障害領域のOTに焦点を当てて考えたときに，この領域の独自性などというものは，存在しないと考えている。OTRとして人に向かうときには，対象・clientにかかわらず，共通する部分が多いのではないかと考えている。

　そのなかで，次の点だけは大切にしたい。一般に，成人を対象とするOTの多くは中途障がいである。OTの目標は（それがすべてではないことは大前提だが），単純にいえば障がいを受ける前の状態にできるだけ近づけることになるかと思われる。

　一方，発達障害領域では，子どもは発達途上でこれから形ができあがる。そうすると，その形成過程で出会う人や交わる人によって，たどり着くところが限定される可能性が考えられる。そこが成人に対するOTとの大きな違いであろう。子どもに対するOTを実施するときには，「このような人になってもらいたい」という思いが求められる。ただし，それはOTR個人が決めるのではなく，1番は子どもの養育の主体としての両親であり，その両親の思いを受け止めてOTの目標をつくっていくものである。つまり，OTRは，clientの人格形成に携わっているという重大な責任が伴うことを意識する必要がある。

◉人格形成にかかわる

　人格形成にかかわるということは，OTR自身の人生哲学が反映されることを忘れてはならない。人生哲学とは，自分がよりどころにする考え方，価値観である。人生における考え方なので，「これ以外のものはない」「最上のものを手に入れた」と断定で

きる状態に至ることは容易ではないだろう。機会があるたびに見直し，再吟味することが必要である。これは，「今，自分が考えていることは，周囲の人に共感してもらえるか，どう受けとめられるのか」という確認作業で，ぜひ行ってもらいたい。共同社会に存在することが大前提だとすれば，唯我独尊はなりたたない。

④ 作業療法士になるために学んでおくべきこと

◉一般教養の大切さ

養成課程で学ぶ専門基礎を身につけることはもちろんだが，人は一人ひとり存在が違うということを認識し，自分とは違う存在である他者を受け止められるOTRになるために，一般教養（liberal arts）としての幅広い知識を身につけることを提案したい。小説を読むもよし，歴史に興味をもつもよし。すべての領域でエキスパートになる必要はないが，さまざまな話題に対応できる小さな引き出しを自分のなかにつくってほしい。

◉自分とは違う存在

「自分とは違う存在」という意識・認識を実感する機会は，日々の暮らしのなかにたくさんある。筆者のこれまでを振り返ると，子どもと行うセッションで頻繁にそのような体験をさせてもらっていると感じている。

セッションに入るときには，診断名，生育歴，主訴に目を通してと，ペーパー情報からある程度臨床像の見当をつけ，仮説を立ててセッションに臨む。しかし，実際に子どもに会うと，「あれ？ おや？」「そういうことだったんだ」など，予測がはずれることが多々ある。今までの自分の持ち駒では，制限があることに気づかされるのである。「今，目の前にいる子どもと付き合うために，改めて身につけなくてはならないことはなんだろう」と思い巡らし，その取り組みを一人ずつ，子どもに出会うたびに行うことになる。そのときどきに「一人ひとり違う」という思いを新たにする。子どもだけではなく，ほかのOTRのOTを見ていても，自分とは異なるスタンスで子どもに向き合うことで，自分がかかわったときとは異なる結果が得られるという事態にも出会う。そのようなときも，「一人ひとり違うんだ」という意識を更新する機会になる。

ただし，これも本を正すと，子どもが主役という信念をもつように試みているからこそできる見方だといえよう。OTR同士の技量争いになると，ねたみが混じる評価になることもあるので注意を要する。

⑤ 発達障害領域の作業療法の歴史

◉以前は運動障がいが主な対象

筆者がOTRになった1981年ごろの状況を振り返ると，きわめて主観的な印象だが，発達障害領域における主な対象は，脳性麻痺をはじめとする運動障がいのclientが多くを占めていた。OTRの資格取得のために学んだアメリカでも，その事情は大きくは変わらなかった。実習の一環として実際の現場に赴くことがあり，LD（学習障がい）や統合失調症などへの応用を見学するチャンスもあったが，大多数は運動機能障がいの子どもを対象としたものであった。

◉感覚統合理論

しかし，その後一時，籍を置いたCNS（Center for Neurodevelopmental Studies：神経発達研究所）では様相が違っていた。当時はOTの領域において感覚統合理論が認知されてきた頃で，主として自閉スペクトラム症の子どもを対象として，感覚統合理論に基づく療育が展開されていた。

OTRの資格を取得してわが国に戻った年に，日本感覚統合障害研究会が設立された[2]。筆者は設立当時から当学会に参画していることもあり，発達障害領域において，感覚統合理論を媒介として，自閉症など認識機能のつまずきをもつ子どもを中心に実践を重ねていった。元来，認知心理学を専攻していたので，感覚統合理論はなじみやすかったという側面もあったかと思われる。

こうしたキャリアを重ねられたのは，時代的なタイミングもあったと思われる。しかし，当時中心だった運動障がいに対して責任あるかかわりをより丁寧に行うとするならば，神経生理学的アプローチ（NDT：neurodevelopmental treatment：神経発達学的治療）を学んで，基礎を準備してからでなければならないという思いもあった。

◉近年の様子

運動障がい中心という雰囲気が変わってきたのは，長く見積もっても20年程度ではないかと感じている。これは，日本感覚統合学会主催の認定講習会の参加者の様子や，受講生から聞く各地域の事情・情報から，感覚統合理論をベースとしたかかわりが求められる，それが許される状況が増えてきていると感じるからである。基本の対象は成人（身体障がい領域や精神障がい領域）であって，外来で子どもを担当する形でOT実践を行っているという話を多く聞くようになってきた。このような傾向は，社会的ニーズの高まりによるといえよう。

⑥ 今後の発達障害領域の作業療法の予測と作業療法士に期待すること

◉作業療法士の社会的ニーズ － clinical satisfaction －

「OTRはなぜ必要か」という問いの答えの一つは，「社会的ニーズがあるから」と，かつてKielhofner, G.（キールホフナー）が述べていた。そう考えると，「どう発展するか」は「社会的ニーズ次第」ともいえよう。

ただし，そのニーズを安定させ，なおかつ拡大するためには，われわれOTRの側で絶え間なく努力することが必要である。その努力の一つは，利用者のニーズに適切に答えていると認めてもらえるような，実践と実績と研究の蓄積である。一般には，clinical evidenceが重要といわれているが，client主体のOTという立場で考えるならばclinical satisfactionを最大限重視したい。なぜならば，clientのsatisfaction（満足・納得）を抜きにして，evidenceだけを並べても，社会的ニーズが存続する保障はないからである。

◉次世代の作業療法士

次の世代を担うOTRには，自分の選択した専門領域を誇りに感じる，満足感・達

【注釈】
※2　1981年11月に日本感覚統合障害研究会が設立される。2004年に現在の日本感覚統合学会と名称が変更になる。

成感を感じられる，そういう仕事・実績，臨床体験を一つでも多く積み重ねてほしい。そのように体感できるOTRが増えてほしいと思っている。

　福祉はかつて，ゆとり・余裕のある者が，余裕のない者に対して施すというニュアンスがあったかと思う。しかし，実際の臨床現場ではそうではなく，対等の関係のなかでOTRが得られるものもたくさんある。自分の仕事・実績・臨床体験のなかから，ぜひ1つでも多くのことを得てほしい。

❼ 多職種との関係・連携

⦿ 作業療法士の「ファジーさ」

　OTの特性の一つとして常々考えていることは，ファジーさである。多領域との関係をみたときには，共有する部分もたくさんあり，ほかの職種からは「いったい何者？」と言われることもあるかもしれない。それこそがOTだと思う。もちろんOTの独自性を追求することは構わないが，その姿勢が他を排除するような在り方ではなく，共有できる部分は共有し，そのことを自覚できれば，学び取ることも増えるのではないだろうか。そこで学んだことが，最終的には「すべてが子どものために」なることがわれわれの職務だといえないだろうか。

　ファジーさは，OTの独自性を考えるときの重要なキーワードだと考えているが，それは優柔不断や曖昧さではなく，また単独の純粋部品でもない。溶け合ってしまう化合物でもなく，混合物のような在り方のほうがよい。混合物ならフィルターを通して容易に分析でき，自覚することができ，自分を振り返ることができるからである。

⦿「すべては子どものために」

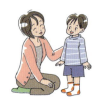

　多職種との関係・連携を考えるときも，中心に据えるべき視点は「すべては子どものために」ではないだろうか。そうすることで，専門性が異なっているとしてもお互いにコミュニケーションをとることができ，相互理解に至り，日々の実践を展開できるのではないかと考えている。

　OTの独自性という点では，日本作業療法学会で「OTの核を問う」というシンポジウムが企画された時代がある※3。それからかなりの年数が経つが，OTRの自覚という点では，状況はあまり変わっていない印象がある。むしろ社会的ニーズが先行しているのではないかと感じられる。つまり，一人ひとりの仕事の中身や質ではなく，OTRという肩書きで仕事ができているようにもみえる。先達が苦労して切り開いてきたフィールドで安穏としてはいないだろうか？　そういった姿勢でいると，どこかでどんでん返しに会うこともあるだろう。

❽ Therapy should be FUN に込めた思い

⦿ A. Jean. Ayres の言葉

　「Therapy should be FUN」は，筆者がOTにおいて大切にし，常に心がけていることが凝縮された言葉である。感覚統合理論を提唱し，理論化したA. Jean. Ayres（ジャン エアーズ）の

【注釈】

※3　1986年の第20回，1987年の第21回，1989年の第23回の日本作業療法学会において，「OTの核を問う」というタイトルでシンポジウムが企画された。筆者は1989年にシンポジストの1人として参加。

言葉である[1]。Ayresは「楽しくなければセラピィではない」という趣旨で述べたが，筆者は「楽しいだけでもセラピィではない」という意味を付け加えて紹介している。

　この言葉に初めて触れたとき，非常に単純に「遊びなのだから子どもが楽しいと感じることができる体験でなければならない。そういうものであるべきだ」と考え，まさにその通りであろうと感じた。

◉ 脳科学による裏づけ

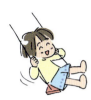

　Ayresが感覚統合理論を構築した時代から30年以上経った現在では，脳機能の分析研究が進み，さまざまなことがわかるようになってきている。その一つとして，ドーパミン報酬系の知識が紹介され，Ayresが主張していた内容の根拠が明らかにされたといえるだろう。つまり，子どもが楽しいと感じているときには，脳のシステムが学習にとって最適の状態に保たれている。だから学習効率が上がる。それに加えて，モチベーションやチャレンジしてみようという意欲も向上するということがわかっている。脳科学では「FUN」の意味や意義がそこまで解析されるようになってきたが，子どもと子どもの遊び，そしてセラピィにとっての重要性を含めた全体をくくる表現として，「Therapy should be FUN」という言葉をAyresが選んだことに，彼女の偉大さを感じざるをえない。現代と比べれば脳機能の知見が豊かではなかった時代に，まさに先見の明があったといえるだろう。

　「FUN」を感じるのは，いうまでもないが「子ども」である。OTで子どもに楽しいと感じてもらうのは，押し売りできるものではない。この子に楽しいと感じてもらうために，どういう条件が必要なのかをOTRが分析，把握し，実践しなければならない。そして，遊びの形として提供する。それがOTであり，artとよばれる部分でもあろう。

⑨ angel smile

　子どもにとって有意義な治療展開ができているときは，OTRにとっても有意義で楽しい時間である。共鳴し合うときの醍醐味をぜひ味わってほしい。ただし，1度味わうと，中毒になる。

　その一例（筆者が中毒症状に陥っている場面）を紹介して本章を締めくくる。もちろん，Ayresが述べているように「ここで伝えた内容は現時点における仮説であり，今後さらなる科学的発展に伴い修正されるべきものである」との断りを添える。

◉ 事例紹介

　日本感覚統合学会主催のアドバンスコース（大阪府）でのエピソードを紹介する。対象は3歳8カ月の男子，母親からの主訴は次の通りである。

①人に興味を示さない（最も気になること）。
②初めての人が来ると逃げる。
③糊などネバネバするものが嫌い。
④走り方がどうも変な感じがする。

　これら以外に，臨床現場で観察されたこととして，手順やモノへのこだわり（ボール

の大きさ，色の組み合わせなど）が挙げられた．

　自己を対象とする操作へのチャレンジから，自己以外を対象とする操作への発展，さらにはverbal communicationを媒介とする間接的対象操作へと展開していったケースである．粗大運動の協調性にも目を見張るような変化がみられた．

◉ 急斜面を登ってお気に入りのボールを運ぶ

　初めの遊びは，急斜面を登ってお気に入りのボールを運ぶというものであった（図1）．内的欲求が強いと，チャレンジしようという動機も自然と堅固なものになるようである．子どもの自発的チャレンジであるため，達成感もしっかり実感したものと思われる．ここでの大切なポイントは，そうしたチャレンジを妨害せず，子どもに寄り添う姿勢である．必要な援助はさりげなく（子どもに気づかれることなく，子どものautomatic levelで対応されるように）提供しなければならない．これが「sensory communication」の一例である．

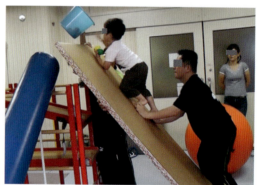

図1　急斜面を登ってお気に入りのボールを運ぶ

◉「ちょーだい」という合図を引き出す

　本児（以下，Aくん）が急斜面の上から流し落としたボールを採集していたときに筆者が介入し，まずは「ちょーだい」という合図を引き出そうと試みた（図2）．自己の内的欲求を達成するためには，他者とのかかわりも躊躇することなく受け入れられるようになってきた．ただ，この時点では，人（OTR）に対する興味というより，モノ（ボール）への興味が勝っているようだった．

　こちらの要求をAくんが理解したかどうかは曖昧ながら，なんとか「ちょー……」との発声が得られた．子どもが没頭している活動の流れのなかでルールの導入・コミュ

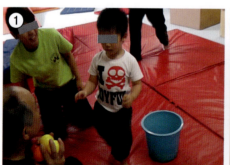 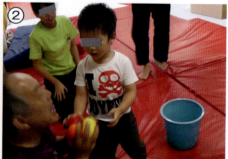

図2　「ちょーだい」という合図を引き出そうと試みた

ニケーションの機会を設定すれば，タイミングさえ間違わなければ受け入れられる確率は相当高くなる。そして，子どもは自分が適切な表現をすれば，他者（OTR）を操作できることに気づいていく。

こうした相互交流（コミュニケーション）を通じて欲求充足（心理的報酬）が得られ，遊びにますます拍車がかかり，かなり高度な姿勢調節が要求される対象にも積極的に取り組む様子がみられた（図3）。このような状況での姿勢調節は，当然automatic levelで遂行されているものと推測される。また，このようなbody movementは，池谷[2]に従うと脳のやる気スイッチが入った状態でモチベーションを高めてくれていると推測される。

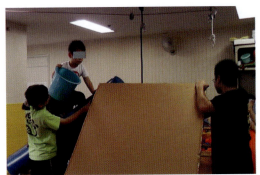

図3　高度な姿勢調節が要求される対象にも積極的に取り組む

ボールの色を呼称して子どもにボールを取ってもらう
初回のトライアル

やる気満々な状態に乗じて，遊びの課題をグレードアップしてみた。筆者が色名を呼称し，それに対応するボールをAくんに取ってもらおうと試みた。

突然のルール・手順の変更なので，Aくんは少し混乱し，フラストレーションを感じている様子がうかがえたため，誘導するような形で呼称した色のボールを手渡した（図4）。このときのAくんの視線を見ていると「さっき注文されていたのは，このことだったのかな？」と，先行する言語指示と，結果としてボールが手に入った事態の因果関係を吟味しているように感じられた。また，この頃からモノへの興味に伴って相手（OTR）への関心が向けられてきたように感じる。これらは子どもの視線から推測したものである。

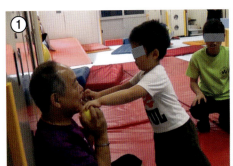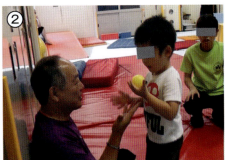

図4　誘導する形で呼称した色のボールを手渡した

2回目のトライアル

　しかし，まだ確かに理解していたわけではないので，2回目のトライアルでも多少フラストレーションを感じているようだった。そこで，呼称したのとは違うボールを遠ざけて，正解のボールだけを取れるようにすると，ようやく笑顔が戻った（図5）。

　ここで大事なポイントは，常に子どもの「脳」をのぞき見て心情を思いやり，臨界点に達する前に欲求充足できるように対応するというタイミングの見計らいである。

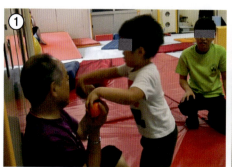
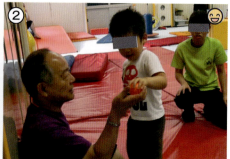

図5 正解のボールだけを取れるようにすると笑顔が戻った
図右上の顔アイコンは，Aくんの表情を表している（以下，同様）

3~4回目のトライアル

　3~4回反復するうちにルールが理解できたようで，1回の色名呼称で正しいボールを選んだ（図6）。「ほら，これが正しいボールでしょう。自分で判断して選んだよ」という声が聞こえてきそうな喜ばしい表情・表現をしている。自分で自分の行動に対して報酬が与えられた瞬間である。

　この達成感・自尊心あふれる様子が，OTRを「中毒」に陥れる源泉である。子ども自身，やらされているのではなく，相互交流を通して自発的に遂行した結果，到達した心境である。さらに，その心情が相手（OTR）のミラー細胞に到達し反映されていると認めることで，感情の共有が実現されていることを実感してくれていると思われる。この時点では，人への関心がかなり明確にある様子がうかがえる。

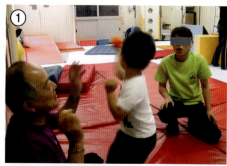
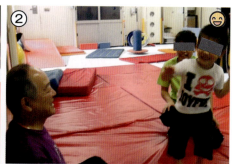

図6 ルールが理解できて1回で正しいボールを選んだ

一発正解のトライアル

　その次のトライアルでは一発正解だった（図7）。自信あふれるおだやかな表情で，しっかりと選択すべき対象（呼称されたボール）を注視している。正解したらボールが手に入るという結果を，予測しているようにも解釈できる。予測に準じて行動を制御することによって，欲求充足に至ることが理解されたのであろうか。直前の成功体験によ

って報酬系が活性化され，学習効率が向上している状態と考えられる。

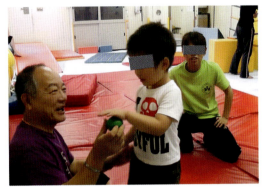

図7　一発で正解できた

◉ 複数の選択肢から色名呼称されたボールを選び出す

そこでさらにグレードアップを目指し，複数の選択肢から色名呼称されたボールを選び出すという課題を行った（図8）。この課題で正解できたら，色名と色とのマッチングが確立されていることを証明できるだろう。右脳半球と左脳半球の統合が促通されていると考えられ，さらに視覚伝導路の背側回路と腹側回路が統合されて適応反応が生産されているとも考えられるだろう。

先の課題に成功したのでさらにグレードアップして，「黄色のボールを2つ取ってください」と個数も注文した（図9）。手順が変更されたので戸惑う様子がうかがえ，1つだけを取って遊びの次のステップに移ってしまった。その行動を強制的に阻止することはしなかったが，「それでいいんだよ」というメッセージは与えないように配慮した。

新規のルールで2回目のトライアルでは，しっかりと指示通りの反応が示された（図10）。黄色のボールを2つつまみ上げ，それで正解か確かめるような視線が認められた。そして，OTRの容認を待つ様子もみられた。操作対象がモノだけではなく，人にも拡大されたことが確認できる。ここまでくると，主訴に挙げられていた課題が，かなり解消された状態に至っているといえるのではないだろうか。

図11で示したAくんの堂々とした姿から，何を感じ取れるだろうか。「ルールは十分理解したよ。次の注文は何？　ちゃんとそれに応じた行動をとれば，ボールが手に入ることもわかっているよ（予測できているよ）」と思っているように感じられる。迷うことなく，この治療構造に適応できていると評価できる。

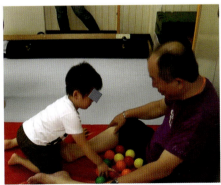

図8　複数の選択肢から色名呼称されたボールを選び出す

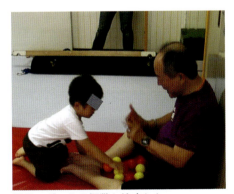

図9　ボールの個数も注文した

発達障害領域の作業療法を考える

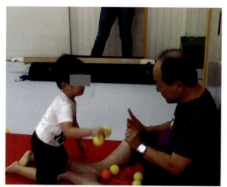
図10 2回目のトライアルで指示通りの反応を示した

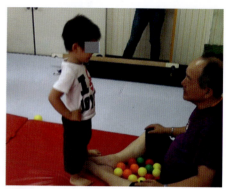
図11 Aくんの堂々とした姿

●複数のボールから自分が欲しい色を言い，作業療法士の返事を待って取り出す

さらに課題をグレードアップした。複数のボールを対象に，自分が欲しいボールの色を言ってから，OTRの「はい，どうぞ」の返事を待ってそのボールを取り出すという課題を行った。AくんはOTRの期待した以上に対応でき，明確な構音ではないにしても，はっきりと聞き分けられる発語（色名）があった。この様子には，そばで見ていた母親もびっくりしたそうである。「色の区別ができているし，ちゃんと名前も理解しているなんて，予想だにしていませんでした」と言っていた。

時間にすると20分に満たない展開だったが，主訴の①，②，④と，遊びの場面で観察された手順やモノへのこだわりが解消され，OTRとの相互交流を楽しんで体験してもらえるようになった。このような状態に至ったのも「子どもが主役」であり，子どもにとって「FUN」である遊びの場をつくり出すことができたからだろうと思う。

最終セッションの最後の場面で，Aくんが自発的に行為機能を発揮し，30cmほどの高さのブロックを約40cm間隔で配置した「飛び石」を飛び渡るというチャレンジ場面を披露してくれた。これこそOTRに与えられた置き土産だと思う。

子どもの魅力は底知れない。その魅力を披露してもらえるかどうかは，OTRの臨床力に相関していると考えている。明日からの臨床で，読者の皆さんがangel smileの中毒に陥られるよう努力する姿を期待する。

（小西紀一）

【文献】
1）A. Jean Ayres：子どもの発達と感覚統合，協同医書出版社，1982.
2）上大岡トメ，池谷裕二：のうだま やる気の秘密，幻冬舎，2008.

2章 発達障害の評価と日々の臨床の流れ

1 発達障害の評価

1 はじめに

　本節では発達障害の評価に関して述べる。評価表を使って子どもの状態を把握するような情報は，すでに多数の書籍が出版されているため，ここで改めて紹介はしない。本節では実際の臨床現場の子どもや，子どもの養育者からの主訴を「咀嚼すること」からスタートし，トップダウン方式で治療方針を立てる前までの過程を，評価の実際として示していきたい。

　筆者ら（HON@ASI.：発達OTネットワーク@あいち感覚統合研究会）は，愛知・岐阜・三重・静岡の東海4県を中心に，「セラピスト養成講座（以下，講座）」という実践研修会を重ねており，この本の改訂が行われた2018年までの間にこの研修会の開催地は東京，埼玉，茨城，広島，兵庫，京都，神奈川と拡散しており，開催地は今後も増える予定である。講座は，作業療法士（以下，OTR）が主に発達障害系の子どもに対する臨床力を身につけることを目標に，子どもが「作業療法（以下，OT）室に来てから帰るまで」という日々の臨床を再現する形式で行っている。子どもが外来OTに来たときに，最初にどこを見て，どのような話を養育者と行い，どのように治療の組み立てを行うかを，実際に子どもにモデルケースとして協力してもらっている。講座では，評価に当たる部分は，面接，行動分析，主訴と問題点の整理という項目で説明している。本節ではこれらの項目を中心に，評価から治療計画の立案に至る前の段階までについて述べる。

2 主訴と問題点の考え方

　評価といえば身体障害で使用される評価法が中心で，さらに成人の身体障害のものが多い。大きくは，標準化されたものと標準化されていないものに分けられる。行動障害系に関して標準化された検査は心理分野のものがほとんどで，実際，一般病院などでは心理部門に行ってもらうことが多く，OTRが行う標準化された評価方法は少ない。また，患者には「どうしてそうなるのかが知りたい」「どうにかしてもらいたい」という希望があり，評価だけを目的とすることは少ない。OTR側だけの論理で評価していくのは無理な場合があり，養育者のなかには「検査の数字が上がっても，この子の何が変わったのかわからない」と言う人もいる。

　そんななか，OTRとしてどのように子どもを評価するかは現実的な問題であり，「どこから治療をスタートしていくか」は大きな課題である。「主訴と問題点」という切り口は，「トップダウン」で子どもの治療を考えていく視点である。「ボトムアップ」という視点もあるが，主訴と問題点からスタートすることを，「トップダウン」という言葉を用いて説明する。主訴とは「本人，またはその養育者が一番困っていること」，問題

点とは「主訴そのものを解析し，治療のときに利用しやすいように主訴を変換したもの」と定義している．例えば，「多動で困っている」という主訴があった場合，「主訴を解析する」とは図1のようなプロセスを踏んでいくことになる．

問題点の①では子どもの行動の理解として動いてしまうことの意味をとらえ，②では身体的な特徴を示し，③では動いてしまう理由の種類を説明している．これらはすべて現象学的な視点であって，神経学的な根拠は一切ない．「こうであろう」という臨床的な推論に基づいているだけである．根拠のない名人芸ということではなく，臨床において，さらには日々のセッション中における各場面において，一つひとつの根拠を探してから動いていてはOTRという仕事では身動きできないのである．間違いではない知識と洞察力を駆使して瞬時に治療プランを立てるには，「主訴→問題点」の変換がベースにないと，瞬時に動かなければならない子どもの治療はできない．

「多動性の背景には，目についたものに対して曖昧なプランニングですぐに動いてしまい（衝動性），そのときの姿勢は伸展・伸筋群が優位なことが多い．これは文献によると興奮しやすい姿勢らしい．また感覚入力としては，止まっているより動いているほうが自分の覚醒や注意力が働きやすくなるので，そうしているのではないか？そうだとすると，こちらが機械的に子どもの動きを止めてしまうとかえって調整がつきにくい．それならセッション中は，少しtonic（緊張性）な動きとphasic（相動性）な動きが交互に体験できるような活動を増やそう」などと治療戦略を立てていく．これが主訴と問題点の分析と，その先にある治療戦略までの道筋である．正確に表現するともっと詳細になり，後日，整理したり説明したりしていく場合には，もっとたくさんの言葉が加えられるであろう．これは一例を簡単に示しただけだが，このように考えながら日々の臨床は高速で過ぎていく．

筆者が学生の頃は，しっかり関節可動域を測り，筋力評価を行い，感覚検査もマニュアルに沿って行うように叩き込まれた．つまり，「小さな根拠の積み上げ」から患者の障害像を明らかにしようというボトムアップ的な手法で，成人の片麻痺患者の評価をしていた．このように，身体障害であれば医学的な情報は比較的集めやすく，医師の問診，治療方針が記載されたカルテからの情報，関連職種に直接情報提供してもらうことなどから，基本的な患者の背景を知ることができる．また，評価も運動学的な視点からみる場合が多いので理解しやすい．

それに比べて，行動・学習・コミュニケーション障害が主な問題である子どもの場合は，支援方法が多様で一つの視点で決着することがないため，情報収集もどこまで行うかが難しい．医療機関ではなく医学的情報が少ない場合は，養育者から直接話を聞くことがメインになるので，面接によるインタビューから始まり，日々の生活での困り度を聞きながら，養育者にとって子どもの発達で何が一番気になっているかを尋

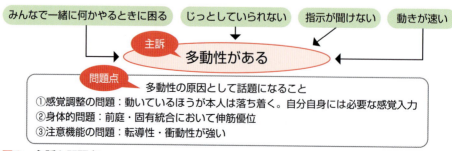

図1　主訴と問題点

ね，治療の核になる問題点を導き出すことが必要である。「一番気になる」，つまりトップから問題点を導き出し，そこを治療のポイントとしていく。その際に必要なフォーマル・インフォーマルな検査は当然，後からでもつけ加えていくべきであり，その根拠を深めていくことを怠ってはならない。

> **COLUMN**
>
> **セラピスト養成講座の流れ**
>
> 講座は2日間で，1日にセッションを1回ずつ，計2回行う（詳細は**表1**参照）。3人1組のグループごとに分析を行い，セッションの様子や面接，その他の情報などを加えて主訴と問題点を整理し，治療仮説を立てて，翌日またセッションを行う。各段階で必要な能力があり，それらはまた別の座学講座で解説している。例えば，面接では，セッション前後の保護者との会話から，治療者と対象者が困り度を共有していく能力が必要である。日々の臨床を再現した形式で，ゆっくりと時間をかけて他者と意見交換ができる。詳細はHON@ASI.，のウェブサイト（https://honasi2007.wixsite.com/honasi2007/hon-asi）を参照してほしい。
>
> **表1　セラピスト養成講座の流れ**
>
> | | |
> |---|---|
> | 1日目 | 1. ケースの情報提示 |
> | | 2. ケース到着，面接，情報収集 |
> | | 3. セッション①開始 |
> | | 4. セッション①終了，フィードバック |
> | | 5. グループでビデオ分析，行動分析，主訴と問題点の整理 |
> | 2日目 | 1. セッション②に向けて発表 |
> | | 2. ケース到着，方針を説明 |
> | | 3. セッション②開始 |
> | | 4. セッション②終了，フィードバック |
> | | 5. セッション①②のまとめ |

（小松則登＋HON@ASI.）

3　面接方法

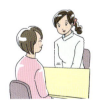

　OTの面接には，インテーク面接，データ収集のための面接，目標設定とOT計画を立てるための面接，再評価のための面接，OT終結のための面接，治療としての継続的面接などがあり，OTプロセスにおいて面接の機会が数多くある[1]。しかし，日々の臨床では何度も面接の時間をとることは難しく，初回OT実施時に，自己紹介から始め，治療に必要な情報収集を行い，OTを実施することが多い。限られた時間のなかで，今後の治療の方向性を導くための面接を行わなければならない。

　面接では，OTRの役割を説明し，事前に得られた情報（年齢・性別・生育歴・家族構成などの社会的背景や医学的情報など）を踏まえ，不足部分について情報を埋めていく。単に日常生活の様子について「食事は1人でできますか？」「トイレは自立していますか？」と聞きとっていくだけの面接では，いざ子どもを目の前にすると「さて，何から始めよう」と悩み，手当たりしだいにさまざまな方法を試すだけになりがちである。面接では養育者の考えや気持ちを聞き，養育者が答えやすい質問を投げかけながら養育者の抱いている主訴について分析し，進めていくことが重要である。ここでは，主に面接の基礎的知識に触れながら，どこから治療をスタートするのか，「治療戦略に結びつく面接」の考え方について紹介する。

◉ 面接の目的

　OTの面接には目的によりいくつかの種類があり形態も異なるが，いずれの面接も，関係の樹立，評価，治療という3つの側面を常に含んでいると述べられている[2]。ここでは主訴を分析しながら問題点への変換を行い，治療へ結びつけることを目的とした面接について述べる。

良好な関係づくり

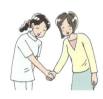

　面接では，養育者とのやり取りを通してさまざまな情報が収集される。養育者とOTRの関係がその後の治療の進展にも影響するため，信頼関係を築くことは重要である。面接は，必要な情報を養育者に語ってもらえるように，適切な環境を選び，養育者の気持ちを理解することを基本として進める必要がある。良好な関係づくりの第一歩として，初回面接におけるOTRの第一印象は大切にしたいものである。

主訴の明確化に必要な情報収集

　面接では事前に得られた情報を踏まえ，不足している部分や子どもの日常生活の姿についての情報を得る。また，現在の情報だけではなく，これまでの発達過程の情報も得ることで，より深く子どもを理解することにつながる。OTRが治療を実施するに当たって必要な情報は，主訴に関する情報である。養育者が語る主訴に対して，「どのようなときにその問題を感じますか？」と具体的にイメージしやすい質問を投げかけ，情報を得ることで，主訴として挙げられている事柄の背景にある本当の理由や思いを知ることがある。それにより，今後の治療につながる明確な主訴がみえてくる。

　質問方法はさまざまである。その一つである「はい」「いいえ」で答えるような質問は，OTRがほしい情報が確実に得られるが，養育者は自由に話すことができず，面接に対して不満足を感じてしまう可能性がある。一方，答えの形式や内容を限定せず，自由に話してもらうような質問では，時間を使って多くの情報を得たように感じるが，主訴の分析を行うための必要な情報は得られていないこともある。状況に応じて，それぞれの方法で答えられるような質問を織り交ぜると，多くの情報を引き出すことができる。

相談・援助を含んだ治療手段の一つ

　面接において，主訴についてのOTRの思考過程を伝えることで養育者の子どもをみる視点が変化する，あるいは日常生活におけるアドバイスを行うことで養育者の子どもへのかかわりがより豊かに変化することがある。このように，面接そのものが援助や相談を含んだ治療的なかかわりになることもある。

◉ 面接におけるコミュニケーション（図2）

　面接はOTRと養育者が互いにコミュニケーションをとりながら進められるが，外観や話し方，表情，態度によってOTRの印象は変化し，その印象によって語られる内容が多くなることもあれば制限されることもある。面接の目的の項でも述べたが，OTRへの信頼感などによって，語られる内容が変わることも意識する必要がある。

　面接におけるコミュニケーションとは，人と人がお互いの考えや気持ちなどの情報を「伝え合う」ことを意味するが，単に伝え合うだけではなく，発信したメッセージが相手に「正しく」伝わり，「理解・納得・共感」してもらい，「協力・行動」をしてもらう

ことでコミュニケーションが成立すると述べられている[3]。OTRの思考過程を養育者に伝え、養育者から思いを聞き、お互いの考えを伝え合うなかで、子どもをみる視点が変化し、より多くの情報が得られることがある。しかし、OTRと養育者の年齢・性別・文化的背景・社会的地位・経済状態などの違いにより、質問内容がうまく伝わらず期待する応答が得られないこともある。そのため、日頃からコミュニケーションの技術を高めておくことが必要である。

コミュニケーションには言語的コミュニケーションと非言語的コミュニケーションがあり、人は両方を活用して効果的に自分の意思や感情を相手に伝えている。言語的コミュニケーションとは、実際に話すことであり、言葉使い・声の高低・速度・アクセント・間の取り方・発言のタイミングが含まれる[4]。一方、非言語的コミュニケーションには、視線、ジェスチャー、姿勢、表情、外観などが含まれる。人はコミュニケーションするとき、言葉を使って互いの感情や意志を伝えているが、言葉よりも顔の表情・視線・ジェスチャーなどのほうがより重要な役割を担っていることが多い。面接の際には言語的・非言語的コミュニケーションを使い分け、養育者の言語的・非言語的コミュニケーションから必要な情報を読み取る技術も必要である。

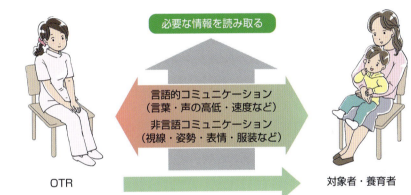

図2 面接におけるコミュニケーション

◉ 面接方法

臨床場面における面接では十分な時間を確保することが難しいため、事前に得られた情報（医療情報や他部門からの情報など）から、あらかじめ主訴について考えられる仮説に沿って質問すべき項目を決めておき、面接場面で話を聞きながら仮説の妥当性を検証していく。仮説内容を修正し検証していく過程において、主訴から問題点へと変換作業を進めながら治療戦略を生成することがある。このように面接は、主訴を深め、治療仮説・治療戦略に結びつく情報収集の方法として位置づけられている。面接の流れは、①情報の読み取り、②原因分析ツリー[4]の構想（後述）、③仮説を立てる、④質問内容を考える、⑤面接の実施となる。

> ①情報の読み取り：医師の処方箋・カルテ・発達検査などから、社会的背景（年齢・家族構成など）や主訴・日常生活の様子など、OTを実施するうえで必要な情報を読み取る。また、養育者に記載してもらう質問紙などからは、子どもの情報のみにとどまらず、養育者の価値観や子どものとらえ方、理解度、困り度、家族関係まで読み取ることができる。

③仮説を立てる。
④質問内容を考える：原因分析ツリーで列挙された原因となる事柄について，面接時に再度確認が必要なものや新たに聞いておきたいことなど考える。
⑤面接の実施：あいさつ・名前の確認・自己紹介・今後の説明に始まり，情報収集へと移っていく。④で導いた質問を中心に面接を進めていくなかで，何度も仮説を立て直し，今後の治療戦略を構築していく。面接で養育者と今後の治療内容や目標についても共有できると，その後の治療がより効果的に実施できるため，しっかりと確認しておきたい。

原因分析ツリーとは

　OTRが臨床の場で子どもや養育者に会うときは，面接の時間が十分確保されているわけではない。限られた時間のなかで，子どもの様子をみながら養育者に話を聞くことがほとんどである。実際には子どもの様子を観察し，直接的なやり取りを通じて評価・分析を行うが，養育者との話のなかで子どものイメージをつかみ，評価すべきことを絞って介入を始めることが多い。子どもの情報をつかみ，限られた治療時間を有効に使おうとすれば，養育者に聞きたいことは山ほどある。しかし，実践研修などで面接時間が十分確保されている場合でも，時間を余らせて早々に終了してしまったり，十分に時間をかけて話を聞いたつもりでも分析になると確認していない事柄が出てきたりすることがある。これは，話を聞く際に，OTRが頭のなかの交通整理ができていないためである。

　面接の場面では，やみくもに思いついたことを次々と質問するのではなく，愁訴・主訴を聞き取り，治療方針の決定をするために，自分なりに立てた仮説や筋道に沿って質問を組み立てる必要がある。おおよその仮説を立て，どのような質問をすると子どもの情報が得られるか，どのような順序で聞くといいのかを考えながら行う。このとき，OTRが頭に思い浮かべるものが「原因分析ツリー（図3）」である。

　原因分析ツリーは，「仮説を立てるために行為を分析し，原因となる可能性のある事柄を列挙したもの」である。「いつ，どこで，誰が，何を，どのように」といった具体的な要素や個々の子どもの状態とは関係なく，原因となる可能性のあるものを思いつく限り挙げる。OTRが個々の子どもを分析していくときに使用するフローチャート（後述）は，対象の子どもの要素を入れてつくり上げるものであるが，原因分析ツリーには子どもの要素が入っていないため，どのような人にも使用可能である。

　原因分析ツリーは各OTRの頭のなかにあるため，原因となる事柄が少ししか浮かんでいない場合は短絡的にはめ込む危険性があるが，多数の事柄が浮かんでいれば，さまざまな可能性を考慮したうえで的確な質問をしていくことが可能である。本来，愁訴・主訴に当たる人の行いは，環境との相互作用によって発現するものである。環境との関係性や時間経過などを考慮に入れなければならない複雑

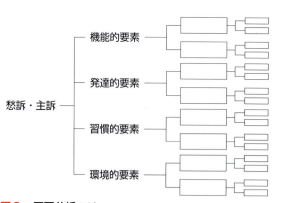

図3　原因分析ツリー

なものであるため，実際の聞き取り場面では「いつ，どこで，誰が，何を，どのように」といった具体的な話を聞きながら，原因分析ツリーと照らし合わせることが必要である。実際の治療的介入による評価とのすり合わせの際，修正が必要なこともあるが，限られた時間で最大限の情報を得るためには有効なものと考える。

　原因分析ツリーでは，問題となる事柄（愁訴・主訴）を，機能的要素，発達的要素，習慣的要素，環境的要素の4つに分け，さらに細分化していく。各要素の解説は次のとおりである。

- ●機能的要素：子どもがもともと備えているもの。
- ●発達的要素：milestone（発達指標）を意味する。
- ●習慣的要素：長い間繰り返し行われ，それが普通になっていること。社会的なしきたりや習わしなども含むため，文化的要素もここに含む。環境的要素とも関係が深い。
- ●環境的要素：子どもを取り巻く周囲の状況を示し，相互に関係し合って影響を与える外的要因。

　次に，偏食を主訴の例として，上記の4要素について具体的に解説する。

◉原因分析ツリーの例：偏食を主訴とした場合（図4）

機能的要素

　機能的要素としては，アレルギー，認知機能，形態異常，咀嚼機能，自律神経系，操作性などが挙げられる。

　食物アレルギーの原因物質には，卵，小麦，米などさまざまなものがある。また，症状としても，アナフィラキシーショックを引き起こすような強いものから，かゆみや違和感として本人しか自覚できないような軽いものまでさまざまである。嘔吐，蕁麻疹，胃痙攣などが出現している場合は，検査でアレルギーが明確になっていることもあるが，かゆみや違和感などは本人の自覚症状でしかないため，偏食が，原因となる食物を本能的に避けている自己防衛反応であっても，周囲からはわかりにくいことも多い。

　認知機能は，味，食感，匂いといった感覚的なものが原因の場合であったり，食わず嫌いのように視覚的に判断している場合もある。また，場所が変わると食べない，知らない物は食べないといった初めての物への拒否など，原因となる事柄はさまざまである。

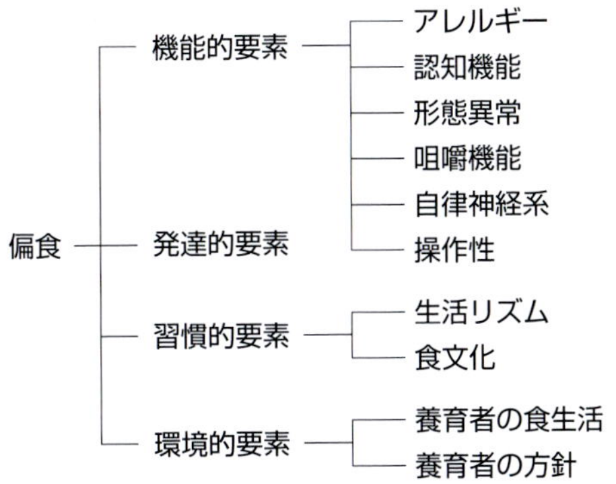

　形態異常には，咬合異常，口唇裂，口蓋裂，軟口蓋裂，高口蓋，小顎症などさまざまなものがあり，口腔（咀嚼）機能も，舌運動，口唇運動，顎運動，唾液分泌，原始反射の残存，嚥下反射の遅延などさまざまな要素が影響する。これらの形態異常や口腔（咀嚼）機能の問題が必ずしも偏食に直結するわけではないが，咀嚼，嚥下がしにく

図4　偏食を主訴とした原因分析ツリー

く，食事と不快体験とが結びつくと，特定の食材・形態に偏りが生じる場合がある。
　また，消化，吸収，排泄といった自律神経機能や，道具使用の有無，間接的操作，直接的操作の優位性といった操作性も，偏食に影響を与える要因となる。

習慣的要素

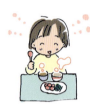

　習慣的要素としては，生活リズム，食文化などが挙げられる。われわれは毎日同じような時間に目覚め，空腹を感じて食事を摂り，眠ることを繰り返す。特に，園，学校，会社など社会的に所属する場が決まると，その生活に合わせて日常生活のリズムも決まることが多く，覚醒，食事，睡眠のリズムができてくる。また，睡眠時間やパターンは年齢によって異なり，新生児期は1日の大半を寝て過ごすが，成長に伴って昼寝が不要になり，夜間にまとめて眠るというパターンに変わる。当然，大人と子どもが同じ時間に起床，就寝することはなく，筆者の幼少期には「子どもは夜9時には寝なさい」と，大人との時間がきっちり分けられていた。しかし昨今，生活スタイルは多様化し，生活環境は都市化が進み，コンビニエンスストアなど24時間営業の店も増えた。それに伴い，大人と同じように夜遅くまで起きている子どもも多く，朝起きられない，食事も不規則など，生活リズムの構築が困難になったように感じる。
　このような生活リズムの乱れは，消化・吸収のリズムも狂わせる可能性があり，空腹でなければ食事は難しく，食欲もわいてこない。だいたい決まった時間に空腹を感じて食欲が出てくるのは，睡眠，排泄も含めた人の生活周期が整ってくるためで，食べることに関しては単に食事時間や摂取量，摂取内容だけではなく，睡眠，排泄，日中活動なども含めた分析が必要である。さらに，食文化は国や地域によって異なり，信仰している宗教によって口にできるものも異なるなど，社会文化的背景によって習慣的要素は左右される。

発達的要素

　偏食は，発達的要素に関してはあまり考慮する点がない。それは，年齢的に偏食が確実に出現する時期は存在しないためである。2歳ごろにイヤイヤ期（第一次反抗期）とよばれる時期があり，食事に関しても一見，抵抗を示すようにみえることはあるが，偏食とは異なる。

環境的要素

　環境的要素としては，養育者の食生活や育児方針が挙げられる。食生活には，養育者の嗜好や生活スタイルなどが含まれる。特に幼少期には，養育者の嗜好に影響を受けることが多い。養育者，特に食事をつくる養育者が好まない食品については，食卓に上がらないことが多い。また，食事は実際に食べておいしいだけではなく，人がおいしそうに食べるのを見て興味をもち食べたくなるということもあるため，きょうだいや家庭環境の影響も少なからずあることが考えられる。このように，養育者自身に好き嫌いが多い場合や家庭的要因（核家族化，共働き家庭の増加）で個食になっている場合も，ほかの人からの刺激で食べるという行動は起きにくくなる。
　養育者の育児方針によって子どもの食生活に影響がある例として，筆者の臨床経験ではあるが，「子どもがご飯を食べない」という養育者に状況を詳しく聞くと，1日に牛乳を1L以上飲むようで，これでは3回の食事の合間に空腹感が得られず，食べることにも興味が向きにくいと思われた。また，出生時に体が小さかった子どもが，母

親の願いから「なんでもいいから食べてくれればいいと思って」と，子どもが欲しがる物を好きな時間に欲しがるだけ与えていたケースや，「自分にも好き嫌いがあるから，子どもも好きなものを食べたらいい」「自分が食に欲求がないので，食事をつくるのが面倒。購入した物で済ませたい」などといった養育者の価値観でも食習慣は左右される。

　子どもの成長を考えてとった行動でも結果として問題となる場合もあり，環境的要素としての養育者の指導も必要になる。

◉ 面接方法のまとめ

　本項では，主訴と問題点の深め方に関してOTRがどのような思考過程を用いるかという提示を行った。この思考過程は面接を進めていくうえで有効なプロセスであり，言葉に詰まってしまうことが多い養育者のインタビューに際して有用である。面接に関する解説本の多くは心理学のテクニックを提示しており，人と対峙したときに必要なスキルはそこから学べる。そこで，「OTRとしては何を考えていくか？」となると，主訴をどのように深めて問題点まで変換していくか，という情報の再構築（再変換）ができるどうかである。主訴と問題点の整理からフローチャートの作成までは後述するが，その作業を円滑に行うためにも，ここで述べた思考のテクニックを用いる必要がある。

　行動障害系の子どもの主訴は，「道路に突然飛び出す」「○○を見つけると突然走り出してしまう」という突飛な出来事かと思えば，「DVDの同じシーンを何度も観たがる」「同じ道を通りたがる」というこだわりや常同行動のようなものもある。また，前述の「偏食」のような生活に即したものであれば，「大便の後始末ができない」「おしっこのときに小便器でできない（男子）」「服を脱いでしまう」などというものまで，実に幅広い。これらの生活上の主訴は，一般には困った行動ではあるが，子どもを手伝ってしまったり，問題が起こるところに行かなければ（道のこだわりなど）子どもが気にしなくなる場合もあり，すべての訴えが必ずしも「問題点」にはなりえない。これらは極端だが，例えば偏食は，ほかの物が食べられれば空腹は満たされるからいいのではないかとなれば，そこで主訴からは消えてしまう。

　このように行動障害系の子どもがもつ主訴は，文化社会的背景とともに解釈の種類は多くなる。しかし，ここでOTRとして考えておくことは，主訴の再考と治療につながる変換作業であると思われる。どのような手段を用いれば困りごとが少しでも軽減し，生活や子育ての援助になっていくのかを常に考え続けることが非常に重要になる。その入り口としての「原因分析ツリー」は，養育者からの困り度をどのようにOTRとして「咀嚼」するか，咀嚼するためにどのように「加工」するかを考えるための情報解析方法である。この方法は，単にカウンセリングの行い方や，対峙したときの質問者のスキルを提示しているのではなく，質問者であるOTRが頭のなかで思考過程の材料として何を意識して張り巡らしておかなければならないかを教えてくれる。

行動障害系の子どもに対する OT スキル向上のために

　運動障害系の子どもに対するOTスキルの向上は，OTR同士がお互いの体を使ってハンドリング練習を行うことでトレーニングできる。しかし，行動障害系の子どもに対するOTスキルはそのように練習することは困難で，ハンドリングを練習しようにも練習のしようがない。ハンドリングの練習のように直接体に触れながらスキルを上げることが難しい行動障害系のOTでは，子どもの主訴をどのようにとらえて，どのようにOTを組み立てるかという点で，「脳みそのハンドリング」のようなものが必要

になる。すなわち，解釈が困難で変数が多い「行動」という命題に対して，ある程度の仮説を構築しOTで確認していくという手法を使わざるをえない発達障害領域に携わるOTRの思考過程のトレーニングである。また，原因分析ツリーの構築には，偏食の例の「機能的要素」で挙げたような，主訴を解析していく基礎知識が必須である。すべての人間行動を把握し，その生き様を支援していこうとするOTRであるなら，生活・環境・メディア・情報・物・場所などのすべての社会文化的情報に対して広くアンテナを張り巡らし，人の営みが人の外側をどのように取り巻いているのかを常に「作業分析」し，どのような主訴にでも原因分析ツリーを立てられるように（構築できるように）日々，気を抜かずに努力することが必要である。

（籔押佐永巳 + HON@ASI.）

④ 行動の分析

　一般に行動分析という言葉は行動療法の本などに登場するが，ここでは「行動を分析すること」，つまり子どもがOT室に来たときにどのようなことを見ておけばいいのかに的を絞って考える。行動を観察することで，子どもが環境をどのようにとらえているのかを把握し，行動特性と認知特性を考察して治療プログラムに反映できるようにする。行動特性と認知特性という言葉は他分野では別の意味合いもあるため取り扱いには慎重になるが，筆者らが用いる「行動特性」とは「児が呈している普段の行動の特性」をいう場合と，養育者が日々気になっていること，すなわち「主訴」をいう場合がある。また認知特性は，「行動特性の背景にあるもので，児の行動を規定する特性」であり，OTRが主訴を分解・解析し，治療の核となる「問題点」として整理する際にも必要である。「主訴＝行動特性」「問題点＝認知特性」と定義づけするには今後，議論を深める必要はあるが，本節ではこのような位置づけで説明を加えていく。

　行動は，OTのときにみられる行動と，それ以外での行動とに分かれる。ここではOTのときに「どのようにみるか？」を述べるが，その前にOT時以外の行動についても少し解説する。

　行動というよりはむしろ習慣をイメージすることを提案したいが，習慣は行動に規定され，もっと細かくすると行動は特性を表現するため，それは行動特性とされ，行動特性は認知特性が反映されるものなので，逆に並べ替えると「認知特性→行動特性→習慣」となりうる。例えば朝は何時に起きて，何分後に朝食を食べて，トイレに行ってから職場に出かける，というのも習慣である。これは「生活習慣」と言い換えられるし，ある場所に来ると必ずいったん横からドアノブを眺めて部屋に入るという行動は，「こだわり行動」とされるかもしれないが，習慣ともいえる。どちらも認知特性が行動を規定し，それが行動特性となり習慣化されたと考えることができる。前者は割と万人に受け入れられやすい行動として認識されるが，後者はやっている人が少ない行動であることは明白なので，それは特異的である。

◉ 作業療法の時間以外の行動

　OTの時間以外の行動を考えるときは，日常生活でどのように「行動」しているかをつかんでおく必要があり，OTの効果や結果はおそらく，日常生活行動に変化があったときに初めて効果となりうる。前述のこだわり行動という視点で考えてみると，「ド

アノブをいちいち眺めなくてよくなった」「すぐに部屋に入れるようになった」というようなことが効果だと思われる．これを証明するには，行ったOTと行動の関連を調べることになるのでかなり困難だと思われるが，日々のOTを進めていくうえで常にそのような思考回路であり続け，実行することが重要である．

OT以外の時間の行動特性を把握するには，対象児がどのような生活を送っており，どのように習慣化しているかを知っておく必要があるが，これは前述の「面接方法」（p.15）を参照してほしい．その内容への追加として，生活リズム表というものがある．**図5**は，ある子どもの24時間の生活を，数日間分表したものである．このような表をつくることで，いつ何を食べて，どのように1日を過ごしているかが一目でわかるようになる．筆者は主に摂食・排泄・睡眠を中心にみるようにしており，生活のなかでこの三本柱がどのように動いているかをチェックしている．特に，摂食に関しては，間食や水分摂取も記載してもらい，どのタイミングでおやつを食べるかなども書いてもらっている．これらは偏食の指導の際には，特に欠かせない情報である．ほかにも睡眠，排泄などの悩みは多いため，生活リズム表で生活を把握しておくことは，OT以外の時間を知るための一つの手立てになる．入所施設に勤務していて対象児の24時間の様子がわかるOTRには必要ないものであるが，そうではない職場に勤務しているOTRには，ぜひ活用してほしい．大まかな日常生活の流れを把握したうえで，生活上のこだわり，習慣などもエピソード的に聞いておくと，その後の治療プログラムの立案の際に重要な情報となる．

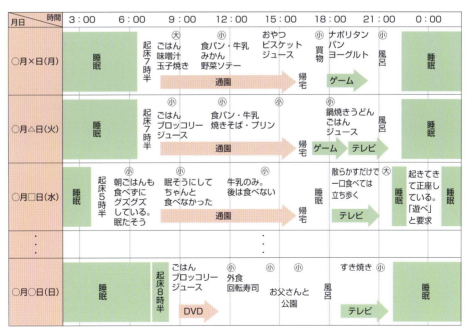

図5 生活リズム表

⦿ セッションにおける「行動」をとらえること

筆者は，sensory communication（以下，SC）についての論文[5]で，independent SC（以下，inde-SC）とinteractive SC（以下，inte-SC）という概念を使って子どもと対峙したときのOTスキルの説明を試みている。SCは「音声言語を使用した認識レベルのコミュニケーション以前に行われる，感覚レベルのコミュニケーション」と定義している。簡単に説明すると，inde-SCはOTRが何も介入していないときに訓練室に入ってきたときの子どもの様子で，inte-SCは実際にOTRがかかわったときに，子どもとOTR（ヒト）との間に起きる相互作用のあるやり取り，となる。

評価として行動分析を考える際には，この2つの視点を常に考慮する必要がある。変数の一つである人としての「子ども」があって，その子どもがヒト以外のモノやバショとコンタクトしていく静的な場面の評価と，「子ども」がモノ—バショという定型的で静的な対象と，可変性がある性質をもつ変数である「OTR」をも交えた3項（あるいは4項）関係が生じているときに起きる評価との，二本柱を常に考慮した臨床での行動観察を考えている。

具体的な方法としてのinde-SCは，筆者の臨床では，初診時に子どもが部屋に入ってからの5分間のビデオカメラでの撮影がそれにあたる。初めて入った部屋を子どもがどのような世界だと認識したかが大きなポイントで，OTRがその様子をしっかりと観察しておけば，一定期間における治療終了後の効果を認知特性の変化としてとらえることができる。つまり，治療前後で子どもが実際に体験した空間からの情報について，認知特性の変化によってとらえ方が変われば，行動特性が変わっていくだろう，という推測である。「推測」とは不安定で根拠のない弱々しい言葉ではあるが，「臨床推論」とでも言い換えればそれなりの格好がつくのではないだろうか。われわれの臨床は，日々，猛スピードで過ぎていくので，正直なところ，子ども一人ひとり，事象一つひとつに対しての客観的で科学性の高いエビデンスは希薄なのかもしれない。しかし，臨床のエキスパートであるほど，この臨床的推論の緻密さと速さ，実際のOTセッションの高度な展開は，筆者などが逆立ちしても及ばないところがある。その部分を文章化し，マニュアル化することなど不可能ではあるが，その思考過程を及ばずながらも追いかけ，組み立てていく作業が，臨床力向上の一助になると考えて，筆者は行動分析を行っている。

⦿ independent SC の実際

前項で，具体的なinde-SCは「初診時の5分間」と説明した。初診ではそのように行っているが，日々の臨床は40分，あるいは60分一本勝負なので，部屋に入ってきたときの様子を一瞬で観察している。例えば**図6**は，筆者が治療を行っているいわゆる感覚統合室であるが，どのようにとらえることができるだろうか？　**図6**から得られる情報は，これらの吹き出しだけではまったく足りないが，紙面の許す限り表現した。これらの環境から提供されている情報に対して，自己のもつ環境適応能力，あるいは提供されたモノ・バショに対して，自己の運動企画能力に裏づけられた行動が必ず展開される。子どもがこの空間に放り出されたときに，各情報に対してどのように自分に必要なもの，必要でないもの，適応できるもの，今は反応しなくていいもの，などに分けて行動の基盤をつくっていくかが環境適応の決め手になる。そして，その背景にある自己の認知特性が，すべての原動力になる。

発達障害の評価

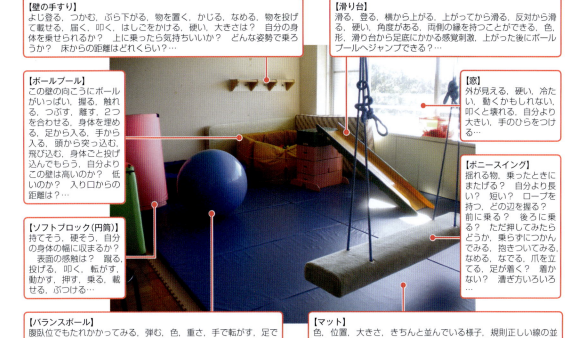

【壁の手すり】
よじ登る，つかむ，ぶら下がる，物を置く，かじる，なめる，物を投げて載せる，届く，叩く，はしごをかける，硬い，大きさは？　自分の身体を乗せられるか？　上に乗ったら気持ちいいか？　どんな姿勢で乗ろうか？　床からの距離はどれくらい？…

【滑り台】
滑る，登る，横から上がる，上がってから滑る，反対から滑る，硬い，角度がある，両側の縁を持つことができる，色，形，滑り台から足底にかかる感覚刺激，上がった後にボールプールへジャンプできる？…

【ボールプール】
この壁の向こうにボールがいっぱい，握る，触れる，つぶす，離す，2つを合わせる，身体を埋める，足から入る，手から入る，頭から突っ込む，飛び込む，身体ごと投げ込んでもらう，自分よりこの壁は高いのか？　低いのか？　入り口からの距離は？…

【窓】
外が見える，硬い，冷たい，動くかもしれない，叩くと壊れる，自分より大きい，手のひらをつける…

【ソフトブロック（円筒）】
持てそう，硬そう，自分の身体の幅に収まるか？　表面の感触は？　蹴る，投げる，叩く，転がす，動かす，押す，乗る，載せる，ぶつける…

【ポニースイング】
揺れる物，乗ったときにまたげる？　自分より長い？　短い？　ロープを持つ，どの辺を握る？　前に乗る？　後ろに乗る？　ただ押してみたらどうか，乗らずにつかんでみる，抱きついてみる，なでる，爪を立てる，足が着く？　着かない？　漕ぎ方いろいろ…

【バランスボール】
腹臥位でもたれかかってみる，弾む，色，重さ，手で転がす，足で蹴り飛ばす，持ち上げる，なめる，乗せてもらう，投げる，投げ合う，空気が入っている，空気を抜くこともできる，表面はすべすべ，押すと沈む…

【マット】
色，位置，大きさ，きちんと並んでいる様子，規則正しい線の並び方，踏んだときの感触，寝転んだときの感触，持ち上げる，投げる，回す，叩く，押さえる，沈む，寝転んだときの全身に波及する触圧覚…

図6　この部屋がヒトに提供するモノやバショの情報

事例紹介

　次からは実際の行動分析の様子を連続写真で解説する。ここで登場してもらった子ども（以下，Aさん）は，小学1年生でカナータイプの自閉スペクトラム症である。表面的な有意語はないが発声はみられ，要求するような声は聞かれることがある。新しい場面ではうろうろしてしまうことが多いのが一つの特徴である。また，自己刺激としての反芻（はんすう）がみられ，それは食事の後によく起きているが，自分の唾液でも行うことがある。

- **部屋に入ってきた場面（図7）**

　部屋に入ったところで床に落ちていた輪投げの輪を拾い，マットの上を回り始めた。Aさんが部屋に入って最初に行うことはよく観察しておき，環境に対して自分の身体のどこを使い，何に対してどのように反応しているのかを観察する。Aさんは入ってすぐに，落ちていた輪投げの輪に反応した。なぜそれに反応したのか？　一つの要因は目に入ったからである。

　図7の右側上に写っているのが，部屋の出入り口の引き戸である。この引き戸から入ったときに見える映像を想像すると，正面にポニースイング（パシフィックサプライ社）を見ることになるが，それには目もくれずに輪を拾ってしまうのは，ポニースイングの全体を見ていないか，そこに自分が乗っていく運動企図が浮かんでこないためだと想像する。ロープを見て「握ること」，すなわち2本のロープに自分の2本の手を伸ばせること，ポニースイングの横幅を見て自分の足をどのように広げればそこに適合するかなどを企図できないことが，輪のほうに注意が向いてしまう原因かもしれない，と分析する。

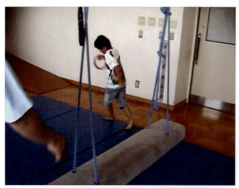

輪投げの輪を持って，青いマットの縁やつなぎ目の線を見ながらぐるぐる回り始めた。姿勢は背中を丸めて前傾。前方へ重心をかけながら，前のめりで歩く（突っ込む）。

→どちらかというと下を眺めやすく，手には何かを持っていたい。また手指はモノを持つことで体の一部として認識しやすく，クローズアップしやすい。自己確認行動の一部が定型化した様子がうかがえる。

図7　輪投げの輪を持ってマットの上を回る

・マットの縁や継ぎ目をガイドにする（図8）

　どこかをガイドにして子どもが動くことはよくあり，ショッピングモールの床の模様でケンケンパーをしたり，道路の縁石を平均台のようにして歩く下校時の小学生などを見かけることがあるだろう。ここでは，木製の床とその上に敷かれた青いマットの縁，マット同士の間の継ぎ目を眺めながら動いている様子が観察される。なぜそこに目が行くのかという理由を考えると，そこに目が行きやすい姿勢をしているからという解釈もありうる。

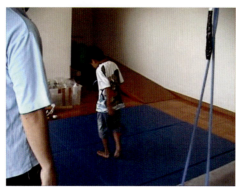

マットの縁から視線をマットの継ぎ目に移しているが，依然として屈曲・前傾姿勢は変わらない。ときどき，右手に持った輪を上下に揺らして，その様子を眺めていた。

→背景になるマット（地）と揺れている輪（図）を見て楽しんでいる。また，前傾姿勢で頭部の位置，重心を前方にもっていく傾向は，普段からの移動時の直線加速度刺激と回転刺激のセンサリーニーズに近い。

図8　マットの縁や継ぎ目をガイドにする

・輪投げの輪からペットボトルに持ち替えて，また輪に戻る（図9）

　持っていた輪を離してペットボトルに持ち替えていくシーンで，その後また輪に戻るところである。この「何かを持っている」という臨床像は，どのような場面でもみられる。筆者はこれを「センサリーチャーム」[6]と名付けて，不足している身体内部の環境を補うための「お守り」のようなものと説明している。これを持っていれば安心というグッズはときに役立つが，強引に奪おうと考えるよりは，身体への安心感・内部環境への信用が十分に保障されるようになれば自然に手放せるようになるので，治療効果の一つの目安にもなると考えている。センサリーチャームを規定しているのは，物の重さや形，材質，大きさなどの性質であり，ここでは手指に引っかけて少し触れるものが選択されている。

発達障害の評価

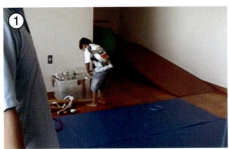
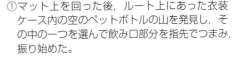

①マット上を回った後，ルート上にあった衣装ケース内の空のペットボトルの山を発見し，その中の一つを選んで飲み口部分を指先でつまみ，振り始めた。
→それまで持っていた輪を突然手放し（落とし），手に持つモノを変更した。センソリーニーズは依然指先であることからも，子どもが外界，あるいは自己とのやり取りに使用している身体部位は，末梢が多いのでないかと推測していく。

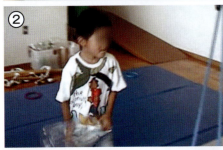

②モノとのコミュニケーションは一貫しており，「手に何かを持つこと」になっている。自分で選択し，能動的に手にしているが，操作性のレベルで考えると「振る」ことが主になっている。
→触覚・運動覚という点で考えると，「ふわり」と「軽く」指で引っかけるような持ち方がみえてくる。振るときは手関節の掌屈・背屈を柔らかく繰り返しているようにみえる。固定性で表現されるような強いものではない。

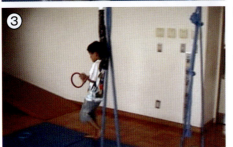

③しばらく大きめのペットボトル（3L）を持っていた。持て余してぶら下げるように肘を伸展して指に引っかけるが，落としてしまった。
→制御可能な指の屈曲角度が，ペットボトルの重さに耐えられずに固定できる範囲を超えた。自分の胸くらいの高さにあった棚の上に輪を見つけて，再び図7のように扱う。この行動を規定しているのは，Aさんの自己保存的な手指を通じて得られるボディイメージの一部の再現。

図9 輪投げの輪からペットボトルに持ち替えて，また輪に戻る

- 隙間に入り込む（図10）

　図10は今回の行動観察で最も大事なシーンで，いくつかの自己調整と環境探索を終えた後に，あれだけ指先への感覚入力を行い続けたAさんが，それらを手放してこの空間に入っているところである。時間経過から評価を行うと，この環境で最大限の適応能力を発揮したが，何も見つからなかった，あるいは定着できなかった。しかし，その身体の内部環境を整理整頓するための次の手段として，この狭い空間を探し当てたと解釈できる。つまり，Aさんは自己調整しようとするニーズをもち合わせており，現状ではOTRが非介入の時間帯であるが，その能力を発揮しようとしていることがうかがえる。自己刺激から，周囲の環境から自己調整できそうなものを探索できたこと，あるいはその能力がAさんのなかに存在しているという点で，とても大事な行動である。

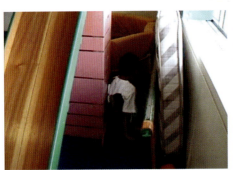

マット上をぐるぐる回った後に，この隙間を見つけて入り込んだ。背中を預けて今度は重心を後ろにかけているが，見つめている方向はボールプールの外壁，はしご，マットの間にできた狭くなって行き詰まる空間である。
→これまでの時間帯は，足底が床に当たる触圧覚，それに伴う特に下肢の同時収縮，足底から体幹の中心部に押し上げられる体軸性の上方に向かう固有感覚だったが，ここではその基底面が変化している。

図10 隙間に入り込む

- ボールプールに入る（図11）

　図10のシーンで一度クールダウンした後に，左側の体幹と上肢がボールプールに倒れ込んだときに壁が沈んだ。それがきっかけとなって，壁を越えてボールプールに入った。視覚が誘導したというよりは，低緊張で体性感覚情報があれば身体を「寄せやすい」傾向があるために起きた行動。ボールプール内での包まれにくい触覚（体を寄せきれない，寄せてもボールが逃げていく）ではニーズと合わないため，安定しない。

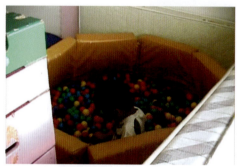

ボールプールへなだれ込むようにうつ伏せで入り，座位に戻った。それまでの下肢の伸展優位な姿勢から一変し，基底面が変わると固定性が下がり，動作自体が遅く重くなった。また，ボールを見つめるものの手にすることはなく，しばらくするとなだれ込むように外に出てしまった。
→手指のニーズに合わないボールの表面サイズは，自己像の確認欲求を満たすことができず，その場を移動するきっかけとなった。

図11　ボールプールに入る

- トランポリンへ移動（図12）

　図12も，Aさんがモノをどのようにとらえたかがわかる場面である。トランポリンから発せられる情報は「立位で中央に立ち，上下に跳ぶ」であるが，その情報に適合するような運動は想起および出力されなかったため，視覚刺激にシフトしている様子だと分析できる。視覚優位という言葉を安易に使うのではなく，モノの特性のどこに注目してしまうから行動がこうなっている，と解釈していくほうが，その後の治療に生かせる。ここでは，トランポリンを見たときに「こうしてみたい」と大まかな運動プランを立てられる子と立てられない子における，それぞれの認知特性から導かれる行動の差と解釈しておく。

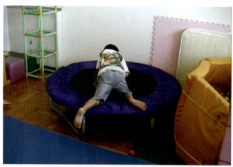

ボールプールの隣にあったトランポリンへ移動。この場面は「跳ぶのではないか？」とすぐに推測してしまうが，Aさんはトランポリンの中央に描いてある黄色い☆マークを眺めていた。
→トランポリンの材質，つまりトランポリンが自分の体重で沈む感覚よりも，この場合は視覚刺激である黒地に黄色で描かれた☆マークのコントラストや「境目」に興味をもって眺めた。そこにmotorの要素はみられず，トランポリンが提供している情報をとらえていない。

図12　トランポリンへ移動

- 再びマット上を回る（図13）

　図7〜13の一連の流れで要した時間は3分程度である。この時間のなかに，紙面では伝え切れないほどの情報が詰まっている。Aさんの姿勢から決まる頭部の傾き，その傾きの範囲で動く眼球，それによってもたらされる視野と視覚情報の数々。その後にすばやく解析される視知覚情報と過去の記憶を参照し，行動が決められていく過程。その認知能力を使ってできるだけ環境からの情報を探索していった結果，適合するも

のが少なく，最後には元の輪投げの輪を用いた行動に逆戻りしてしまう様子。これらが行動観察によって得られた結果となる。

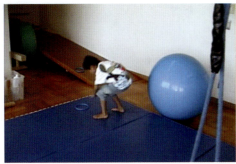

再び入室時の動作へ戻った。この間は160秒余りだが，輪投げの輪を右手に持ってぐるぐる回る時間，うろうろする時間は半分の80秒程度である。この部屋に入って児が行った環境適応の行動としては，手指から入る刺激が多い。おそらく，生活上でもこのような自己確認，自己刺激，常同行動の場面は多く観察され，場面ごとに再認，再生ということが行動の中心になってしまうと予想される。

図13 再びマット上を回る

interactive SC とは？（図14）

　inte-SCは，inde-SCで得られた情報を基に，Aさんにかかわったところで得られる治療と評価が行われている状態のことをいう。言うなればダイナミックな評価である。治療場面の一つを取り出して説明する。

　inde-SCで得られた情報で，背面に入る体性感覚の情報は，図10の場面で自分で探し当てることができている。この行動を根拠に，図14のOTRの体幹に扇状に配置した矢印で示したように，Aさんの姿勢の特徴である前傾姿勢を利用して体性感覚での接近を試みた。また，図7や図13のような足底からの刺激や前傾姿勢は，Aさんが普段から取り込んでいる入力しやすい情報と予想し，図14では下向きの長い矢印で示したが，Aさんが普段から得ている地球の重力を強調して前庭刺激を加えた。また，図7，8，9③，13で観察された手指への運動覚，触覚の入力は，重さの違いはあるが木製のボーリングのピンを手に持たせて提供している。このボーリングのピンはAさんが発見し，OTRがそれを手にすることを誘導した結果，握ったものである。図14でOTRの右上腕に記した矢印は，OTRが力を入れている方向である。また，図14には写っていないが，OTRの左手はAさんの頭部を押さえている。これは，Aさんの頭頂から胸腰椎移行部辺りまでを1つの軸と考えて，その周囲の傍脊柱起立筋群を同時収縮させてAさんのセンソリーニーズを満たし，その耐性や閾値を確認するためである。

　このように，inde-SCで得られた情報から，SCを試みながらその適応の幅を評価し，接近を試みて治療に結びつけていく。「小児の評価は治療と並行して行っていく」という言葉をよく耳にする。筆者も学生時代によく聞いたが，一番わからなかった言葉であった。臨床を重ねてこのように整理していくと，やっとその言葉の意味に少したどり着くことができるが，このinde-SCを基にしたinte-SCが，その答えを探ることになると考えている。inte-SCは，まさに介入のなかでの治療と評価の実践であって，その中身を実際に定量化することは困難だと思われる。例えば，図14でOTRが左手で行っている操作

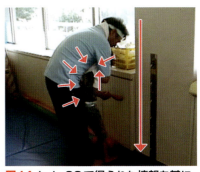

図14 inde-SCで得られた情報を基に，Aさんに対して行ったinte-SC

は,「どの程度の時間と強さをどのように繰り返したら,どの程度Aさんの受け入れがあったから,Aさんは軸性の同時収縮を○g感じ,頭部と上部体幹のボディイメージが○ポイント向上した」などとは到底表現できない。しかし,そのナラティブ(叙述的)な部分をそのまま表現することで,どのような根拠でどのように治療したかについては表すことができる。

行動分析のまとめ

行動分析には,日常生活で習慣化された行動を知っておくものと,OT場面でOTRが介入しない観察のinde-SCと,OTRが介入して観察するinte-SCがある。後者はすでに治療のなかで行われていることであり,「評価と治療」が入り混じり,OTRと子どもとの間でおきる緻密で奥深い多くの変数が存在するやり取りである。本節では評価について述べているため,治療内容までは触れていない。

杉山[7]は,「われわれの行動に脳が関与していることは疑いないが,果たしてそれ(脳機能)が行動を説明したことになるのかどうかは疑問である」としている。また,「昨今の脳科学の進歩は著しいものがあるが,そのレポートが教えてくれることは『行動の発現』であって,『行動が何故起こるのか』を示してくれているわけではない」とも述べており,筆者もまったく同意見である。筆者は,脳科学の進歩は確かにいろいろなことを教えてくれており,われわれの臨床を支持してくれているが,その行動がなぜ起きるかという視点に立った場合には,治療の説明にはなるが治療の手助けにはなりにくいと考えている。なぜ起こるかについては現象学的にとらえることが大事であって,事実の積み重ねこそがその現象・行動を説明し,介入の根拠となりうる。

ここからは筆者の私見だが,現在,脳科学で検証されていることの多くは,脳の活動を可視化できるテクノロジーによって実現されている。要するに,科学技術の進歩による事実の客観化がもたらした発展だと思われる。しかし,それがなかった時代,多くは1960年代後半から1980年代までの科学者たちは,そのようなテクノロジーなしで人間行動を解明しようとしたわけであり,その洞察力の鋭敏さに関してはただただ驚愕・驚嘆するだけである。Kanner,Ayers,Frostig,Kephart,Bobath,Asperger など,先人たちの仕事は素晴らしく,結局は先駆者が科学技術のない時代に行動観察で得た事象と事実を,21世紀の科学で焼き直して証明しているようにみえてしまうのは筆者だけではないはずである。どの時代においても臨床の目は確実に事実を拾い上げている,そう信じて現場の能力を高めていきたい。

(小松則登+HON@ASI.)

⑤ 主訴と問題点の整理

これまでの質問紙,面接,行動分析から,子どもの生活における多くの情報を得た後に必要となるのが,「主訴と問題点の整理」である。この主訴から問題点への整理,つまり日常生活で起きている問題点(主訴)を,治療を行ううえでの核となる「問題点」に変換する作業が苦手なOTRは多い。ただの遊びと,「OTRが治療として遊びを用いることの違い」を養育者に伝えて結果を出すことは,OTRとして当然である。しかしその前に,このかかわりにどのような意味があるのかという理由は,養育者に必ず説明しなければならず,それをやらずにOTは行えない。そのためには,主訴と問題

● 発達障害の評価

点の整理を正確に行っておく必要がある。

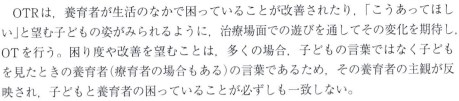

　OTRは，養育者が生活のなかで困っていることが改善されたり，「こうあってほしい」と望む子どもの姿がみられるように，治療場面での遊びを通してその変化を期待し，OTを行う。困り度や改善を望むことは，多くの場合，子どもの言葉ではなく子どもを見たときの養育者（療育者の場合もある）の言葉であるため，その養育者の主観が反映され，子どもと養育者の困っていることが必ずしも一致しない。

　OTRがインタビューで知り得た主訴のなかには，日々の生活や行動のなかに多くの要素が含まれており，OTRとしてこれから行う治療において，どこが問題点の核となりうるのか，どこにアプローチの的を絞るのかを整理する必要がある。特に行動障害系の子どもをみる場合は，その障害像が環境によってかなり左右することを考慮しなければ障害像の本質に迫ることができない。行動障害系の子どもの問題点は，子ども自身がある環境・ある状態になったときに表面化するものであり，普段の生活では問題とならないことでも，学校に行けばそれが集団のなかで目立ってしまうことはよくある。これは極端な例え話であるが，養育者から「多動で困る」という質問を受けたときに，「サッカー選手は試合のときにずっと動き回っているけど，あれは集中力がないとは言わないでしょ？　でも，算数の授業のときに華麗なパスワークでサッカーボールを回していると落ち着きがないし，空気が読めないってことになるわけ。この子どもたちの障害は，環境によって問題点が変わりうるんですよ」と冗談まじりで話すときがある。行動の障害とはそのようなもので，多動は多動でもTPOを考慮しなければ，それを問題視すべきかどうかは変わってくる。その点も踏まえながら，実際の主訴と問題点の整理を進める。次からそのプロセスについて述べる。

◉ 多くの情報を吟味し，大きく分ける

　主訴と問題点を整理するに当たり，まずは多くの情報を吟味し，整理しながら思考することから始める。現象としては見えていても，それをどう扱ったらいいかがわからない，主訴を聞いても治療の内容と結びつかず主訴を解決する方向へ進められないという場合がある。その理由として考えられることは，実際に起きている現象と養育者の主訴がかけ離れているようにみえること，得られた情報が多くて治療に必要な情報を焦点化できないこと，その後の治療につながるような問題点・治療戦略を立てるための段階づけた整理ができないことが挙げられる。これらの問題を解決するために，まずは得られた情報の中身には何が含まれているかを詳細に分析することから始めなければならない。

1）情報の整理

　書面，面接，行動観察で得られた情報などを分類する。これらの情報には，書面からOTRが主観的に読み取ったもの，養育者から聞き取った主観的だが客観性があるもの，行動観察から読み取った主観かつ現象学的なものなど，さまざまな種類がある。どれも貴重な情報ではあるが，書面に書いた人の思いを，読む人が確実に読み取ることは難しいのも事実である。情報の種類の多さは，そのまま事実として差はないといったん整理し，過去に書かれた内容と現在の子どもの姿とをすり合わせ，実際の面接やOTのなかで確認することで，書面からの情報とOTRが養育者から聴取した情報をまとめていく必要がある。

2）誰が困っているのか

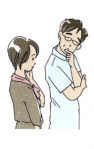
　主訴は，質問紙ならおおむね記入者，面接なら面接を受けた人が身近な問題として訴えるものである。その内容は，養育者の言葉であっても，園や学校の先生の話を代弁している場合がある。また，子ども自身が表出することが可能であれば，本人から困っていることを聞ける場合もある。よりよい治療につなげるために，「誰が」困っているのかをいったん整理する必要があり，困っている人が，本人なのか，家族なのか，教師なのかをとらえておくことが重要である。

　また，どのような場合でも本人の困り度の軽減が最優先されるので，実際は子どもが困っていることが問題点の本質につながっていく。ここで大事なのは，困り度の「出どころ」を押さえておき，大人が工夫すればその子が困らなくなること，環境を整えておけば済んでしまうこと，そんなに気にしなくてもいいことなどを明確にし，誰が困っているのかを，関係する専門職や養育者で共有しておくことである。

3）どのように困っているのか

　養育者の主訴は，子どもの問題点に対する切実な訴えである。「養育者が困っている子どもの行動」もしくは「できなくて困っている子どもの行動」なので養育者の主観であり，養育者にとっては「問題」と思える現象である。一方で，子どもの「行動」の一つとしてとらえることもできる。そうなると，子どもが「なぜそのような行動をとるのか？」という考え方に移行し，その行動がその子にとって，環境のなかでの最高・最適な状態として出力されていることがわかる。子どもの「行動」を問題ととらえる前に，子どもの最大限の適応反応の現れととらえることで，子どもの行動が周囲との関係のなかでどのように（周囲を）困らせることになっているかがみえてくる。

　また，これとは別に，養育者の主観的な主訴としての「どのように」を明確にすることで，養育者が期待する子どもの姿を把握することも可能となる。例えば，多動で着席や道具操作が難しい子どもの主訴として挙がった「食事を1人で食べられずに困っている」を詳細に確認すると，「静かに座って箸を使って食べてほしい」という養育者の希望につながることがある。これは，現状の子どもの様子とはかけ離れた主訴のように感じられるが，養育者の子どもに対する理解度・解釈度，およびその家庭の文化としての価値観を表しており，これを把握することで養育者への説明が行いやすくなることもある。

4）なぜ，困っているのか

　次に考えるのは，困っている理由を考えることである。困っている理由としては，i）その行為が子どもを危険な状態にしてしまう，ii）人に危害を与えてしまう，iii）将来の問題行動につながってしまう，iv）その子の行動範囲が狭くなる，などが挙げられる。

　例を挙げると，i）では道路への飛び出しがある。行為自体がとても危険で命にまでかかわる重篤な問題行動であり，整理して言い換えると「命にかかわる問題なので『困っている』」となる。ii）は一般に他害とよばれるもので，主訴のなかでも頻度が多い困り度である。これも言い換えると，「他者を傷つけてしまうので『困っている』」となる。iii）は養育者からの訴えに多いもので，「こんなことばかり続けていて，将来もっと状態が悪くなるのではないでしょうか？　将来，どうなるのでしょう？　という将来への不安に『困っている』」となる。iv）はi）～iii）をまとめたもので，このようなことがあると結果的に生き方が狭くなってしまうことを述べている。

発達障害の評価

しかし前述のように，主訴である子どもの行動は，その子にとっては環境への適応行動であることが多く，「誰が困っているのか？」と同様に，「なぜ困っているか」も，困る人がその問題をどう解釈しているかが重要である。

5）時間・場所・人・気持ち

「いつ・どこで・誰といるときに困ったことが起こるのか」「それが起こると子ども自身，周囲の人はどのような気持ちになるのか」を分析することは，困っていることがどの環境（時間・場所・人）で起こるか，周囲にどのような影響を与えるか（本人や周囲に起こる気持ち）を知るために必要である。

場所を例に挙げると，特定の2カ所で行動が起こるのであれば，その場所の特性の共通点を考えることで原因や対応の仮説が立つ。

また，その行動が，1つの原因によるのか，複数の原因が関係するのか，もしくは環境に関係なく起こるのかを推測することもできる。例として，「午前11時ぐらいになると多動がひどくなる」という行動を考えてみる。「午前11時だと園で過ごしていることが多い」「園では朝の会が終わり自由時間である」「昼食前で空腹である」「集団のなかで過ごしている」「周囲がざわざわしている」「先生に注意されるので子どもがパニックになり，遊びがいつも中断しやすく達成感が得られにくい」「友達もその子にかかわりづらくなる」など，行動の原因やその後の周囲への影響を推測することも可能となる。

6）行動観察・評価

前述の1）〜5）までは，面接や質問紙から得た，実際にはOTRが見ていない情報を整理している。次に行うのは，実際にOTRが子どもを見て行う行動観察からの情報，および他者が行ったが標準化された検査結果で表される情報を整理することである。

行動観察は，非介入時の子どもの様子（inde-SC），介入時の子どもの様子（inte-SC）に分けられる。どちらも情報として扱う場合には客観性をもつことが重要となる。特にinte-SCは，OTRが主観をもってかかわった結果であるため，OTR自身のかかわりのよしあしやその際の子どもの行動の変化の有無（よしあし）が，OTRに残りやすい。しかし，この時点で重要なのは，「どのような環境（時間・場所・人）で，子どもがどのように行動したか」を客観的な情報として残すことであるため，それを忘れずに行う必要がある。例えば，「はしごを登り始めた子どもに対して，登りやすいようにOTRが介助したが，嫌がってはしごから離れてしまった」という一連の行動は，「はしごに右足をかけて登り始めた子どもに，OTRが右横から子どもの右足部を持ったところ，はしごを降りてその場から離れてしまった。その際，不快ともとれる表情の変化がみられた」と客観的に置き換えられる。

標準化された検査については，その検査結果が子どもの日常での行動にどのように関係するかをあらかじめ学んでおく必要がある。検査結果が重要と判断されそうな場合は，その検査環境（いつ・どこで・誰と・どのような状態で）も把握しておくと，情報としてはより有効である。

◉ 主訴から問題点へ変換する

これを行うにはまず，前述の1）〜6）に沿って誰がどのように困っているかを考え，治療の核となる問題点へと子どもの臨床像をさらに絞り込む作業を行う[9]。p.14 **図1**

の例で考えてみる。

　母親から子どもの日常の困る姿として「多動である」ことを挙げられている。具体的には「じっとしていられない」「指示が聞けない」「動きが速い」「みんなで一緒に何かやるときに困る」などである。

　このような子どもがOT室に来るとどのような姿になるか，実際の場を想像してほしい。小学校の教室の2／3くらいの広さのセッションルームにポニースイング（パシフィックサプライ社），ボルスタースウィング，ターザンロープが3mほどの間隔で並行に3つならべて吊られている。ポニースイングの前には年長の子どもが簡単に乗り降りできる高さ50cm程度のウレタンの台があり，そこをスタート地点とし，前述の3つの吊り具に飛び移り，最後のターザンロープにぶら下がり，その先のボールプールに飛び込めるような設定があったとする。最初は，これらの吊り遊具は設定しておらず，OTRが設定する姿を子どもにみせながら進める。子どもは，OTRが遊具を吊り始めると，自分の身体能力を考えると難しいのではないか，という不安から「え〜」「そんなの無理だよ〜」「できない」という言葉を発していた。しかしそう言いながらも，この設定に関しては不安と期待が重なっており，その表情は楽しそうで，子どもはスタート地点のウレタンの台へと向かっていく。まず1つ目のポニースイングに乗っているときから，ゴールで飛び込む予定のボールプールを見て焦ってしまい，バランスを取りきれず，スイングから落ちる。落ちるにもかかわらず，本人は「できないよ」と言いながら再度スタート地点に戻り，このサーキットに再チャレンジし，ポニースイングに飛び乗るところからやり直す。その後，何度もポニースイングから落ちるが，回を重ねるほどに運動効率は上がっていく様子が観察された。

　このように養育者が生活上の問題として挙げていた行動特性である「主訴」は，このセッションルームの一場面でも観察することができる，「じっとしていられない」「動きが速い」姿は日々の生活の縮図として観察することができる。これは質的にどの場面でも同じような要素があったうえでの行動となるため，数学でいうと「公約数」とよんでもいいような状況を示す。この意味は「2・4・6・8」の公約数は「2」であるように，「4が保育園，6が家，8がショッピングモール」とした場合にどの場面でも共通する内容，つまり最大公約数である「2」と考えるということである。つまり，2がこの子どもの質的な本態を示す数字であり，その2を改善すれば4・6・8をも改善する，という考え方となり，治療とは本来そういうものでなければならない。

　この子どもは衝動的に，人の説明を聞かないまま始めることや，「できない」と言いながら何度も同じような挑戦を続けており，言葉が行動を調整する役割を果たせていない可能性があることが見受けられる。また，各スイングから何度も落ちてしまうことや，できない場合に状況を見直すなどの場面適応的な活動が少ないことから，集団で同じ活動に向かうときなど，クラスメートと同じように成功できず，本人が困ることがあることも予想され，これはさまざまな場面で多動性・衝動性がある，という行動特性であることが考えられる。

　次にこの行動特性の原因は何かを考える。できなくても何度も挑戦することや，そもそも何度もできないと言っていることから，「動くこと」「言葉にして発すること」が多い。本人にとって動いていることに意味があり，そのほうが環境に対して落ち着いて対応できると感じているのではないかと考えられる。また何度もスイングから落ちる様子をみていると，出力としての運動は伸筋優位になりやすく，屈筋群を用いて体を止めることや，筋の同時収縮的な使い方が少ないことが予想される。また，設定や

OTRの動きによっても行動が誘発されることから，注意の転導のしやすさや衝動性が見受けられる。この例の子どもの認知特性としては，①感覚調整という観点からは，本人が自動的かつ，主体的に動いているほうが落ち着きやすく，それそのものは自分自身にとって不可欠な感覚入力だと無意識にとらえていること，②身体の使い方の特徴として伸筋優位に運動が出力されやすいこと，相手の行動や言動や遊具の一つひとつに反応してしまうため，転導性・衝動性が強いことが挙げられる。そして，これに対する治療戦略として，①に対して機械的に動きを止めてしまわず，遊びの展開のなかに動く，止まるという運動が含まれた活動を用いる，②に対しては，人がとる姿勢としては全身の屈曲方向の動きや同時収縮が含まれるかかわりを行う，③注意を持続的にOTRに向けられるように，OTRは声の大きさを調整したり，non verbalサインに気づいてもらうために，OTRの運動表現も子どもにわかりやすいようにかかわる，というような具体的で基本的なOTRの態度も治療戦略の一環として挙げる。

　ここで，「主訴」「行動特性」「問題点」「認知特性」の関係を整理したい（図15）。子どもの特徴は，それぞれの子ども特有の「認知特性」によりさまざまな行動として起こされるもので，そのなかで共通してみられる行動を「行動特性」という。それが周囲との兼ね合いのなかで誰かにとって困ることとされたとき，「主訴」とされる。その「主訴」とは生活のなかでみえる子どもの姿から，気になる点として切り取られたものであり，子どもの「行動特性」の一部としてみることができる。そういう意味で，行動特性＝主訴ではなく，困ることにならない行動特性も多くみられると考える。子どもはその行動が問題とされるときもされないときも「主訴」とされる「認知特性」によって環境からの情報を処理して行動を起こしているため，その「行動特性」は，生活圏内だけではなくOT室でも特徴としてみることができるはずである。問題点は，子どもの行動の動機となる多くの認知特性から，困ったこととして周囲に受け取られる行動の核になる要素に絞り込んだものと考える。前述（p.34）の最小公約数としての考え方である。

　前述（p.24）のinde-SCで，行動特性がみえ，認知特性を考えることができる。さまざまな情報から，子どもの主訴として聞いたこととOT室でみえる姿にも同じ特性があるのかどうかを照らし合わせ，予想との一致やずれを検討する。そのなかで再度予想を修正し，こちらからの提案を準備することになる。提案に対する応答としては，inte-SCであり，それにより，表立ってみえる姿とは違う子どもの潜在能力を感じたり，手ごわさを感じることもある。

　治療では，現在の認知特性から子どもが変えてもいいと思える状況をどうしたらつくれるのかを考える。治療時間内での展開も考えながら，治療の優先順位を定めていき，目の前の子どもと母親にも対応していく。このように，子どもの特徴のエッセンスとして認知特性まで絞り込んでおくことで，OT室での遊びを展開しながら，OTRが思考と行動において取り扱える状態にできるといえる。そこで，予想に基づいて提案したことが違ったと感じれば，別のものに変えたり，支える力を変えたりと，意図と判断に基づいて操作できる。子どもの認知特性を知り，子どもが受け取れるように

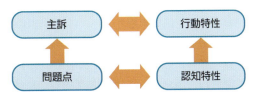

図15 主訴と問題点と行動特性と認知特性　　　　　　　　　　　　　　　　（文献10より引用）

提案をするなかで変化をもたらすことができれば，子どもがこれまでと違う体験をすることができる。そうすることで，子ども自身が知らないまま過ごしてきた要素に対して，自分にとって「有効かもしれない」「有用かもしれない」と気づけるチャンスをつくることができる。そうすると，自分の行動の新しい手掛かりとして選択できる過程を，OTRと一緒に踏んでいくことが可能となる。これが認知特性＝問題点を変化させ，行動を変えていくベースとなる。それが主訴へのアプローチともなる。

◉ 主訴と問題点の整理のまとめ

OTRが質問紙，面接，行動分析から得た情報を，1) 情報の整理，2) どのように困っているのか，3) 誰が困っているのか　4) なぜ，困っているのか　5) 時間・場所・人・気持ち，6) 行動観察・評価，と多方面から客観的に吟味し，大まかに分けて整理することで，子どもが困っていることを解決するための方向性を定めることが可能となる。また，治療のポイントを絞り込むには主訴から問題点へと変換する作業を行うことが必要で，その結果から，子どもに応じた遊びの内容を治療として展開していく。

主訴から問題点への変換は，過去の経験だけではなく，鋭い洞察力，思考能力が要求される。目につきやすい運動機能だけではなく，知的機能，認知機能，社会的機能などにも注意を払う必要がある。主訴と問題点の変換を思考していくこと，それを治療につなげることは，OTRとしての技術をより成長させてくれる。変換された問題点は治療の核となっていくが，その問題点に対してセッションで解決に導いていくのはOTR自身である。ただ遊ぶだけで終わらせてしまうのではなく，主訴と問題点を解析した「根拠」をもって臨床にトライしていくべきだと筆者は思う。

(松本郁代，渡邉朱美＋HON@ASL.)

⑥ フローチャート図の作り方

ここでは，「主訴と問題点の整理」におけるフローチャート図の作り方について説明する。フローチャート図とは，養育者との面接(情報収集)と，セッション場面の子どもの行動分析を基に，主訴(行動特性)と問題点(認知特性)の関連性を図式化したものである。フローチャート図を用いることで，セッション場面における治療目標と治療戦略を整理し，セッションを展開していくことが可能となる。フローチャート図を作成するプロセスは，OTR自身が面接とセッション場面で得た情報から評価した内容を言語化し，子どもの全体像と主訴と問題点をつなげる作業である。つまり，OTR自身が理解している(意識に上っている，言語化している)ことはもちろん，理解していない(意識下に留まっている，言語化されていない)こと，評価が不足していることも同時に把握できる。このようなプロセスを経てつくられたフローチャート図は，OTRの思考を言語化した産物，つまり子どもの全体像に対して「主訴と問題点の整理」を関連づけた評価記録となる(図16)。

この評価方法を活用することで，日々の臨床場面で刻々と成長し発達する子どもの状態をとらえることができ，そのつど，状況に応じて治療目標と治療戦略を決定するうえで意義深い。さらに，日常生活場面に関すること(主訴，子どもの行動特性とその発達経過)と，セッション場面に関すること(作業活動における子どもの行動特性や適応反応)について，養育者へフィードバックを行う際の基盤となる。

発達障害の評価

　ここでは，「面接（情報収集）」と「セッション場面の行動分析」から導き出される「主訴（行動特性）と問題点（認知特性）」について，フローチャート図を作成する手順とその活用について述べる。

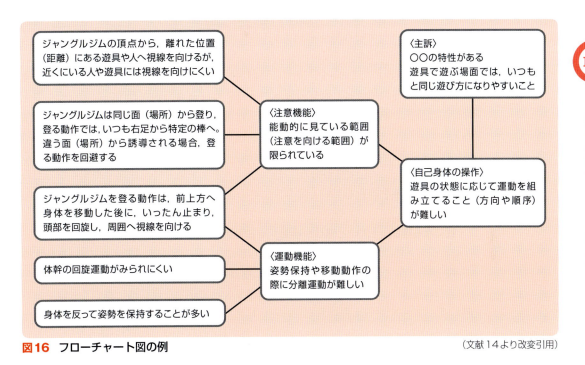

図16 フローチャート図の例　　　　　　　　　　　　　　　　　　（文献14より改変引用）

● フローチャート図を作成する手順

準備物とその使用方法

　フローチャート図を作成する際には，付箋紙，または小さめの紙とA4～A3大の紙を準備する。付箋紙や小さめの紙には，「面接（情報収集）」と「セッション場面の行動分析」から得られた情報，つまり，主訴や日常生活場面の様子，セッション場面の様子，それらに関係する運動機能や認知機能などの要素を書き出していく。ここで，書き出された内容をチャートワードとする。

　そして，A4～A3大の紙にチャートワードを記入した付箋紙（小さめの紙）を貼り付け，それらを並べ替えたり，A4～A3大の紙に直接語句を書き込んだりしながら，主訴と問題点の関連性を図式化したりする。子ども一人ひとりに対するOTRの解釈を組み立てるプロセスを経て，フローチャート図を完成させていく。このベースとなる子どもの全体像を表すA4～A3大の紙をチャートボードとする。チャートワードとチャートボードは**図17**のようになる。

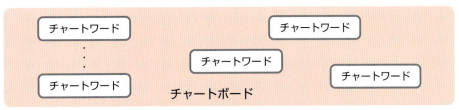

図17 チャートワードとチャートボード（例）

チャートワードを作成する：作業療法士の思考の言語化

　セッション終了後，「面接（情報収集）」と「セッション場面の行動分析」から得られた情報を基に，子どもの状態を書き出していく。セッション場面をビデオで記録している場合は，記憶が曖昧なときの確認のために，後でビデオ映像を見直す。

・「確認できたこと」「感じたこと」「考えたこと」を具体的に書き出す

　チャートワードを作成する手順としては，初めに面接から得られた情報を整理する。次に，セッション場面でOTRが子どもとともに作業活動を行って「確認できたこと」「感じたこと」「考えたこと」を，安直に専門用語を使用せず，具体的に一つひとつ書き出していく。専門用語は，特定の領域・分野における専門家が専門的な視点で物事を分析した結果，抽象化された表現であり，特定の物事や状態を表す共通言語として使用される。ただ，子どもの臨床像に対して詳細に分析する以前に専門用語で物事を解釈（ラベリング）することにより，OTR自身が「評価されたものとして物事をとらえる（錯覚してしまう）」危険性がある。その結果，OTRが思考停止に陥りやすくなるため，専門用語で物事を解釈していく場合は細心の注意が必要である[14]。

・「気になる場面」「よいと感じた場面」を絞り込む

　セッション場面で「確認できたこと」をもとに，「感じたこと」「考えたこと」を具体的に書き出していく作業では，OTRが「気になる場面」「よいと感じた場面」を絞り込む[15]。「気になる場面」とは，OTRが子どもとのやりとりで感じた違和感に基づくものである。例えば，「遊んでいるんだけれど，お互いに何か楽しくないような……」「コミュニケーションはとれているけれど，思いを伝えきれて（伝わりきって）いないような……」といったものである。これらの根拠はOTRの直感的思考であるが，OTの視点による物事のとらえ方から導き出された場合が多く，主訴と問題点と密接に関与している内容の場合が多い。「よいと感じた場面」とは，「子ども自身が主体的に活動（遊び）し，満足している場面」や「OTR自身が作業活動を介して子どもとコミュニケーションが成立していると実感している場面」である。活動（遊び）場面自体や子どもとOTRのコミュニケーションを詳細に分析することで，子どもの臨床像を評価しやすい場面である。

　反対にOTRが「よいと感じていない場面」では，「この場面では子どもは○○するべきだ」などと無意識にOTR自身の物事の考え方や価値観で判断し，「できるorできない」「発達しているorしていない」の尺度を基準で評価する傾向がある。また，OTRが「自分自身のアプローチが不適切であった」などと，OTR側のみの要因に基づく評価をすることがあり，相互関係の視点が欠如する傾向になり，子どもの臨床像から乖離していくことがある。

・行動分析の記述方法

　行動分析の記述方法は，「○○な遊びの△△の場面は楽しそう，積極的にチャレンジしている」といった主観的内容でも，「トランポリンでジャンプをしている際に，膝の屈伸運動がみられない」といった客観的内容であってもよい。書き出した後にその内容を吟味し，書き換える作業を行うからである。また，内容を書き出していく際に，「これはたぶん違うかな」とOTRの先入観で判断することは，この段階では必要ない。書き出されたチャートワードの「いる or いらない」の判断は，ある程度チャートワードが作成された後で選定する。そのため，まずは書き出していくことが重要視される。

ただし，チャートワードの量が多くなるだけ整理・分析の時間が必要となるため，闇雲に書き出せばいいというものではない。結局は，OTRが「気になる場面」と「よいと感じた場面」に絞り込んで詳細に分析していくことになる。

チャートワードを分類する：作業療法士の思考のカテゴリー化

　チャートワードがそろったら，チャートワードをチャートボード上で分類する作業へ進む。まず，似ている表現・内容ごとにチャートワードをチャートボードの1カ所にまとめ，そのまとまりの共通した事柄について名前をつける（カテゴリー化）。次に，いくつかのカテゴリーができたら，どのカテゴリーにも該当しないチャートワードをチャートボードの隅に寄せる[15]。図18に，カテゴリー化の手順を示す。

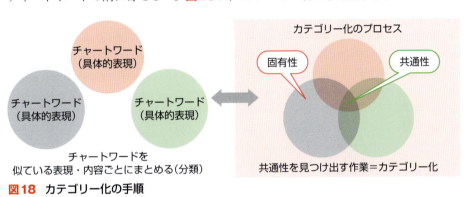

図18　カテゴリー化の手順

チャートワードを並べ替える：作業療法士の思考の整理（カテゴリー内およびカテゴリー間の整理）

　カテゴリー内と各カテゴリー間を分析して「子どもの臨床像」と「主訴と問題点」の関係性を明らかにするために作成したカテゴリーを並べ替える。初めに①「行動特性と認知特性の関連性」について整理する。行動特性と認知特性は，カテゴリーを整理する際の基本となる視点であり，主訴（行動特性）と問題点（認知特性）に対応している。そして，治療目標や治療戦略を決定する場合に，②発達における時間経過軸に基づく目標設定とアプローチ（「手当て」と「手入れ」），③子どもと環境の相互関係（「対象操作」と「sensory communication」）の2つの視点が存在する。また，分析する範囲として，④「各論」「総論」の視点があり，フローチャート図を作成している際，どのような事柄について何を分析しているのかというように，分析対象を明確にしながら整理していくことである。

　次からは，これら4つの視点について詳しく説明する（図19）。

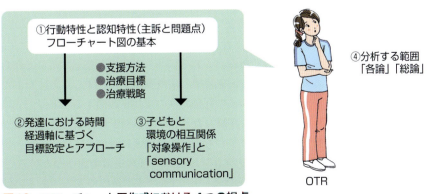

図19　フローチャート図作成における4つの視点

- ①行動特性と認知特性

　行動特性と認知特性について，「スプーンで食べ物をすくうことができない」という主訴を例にして解説する。この主訴を行動分析してみたところ，食べ物に対してスプーンをすくい入れるが，その後の上げる方向への動作がみられず，横方向に滑らせるのみのため，スプーンの匙部分に食べ物が乗っていなかったとする。これらは見て確認できることであり，行動分析を実施することで評価できる。そして，いくつかの行動の評価やカテゴリー項目（道具操作）の共通点を整理することで，行動特性が抽出される。

　次に，行動分析から認知の評価を行う。スプーンで食べ物をすくい上げる道具操作（間接操作）の場合，動いているスプーンと食べ物の空間位置関係（視覚情報の変化）とスプーンから手に伝わる力加減（抵抗・重さ：固有受容感覚情報の変化）を知覚し，運動を切り替える調整が苦手である，と評価したとする。これは見て確認できないことであり，行動分析の評価から解釈した認知の評価としてとらえることができる。いくつかの認知の評価やカテゴリー項目（道具操作）の共通点を整理することで，認知特性が抽出される。この関連性を図20に示した。

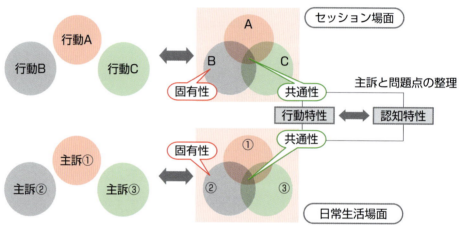

図20 行動特性と認知特性の関連

- ②発達における時間経過軸に基づく目標設定とアプローチ

　発達における時間経過軸（時間経過が短いものから長いもの）について，セッション場面と日常生活場面で考える。

　時間経過が短いということは，主訴（行動特性）と問題点（認知特性）に関して，発達的側面や生活環境の影響を受けにくく，適切なかかわりで変化しうる。つまり，機能的側面に対するアプローチと習慣的側面に対する適切な学習方法により変化する可能性が高い。セッション場面では，場所，空間の広さ，遊具や玩具などの物理的要因，OTRのアプローチや見学者などの人的要因，作業活動の内容（セッションの内容）により左右されるものである。これらに関して分析し整理することから，セッション場面における妥当性のある治療目標と治療戦略を設定することになるだろう。

　そして，セッション前後の行動特性の変化を評価することで認知特性の変化が導き出され（図20を参照），実施した治療の効果や影響を整理することができる。さらに，詳細に分析することで，子どもの機能的側面に対するアプローチと習慣的側面に対する適切な学習方法をセッション場面から日常生活場面へつなげることとなる。これは，OTRの支援方法における「手当て（今すぐ対応できる，あるいはしなければなら

ない）」と「手入れ（未熟性に対する支援，各々の発達を見越して，準備しておくこと）」を判断する基準となる。目標設定で時間経過が短いということは，「手当て」を考える判断の基準となる可能性が高い。目標設定で時間経過が長いということは，時間経過が短いことの積み重ね（連続性）であり，主訴（行動特性）と問題点（認知特性）に関して，発達的側面と習慣的側面の積み重ねが大きく影響していると考えられる。とりわけ，OTRの支援方法における「手入れ」を考える判断基準となる可能性が高い。子どもの発達時間軸に沿って過去から現在を評価し，未来へつなげることを見据えて，整理していくことが必要である。

・ ③子どもと環境の相互関係

　子どもと環境の相互関係（「対象操作」と「sensory communication」）について，子どもが「自己，モノ，空間，場所，時間，人」に対してどのようにかかわっているかを考える。セッション場面では，子どもは自己の身体操作を通して自分自身やモノの操作，そして空間，場所，時間，人との関係性とかかわり方に気づいていく。このことから，他者とのコミュニケーションが豊かになる，つまり，他者と作業活動を通して情動の共有・共感，多種多様なかかわり方を見つけていくと考えられる。セッション場面で操作できる対象や作業活動における適応範囲の広がりに基づく視点は，治療戦略を考えていく基準の一例として整理することができる。

・ ④分析する範囲

　分析する範囲（各論から総論）の各論とは，子どものある一つの側面に対して分析していく視点である。例えば，セッション場面における「遊び」の特徴を整理する，日常生活場面とセッション場面の「コミュニケーション」の特徴を整理することなどで，ある一つのカテゴリー項目内の分析とほぼ同じ視点である。総論とは，各論（カテゴリー項目内）で整理されたことを全体の関係性と合わせて整理することであり，カテゴリー間の分析とほぼ同じ視点である。つまり，評価すべき内容に応じて，両方の視点で整理していく必要があり（メタ認知），分析する範囲を設定することにより，OTR自身の評価すべき内容とほかの事柄の関係性が明確になる。

チャートワードを並べ替える：作業療法士の思考の統合

　フローチャート図を作成する段階である。ここまでのプロセスを経たら，まず内容が類似するカテゴリーを同じ列または同じ行に並べる。次に，矢印（関係性）を記入する[15]。各カテゴリーから矢印が主訴に向かって進む場合（ボトムアップ志向）と，主訴から派生して各カテゴリーに向かって進む場合（トップダウン志向）がある。主訴の原因について解釈を導き出す場合には，各カテゴリーを主訴に向かって記入する。また，どのカテゴリー項目に属するかわからないけれども関係性がないとは言い切れない内容に関するチャートワードやカテゴリーは，チャートボードの隅に整理して置く。これは，面接（情報収集）やセッション場面の子どもの行動分析が曖昧な可能性があり，新たに評価する，または再評価する項目に該当する可能性が高い。

◉ フローチャート図の解釈

　フローチャート図を作成した後，総合的に解釈する。ここで行き詰まる，つまりフローチャート図を見て解釈しているが焦点がぼやけてしまう，関連性が不明瞭で解釈

が進まなくなることがしばしばある。この場合，まずは仮説を立てることが必要であるため，カテゴリー項目やチャートワードの関係性を見直す。答え(解釈)は子どもが表現してくれているはずであるため，もう1度評価の出発点に戻り，見えている子どもの現象(行動・行動特性)から読み取れることを増やす作業を中心に整理していく(トップダウン志向)[15]。また，職場の同僚など複数の評価者でフローチャート図を作成して解釈する場合は，複数の視点で考えることが可能となり，評価の客観性は高くなる。

◉フローチャート図のまとめ

　フローチャート図を作成するプロセスと意義について述べた。フローチャート図とはOTRが思考を言語化し，「子どもの全体像」と「主訴と問題点」の関連性を評価するために，便宜的に子どもの状態を各要素のカテゴリーに分類し，全体と部分，各カテゴリー内外の関連性を導く評価手段であり評価記録でもある。しかし，子どもの成長や発達は日々刻々と変化しているため，フローチャート図は普遍的(固定的)なものではなく，OTRの子どもに対する理解の深まりと子どもの成長・発達とともに，絶えず更新していくものである。

　また，フローチャート図は，セッション場面の仮説を検証する作業のプロセスにおいて，OTRの視点がぶれないためのメタ認知を促す道具の一つである。さらに，OTRが子どもに対して行う治療と支援方法を，養育者へ適切にわかりやすくフィードバックするときの基となる子どもの解釈図といえるだろう。

　フローチャート図作成のプロセスを積み重ねることで，セッション場面においてOTRの頭のなかに対象となる子どものフローチャート図がイメージされ，リアルタイムに変化する子どもの状態に合わせてフローチャート図を書き換えていく作業が自動化されることとなる。これは，セッション場面中の一人ひとりの子どもの変化に対応したOTを実施するために必要な，臨床力の向上につながるだろう。

(濱田　匠＋HON@ASI.)

⑦　本節のまとめ

　最近，「先生は治るって思って，OTやっているんですか？」とOTR養成校の学生に言われたことがあった。養成校で何をもって「リハビリテーション」としているのかを理解しないまま実習に来てしまったことがわかる。われわれOTRは，筋緊張が落ちる薬剤を注射することもできなければ，行動を抑制する薬も処方できない。しかし，われわれはどの職種よりも「OT」がうまい。1人の子どもに対峙したときに，その体で，その能力でどうやって社会適応していこうかという子どもを支援しようとしているだけであるが，その学生の「治る」はきっと「根治」をイメージしていたのではないだろうか。また，この学生のように，「治す＝根治」という意識で子どもたちをみているのであれば，リハの専門家としては不向きな考え方だと筆者は思う。

　治療という言葉はリハのなかでは「根治」を意識して使われている言葉ではないが，本節では訓練ではなく，「治療」という言葉を多用した。治すというのは元の姿に戻すことなので，発展途上の子どもにとって「元」は見当たらず，それはこれから先，生きていくための準備を子ども時代にしておく「予見的な治療」ということであって，すぐに答えが出る「治療」とはかなり次元が違うように思える。昨今のこの業界の事情として，

発達障害の評価

何に関しても「根拠＝エビデンス」が求められるようになったが，その前に考えてほしいことは「誰のためのエビデンスか？」という大命題である。われわれがOTRという職種を選んだ動機は，困っている人を助けたいというシンプルなもので，「万人に効くようなOT」を構築すること，根拠を確立することではなかったはずである。しかし，他職種がその努力を惜しまずに研究実践を積み上げているなか，われわれOTRもこのような臨床実践を積み上げながら，研究・研鑽を重ねていく必要がある。

　ある教育学系の講演を聴講した際に，こんな話を聞いた。講演者は，学問が学問として成立するには「学・術・論・法」のプロセスが必要だと話し，まずは「法＝方法」，そして「論＝理論」，次は「術＝学術」，最後に「学＝学問」というように○○学は誕生するらしい。われわれの臨床で培われた方法・療法は，一つの法則性をもつことが経験の積み重ねで定着していく。それを組み立てて論理的に一つの理屈がつけられるようになったものが，「理論」である。その理論どおりに行うと別の人が行ってもできるようになったものを，今度は学術的に，特に統計学などで客観的に考察を加えて，その理論の妥当性と信頼性が得られたものこそが「学問」であって，このようなプロセスを経て，ようやく学問としての位置を得ることになるのである。まだまだ遠い道のりではあるが，このようなことを思い描きながら日々の臨床を重ねることが，発達障害領域のOTの展望を明るくしていくのだと考える。

　本節では，「評価」というテーマで，これまで表現が困難だった内容をリアリティのある言葉や発想で記してみた。また，その原点となっているのはセラピスト養成講座という実践研修であり，そこで研鑽を重ねている所属も年齢もセラピィスタイルさえも異なるメンバーが本節を執筆した。何よりもまずは「実践」であり，誠実にOTを追求していけば臨床は決して嘘をつかないと筆者は思う。今，自分のOTはどこにあるのだろう？　臨床家として，その問いかけが自分のなかにある間はまだまだ行けそうな気がする。

（小松則登＋HON@ASI.）

【文献】
1）香山明美，小林正義 編：作業療法の面接技術，3，三輪書店，2009.
2）山根　寛：精神障害と作業療法，126-127，三輪書店，1997.
3）松村　清：コミュ力，11，商業界，2011.
4）籔押佐永巳：面接法．セラピスト養成講座講座資料集 上巻，15-20，発達OTネットワーク@ASI，2011.
5）小松則登：行動から読み解く －かかわりが困難な児とのsensory communication．臨床作業療法6（2），125-130，2009.
6）小松則登ほか：ケースを通じて感覚統合とコミュニケーションを考える．感覚統合障害研究 10，25-40，2004.
7）杉山尚子：行動分析学入門，19-20，集英社，2010.
8）小松則登：SI よろず相談室 困ったことや気になることを考える時の手助けをするには －How toにならない対策の見つけ方について．感覚統合研究 12，79-81，2008.
9）矢谷令子，福田恵美子 編：作業療法実践の仕組み，12-13，協同医書出版社，2001.
10）小松則登：生き残れるか？発達の作業療法，セラピスト養成講座会議 配布資料，13，2018.
11）福田恵美子 編：標準作業療法学 専門分野 発達過程作業療法学，4-5，医学書院，2006.
12）小松則登：治療論：2011．セラピスト養成講座講座資料集 下巻，6，発達OTネットワーク@ASI，2011.
13）山鳥　重：「わかる」とはどういうことか，154-156，筑摩書房，2002.
14）濱田　匠：主訴と問題点の整理：具体的な方法．発達OTが考える子どもセラピィの思考プロセス（小西紀一 監，小松則登 編），97．メジカルビュー社，2016
15）加藤郁代：主訴と問顕点の整理．セラピスト養成講座講座資料集 上巻，41-43，発達OTネットワーク@ASI，2011.

2 運動障害系の日々の臨床の流れ

1 はじめに

　子どもの発達は，中枢神経系，筋骨格系，感覚系，認知，情動，対人関係など多様なシステム間の相互作用の過程といえる。発達初期の運動障害系各疾患群にはそれぞれ病態，禁忌，支援方針が存在している。脳性麻痺（以下，CP）ひとつ取り上げてみても，その原因と障害は一人ひとり異なり，マニュアル化することはできない。作業療法士（以下，OTR）は目の前の子どもと家族に，作業療法学や人間発達学などを背景に，長期的視野をもって作業遂行を処方する必要がある。

　本節では，○○年△月×日に医師から隔週の頻度で新規外来作業療法（以下，OT）の指示を受け，OTを始めてから4年が経った超重症児Sくん（当時9歳）のOT場面を紹介する。OTRが媒介となった作業活動を通して，Sくんの心身機能・身体構造がどのように変化し，そして学校生活への参加につながっていくのか，OTRは何を考えてOTを展開しているのか，一事例の物語ではあるが参考になれば幸いである。

2 基礎情報

　Sくんの基礎情報を**表1**に示す。

表1　本事例の基本情報

診断	・脳性麻痺，難治性てんかん，ファロー四徴症（手術不可），Coffin-siris 症候群，ヒルシュスプルング病→ストーマ（人工肛門）増設根治術未実施，脊柱側彎症，両股関節運動障害，口唇口蓋裂，難聴，中枢性低換気障害による無呼吸（重症。無呼吸は睡眠時に悪化するため，夜間人工呼吸器〈BiPAP/NIPPV：非侵襲的陽圧換気〉装着） ・現在，ビタミンの代謝にかかわる疾患について検査中
生育歴	・在胎3x週x日　3,1xxgにて出生 ・2カ月時：人工肛門 ・6カ月時：Mowat-Wilson 症候群の疑い ・2歳3カ月時：退院。「同じ寝ているなら家に帰りたい」と両親が決心され，主治医からは「思い出づくり」として退院許可がおりた ・退院後も入退院を繰り返したが，3年が経過して体調も安定し，主治医よりリハの許可を得て当センター紹介となった
初診	5歳9カ月時，外来OT新規指示 【医師からのコメント】 ・先天性重複障害。身体の動きはほとんどないが，主要関節の拘縮は少ない。特に，睡眠時に無呼吸になりやすく，夜間BiPAP/NIPPV：非侵襲的陽圧換気管理。座位保持装置は持っている ・生後から長期入院をしていた。現在は在宅であるが，毎週基幹病院に通院している。これまで療育やリハの経験はなく，今回，療育とリハを求めて当院紹介受診となった ・果たしてなんらかの反応が得られるだろうか？　視聴覚や触覚は多少なりとも反応するだろうか？　OTで次回診察まで1〜2回でよいから，反応の有無，引き出せる可能性などを点検してほしい。急変の危険を伴うので，現時点では体位変換も含め，あまり動かさないで評価すること。当院呼吸器外来の受診も薦める。次回診察で今後の方針を決める

○ 運動障害系の日々の臨床の流れ

3 場面1　始まりのあいさつ

　車椅子に乗ったSくんと母親が，OT室前の廊下でOTRを待っている。そこへ，予約した時間にOTRがやってくる。
　OTRの「こんにちは」の声かけに対して，Sくんの呼吸状態や眼球運動，体動などがわずかに変化し，OTRの声かけや姿をとらえたことがわかる（図1）。

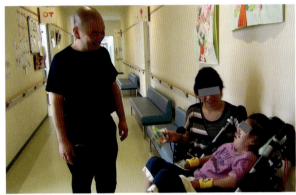

図1　廊下でのあいさつから評価は始まっている
（SくんがOTRを定位していることがわかる）

I-2 発達障害の評価と日々の臨床の流れ

COLUMN

気象状況を把握しよう
　重い障害のある子どもは，気象状況により体調が容易に変動しやすい。Sくんは沖縄付近に台風が近づく，あるいは雨が降る数時間前から呼吸状態が悪化する。
　気温だけではなく，気圧の変化や花粉飛散状況なども子どもの体調変化に影響するということを知っておこう。

子どもと握手をしよう
　重い障害のある子どもの場合，すでに手の拘縮や変形が進んで修正が困難なこともあるが，握手は重要な評価であり，OTでもある（図2）。
　OTRの差し出した手に対して，子どもがどのように自分の手のかまえを形成し，OTRの手に適合するための調整をしようとしているのか。握手をすることは，子どもの視覚，聴覚，体性感覚などの感覚情報処理機能とともに，上肢-手によるコミュニケーション技能，認知機能を推察できる場面になる。ADLが自立している子どもであっても，手内在筋や皮膚の粘弾性から，支持経験をはじめとする発達歴を類推する手掛かりにもなる。OT前後に子どもと握手をしよう。

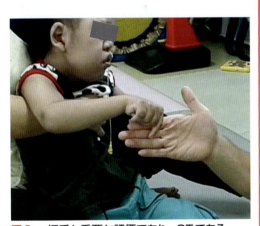

図2　握手も重要な評価であり，OTである

---

4 場面2　予約票を手渡す

　外来リハビリテーション（以下，リハ）では，毎回受付で予約票に押印をしてもらい，リハ前診察で医師が診察して署名された予約票をOT前にOTRに手渡すことになっている。この予約票をOTRに手渡すところからが，SくんのOTの始まりである。
　OTの目的の一つである「上肢-手の機能発達の促進」は，この「予約票を手渡す」と

45

いう作業のなかで経年的な発達としてとらえていこうという方針を，OT開始5回目ほど(上肢－手での運動表出が目標になることが確認できた段階)で母親に説明している。毎回のOTにおいて，母親とOTRは，Sくんが予約票をOTRに手渡せるようになっていくさまを追っており，この変化を楽しみにしている。

母親は「(予約票を)先生に渡して」と声をかける。それに応じるようにSくんの呼吸状態は変化し，わずかに体動が起こる。まだ，上肢各関節を空間内で自由に動かすことはできないが，手の中に一部収められた予約票がゆらゆらと揺れる(図3)。

OTRは，Sくんが予約票を持ち上げようとするまで1～2分ほど待つ(この時間は，常識的にはかなり長く感じる時間である)。しかし，実際に予約票を持ち上げるだけの上肢の運動が起こることもあれば，微細な筋収縮のみの観察に留まるときもある。OTRは「持ち上げた／持ち上げなかった」ではなく，「持ち上げようとした」度合いの変化を観察する。

予約票の揺れが大きくなった，あるいは実際に手が持ち上がった瞬間に予約票をつかんで引っ張り，「はい，ありがとう。これ，もらっておくね」と言って予約票をSくんの手から引き抜く(図4)。Sくんは納得したような表情を示す。そして，Sくんと母親をOT室へと迎え入れる。

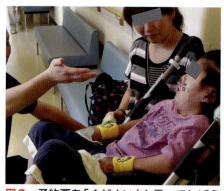 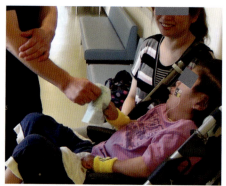

図3　予約票を「ください」と言ってしばらく待つ

図4　明らかに持ち上げようとしたところで受け取る

COLUMN

OT室に入ってくる子どもと養育者の姿を観察しよう

子どもは抱かれているのか，車椅子やバギーに座っているのか，あるいは歩行器やクラッチを使っているのか。いずれの移動手段においても，OT室の入り方から評価する習慣を身につけてほしい。病院や施設に勤務するOTRは，家庭や保育所など子どもの生活場面に直接伺えないこともある。しかし，子どもと養育者がOT室に入ってくる，あるいは廊下を移動している姿から，日々の自然な介護状況や子どもの自己身体の空間定位(orientation of self in space)，すなわち身体図式の状況を想像することができる。

ある子どもは，いつも歩行器を側壁やOT室の入り口にぶつけているかもしれない。足底を床に強く打ち当てるようにして歩いているかもしれない。またある子どもは母親にしがみついているかもしれないし，抱えられた腕から飛び出すように反り返っているかもしれない。車椅子のなかで身体が側方に傾いていたり，両足が突っ張っていたりしているかもしれない……。

これらの状況は，子どもの日々の自然な介護，自己身体の空間定位，身体図式を反映しており，OT仮説を立てる重要な手掛かりとなる。そして，子どもが帰るときの姿にOTの効果判定を位置づけることができる。人為的介入がない，自然な場面の一つとして心得てほしい。

運動障害系の日々の臨床の流れ

5 場面3　トランスファー：支持面との関係調整と姿勢筋緊張，かまえの評価と作業療法

　OT室に入ると，母親はすぐにどの位置でOTを行うのかOTRに確認する。モニターや吸引器をどこに置くのかを確かめるためである。次に母親は，Sくんが横になるためのマットとタオル，クッション類をOT室の所定の場所から持ってきて設置する。母親はこの後展開するOTで，いかに無駄なく効率的にOTが行えるかを考え，物品の準備を行っている（図5）。それだけSくんのOTの時間を大切に思ってくれている。

　OTRは母親とともにクッション類の準備をして，準備が整ったところでSくんの左側方に位置取る。顔色や表情を見つつ「今日の調子はいかがですか？」と母親に尋ね，Sくんの車椅子の背もたれと背中の間に手を入れる。台風が近づいていたこともあるからか，母親は「ずっと眠っています」と答え，「Sくん，OTが始まったよ」と声をかける。

　その間もOTRは，支持面との接点であるSくんの背中に手を当てて，評価を進めていく（図6）。Sくんの脊柱は胸腰椎部で左凸の側彎変形を示し，左背側に位置する肋骨は屈曲とともに車椅子の背もたれに重くのしかかり，OTRはそこに重量感を感じている。Sくんの呼吸に合わせて，重く感じている下部肋骨の部分をゆっくりと持ち上げるようにして呼吸運動を補助する。OTRが提供した支持面の変化に対して，Sくんの肋間がわずかに動き出す。肋間の動きは次第に胸郭全体の動きへと波及し，全身の姿勢筋緊張はリラックス（適度な筋緊張を保ちつつ緩み，全身の筋緊張の分布差が適度に均等化した状態）してくる。

　支持面に入れたOTRの手への応答として全身の姿勢筋緊張が変化してきたところで，床上に設置したマットへのトランスファーを行う。OTRはSくんを車椅子から慎重に抱き上げる（図7）が，このとき，いつもSくんは交互性の足蹴り運動を表出する。この足蹴り運動は抱き上げ介護を不安定にしてしまうが，OTRは「いつも，協力ありがとう」と言って，この足蹴り運動を協力動作のかまえと意味づけている。姿勢を大きく変えるときに生じるこの足蹴り運動は，脊髄性の下肢の交互運動に関連したものと考えられたが，随意的な運動として意味づけを行っている。このようにわからない事象に対しては，OTRはいつも過大に肯定的解釈を行うようにしている。

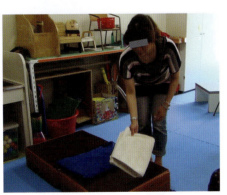

図5　効率的なOTのための準備

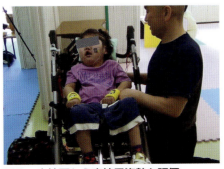

図6　支持面から車椅子姿勢を評価

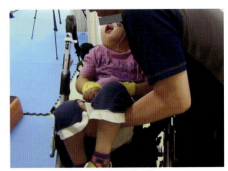

図7　車椅子からの抱き上げ

47

COLUMN

不随意運動なのか？　目的動作なのか？

　重い障害のある子どもや乳幼児期のCPの子どもは，重力と支持面との狭間で抗重力活動をはじめとする合目的な四肢および体幹の運動を構成することに難しさがある。

　例えば，重い障害のある子どもの多くは，気道や気管カニューレを保護する必要から背臥位姿勢の長期化を余儀なくされる。しかし，支持面に対して置かれた不動の状態では，自己身体の空間定位は得られない。固有感覚をはじめとする体性感覚情報を得ようと，皮下組織の薄い後頭部や足部や手部，肩などを支持面に押しつけた結果，反り返りの姿勢に固定化されることがある。反り返りの原因は背面筋群の過緊張によるものと考えられがちであるが，ある子どもは感覚機能に基づいた姿勢制御の結果として，反り返っていると考えることができるかもしれない。彼らなりの合目的な姿勢制御の結果として，肯定的にとらえることができる。

　そのような視点でみると，子どもが示す特異的な運動行動の起源がどこにあるのか，慎重に評価する必要がある。たとえ問題となるであろう運動行動であったとしても，その子どもなりの適応の結果として解釈することができれば，禁止や抑制や制限だけではない支援方策の選択肢が増えてくるからである。

⦿回想　抱き上げ時の足蹴り運動を協力動作と仮定

　OTRがSくんを初めて抱き上げようとして両下肢の下に腕を差し込んだとき，Sくんは両足を交互に激しくバタバタと屈伸させた（図8）。予期せぬSくんの激しい動きに驚き，抱き上げたSくんを落としはしないかと思った。

OTR：「こんなに元気に動けるのですね」
母親：「そうなんです。いつも抱き上げるときに足をバタバタさせるんです。これって，不随意運動っていうのかしら？　どうしたら治まるのでしょうか？」

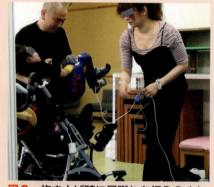

図8　抱き上げ時に足蹴りを行うSくん

　不随意運動か，なんらかの意味ある動作なのかを考え，次のように話した。
OTR：「この足蹴り運動は抱き上げるとき，つまり，姿勢が不安定な状態になるときに生じていますね。ですから，おそらくわれわれの身体が宙に浮くような状態，例えば水中で身体を安定させようと足をバタバタ動かすことに似ているかもしれませんね」
母親：「そうですか，不安定になるからなんですね」
OTR：「ところが不思議なことに，Sくんは抱き上げようと両脚の下に手を入れるところから足をバタバタさせますね。つまり，身体が宙に浮いて不安定になる前からです。これはもしかすると，これから抱き上げられることをわかって，つまり予測して足をバタバタさせているのかもしれません」
母親：「あっ，そういえばこの子，次に何をするのかわかって身体を緊張させたりしていると思う」
OTR：「いろいろな考え方はあるでしょうが，予測して姿勢や動きを準備できるととらえてみていったほうがよさそうですね。なぜなら『予測してない』と考えるとそれで話は終わってしまいますが，『予測している』と考えると，

運動障害系の日々の臨床の流れ

次には5W1Hの『いつ？』『どこで？』『だれと？』『どれと？』『何を？』『どのように？』それぞれのなかで，また選択肢が増えていきますから。この動き（足蹴り運動）は必ずあるわけですから，いずれなんらかの選択肢に行き当たるでしょうし，そのように考えたほうがいろいろ可能性が増えて楽しいですし」と話すと，母親は深くうなずいた。

　両親のなかで「この子はわかっているのでは」という手応えを信じてかかわっている場面一つひとつに対して，われわれ療育に携わる者の態度や対応が，支持的な共感にもなれば否定的な指導にもなりうる。総論や概論で養育者を肯定するだけでは，人のよいOTRとして信頼は得られたとしても，専門家としての信頼は得られない。子どもが示す具体的な運動や反応からその根拠を推論し，具体的方策を探索するプロセスこそがわれわれ専門家に求められていることである。

◉回想　5歳10カ月時：OT経過報告と医師の指示（表2）

表2　5歳10カ月時：OT経過報告と医師の指示

OTR報告	背面の支持面への介入や腹臥位での胸郭適応は，応答性良好にて促していける可能性があります。OTRとのアイコンタクト，語りかけに笑顔様の応答もあります。両下肢の足蹴り運動は不安定な体幹ゆえに乱雑になりますが，運動欲求を示していると評価しています。療育の必要性はとても高いお子さんです
医師コメント	非常に医療的な問題の多いお子さんですが，現行のOTと並行して胸郭可動性改善を主とした理学療法による呼吸リハは月1回程度で開始してみたいと思います。経過をみて相談のうえ，バギング，カフマシンも取り入れればと考えています。急変のリスクは常に伴いますが，慎重に観察して対応する態勢は必要と思います。普段のSpO$_2$は75〜85です。リハ中もSpO$_2$モニターを装着して行ってください

COLUMN ●

モニターについて －リスク管理に注意しよう－

　重い障害のある子どものOTにおいて，バイタルチェックは必要不可欠である。パルスオキシメーターや人工呼吸器が示す数値が普段どの程度かを知ったうえで，その日の体調を確認しつつ，注意深く数値を見ながらOTを行う。姿勢を変える前後などは，脈拍や血圧の測定も欠かせない。特にOTRは，作業活動を用いて子どもの呼吸機能をはじめとする自己調節機能の調整を図るため，扱う対象が増える。より一層の注意を払う必要が

ある。

　ただし，パルスオキシメーターに示される数値と実際とで十数秒の時間差があったり，OTでプローブ装着部を動かすと正確に測定できなかったりする。そのため最も信頼できるのは，子どもの顔色や表情，OTRの手から感じるわずかな動きである。子どもの状態が重篤であるほど，常に子どもと向き合いながらOTを行うという基本姿勢が重要である。モニターの数値だけに気をとられてはならない。

⑥ 場面4　支持面との関係性回復作業療法

　母親がセットしたマットの上には，薄手のクッションとタオルが配置してある。これは頭部の動きと体幹の動きを保障する目的と，側臥位への姿勢変換時に肩の幅を逃がす目的があり，母親も承知している。Sくんを定位置に寝かせる（**図9**）と，母親はいつもSくんに「先生に報告があるんでしょ？　それとも背中のびのびしたいの？」というように話しかける。Sくんはこの後に行う遊びを楽しみにしているが，身体のリ

ラックスも楽しみにしている。ときには「遊びよりも身体のリラックスをしてほしいと訴えている」ということもある。母親やOTRの問いかけにSくんは確かに表情で答え，遊びかリラックスかを選択していることがわかる。しかし，これも日々の暮らしのなかで，Sくんの状態にとって何が最も優先すべきことかを母親が感じ取り，そしてその必要性をSくんも感じ取っているのだろうと推測するが，相互作用による結果なので子どもか母親か，どちらが発したのかについては問題にしない。

OTRはSくんの左側（凸側）に位置し，次に支持面と背面の間に手を滑り込ませる（図10）。胸郭背面に指を沿わせ，呼吸運動とともに尖った複数の肋骨の動きを感じとる（図11）。わずかではあるが，肋骨の動きが得やすい方向を探っていく（図12）。すると，あるところで肋骨間が「ふわっ」と広がる瞬間が訪れる。そしてその直後，深呼吸とともにSくんの表情はより穏やかになり，背中も伸びてくる。

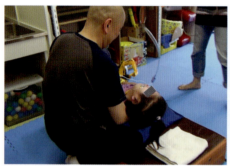

図9 準備したマットの上に移乗する

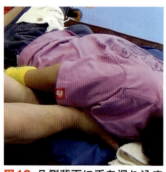 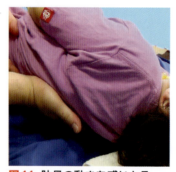 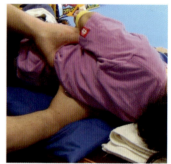

図10 凸側背面に手を滑り込ませる　　**図11** 肋骨の動きを感じとる　　**図12** 肋骨の動きが得やすい方向を探る

COLUMN

養育者とともに子どもの姿勢設定をするということ（図13）

重い障害のある子どもの繊細な感覚－運動機能の発達を支援するために，姿勢設定の検討は不可欠である。ただし，姿勢をある正しい形にすることが姿勢設定だと思うことには注意が必要である。なぜなら，姿勢は主体である本人が常に動的に変化させるもので，そもそも正しい形は存在しないからである。われわれでも椅子に座っているときに，殿部を動かさずに3分以上座ってはいられない。

重い障害のある子どもは，自ら姿勢の変換を行うことができないかもしれない。細かく体動を起こすことができないかもしれない。姿勢設定の支援は，更衣や排泄，入浴，清拭，食事，遊び時間など日常のあらゆる活動のなかで，それぞれの目的に応じた姿勢を計画していくことが基本方針となる。

それでは，姿勢の設定についてどのように具体的に考えていけばよいのだろうか。支持面と一体化したような，あるいは，なじめずに反り返っているような子どもに対しては，現実的には前述し

運動障害系の日々の臨床の流れ

た狭義の姿勢一つを導入することも難しい。その間も，24時間365日，重力と支持面との狭間で刻一刻と筋骨格系は変形し，拘縮が進行している。年単位での長期的視野に立ち，粘り強く取り組む必要がある。

そのようななか，タオル1枚，クッション1つを差し込むようなケアが重要になってくる。日々のOTのなかで作業活動に応じて，タオル1枚を折りたたんで後頭部に差し入れる，Sくんとこれから取り組むおもちゃを右側に提示することに対して左肩甲骨部にタオルを差し入れる，手のスイッチング時に肘頭部にタオルを差し入れるなど，OTRは初めは特に講釈を垂れず，こまめに設定を工夫していく。そのような取り組みを母親に示し，子どもがリラックスしたりおもちゃに注意を向けたりするようになると，次第に母親から「タオル持って来ましょうか？」とOTに参加するようになってくる。OTは，子どもと養育者とOTRの少なくとも三者間の相互作用の展開であり，このような細かなやり取りが日常の姿勢設定にじわじわと効果を現す。前傾座位，後傾座位，腹臥位，背臥位，側臥位などさまざまな姿勢があるが，まずはOT場面のハンドリングとこまめなタオルの差し入れから始まると考えている。

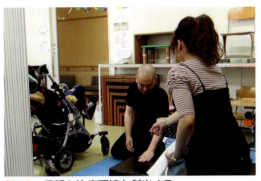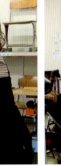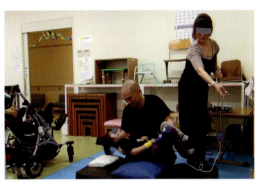

図13 母親と治療環境を創出する

COLUMN

衣服の着脱からも評価，OT

OT前後でよくみられる光景に「更衣」がある。この更衣場面は，OT前評価とOT後の効果を判断するうえでとても有用な機会となる。

自ら衣服着脱に取り組める子どもであれば，重心移動を伴う姿勢制御と上肢－手の協調といった運動技能だけではなく，着衣手順や衣服の前後左右・裏表の確認，その修正を行う対処技能を観察することができる。さらに，衣服が頭を覆って視覚情報が遮断されてもほかの感覚様式で補うことができるか，衣服の張りによって対側に生じる複数の体性感覚情報から支持感覚や空間知覚を得ることができるか，視覚に依存するあまり衣服からの体性感覚情報が希薄になり強引に引っ張ったりしてはいないか，などといった感覚情報処理機能を推察できる。

自ら衣服の着脱ができない重い障害のある子どもでも，身体を動かされることに適応して身構えることができるのか，服を引っ張られたときに追従して協力できるのか，あるいは身体を動かされることに抵抗を示すのか，といった予測性の姿勢制御の状態をみることができる。また，子どもと養育者の介護関係を推察することができる。

更衣はほとんどの場合，その後に目的となる活動があるため，更衣前後の文脈が重要となる。つまり，養育者は着替えた後の活動に向かって急ぎたく，子ども本人は依存的になりやすい。そして，日常の繰り返しのなかでこのテンポは習慣化されていく。

更衣をOT目的として直接練習することもあるが，設定していない自然な環境のなかにこそ，子どもと養育者の日常がみえてくる。

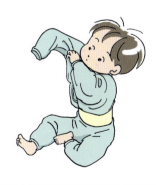

COLUMN ●

初回評価は支持面との関係から

　重い障害のある子どもは，重力に押しつぶされたかのように胸郭に硬さがある。上下肢や頭頸部の随意的な動きすらないように見える子どももいる。しかし，少なくとも呼吸運動はしている。

　重い障害のある子どもと最初にかかわるとき，OTRはどのような態度で，どのような作業活動で臨むべきなのだろうか。ときにわれわれは，重い障害があるため「子どもの動きは期待できないだろう」と，感覚機能の評価から試みる。視覚機能をみるためにペンライトやキラキラしたモールを用意したり，聴覚はどうかとキーボードを試してみたり，触覚を調べるために豆やタワシなどを持ってくるかもしれない。しかし，われわれは基礎作業療法学で，まずはクライエントとの信頼関係を確立することが重要だと学んでいる。果たして，子どもが好むか好まないかわからない状況で，心身機能・身体構造の一部として，感覚刺激を一方的に入力することは適切だろうか。善意の感覚爆撃から子どもは逃げられず，あたかも覚醒を下げるような応答を示すこともある。

　まずは，何もせずに子どもの様子を観察しよう。そして，母親に生活の話を聞いて，子どもと家族の生活場面を想像してみよう。

　OTRとしてOTを始めるならば，ゆっくりと静かに支持面との関係性を評価してみよう。支持面は子どもが外部環境とかかわっている対象で，床面の代わりであれば侵襲は少ない。手を静かに差し入れて，母親の話を基に，子どもが日々，重力と支持面との狭間でどのような暮らしをしているのか，さらに想像してみよう。子どもは家族以外の大人とかかわるとき，特に医療現場においては過酷な痛みを伴う処置を受けることがほとんどである。そのような対人関係の育ちのなかで，「何もせずにそばにいる」「寄り添っている」という稀有なかかわりは，子どもの識別機能を駆動させ「あれっ？　この人は安全かも」といった認知へとつながるかもしれない。

　不思議とそのようにかかわるようにしてから，「先生のときはなんだかリラックスできるみたい」と母親に言ってもらえるようになった。Sくんに対しても，まず支持面との関係を評価し，重くのしかかった左下部肋骨の動きを感じとるところから始めた。Sくんもこれまでの医療現場で，このようなかかわりは少なかったからだろう。OTの時間を楽しみにしてくれるようになったと思う。

COLUMN ●

養育者と世間話をしよう

　母親は障害のある子どもを産んだと認識したその瞬間から，深い喪失感と先のみえない不安を抱えながら障害のある子どもの親として，わが子とともにリハビリテーション（ここでは，広義の「復権」として使用）を目指すことになる。家族の形も，少なからず適応していかざるを得ない状況になる。特に出産直後は生命を救うことが優先されるため，小さな弱々しい身体に数え切れないほどの侵襲が加えられる。それら一つひとつに対して，母親と家族は説明と同意のプロセスを経ている。つまり，われわれOTRの前にたどり着くころには，想像もできない状況を乗り越えてきているといっても過言ではない。

　われわれは，その激動のときを乗り越えてきた母親と家族に対して敬意をもって接しつつ，リハビリテーションのために働きかける。母親や家族が発する言葉の一つひとつを傾聴しつつ，ごく当たり前の日常に復帰できるよう支援する。

　リハビリテーションの概念は拡大し，われわれは子どもと家族とがリハビリテーションできるよう，包括的に生活を支援したいと考えている。しかし，家族の生活における作業遂行文脈のなかで，われわれとの付き合いは障害を前提として始まっている。ここに障害構造の落とし穴がある。つまり，できないことをできるようにする医学的リハビリテーションをクライエントは求めているので，ニーズも当然克服する内容に焦点化される構造なのである。苦手なことを練習し，親子に障害を知らしめる作業へと埋没していく危険性がある。姿勢保持が不安定なら姿勢の安定を図る練習を，巧緻動作が難しければ巧緻動作の練習を行うというように，対処的な作業になっていかざるを得ない。

　発達領域のOTRは子ども個々の感覚ー運動機能に直接働きかけ，反応を読み取り，適切な活動を提供して成功へと導き，生活に汎化させることができる専門職である。そして同時に，精神科OTの知識と技術を背景に，子どもと家族の心理社会的側面にも配慮することができる。何気ない母親の世間話のなかから，母親や家族の関心事は何か，問題と思っていることは何か，また，気づいていないことは何か，言葉として明確に表明されない真のニーズを洞察することができる。親子の育ちの文脈を想像して読み解き，子どもとのOT場面を通して，母親や多職種に遠隔的に働きかけることを考えるトレーニングが必要である。

運動障害系の日々の臨床の流れ

> **COLUMN**
>
> **多職種の状況を確認しよう**
>
> 子どもと家族中心の療育を実践するために，OTRは子どもの心身機能・身体構造だけでなく，活動，参加，個人因子，環境因子を包括的に把握する必要があることは自明である．しかし，1人のOTRが重い障害がある子どもの中枢神経系の問題を発達過程からひも解き，将来の発達予測をもってOTにあたり，その結果を考察することを，例えば1日に5～9名の子どもと家族に対して行っていく……，この責任ある仕事を遂行することは物理的に困難である．
>
> 子どもと家族を支えるために，OTRは1人でこの難問を抱え込むのではなく，隣人である理学療法士，言語聴覚士はいうまでもなく，医師，看護師，教師，保育士，介護福祉士，事務員，医療相談員，行政など，さまざまな機関のさまざまな職種とチームを構成して問題解決を図る必要がある．そして，チームのなかで孤立することなく協働できる姿そのものが，子どもと家族に対して社会のなかで生きていくための構造を提供できるということを自覚しなければならない．
>
> 実際には，多職種連携に費やす時間もないなか，母親や家族との世間話のなかで，それらをつなぎ合わせることにもなろう．OTR個人の持論や理念はもちつつも，それをクライエントや多職種に押しつけることなく謙虚な姿勢で臨む．子どもと母親と家族が社会資源をうまく利用し，活用して生きていくために，われわれOTRもまた社会資源の一部であることを自認して，多職種の状況を確認してほしい．

⊙ 回想 6歳2カ月：OT経過報告と医師の指示（表3）

初診の医師の指示（表1）では，反応の有無や引き出せる可能性，動かさないで評価することを求められたが，SくんとのOTは毎回が新たな発見であった．定期診察はSくんと家族の潜在能力を医師にアピールする絶好の機会である．

表3 6歳2カ月時：OT経過報告と医師の指示

OTR報告	OTから開始しましたが応答性良好で，理学療法も開始となりました．本児の作業活動を成功させるためには，姿勢や呼吸援助と，上肢－手をはじめとした感覚や操作機能を同時にコントロールする必要があります．当初，母親からは雨天や低気圧時に体調不良になると聞いておりましたが，毎回 SpO_2 の値は 80 後半で安定するようになり，手の把握や上肢を持ち上げて楽器を鳴らすことも上手になっています．右手関節の尺屈固定も，当初拘縮と思われましたが改善し，適応的固定と評価しています．作業活動実施中のほうが SpO_2 などの状態がよく，母親は通ってこられることに喜んでおられます．就学前にて姿勢設定なども検討していく方針です
医師コメント	OTの反応性は想像以上でした．IPV，カフマシン施行してみました．また試みます．母親の希望があり，言語聴覚療法にて閉口練習を指示します．保育体験も提案しました

⑦ 場面5 上肢－手の準備体操

これから行うスイッチ操作遊びに向けて，手指と手関節に対して徒手的な準備体操を行う（図14）．Sくんは，まだ自ら手指を開閉することはできないが，返事としての挙手や，握手に対して手をわずかに持ち上げることができる．またSくんは，持ちやすく工夫した鉛筆ホルダーを手中にセットすれば，鉛筆を把持した状態で肩，肘を動かして，描画やぬり絵ができるよ

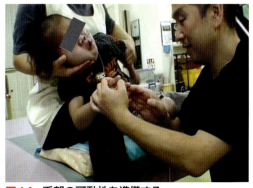

図14 手部の可動性を準備する

うになっている。

　準備体操では，短縮部位に対して直接ストレッチすることによる伸張反射や痛みを避けつつ，可動範囲を拡大する必要がある。例えば，母指CM関節を外転させようとするとMP関節部で過外転となってしまうが，CM関節屈曲に誘導すると母指の関節の変位なく可動が得られる。さらに，手背の皮膚から働きかけて，手関節掌面の長さを保ちつつ屈曲させていく。次に豆状骨を内外転させて小指球とともにモールドし，拇指球の活性化を図る。そして，手関節を橈側方向に回旋させていくと，拇指CM関節部の外転方向への可動も得やすくなる。このように筋の相反関係を探りつつ可動範囲を得るように進める。

COLUMN

非神経性の筋の調整はホームプログラムでマネジメント

　中枢神経系の発達過程における感覚−運動障害に対して，姿勢筋緊張を評価し，リラックスや保持・支持力を治療の目安や目的とすることは多い。ハンドリングで感覚情報処理機能に働きかけ，姿勢保持や呼吸運動を含む作業に合理的な筋出力を調整することは，筋の神経性要素に働きかけることであり，姿勢筋緊張の協調障害に対するOTの核となる部分でもある。

　一方，生後から定型的な姿勢−運動経験を余儀なくされる子どもは，短縮や拘縮が進行しつつあり，非神経性の要素についても注意しておかなければならない。われわれが姿勢−運動パターンの要因として位置づけている痙縮（いわゆる「緊張が強い」「運動抵抗がある状態」と表現される）においても，神経性と非神経性の両者が混合している。

　われわれは神経性と非神経性の要素から成り立っている筋緊張を取り扱うが，それぞれに成り立つ時間が異なることを留意しなければならない。例えば装具やスプリントは，持続的な矯正で短縮筋や痙縮筋に働きかけることができるが，痙縮に対しては持続した伸張反射の増悪につながる危険性も考慮したい。もし，筋だけではなく皮膚や皮下組織の短縮も認めれば，OT時間だけでは対応できないため，ホームプログラムや装具などの適用を検討する。ただし，持続的取り組みで発赤や痛みが生じていないか，親子関係が険悪にならないか，段階的に慎重に導入する必要がある。

COLUMN

手，口，眼，頭部の運動と姿勢制御との関係から仮説を立てる

　重い障害のある子どものなかに，対象物を視覚や聴覚などなんらかの感覚様式で定位した後（手のリーチが起こる前），手を伸ばすであろう側の対側に頭部を向ける子どもが少なからずいることを臨床のなかで経験する（**図15**，**16**）。

　支援者はたいてい，重い障害のある子どもに「見てほしい」「手を伸ばしてほしい」おもちゃを「扱ってほしい」という思いで対象物を子どもの目の前に提示するが，この子たちはいったん目をそらしたような行動を示すため，支援者は「こっちでしょ！」といって対象物を横に置いて子どもの頭頸部を向け直すことになる。そのため作業活動

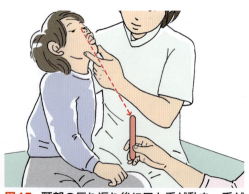

図15 頸部の反り返り後に口と舌が動き，手が滞空しはじめる

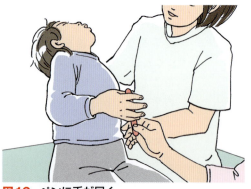

図16 ペンに手が届く

は途切れ，リーチの出現までには至らない。子ども自身もそのような身体の機構を認識しているわけではないので，だれも気づくことなく，相互関係の不一致が積み重なることになる。結果，子どもは「よく反り返る」存在となり，両者の対象物への探索欲求は失われるかもしれない。

提示した対象物を動かさずに，じっと待ってみてほしい。この子たちは，いったん反り返りはするが，こちらをチラッと横目で見るかのような頭頸部と目の動きを示す。そして，口がもごもご動き出し，反り返った方向と対側の上肢の手指を見てみるとわずかに動き出すことが観察できる。

まだ臨床知の段階ではあるが，筆者は子どもが重く動かない上肢と手をなんとかして持ち上げようとしている連合運動の一種ととらえてよいのではないかと考えている。重い荷物を片手で持ち上げようとする際の，われわれの頭頸部や口の動きを想像してほしい。

目や耳でとらえ，頭頸部を動かし，口をもごもご動かし，手指が動き出す。この一連のシーケンスがわれわれ支援者側で確認できてくると，その子どもは手を伸ばして対象物とコンタクトを取ろうとしていると評価することができる。そして，その手指に対象物を触れさせるように支援する。このことにより，手指を探索，操作器官としてその子ども自らが発動させ，調整し，結果を得るというプロセスが成立する。

成人期で，もはや目や手は機能化しないだろうと考えられていた人たちにもこの機構は存在しており，丁寧にみていると，再度，機能化することも多数経験している。まず，焦らずにその子どもなりの，その人なりのシーケンスの存在について仮説を立てられるように，少なくとも5分は「待つ」こと，各身体部位のわずかな動きを「見る」ことを試みてほしい。

8 場面6　スイッチ遊び「ラジコンクレーン車」

いよいよ，Sくんが待ち望んでいたラジコンクレーン車での遊びである。Sくんの右側にラジコンクレーン車を配置するが，母親はその位置や距離をOTRに細かく確認して決めていく。さらに，ラジコンクレーン車の動きに変化が加わるよう，周囲にプラスチックのブロックを加えることを母親にお願いする（実は前回もプラスチックブロックは使用したが，おそらく母親はSくんがラジコンクレーン車を操作することそのものに楽しみを見出していると考えており，プラスチックブロックの準備は忘れていた。こういったおもちゃの準備や留意の状況から，母親や子どもの関心事とOTRの焦点との相違を洞察することも重要である）。

コントローラーには，左右に計4つのスイッチが配置されており，それらとは別に中央にはエンジンを始動する小さなスイッチが配置してある（図17）。

Sくんはマット上に背臥位でいるが，OTRが差し入れた左背面の手をわずかに持ち上げて右向きの右下側臥位とすることで，右側への姿勢の指向性を促す（図18）。Sくんにとってコントローラー操作は，肩，肘，手関節，手指の選択運動が要求される（図19）。各関節の運動を調節するには感覚フィードバックが必要となる。あえて右支持側の右上肢で操作することで，上肢を

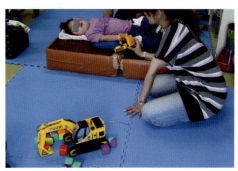

図17　母親がコントローラーの位置を調整する

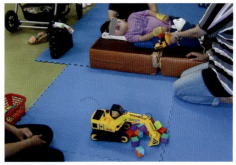

図18　OTRは右側への姿勢の指向性を促す

持ち上げる努力を最小に，支持面を使った従重力制御で実現できることを目的としている。

はじめは手の動きが発揮されにくいが，次第に各スイッチへの定位が活発になり，その運動の結果がラジコンクレーン車の動きとして現れる。Sくんは笑顔になり，満足気である。

母親はスイッチの操作について，「右」「左」「真ん中」や「上の青いスイッチ」など，位置や色の名称で励ましている。半年ほど前，支援学校の授業において，ひらがなや言葉の学習をどのように考えるのか，母親と議論したことがあった。次にそのやり取りを示す。

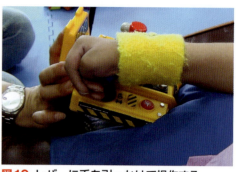

図19 レバーに手を引っかけて操作する

> 母親：「Sは今（当時），ひらがなを書く練習を楽しんでいます。しかし，読むことはできません。その状態でひらがなを書く練習をすることに意味があるのでしょうか？ 私は，あると思っているのです。なぜなら，Sはひらがなを書く練習に興味があるから，やる気になっているから，それでいいと思っているのです。しかし，学校の先生にお願いするとなると，やはり理屈が通らないのではないか，私は先生にどう話したらよいのでしょう」
>
> OTR：「はっきり申し上げて，私はSくんが将来的に文字を読んだり書いたりするようになるとは今のところ思っていません。ひらがなも難しいかもしれません。しかし，だからといって文字という人類の文化の産物を重い障害のある子どもだから伝えない，ということにはならないと考えています。なぜなら，文字や言葉には長い人類の歴史のなかでさまざまな情報が込められていると思うからです。こんなポスターを見たことがあります。『ポジティブな言葉には人を元気にする力がある。逆にネガティブな言葉には人から元気を奪う力がある。日頃からポジティブな言葉をたくさん使いましょう』と。本人がやる気になっているなら，それでよいと思います。ただし学校の授業となると，それなりの段階づけも必要でしょう。先生は勉強を教え，成果を上げる必要があると思いますので。朝礼で日直を決めたりもしているでしょうから，まずはSくんの氏名のひらがなはきちんと見せて，書く練習をする。持ち物や衣服にはきちんと同じように名前を書く，名札をつけるというように，Sくんがことあるごとにそれらの文字の配列を目にしていれば，多くの子どもが某ファーストフードのシンボルマークを覚えるのと同様に，なんとなく自分の名前として覚えるかもしれません。Sくんにとってまったく意味がないということにはならないと思います」

Sくんは確かに母親の声かけに応え，スイッチを使い分けているように母親もOTRも感じ，三者で楽しんでラジコンクレーン車遊びに興じている。

56

◉回想：上肢−手の機能的変化と遊びの変遷

　外来OT開始当初，Sくんの手指は握り込んだまま硬く，徒手的に開こうとしてもわずかにしか開かなかった。また，手関節部に他動的な動きを加えてもなかなか動かなかった。しかし，Sくんの姿勢筋緊張は全身性に低く，肩や肘の拘縮も少ない。運動制御における神経経路の特性から考えると，手指部は随意的制御の結果と解釈できる可能性があった。つまり，Sくんの手指や手関節の硬さは，本人なりの意思活動の結果，固定されていった可能性がある。もしそうならSくんの手の機能を改善するためには，Sくんの意思活動，すなわち遊びを通して行う必要がある。手指の反射や反応活動の発達知識を基に，さまざまな段階づけと工夫を行った。その一部を紹介する。

紙を使った遊び

　Sくんの姿勢筋緊張は全身性に低いため，重たい上肢，あるいは，遠位にある手指末梢部の筋活動を制御することには難しさがあると仮定した。そのため，OTで行う遊びの対象は，より軽く，より結果の得やすい素材からはじめる必要があった。なおかつ，家庭で母親が簡単に取り組める必要があった。

　まずは「紙」を用いた。OT室には，印刷済みのA4コピー用紙の裏面をメモ用紙としてリサイクルするために，半分に切って積んであった。

- 「クシャクシャボール」

　メモ用紙をSくんの手に余る程度の大きさに軽く握って丸め，握り込んだままのSくんの右の手指をこじ開けるようにして手中に収め（**図20**），「そのボール，ちょうだい」と言った。

　メモ用紙はSくんの手の中でわずかに膨らんだ。Sくんはクシャクシャボールを手にすると，目を見開き，呼吸が大きくなった。大きく息を吸ったときに肘が屈曲し，ボールは持ち上がり（**図21**），その後弛緩してボールを持った手も下りた。何回か肘の屈曲と弛緩を繰り返すと，膨らんだクシャクシャボールはテノデーシスにより落下し，Sくんの表情はほころんだ。次第にこのやり取りをキャッチボールに見立て，クシャクシャボールを手から落とす遊びを行った。

　Sくんが手指末梢をどうにか制御しようとして肘や肩の筋収縮で上肢が持ち上がり弛緩する，この因果関係が表現できた。母親は「Sが自分で手を使って遊んでいる」と，とても喜んだ。

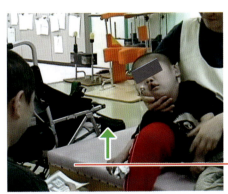
図20 裏紙を丸めて手中に収める

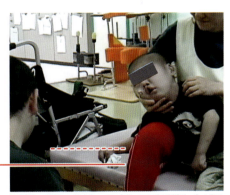
図21 「ちょうだい」に対して手が持ち上がる

- 「パシッ！ばちっ！」

　しかし，手にしたクシャクシャボールの握り離しは視野には入らない。そこで次に，同じくメモ用紙を縦長に丸めて棒状にし，太鼓のばちに見立てた。棒状に長くすることで，自身の肩や肘の動きを間接的ではあるが視覚でとらえやすくするためであった。

　OTRはメモ用紙をもう1枚使い，たわませた後，ピンと勢いよく張った。すると，「パシッ！」と大きな音がした（**図22**）。

　Sくんは，クシャクシャボールで右上肢を持ち上げて弛緩させることを表現できたので，次に，弛緩させる運動に随意性をもたせる，すなわち従重力方向への運動制御に結果を与えようと意図した。握った紙のばち（クシャクシャボールとは異なり，細くて表面が滑らかであるため，体性感覚情報は少ない）を持ち上げて下ろしたその先に，OTRが張ったメモ用紙が待ち受ける。「パシッ！」という大きな音とともに，ばちに反力が加わり跳ね上がる。この跳ね上げの動きに対して把握反応が起こり，手関節や前腕に動きが加わる。Sくんは目を見開き，「ニコッ」と笑った。

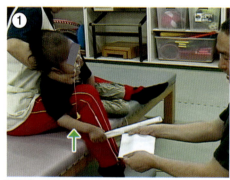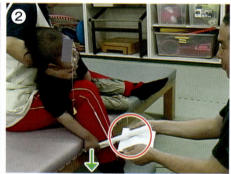

図22　紙のばちでの遊び
①：紙のばちを振り上げる　②：紙のばちを下ろしたときにパシッと張る

- 「カタカタラウンドチャイム」から「ツリーチャイムへ」

　Sくんが紙のばちを持つことに面白みを感じてきた段階で，OTRが勢いよく回したラウンドチャイムに向かって，Sくんがばちを持った手を下ろしていくようにした。ばちがラウンドチャイムに当たると，「カタカタカタ……」とばちを通してSくんの右手に振動が伝わる。しかし，紙のばちでは音が鳴らないため，母親がチャイムに爪を当てて音を鳴らした（**図23**）。次第にラウンドチャイム上にばちを保持する時間が長くなっていった。

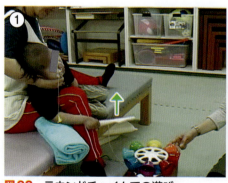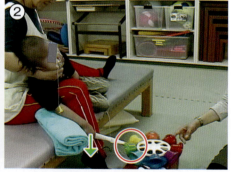

図23　ラウンドチャイムでの遊び
①：紙のばちを振り上げる　②：紙のばちを下ろしたときに音が鳴り，振動が伝わる

これまでSくんは，手への意識は抗重力活動として出力するしかなかったが，「パシッ！　バチッ！」で弛緩して右手が下りたときに結果を与えること，さらに「カタカタラウンドチャイム」で振動とともに楽しい音色が流れることで，連続的な右上肢の従重力制御を学習していった（**図24**）。

次第に空間で紙のばちを扱うようになってきたので，ツリーチャイムにも取り組んだ。

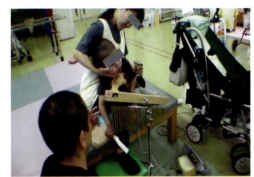

図24 紙のばちを振り上げると音が鳴る（ツリーチャイム）

おもちゃのギター＋アームスリング

右上肢の従重力制御の学習により，手が支持面に適応する準備が整った。「カタカタラウンドチャイム」や「ツリーチャイム」での音遊びを発展させようと，おもちゃのギターに取り組んだ（**図25**）。

おもちゃのギターは，弦を弾くと自動でメロディが鳴る。右の上肢－手がギターの弦の上に乗ったところで，OTRはギターの弦が手指に引っかかるように，角度を調整しながらギターを動かした（**図26**）。支持面であるギターを末梢へと動かす（**図27**）ことで，把握反応を促す。発達における把握反応の三相，すなわち「指向」「追跡」「捕獲」を想定しての調節である（**図28**）。

Sくんの右手指に弦が引っかかったところで，OTRがギターを動かす。すると，屈曲した手指は牽引され，肘と肩も屈曲する。その後，弛緩して再びギターの弦の上に乗る。これを繰り返すことで，次第に右手指の把握反応は促進され，次第に引っかく動作が形成されるようになっていった。

しかし，牽引反応に上肢の重さが加わると，肘と肩の屈曲反応は過大な引き込み運動につながり，手指の探索にならない。そこで，アームスリングを用いて上肢の重さを支え，手指からの微細な触覚情報による引っかき動作が連続するようにした。

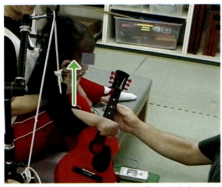

図25 上肢の重さを助けたギター演奏

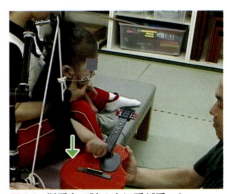

図26 従重力で弦の上に手が乗った

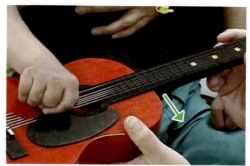

図27 ギターをSくんの手指の末梢方向へゆっくりと動かす

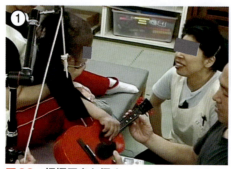 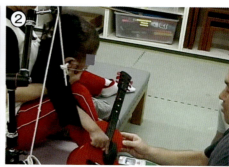

図28 把握反応を促す
①：把握反応の一相「指向」により手が開く　②：把握反応の「捕獲」と「指向」により示指のみが伸展

ブロック崩し

　アームスリングでの上肢操作を経験したことで，右肘頭部に参照点を与えると肘の運動が表出しやすくなった。そこで，硬質スポンジを加工した肘置きを，座位保持装置のアームレストに設置した。直接助けなくても右肘の動きが表出しやすくなり，視野内で対象物に働きかけた右手の動きとその結果を確認しやすくなった。

　ちょうど就学に向けて座位保持装置や車椅子を作成する時期にあり，学校の授業を想定した遊び内容を検討した時期でもあった。OTRがブロックで建物や動物をつくり，Sくんの前腕の左右に組み立て，これをSくんが右肘の屈伸で手を左右に動かして崩す（**図29**）。構成課題に取り組む前段階として，構成された対象を崩す遊びであった。

　この肘置きを設定してから両親は，Sくんがどのような姿勢でも手を使用する場面では，肘の屈伸が表出しやすいよう肘頭に手を添えて援助するようになった。

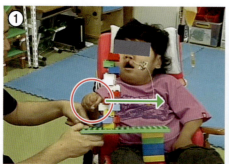 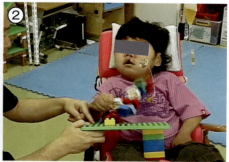

図29 ブロック崩し
①：積み上げられたブロックに手を当てる　②：ブロックが崩れ，抵抗がなくなる

マラカスセッティングでマッスルセッティング

　肘の参照点により，右側の肘，肩を動かすことは容易になったが，依然として重力と呼吸運動の影響は大きく，自らの意思で右の上肢－手の運動を制御することは不確実であった。多様な運動の自由度のなかから特定の運動方向を選択する発達過程を踏襲することは，Sくんの身体条件では困難であり，基礎作業学で学んだサンディングなど，物を動かすことで運動方向を規定して繰り返すことが効率的だと判断した。

　Sくんは手指に細い棒状の物を握らせておくことはできたため，マラカスと車椅子の介護者用ハンドルをゴムひもで結んでつなぐことを思いついた（図30）。これまで，右手を中心に取り組んできたが，身体意識として手の存在は明確になっている。特に左肩の前突は側彎と胸郭変形に関連しており，いよいよ左手の運動方向を調整することも加えて，肩のアライメントにも働きかけようと両側に設置した。

　左右から適切な肩と肘の運動を引き出すため，ゴムひもの本数と長さ，ハンドルとの角度は何回も調整した。ゴムに引かれたマラカスはSくんの腕を免荷しつつ，Sくんが上肢を動かすことに対して運動方向を規定できた（図31）。

　この設定を1～2カ月の間，毎日練習することを母親に伝え，取り組んでもらった。その結果，Sくんの上肢－手の運動は，意思活動の表出手段として確かに定着していった。

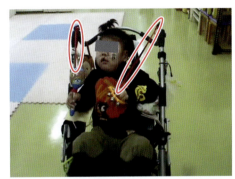

図30 マラカスや鈴をゴムひもで車椅子とつなぐ

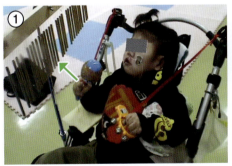 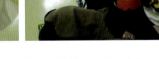

図31 ゴムひもによる運動方向の規定
①：ツリーチャイムを定位する　②：抵抗により方向性が明確になり，リーチできた

パソコンで絵本を見る

　手への身体意識が高まるにつれ，SくんはOTRや対象物に視線を合わせるようになり，視覚機能も少しずつ向上してきていると判断できた。そこで，パソコンに絵本の画像を取り込み，スイッチでページを進行させるプレゼンテーション用のアプリケーションを用いて，スイッチングの練習と目で見て楽しむ遊びへの展開を試みた。

　しかし，Sくんがパソコン画面に気づいて反応する（目を見開く）距離や，反応する特定のページはおおよそ確認できたが，これまで積み重ねてきた手を使った遊びのときのような驚きや喜びには至らなかった。おそらく，視覚が十分機能していないのだろうと推察した。パソコン画面の二次元画像に対して，画像を弁別できるだけの図－地識別機能がまだ備わっていなかったと評価した。

ぬり絵＋ペンホルダー

ところがSくんは学校で取り組んだ絵本に興味を示し，その絵本のシリーズに自分で色を塗ることができる「ぬり絵絵本」を両親が購入して，OTの時間に持参された。

> 母親：「Sが学校で取り組んだこの絵本をとても気に入って。パソコンはあまり見なかったけれど，この絵本では塗るところも色も自分で決めて，そこに手を持っていこうとしているのです（図32，33）。でも，ペンホルダーが手から離れてしまいます。どうやって助けたらいいでしょうか？　ペンホルダーはこれで合っているのでしょうか？」
> と相談を受けた。

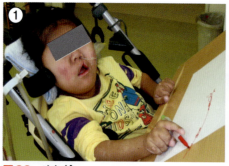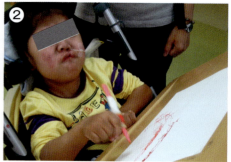

図32　ぬり絵
①：ペンホルダーによる描画　②：自ら位置を変えようとしているようにも見える

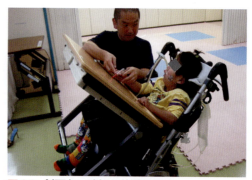

図33　斜面台で適切な位置を設定

就学にあたってペンホルダーは作成していたが，確かにSくんは塗りたい場所で手を動かそうとしている。これまでは手指の握り込みによって保持できたペンホルダーであったが，手指や手関節の可動性が増したことで，ペンホルダーの保持が難しくなっていた。

就学前に作成したペンホルダーは，OT室で試行した形状に類似した水道管の部材を両親がホームセンターで見つけてきたものに，OTRが改造を加えたものであった（**図34**）。

> OTR：「このペンホルダーは，以前のSくんの握り込みを利用したものです。今のSくんの手指は動きが増した分，安定しにくくなっています。もっと自分で握る形状にしていきましょう。ただ，このペンホルダーはお父さん，お母さんが見つけてきた貴重なものです。これに改良を加えていきます」と説明し，尺側三指がより握りやすくなるように削った。

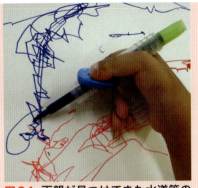

図34 両親が見つけてきた水道管の部材で作成したペンホルダー

これにより，Sくんは自分でペンを保持して描くことがさらに容易になった。

ネバネバボール／ネバネバロープ

各手指と手掌面の感覚情報への気づきをさらに促進することと，リーチから把握までのシーケンスの成功を促そうと考えた遊びがネバネバボールである。ネバネバボールは，クラフトテープをクシャクシャボールと同様に丸めただけのものである。しかし，粘着するのでリーチさえすれば手にくっつくため，リーチから把握までを1人で体験できた。また，新たな支持面を与えれば，放すことも可能になった。つまり，リーチ，把握，リリースの一連のシーケンスを構成することができた。この遊びの変化形として，クラフトテープをロープ状にして引っ張り合うといった遊びにも展開した。

モグラたたきゲーム －母親からの遊びの提案－

あるとき母親が，「先生，『モグラたたき』ってどう思いますか？」とOTRに尋ねた。

> OTR：「えっ？『モグラたたき』とはゲームのことですか？ それとも，いくらやっても功を奏さないという意味でしょうか……何かお悩みでもあるのですか？」
> とあえてしゃれて問い直した。
> 母親：「もちろん，ゲームのことですよ！ 最近，Sは手で握って動かすことができるし，目も使えるようになってきているから。先日，ショッピングモールで売っているおもちゃを見て，モグラがあちこちからピコピコ出てくるし，今のSにちょうどいいかなと思って……」
> ということであった。

母親の提案は理にかなっていたので実際に試してみた。モグラを叩いて遊ぶだけの力の出力や制限時間内での遂行は難しかったが，モグラの頭とハンマーに面ファスナーを貼り付けると遊ぶことができた。

家族で近所のショッピングモールに買い物に出かけ，見かけたおもちゃで遊ぶ。これ以降，ラジコンカー，クレーンゲームなど，OTで行う遊びの提案は主に両親とSくんがするようになっている。OTRは毎回，ほとんど親子からの注文に応えているだけである。

9 場面7　作業療法の終了

　Sくんはゲームを楽しんでいるが，およそ30分もすると目がうつろになってくる。とても楽しみにしているOTの時間ではあるが，Sくんが持続して手指運動を制御し，見続ける時間は30分が限界なのである。Sくん自身もわかっているのだろう。「もうそろそろ終わろうか」の言葉かけで，手をコントローラーから下ろした。
　「またしようね！」と言って，次回の予約時間を両親と調整し，Sくんを車椅子に乗せて握手もしくはバイバイといった手のジェスチャーでOTは終了となる（図35）。

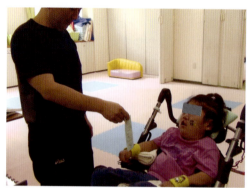

図35 次回の予約票を手渡す

COLUMN

家族の物語を想像しよう

　どのような家族であっても，障害のある子どもを新たな家族として迎え入れるには，さまざまな葛藤が生じていたはずである。しかし，生まれてくる子ども本人にとって比較対照はなく，たった一人の自分であり宇宙の中心である。いずれにしても出生直後からめまぐるしい急性期の医療環境を経て，子どもと家族はわれわれにOTを求めてやってくる。
　OTRは，心身機能，身体構造から活動，そして参加に至るまで，階層的思考から脱却できない特徴がある。OTで得られた「反応」を日常生活に汎化させ，これらを積み重ねることが発達支援としてつながっていく，つながってほしいと願っている。しかし，子どもと家族はすでにそこに存在し，今日も明日も明後日も生活を営み，社会に参加しているという当たり前のことを忘れてはならない。
　SくんのOTを開始して間もなく，あまりに重篤であるため細心の注意を払ってOTを展開していたが，両親がOTRに報告してくれるレジャーの話はどうもダイナミックであった。いったいどのようにしているのか，両親にホームビデオを観せてもらったことがあった。
　映像の最初はクリスマスの季節，地下鉄に乗ってイルミネーションを見に行ったときのものであった。防寒のためフードをかぶったSくんに，さまざまな光が差し込んでいた。市民プールでの映像もあった。触れ合い動物園でさまざまな動物と触れ合ってもいた。そして，両親と3人で花火をしてやけどをしそうになっている映像もあった。呼吸状態が非常に危うい状態であり，常に医師に連絡が取れる体制をとっていたことから，はじめは無防備とも思えた映像を受け入れることに医療職として時間を要した。次は，母親からの言葉である。

　「出生から2歳半まで入院していました。心臓の手術が必要ということもあり，入院が継続されていましたが，心臓の手術は全身麻酔のリスクが高すぎてできないとの判断でした。人工肛門やIVH（intravenous hyperalimentation：中心静脈栄養法）の手術は短時間だったので行えました。手術もできず病室に寝ているだけなら，家にいるのも病院にいるのも同じなのだから退院したいと思うようになり，退院を希望しました。そのとき医師からは『思い出づくりとして』と言われ，退院が認められました。退院してからもすぐに体調不良となり，入退院を繰り返しました。
　いつどうなってもおかしくない子だけれど，いろいろ連れ出しました。私たちの思い入れだけで。はじめは本人はきついだけで楽しめていなかったと思います。でも，1年ほどして，やっと楽しんでくれていると思えるようになりました。そう思えるようになってから，ビデオも撮れるようになりました。

脳幹はMRIでは『白黒はっきりしないグレー』と言われています。医師からは『水っぽい脳幹』と言われています。だから呼吸が難しいと理解しています。4歳のときに心肺停止になったことがあります。ちょうどその前に私が講習に行っていて助かりました。心臓マッサージをお父さんと2人でがんばって蘇生しました。救急車で搬送されましたが20分はかかりました。あとで医師から心肺停止していたことを知らされました。

リハは希望していましたが，医師からの許可がなかなか下りませんでした。『もうそろそろ行ってみようか』ということで紹介になりました。それまでにもお母さん同士の仲間からリハのことは聞いていました。『行きたい』とずっと思っていました。通園はできないと思いましたが，リハには通いたいと思っていました。

そしてリハに通うようになって，明らかな結果が得られました。何より表情が豊かになりました。頭の形も変形しているので首も右にしか向きませんでしたし，見えていなかったと思います。でもリハを開始して視線が合うようになり，左にも向けるようになりました。本当にすごいことだと思います。NICUのころの看護師さんに会うと，Sが笑ったり返事をしたり，受け答えをするので，『信じられない！　生きているだけでも奇跡なのに！』と今でも言われます。

リハに通う前は，遊園地の乗り物にお父さんがだっこして乗せていました。今では滑り止めを敷いて座らせて，後ろから支えるだけです。そうすると満足気な表情です。ときどきだっこで乗せるとムスッとします。表情がまったく違うのです。ゲームセンターのバスやミニSLでも，身体を支えて座ってハンドルを握らせて，動く画面を見て，操縦しています。

親は理解したい気持ちはあるけれど，身体の仕組みや発達の順番など細かなことはわかりません。とにかく伸ばしてやりたい，可能性をどうすればいいのか知りたい，教えてほしいと思っています。たくさんの重い障害のある子どもと家族が，Sや私たちのようにリハを受ける機会が得られればと思っています。そのためにお役にたてるなら，いくらでも紹介してください」

さまざまな生活への参加におけるリスクは，OTRが心配するまでもなく両親は万全の態勢で臨んでいた。「重篤な障害があるから参加ができない」ではなく，「もっと楽しく参加ができるため」の視点をもとう。まず，今している作業が円滑になるよう，家族の生活を想像する思考が必要である。

⑩ その後のSくんと両親

10歳5カ月時，疾患を明らかにするために，Sくん，両親，医師から同時採血し，GPIアンカー欠損症PIGOであることが確定した。ビタミン代謝異常に対する内服が開始となった。Sくんの疾患について「わからない」と主治医からいわれていたが，診断名がついたことは，母親にとってSくんの存在意義を現すことができたように感じられ，「わからないまま死なさないでよかった」と嬉し泣きされた。

その後，12歳5カ月時，風邪をひき，咳で痰が詰まって呼吸停止状態となり救急搬送，ICUに入院となった。検査結果から心臓の無酸素発作であることが判明，BTシャント術を受けた。これを機に心臓の根治術の必要に迫られ，さまざまなリスクを抱えつつ，13歳3カ月時，心内修復術を受けた。しかし，術後の状態が悪く，胸水を何度も繰り返し呼吸器離脱困難となり，気管切開となった。その後，心不全に対する治療も並行して行ったことで状態が改善，退院し，15歳になった現在も元気に外来リハに通っている。

両親は，Sくんのリハによる成長・発達を実感され，重い障害のある子どもたちに少しでもリハの機会を提供したいとの思いから，父親が理学療法士を目指し，現在，発達領域で活躍している。

家族の活動への参加は，相変わらずダイナミックで，陶芸教室からロックコンサートなど多彩である（図36，37）。ある日，富士登山を主治医に相談したところ，2つ返事で却下された。14歳2カ月時に大阪の高層ビルに行った際，顔色が真っ白になったが，心臓と血管が耐えられないことがその理由であった。それならばと，14歳3カ

月時に家族で四万十川に出かけた。障害のある子どもの川下り体験に参加するためである(図38)。

　現在の外来OTは，もっぱら心身機能・身体構造に働きかけている。本人と家族の目標は，「主治医に立位になれることを見せつけること」らしく，毎回母親とさまざまな活動への参加の様子を聴きながら，立位になるための練習に取り組んでいる(図39)。

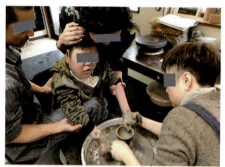
図36　陶芸教室

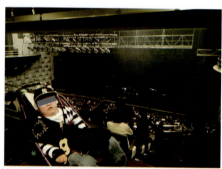
図37　ロックコンサート

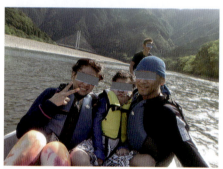
図38　川下り体験

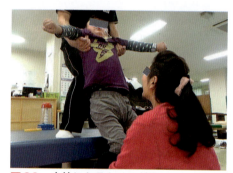
図39　立位になるための練習

(黒澤淳二)

3
章

小児作業療法における
家族との関係性を考える

発達障害のある子どもに対する作業療法（以下，OT）を考えるとき，子どもに対する発達支援と平行して，その家族に対する支援も欠かすことはできない。ときに対象となる子どもの発達上の課題よりも，家族が抱える課題のほうが大きく，緊急性を要することもあり，迅速な対応が求められる。

作業療法士（以下，OTR）が行う活動としてこの家族支援にどのように取り組めばよいのだろうか。OTの視点から，保護者のこと，保護者とOTRの関係のこと，家族支援のことを考えていきたいと思う。

1 保護者・家族について考える

⦿ 保護者とはどういう存在か −それぞれの家族の事情−
「親」になること

まずは，臨床で会う保護者とは何か，どういう存在かを考えたい。当然，対象となっている子どもの親である。しかし，その保護者は「障害児の親か？」という問いには，即「Yes」とはいい切れないのではないだろうか。保護者，保護者支援，家族支援を考えるときに，この「保護者」と「障害児の親」との違いは単なる表現の違いに留まらず，非常に大きな隔たりがあり，この違いを十分に認識しておかないと，ときに支援の方向性を見誤ってしまうことになりかねない。

前途のとおり，保護者とは子どもの親である。多くの人は，子どもが生まれることを待望し，そして子どもと出会って親になる。もしかしたらそれぞれの両親（子どもからみた祖父母）や，親戚からも期待されていたかもしれない。すでに子どもがいる家族であれば，その子たちが七夕の短冊に願い事を書いたり，サンタクロースにお願いをしたかもしれない。そういった親以外の多くの期待や願いを受けて，子どもはこの世に生を受け，その家族の前にやってくる。子どもが家族の前にやってくると，人は親になる。もちろん，残念なことであるが，世界中の子どもたちがこのような出会いをしているとは限らないことは重々承知している。こういった期待が過剰な負担となることもありうるだろう。しかしここでは，その問題については触れないでおく。

さて，こうして人は親になるのだが，そもそも親になるとは，どういうことであろうか。

母親にしろ父親にしろ，子どもに対して愛情をもつということ，子どもが生まれたら「かわいい」と思うことが「普通」なのだろうか。いわゆる「母性」は，女性が本能としてもっているものなのだろうか。子どものためならすべてを犠牲にして，子どもを守るのが「当たり前」なのだろうか。

個人的にはこれらの問いに対して懐疑的である。むしろ，ここに示したような感情・思いは親になっていく過程で醸造されていくものではないかと考えている。醸造の過程には個人差があり，子どもと出会って早い段階で熟成する人もいれば，時間がかかる人もいる。つまり，親が親になるまでの時間には個人差があるのである。

I -3

小児作業療法における家族との関係性を考える

67

「保護者」になること

「親になること」と「保護者になること」との間にも，やはりなんらかの隔たりがある。保護者になるとは，単に親権を有しているということではなく，子どもの教育や成長に対して責任をもって養育にあたることであり，それは法的にも求められる。だからこそ，実の親でなくても保護者になることができる。昨今は，親が保護者の機能を果たすことができない，いわゆる「親が親になりきれない」問題をはじめとして社会問題化しており，本来的な意味合いでの保護者になることの難しさをうかがわせる。

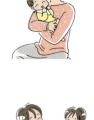

「親」「保護者」になるためのプロセスは，さまざまな日常の出来事やライフイベントを経験・体験することを通じて，徐々に進むことではないかと考えている。われわれOTRの前にやってくる保護者について考えると，こういった時間・経験・体験を十分に経過してきた人もいれば，そうでない人もいるはずである。特に子どもの年齢が低いときには，単純に考えれば親になってからの時間も短いということを意味する。ただし，ここで示したかったのは，親として保護者として未熟かもしれないという可能性を，したり顔で指摘することではなく，一口に親といっても，各々の事情があり，しかもそれが，よしあしとは必ずしも結びつかないということである。

もう一つ付け加えるなら，親になってからの時間が短い人のなかには，親同士の関係，つまり夫婦になってからの時間が短い人もいる可能性があること，支え合う夫婦関係が十分に築けていない時期の可能性があることなども念頭に置いておきたい。

親になることについてのイメージ

ここまで書いてきたことは，大きなアクシデントがなく子どもと出会い「今」を迎えている両親，保護者について想定されるプロセスである。触れてこなかったさまざまな家族の上に起きるアクシデントがあれば，これ以上の紆余曲折が生じるリスク（あくまでリスクだが）は大きくなる。

さらに，われわれの前にやってくる保護者は，これらに加えて子どもに「発達のつまずきがあるかもしれない」「障害があるかもしれない」ということを知らされた人たちである。実際に子の命の危険に出会った人たちもいるだろう。

以前，OT養成校の学生に次のようなアンケートをとったことがある。「将来もつであろう家族のイメージを，簡単に聞かせてください」といった内容で，自由記述形式で回答を求めた。なかなかユニークな回答が多かった。概略を紹介する。約40人の学生のうち，結婚を希望した人は97％で，子どもがいる生活をイメージした人はほぼ9割であった。その一方で，一切書かれなかったこと，イメージされなかったことがある。それは，「将来，ダウン症の子どもが生まれる」「脳性麻痺の子どもの親になる」といったイメージである。このアンケートに答えてくれたのはOTRを志す学生であり，多少なりとも障害に対する知識を有する，いわゆる「専門家の卵」である。その彼らをもってしても，「障害児の親」になることはイメージしていないのである。まして一般の人々はどうであろうか。

ここで押さえておきたいことは，一般に親になるときは，定型発達の子どもの親になることはイメージできていたとしても，「障害児の親」になることはイメージしていないということである。すなわち，「発達のつまずきがあるかもしれない」「障害があるかもしれない」と知らされた段階で，「初めて聞いた」というだけではなく，漠然と，もしくは具体的にもっていたであろう「定型発達の子どもの親」というイメージを，そのイメージとともに，子どもへの期待や望みを捨てなくてはいけない（実際は捨てる

必要はないが)事態に遭遇している，ということではないだろうか．

保護者と初めて会うときに

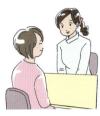

　保護者と初めて会うときには，当然対象児の基本情報を聞くわけであるが，前述の内容を念頭に置きながら聞くことで違ったことがみえてくる．聞く内容は，保護者の年齢，子どもの兄弟姉妹の有無，そのほかの家族の存在，われわれにつながってくるまでの経過などである．経過で確認するのは，出生時のトラブル，1歳6カ月健診や3歳児健診の経過，保育園・幼稚園の入園経過，小学校の入学経過など，ライフステージのなかで「気づき」が生まれる・告げられるタイミングをどのように通過してきたのかということと，障害の可能性を初めて告げられてから今に至るまでの時間的な長さなどである．つまり，「発達が気になる子の保護者」歴や「障害のある子の保護者」歴は，どの程度の長さがあるのかということになる．

　そして，その歴史の始まりは，育ちをみていて親自身が「あれ？」と思い，なんらかの「予感」をもっていたのか，逆に今まで考えたこともなかった「青天の霹靂」として受け身的に始まったのかも考える．また，妊娠中のトラブルなどがきっかけになっていて，保護者自身が「罪悪感」をもちつつ始まることがあるかもしれない．なかには親本人の意図とは関係なく，必要な医療ケアがどんどん進んでいった場合もあるだろう．

　筆者は，こういった事実の確認とそこからの推測を通して，「今」「今日」に至るまでにどのような心の葛藤や悩みを経験してきた可能性があるのかを想定するようにしている．ただし，OTR自身の強い思い込み，妄想，自己陶酔にならないよう注意しなければならない．このような想定をすることで，保護者が単なる「障害児の親」ではなく，子どものことを大切に考えて悩んでやってきている，もしかしたら藁をもつかむ思いでここに来ているかもしれない，そんな生身の「人」としての姿が立ち現れてくるのではないだろうか．そうすることによって，医療の現場でいわれる「病気を診ずして病人を診よ」の実践につながると考える．

◉ 障害受容とは

　前節では「保護者」とは何か，どういった存在かを考えてきた．このようなことを考えていくと，「障害受容」というキーワードが浮かんでくる．

　障害受容にはいくつかの説があり，詳細は専門書を参考にされたい．段階説，慢性的悲哀説，価値転換説，社会受容説などがある．しかし筆者は，臨床の場面で保護者と会うときに「障害の受容」という観点で保護者をみることをしていない．

　2012年9月，ロンドンでパラリンピックが開催され，レース中の事故で両足を切断した当時45歳の元F1ドライバー，アレッサンドロ・ザナルディ（イタリア）が，自転車競技ハンドサイクルロードレース（16km）・男子個人タイムトライアルで見事，初めての金メダルを獲得したというニュースを目にした[1]．本人は次のようなコメントを寄せている．「すばらしい冒険を完結させた．人生で情熱をもって取り組めることを見つけるということは，幸せをつかむ機会だと思う」．感動的な，すばらしいニュースである．

　ところで，彼は障害受容ができているのだろうか．当然，この新聞記事では判断がつかない．F1ドライバーが事故で両足を切断する事態に遭遇し，命さえ危ぶまれた状況から回復し，そして新たにアスリートとしてトップを勝ち得るまでのプロセスは，決して平坦ではないことは想像に難くない．しかし，そのとき障害受容云々というこ

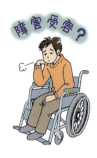

とを検討する必要はあるのだろうか。必要だとすれば，それは誰にとってか。少なくともここでいえることは，事故でF1という作業を喪失し，おそらく日常生活でもいくつかの作業を喪失したであろう彼が，ハンドサイクルという作業に出会い，その作業に熱中し，真剣に取り組み，その作業から達成感を得て，本人のインタビューからは幸せも感じられ，他者からみてもパラリンピックの金メダルという栄誉を勝ち得たことから，幸せを感じているようだと考えられるということである。

つまり，OTの観点で考えたときには，障害受容の段階を判断することよりも，どのような作業に出会い，その作業から何を受けとり，今の生活のなかでその作業がどのような位置を占め……，という観点で十分ではないかと考えている。詳しくは次節で解説する。

⦿ 保護者を理解する一つの視点
障害受容という観点からは保護者をみていない理由

障害受容という観点から，保護者の現在の心理状態を把握しようという方向性があることを紹介しつつ，しかし筆者は臨床場面において「障害の受容」の観点では保護者をみていない。それは，次に挙げるような理由で，「障害受容」という尺度を使うことの弊害を感じるからである。

1つめは，「障害受容」というステップ・段階を想定することで，この保護者は障害受容が「できている／できていない」という二元論で評価することになるのではないかという懸念である。

2つめは，障害受容ができている状態とできていない状態がある場合，あたかもできていない状態が未熟で，好ましくない状態のようにとらえられてしまう懸念である。

3つめは，2つめから続くこととして，未熟なものは早く成熟するために，つまり早く障害受容できるように教え導かなくてはならないという価値観が生じる懸念である。

そして4つめが，個々の保護者が置かれている事情を斟酌せずに，家族支援・保護者支援の名の下に，一方的に形づくられた障害受容という状態にすべく一律に指導される懸念である。

最後に，これは筆者自身の不勉強以外の何ものでもないのだが，筆者自身が障害受容ができた状態とはどういう心持ちの状態をさすのかが，わからないということがある。「障害があることをあきらめるのではなく」「障害を理解する」「障害のあるわが子を理解する」「事実を受け入れる」などの説明がなされているが，筆者自身の実感としては十分に整理できないままにいる。

中田[2]が次のような例を紹介している。少し長くなるが引用する。

「障害告知の面接調査で，ある母親は，『自分の子どもの状態が決して治るものでなく，障害だと考えるようになったのはいつごろだと思いますか？』と言う問いに，意外な答えを返してきました。その母親は以前に私が相談を続けていた人でした。久しぶりの再会でした。私の以前の印象では，早くから子どもの障害が認知できているしっかりした方でした。しかし『先生，私はいまだに子どもの障害は治ると思っているのです』と言うのです」「『だから，先生，私から子どもが治るという夢を取り上げたら，私は生きていけませんよ』」というエピソードに続けて，「障害受容を到達点のあるものとして考えるのはナンセンス」であり，「障害受容は本来個人の体験であり，障害を受容するか否かは個人の主体性に委ねるべき」と述べている。

70

保護者の「これまで」を想定したうえで「今」の悩みを確認する

　そこで筆者自身は，保護者と会うときには障害受容という尺度を持ち込むのではなく，「保護者と初めて会うときに」(p.69)で紹介したように，「今」「今日」に至るまでにどのような心の葛藤や悩みを経験してきた可能性があるのかを想定するようにしている。そして，「今」何に戸惑っているのか，何に悩んでいるのか，何に困っているのかを確認するようにしている。

　この3つは人によって大きく異なる。「自閉症かもしれない」と言われたことで，「自閉症がどのようなものかがわからず戸惑っている」「自閉症と言われたわが子は将来学校に行けるのかと悩んでいる」「自分の夫にどう説明したらよいのか困っている」など，言われた事実によって引き起こされていることは，個人によって大きく異なる。なかには「自閉症かどうかはどうでもよいけれど，この子と仲良くなりたい」という思いをもっている人もいる。詳しくは主訴の項(p.72)で後述するが，障害受容ができているかどうかではなく，「今，何に困っているのか」「今どのような心情なのか」を聞き取るようにしている。

　そのためにも，どういった生活をしているのかも，なるべく聞き取るようにしている。限られた時間のなかで生活のすべてを聞くことはできないが，子どもとの生活場面を聞き，その状況を聞き，子どもがどういう行動をとり，それに保護者がどう対応しているのかを聞く。その話のなかから，保護者の生活に対する価値観や，子ども観，教育観などを，少しでも把握するようにしている。

　そうすることで，今までの歴史・経過，今の環境のとらえ方と環境への対応の仕方，そこで生じている感情などの情報が集まってくる。それらの相互作用の結果が，今保護者にどう表れているのか，そこを把握していくことが，OTRができる保護者の理解の仕方ではないかと考えている。

◉保護者支援の方向性

　保護者を支援するとは，一方的に指導することでも，知識の学習をさせることでも，OTRの肩代わりをさせることでもないだろう。まして「障害児の親」というプロトタイプを設定し，そこに少しでも近づけるようにすることでもない。その家族が，その家族らしく生活できるよう手伝うことではないかと考えている。

　例えば，よく子どもを連れて夜にカラオケに行く家族がいたとする。その家族の生活に対して，「一般に，小さい子どもが夜遅くまで起きているのは好ましいことではない」という観点でのアドバイスは，もちろん必要であろう。しかし，「障害受容ができていないから生活が整わない」という意見があるとしたら，どう思うだろう。まして「脳性麻痺の子を連れて夜にカラオケなんて……」という意見はどうだろう。

　子どもに発達のつまずきがあろうが障害があろうが，親がずぼらであったり，いい加減であったり，多少不真面目であったり，不勉強であったりすることは，ほかの一般的な家庭が許容されている程度にその家族の個性として許容されるべきではないだろうか。特にこれらの問題については，自分がもっている家族や夫婦関係に対するイメージ・希望などが，無意識のうちに判断に入り込みがちなので，自分自身のなかで「そのとき」に生じている感情や判断の源泉はどこにあるのかを，丁寧に見直すことが必要である。先のカラオケの例もそうであるが，例えば夫婦共働きで生後3カ月から保育園に預けるような状況があったとする。読者はどう感じるだろうか。一般的な判断と，自分自身の判断と，その保護者がどのような思いでどのような事情でその選択

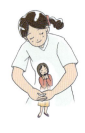

をしているのか。「自分ではそういった選択はしない」けれども「保護者の事情で，今の選択をしている理由・気持ちは理解できた」という形で，分けて考えるべきである。そのうえで，その家族がその家族らしく生活するために困っていること，解決できないことを手伝うべきだと考えている。

ただし，子どもの発達課題や発達特性などが家族の生活スタイルにマッチしない場合には，アドバイスが必要なことはあるだろう。そのアドバイスも両親を「障害児の親」にするためのものではなく，その家族が家族らしく生活するためのアドバイスなのである。

発達につまづきのある子どもの保護者支援において，定型発達の場合以上に意識しておくべき支援がある。それは，保護者の仲間づくりである。子どもが幼稚園や保育園，学校に通っていたとしても，どうしても仲間がつくれなかったり，「ママ友」に入れなかったりして，社会から孤立するリスクがある。まして，子どもが幼稚園や保育園などの社会集団に参加していない，できていない時期は，余計に社会から孤立してしまいがちである。そこは意識しておかないといけない側面であり，ピアやメンターという役割が活躍する場面である。

② 面接・フィードバックにおいて大切なこと

◉ 保護者の主訴を聞く
専門用語ではなく生活の言葉で聞く

主訴の聞き方は，第Ⅰ部2章（p.13）で詳しく述べられている。どのように面接を設定し，どのような聞き方をしていくのかなどは，そちらを参考にしてほしい。ここでは，これまでみてきたような保護者のとらえ方をしたときに，どのような視点で主訴を扱っていくのかを考えていきたい。

まず，主訴とは専門用語だと認識することが大切であろう。保護者に「主訴は？」と聞いても，「？」となる。支援者にとっては当たり前の言葉であるが，普段の生活で用いる言葉ではない。保護者は支援者ではなく一般の生活をしている人々なので，当たり前だが専門用語ではなく生活の言葉で聞く必要がある。専門用語を使うと，一般の生活をしている人に対して，生活の言葉で語ってはいけないという疎外感を与えてしまうことがある。言葉は，たとえ同じ日本語であっても，使う言葉の体系によって仲間意識を形成するものであろう。方言がその代表である。地方のコミュニティに入ったときに会話に入り込めない疎外感，逆に同じ言葉に出会ったときの安心感や親近感など，誰でも経験はあるだろう。それと同様に，同業者はその業種の言語体系をもっている。同じ言葉を使う者は，親近感をもちやすい。裏を返すと，その言葉を使わない者を阻害する可能性があるということである。従って，専門用語でなく生活の言葉を使って話を聞くことが重要である。

作業療法向けの主訴を期待しない

次に，主訴を聞くときにOT向けの主訴を期待しないことである。保護者のなかには，あえてOT用の主訴を話す人がいるのは事実である。しかし，よく聞いてみるとその内容は，生活のなかでの心配事と比べてみると優先順位が低いことがある。筆者は「この子の育ちをみていて心配なこと」「生活していて困っていること」をなんでもいいので話してほしいと話題をもちかけることが多い。ときに「これはOTの先生に聞

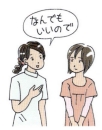

くことではないかも」と言う人もいるので，とにかくなんでもいいのでと話す。

場合によっては，「主治医から○○をみてもらうように言われた」「ほかの先生から△△について相談するようにアドバイスされた」ということもあるだろう。そのようなときはまず，そのことについて保護者はどう感じているのか，保護者も同じように心配しているのか，逆にしていないのか，やはり大事にしているのか，意外とそうでもないのかなどを確認していく。そのうえで，生活のなかで心配していることはほかにないかを確認する。

「なんでもいい」となると，当然自分の専門領域で対応できない内容であったり，自分の経験では回答が難しかったりするものに出会うことがある。しかし，最初からそれを恐れてしまって主訴の窓口を狭めてしまうと，保護者はだんだんとその自分が設定しているつもりの窓口よりもさらに狭い話題しか話さなくなる。OTRが設定している窓口に引っかかるかどうか微妙な話題は意図的に外して，安全圏のものだけを話題にするようになるのである。結果として，どの保護者からも同じ相談しか寄せられないということが起きてしまうかもしれない。

言葉を大切にする

主訴を聞くときに大切なことの一つに，これも至極まっとうであるが，言葉を大切にするということがある。言葉は，ある出来事や思い，考えなどにつけられた「記号」である。その「記号」は使う人ごとに，その人の人生や価値観，体験してきたことや見ていること，感じていること，考えていることのすべてが凝縮されてつくられている。各人が表現する言葉を文字にしたとき，それが同じ単語だったとしても，その単語に込められている体験やイメージなどは，きわめて主観的領域に属するものである。本来，主観的である「体験」や「イメージ」であるが，実際の日常生活のなかでは，他者と共有できることが多いため同じ言語を使うことができる。しかし，各人のその言葉への体験やイメージがあまりに違いすぎると共通の記号体系として意味をなさなくなる[3]。それだけに，同じ言葉に対して，人が自分とは異なるイメージをもっているとは考えにくくなりがちである。そういった意味で，言葉に含まれるすべての意味が共有できているとは限らないという思いで，言葉を，話を聞くことが大切である。

具体的には，例えば「落ちつきがない」という言葉がある。幼稚園の先生から「Aくんは落ちつきがないから相談に行ったほうがいいですよ」と勧められて，保護者が相談に来たとする。保護者は「私は，Aに落ちつきがないとは思わないんですが，先生（OTR）はどう思われますか」と話す。OTRが観察したところ，幼稚園の先生が心配された気持ちが理解できる状態であった。しかし，さらに話を聞いてみると，幼稚園の先生と保護者の印象のずれがみえてきた。まず幼稚園の先生は，Aくんは絵本の読み聞かせの途中でも絶えず手や足が動いていて，運動的に制止する時間が短いことをさして「落ちつきがない」と表現していたのである。保護者もその事実は知っていた。しかし，絵本の読み聞かせの途中，確かに動きが多かったとしても，実は絵本の中身は誰よりもよく聞いており，理解できている。保護者は，動きがあり，絵本にも集中できない状態がみられるときに，「落ちつきがない」子と表現するイメージをもっていた。そのため，幼稚園の先生にいくら「落ちつきがない」と言われても，「こんなによく聞いているのに」という思いがあり，納得できなかったのである。加えて，保護者は発達が気になると指摘されると，幼稚園を辞めさせられるのでないかという心配も抱いていた。幼稚園の先生は決してそんなことを口にしたわけではないが，逆に語らな

ったからこそ保護者は心配になってしまい，おいそれと「落ちつきがない」ことを納得するわけにはいかなかったのである．

◉ 保護者の思いを聞く
今の保護者の思い
　主訴を聞きながら，最も把握したいこと，知りたいことは，やはり今の保護者の思いである．発達が気になると言われて，障害があると診断を受けて，OTに来ている今のこの状況を，どのようにとらえているのか，どのように感じているのか，どのような思いをもっているのかなどである．

　前述したように，筆者は言葉を大切にしたい．どのような内容の話をしたのか，どのような言葉で表現したのかを大切にしたい．聞いた側の言葉でまとめてしまうのではなく，そういった事態を保護者自身はどのような言葉を用いて表現したのか，という点に注目する．例えば，「発達につまづきがあるかもしれない」と言われたことに対して，戸惑いを感じていたとする．そのときに「どう理解すればいいのか」と語る人がいれば，「夜も眠れない」と語る人もいる．または，「何も考えられない」場合もあれば，「先生がそう言うならそうなのかもしれませんね」という心持ちの場合もある．いずれも「戸惑い」とまとめてしまうこともできるかもしれない．しかし，「戸惑い」とまとめることで，それぞれの場合のそれぞれの思いや心情がこぼれ落ちていく．1つの言葉が選択されるには，選択される理由がある．記録しようとしたり，まとめようとすると，OTR自身が使っている言葉でまとめることになるので，保護者が自分の言葉を紡いで表現している，イメージしている状況とは異なるものになってしまう危険性が潜んでいる．だからこそ，保護者がイメージしている状況を，OTRが見つけるために，保護者が用いている言葉をそのまま大切にしたいのである．

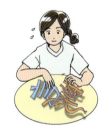

言葉をほぐす
　言葉を聞いただけでは，そのイメージが自分がもっている言葉のイメージとずれていることがあるかもしれない．そのため，どういう事態を，どういう心境をそのように表現しているのか，確認が必要になることもある．そういった取り組みを鷲田[4]は，「言葉をほぐす」と表現している．立場の異なる相手の話を聞いていても，その人に「使われる言葉と，僕らが使う言葉が，お互いに，それどういう意味で言っているのと．ニュアンスもわからないし，それに態度が正反対なんですね」．しかし，議論を重ねることでお互いに「自分たちが使ってきた言葉がほぐれてきまして，それぞれの言葉が変わってきた」というプロセスを経験することが大事であると指摘している[4]．臨床場面では，限られた時間のなかで面接を行わなければならないので，とことん突き詰めることは難しいかもしれない．それでも，このような努力は必要であろう．

言葉で表現されない思いをどのように把握するか
　一方で，言葉としては明瞭に表現されていないことであっても，その人の大切な思いを把握することを考えたい．言語として表現されないときには，その人がとっている行動を中心に，態度や立ち居ふるまいをみる．具体的には，待合いスペースで待っているときの表情，子どもが何か行動をしたことに対しての表情，保護者自身の服装，子どもの服装・身なり，保護者と子どもの持ち物などである．また，OTRと会ったときの保護者の子どもへの対応の仕方や，子どもへのあいさつのさせ方なども参考に

なる。そういった意味では，特に初対面の場面で，保護者に声をかける，あいさつをする，子どもにあいさつをする，OT室やリハビリテーション室に案内する，実際にOTを開始する，などの手順をルーチンワーク化しておく。それは自動的に効率よく進めるためではなく，一定の手順がルーチン化されることによって，家族ごとの違いを把握しやすくなるためである。これらの作業をルーチンワークとして提供することにより，結果，その作業に従事する人の行動特性を把握しやすくなるのである。そういった意味では，単に待合いスペースからOT室に移動するだけにすぎない場面を，極論すると作業面接[5]のように扱うことが可能になるということである。

子どもと保護者に会う状況の具体例

筆者が勤める施設の待合いスペースからOT室に移動するには，靴を脱いで廊下に上がる必要がある。OT室までの距離は5〜6mで，比較的近い場所にある。

【場面1】
　OTRが待合いスペースに出向く。待合いスペースに行くと，1組の母と子が待っている（図1）。
　OTRと保護者・子どもとの出会いの場面である。図1AとBでは，子どもの行動は変わらないが，その行動に対する保護者の対応が正反対である。事前情報なしにこの場面だけを見たら，どのような印象を受けるだろうか。Aの保護者は，子どもの行動に慣れている，余裕があると映るかもしれない。Bの保護者は，焦っている印象を与えたり，世間体を気にする姿にみえるかもしれない。

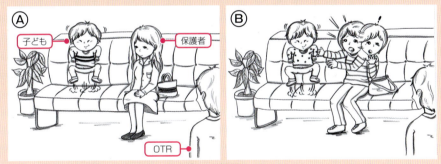

図1 OTRと保護者・子どもとの出会いの場面

【場面2】
　OTRが子どもに向かって「こんにちは」とあいさつをする（図2）。OTRと子どもとの距離は1mぐらいあり，子どもに触れることなく言葉だけであいさつをする。
　あいさつをする場面の保護者の対応もさまざまであろう。実際は，このときの保護者の声のトーンや表情，振る舞いなども加味する。Aは子どもに対して無理をさせず，行動を見守っているようにもみえる。見方を変えると，子どもに具体的に働きかけることをしないともみえる。Bは世間体を気にするという場面1のイメージが続くかもしれない。一方，学ぶべきことはしっかり学ばせたいという思いを感じることもできるかもしれない。

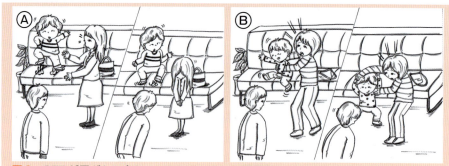

図2 OTRが子どもに向かってあいさつをした場面（あいさつをしない子どもへの対応）

【場面3】
　OT室へ移動するために，靴を脱いで下駄箱にしまってくださいと促す（図3）。
　Aの対応も，よくみるものである。これまでの3つの場面を通してみると，穏やかに対応しており，子どもに強制することもなく，ゆったりとした対応をする保護者にみえる一方，いわゆる，一般的な意味でのしつけは大丈夫かな，と心配になる面があるかもしれない。Bの対応も3つの場面を通してみると，世間体を気にしつつ，少し強引に行動を誘っているようにみえる反面，なんとか子どもに学習してほしい，身につけてほしいという願いが感じられるかもしれない。

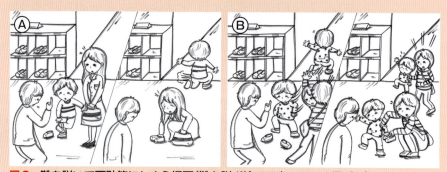

図3 靴を脱いで下駄箱にしまう場面（靴を脱ぎ捨てて走っていく子ども）

　状況をわかりやすく伝えるために，声のトーンや表情，身なり，振る舞いなどを含めることはしなかった。母親しか参加しておらず，ほかの家族もいない状況である。それでも，このように振り返ってみると，どちらの保護者もよくみかける対応だと思われるが，それぞれの特徴が含まれており，そこから保護者の思いを垣間見ることができる。
　繰り返しになるが，これらの思いをみていくことは，保護者が育児能力に長けているとか苦手だとか，しつけに厳しいとか甘いとかの判断はするとしても，断定して，しかもそれをよい悪いという価値観と結びつけて判断するために行うものではない。あくまでも，保護者の特性を把握するために行うのである。
　また，あるプロセスをルーチンワーク化することで作業面接のように扱えることも理解してもらえたかと思う。OT室までの移動というせっかくの作業場面なので，ただの移動というありふれた1コマにしてしまってはもったいない。
　言語で明瞭に表現されない思いなどは，このようなノンバーバルな情報を収集することで把握していくことができる。これらの情報と，保護者が語る情報を整理してい

くことによって，保護者の思いに近づけることができるのではないかと考えている。

◉ 保護者の相談・質問を聞く
言葉は聞いているが思いを聞いていない

基本的にはこれまで述べてきた「保護者の主訴」「思い」を聞き取ることと同じであるが，言葉を大切にしたいことと，その言葉で表現することで，どのような思いを伝えようとしているのかを把握することが大切である。

「○○のとき，どうしたらよいでしょうか」と相談を受けると，つい字面通りにその質問に答えてしまいがちである。一生懸命に答えても，保護者は「はぁ，はぁ」という形でどこか会話が噛み合わない感じが残ってしまう。自分の説明が不十分だからかと思ってさらに言葉を重ねてしまい，結果，噛み合わなさが助長されてしまう，という経験はないだろうか。相談内容を言葉としては聞いていても，その思いを聞いていないときに，きっとこのようなことが起こるのだろう。

具体的な例としては，「先生，なんでうちの子，ダウン症なんでしょう？」という相談とも，質問ともつかない言葉を投げかけられることがある。これに対して「染色体のうち21番目が3本になったから」と答えるのは，まさに字面通りの答えである。もちろん，こういった答えを求めていたときには，これで正解である。しかし，そうではないとき，例えば「なぜ，ほかではないわが家になったのか」とか「私の行いが悪かったからでしょうか」といった思いに対しては，まったく答えていないことになる。一生懸命に文献を調べて，一般的な意味での科学的な答えをどれだけ並べても，保護者の投げかけに答えた・応えたことにはならないだろう。

保護者が本当に相談したいこと

保護者が本当に相談したいことは，尋ねたいことは何かに思いをはせながら言葉を聞くことが大切であろう。もちろん，とても一OTRでは答えられないような，重大な内容が含まれていることがあるかもしれない。しかし，「作業療法向けの主訴を期待しない（p.72）」部分でも述べたが，手に追えないからといって最初から聞く耳をもたなかったり，自分の手に負える範囲に矮小化してしまってはならない。

そうはいっても，目の前の保護者は担当している子どもの保護者であり，保護者自身がOTを受けたりカウンセリングを受けに来たりしているわけではない。これまで述べてきたように，さまざまな情報から保護者はどのような価値観をもっているのかを推測したり，今の生活を想定したり，今の状況・事態に対する思いを酌み取ろうとしたりすることは，保護者支援をするために，担当の子どもの保護者として支援をしていくときに不可欠だと考えている。しかし，保護者の人生相談を受けるわけではないので，バランスが難しいところである。不用意に掘り下げてしまったり，話題を投げかけたりして，保護者の人生に土足で踏み込んでしまってはならない。ときに，ほかの適切な専門職にリファーすることも必要である。すべてをOTRが一手に担うべきであるとは思わない。それでも，いたずらに自分の仕事を矮小化してはいけないし，大風呂敷を広げすぎてもいけないので，バランス感覚が求められるところである。

◉ 保護者の質問に答える
保護者の質問に答える難しさ

保護者はさまざまな悩みと一緒に，困り事や質問をわれわれに提示してくれる。そ

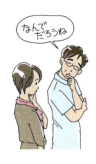

の一つひとつが，われわれに考えるチャンスを与えてくれ，われわれがより深く臨床を考えるきっかけに，子どもを理解をするきっかけになることは間違いない。

ただ，その質問にどう答えるかとなると難しさが生じる。それは，「保護者の相談・質問を聞く（p.77）」で述べたとおりである。保護者が発する「相談・質問」に字面通り答えることが，保護者の思いに応えているとは限らないためである。

先の例で挙げた「先生，なんでうちの子，ダウン症なんでしょう？」という相談とも質問ともつかない言葉の投げかけに対して，どう答えられるだろうか。ときには，「そうだね，なんでだろうね」としか答えられない自分をさらけ出さなければならないときもあるかもしれない。この問題に対しては，臨床心理学的接近・カウンセリングの知見が必要になるのではないだろうか。少なくとも，目の前の質問に対して，「今」「ここで」すべてを解消しようとしなくてもよい，結論を出さなくてもよい，ということはいえるだろう。「う〜ん，そうだね，どうしようかね」「わからないなぁ」「本当だね」など，答えられない自分の弱さをさらけ出して保護者と一緒に悩むのは，勇気がいることである。保護者に「このOTRは何もわからないのではないか」「このOTRには何を相談してもだめだ」と思われてしまうのではないかと，OTRが考えてしまうかもしれない。しかし，わからないこと，答えられないことを無理にまとめても，保護者には伝わってしまうものである。もちろん，全力で頭を働かせることは大前提であり，毎回答えられないと確かに保護者の信頼を失うかもしれないが，勇気を振り絞って「わからない」と言うべきであろう。

科学的な回答だけが唯一の方法ではない

保護者の質問に答えるときは，OTRが一般に教育されたような科学的リーズニングで答えることだけが唯一の方法ではない，ということができるだろう。鎌倉[6]はクリニカル・リーズニングを次のように説明している。クリニカル・リーズニング（clinical reasoning）とは，臨床家が患者／クライエントへの働きかけを計画し，方向を決め，実行し，結果を反芻する際にたどる思考の道筋（＝思考の過程）のことである。クリニカル・リーズニングには，科学的リーズニング，物語的（ナラティブ）リーズニング，実用的リーズニング，倫理的リーズニングの4種類があるという。長谷[7]は，これに雰囲気的リーズニングを加えることを提案している。これをみると，OTRが思考する道筋は科学的な組み立てのほかに4種類もあることがわかる。保護者が求めている答えは，科学的な答え以外の思考で説明できるかもしれないし，もしかしたら，この5種類に収まらないほかの思考が求められているかもしれない。

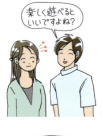

例えば，感覚統合理論をベースに活動を組み立てるOT場面を提供していた子どもの保護者から，「なぜ，娘にとって，ここで遊ぶことが必要なのか？」という質問を受けたことがある。母親には，「ここだと楽しく遊べるようだよね。公園だと楽しく遊べないもんね。楽しく遊ぶ時間が増えるといいと思いませんか」と答えることで納得してもらえた。父親には，「彼女が公園で楽しく遊べない理由は，○○にあると考えています。その機能の向上のためには，△△のような活動が必要です。その活動を行うときには本人にとって難しさが伴うので，やる気をもって自分から挑戦するためにも，楽しい雰囲気，遊びの雰囲気のなかでチャレンジすることが必要なんです」と答えたことで，納得してもらえた。実は，先の質問は，正確には母親の質問ではなく，OT場面の様子の報告を家庭で受けている父親が母親にしたものである。母親は一生懸命答えたが，父親を満足させるものではなかったのである。そこで，両親が揃って来園

したときに，改めて質問として出てきたのである。それぞれが納得した答えに表れているように，父親と母親では志向性が異なっている。そうであれば，当然，母親が説明しても父親は納得できないし，父親の疑問が母親には伝わりにくいのである。

「どのように対応したらいいのか?」

「どのように対応したらいいのか？」という質問・相談も受けることが多いだろう。そのときに答えるようにしていることは3つある。

1つは，そのような現象が起こっている原因・理由である。もちろん，確定的なことはいえないかもしれない。可能性として複数挙げられることもあるかもしれない。決して断定せずに，「仮説としては」という条件つきであるが，評価して分析できる範囲で答えていく。

次に，何が成長すればどのような姿になるのか，将来的にどのように成長することを期待するのか，中・長期的な視点での期待像を答える。

そのうえで，目の前で今からできる具体的なアイデアについて答える。成長するには時間がかかるとはいえ，心配している，困っている事象は今目の前で起こっているので，そこに対する答えが最も欲しているところだろう。3つに分けて答えるのは，その欲していることに対してノウハウだけを伝えるのを避けるためであり，断定的な約束をしないこともであり，1番は子どものことを理解してほしいためである。答えの内容に時間差を設けることで，「今は何もしない」とか「見守る」ということが必要な対応だと理解してもらえることもある。

◉保護者に説明をする

OTを提供した後に保護者にフィードバックをするときに，何を話題として取り上げるだろうか。相談や質問があれば，それに応えるだろう。OTを開始してからの期間であったり，保護者のタイプによっても変わるが，まず次のような内容を質問することがある。

> ●OT場面を見ていた感想。
> ●心配していた点は，OT場面でどのように表れていたか。
> ●OT場面で，家庭や幼稚園・保育園・学校など普段の生活より，よくできていたのはどのような点か。
> ●成長したと感じた点はどこか。

このような点について尋ねることで，保護者が求めている説明や知りたいこと，疑問に思ったことを把握することができる。それが把握できれば，その点について説明を行えばよいだろう。

OTRとして伝えたい，伝えておくべきこともあるだろう。先の質問をすることで，OTRから伝えるべきことが，うまく伝えられなくなるときもあるので，保護者の様子によってその進め方は考慮しなければならない。

また，家庭で取り組むべきことを伝えることもあるだろう。そのときには，OT場面で実践できたことを伝えるよう気をつけている。OTR自身が試してみて，実際にその効果・結果を確認できていることを伝えるということである。「自分はできなかったけど，こうすればよかったのでお願いします」では好ましくない。もちろん，子

どもとの関係性の問題で，OTRにはできず，両親なら取り組めるということはありうるので，全部がそうすべきということではない。

ときには，「先生だからできる」「家ではできない」といわれることもあるかもしれない。当然，OT室の環境と，家庭や園，学校の環境では大きく異なるので，アレンジを加えた内容を伝えるべきである。

保護者にもできる形で伝えることは基本であるが，一方で，OTRにしかできないこともある。保護者は，限られた時間と資源と労力を使って，わざわざわれわれのドアを叩いてくれている。そういう意味でプロとしての自負は，謙虚にもっておくべきである。

③ 再び，家族について

⊙虐待のこと

発達が気になる子どもの家族，障害のある子どもの家族を考えるときに，念頭に置かなければならないことの一つに虐待がある。虐待は，精神的に弱い，ストレスに耐えがたい，特別な家族だけが遭遇することではなく，どの家族にでも起こりうることであり，さらに虐待は，家族が支援を求めているSOSだという認識が必要といわれている。

虐待には直接的に叩く・殴るといった身体的虐待だけではなく，性的虐待，精神的虐待，ネグレクトなどもあり，暴力行為を日常的に目撃することも虐待に該当することなどは，基本的な知識として十分理解しておきたい[8]。

また，あらためていうまでもないが，発達が気になる子どもの場合，虐待のリスクは非常に高くなるといわれている。虐待のリスクや，基本的な対応などを十分に理解しておきたい。

そのうえで臨床場面で考えたいのは，保護者との関係が密になってくることによって，担当者であるわれわれ自身が「あの家族は虐待ではない」「あの保護者に限って，ありえない」という思いをもってしまったり，その家族の虐待の可能性を指摘されたときに「そんなことはない」と感情的になってしまったりすることがあるという事態である。子どもや保護者，家族との関係が密になることによって，OTR自身が巻き込まれているのかもしれないし，冷静にみられなくなっているのかもしれない。だからこそ，感情的に動揺してしまうのであろう。

虐待であれば当然適切な対応が求められるが，われわれの臨床的な課題は，虐待として認定することではなく，虐待のリスクを背負っている人と実際に虐待と判定される人との間に線を引いて考えることでもなく，どの家族にも虐待のリスクがあり，そこに支援を必要としているということである。判定されていないから支援を必要としていないではなく，気になる段階からの支援を考えていくべきであり，さらにいうと気にならない段階からでも予防的見地からの支援を展開すべきであると考える。その一つの取り組みが，家族支援であると考えている。

（酒井康年）

小児作業療法における家族との関係性を考える

【文献】
1）朝日新聞社：朝日新聞デジタル, 2012年9月7日刊行号.（http://www.asahi.com/, 2018年6月現在）
2）中田洋二郎：子どもの障害をどう受容するか, 82-86, 大月書店, 2002.
3）山下　剛 訳：テーブルはテーブル, 未知谷, 2003.
4）河合隼雄, 鷲田清一：臨床とことば, 阪急コミュニケーションズ, 2003.
5）山根　寛：精神障害と作業療法, 127, 三輪書店, 1997.
6）鎌倉矩子：作業療法の世界, 150, 三輪書店, 2001.
7）長谷龍太郎, 山田　孝：脳性マヒ児に対する作業療法におけるクリニカルニーズニング区分の研究, 日保学誌 10（2）, 101-115, 2007.
8）玉井邦夫：〈子どもの虐待〉を考える, 講談社現代新書, 2001.

82

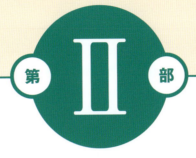

第II部 小児作業療法の実際

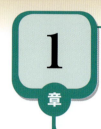

移動すること，動き出すこと

1 自分で動き，環境に働きかけることを支援する

1 はじめに

　本実践報告の対象児は，重度の脳性麻痺（CP：cerebral palsy）アテトーゼ型四肢麻痺女児である。本児（以下，Aさん）は非対称な過緊張状態になりやすく，自分で脱力することが困難である。上肢を機能的に使うことができず，不随意運動で自分の顔を引っかいてしまう。自分から環境に働きかけることがほとんど経験できていないが，視覚認知や言語理解，状況理解は発達してきており，両者のギャップが広がっている。Aさんが理解・記憶できている「知識」は主に視覚・聴覚情報がベースになっており，自分の身体運動をとおして「実感」されたものではないと考えられる。

　Aさんの発達支援のためには，自分から環境に働きかけ，なんらかの変化を引き起こす経験が大切であると考えた。そのために，過緊張状態をある程度コントロールし，わずかな随意運動を引き出すための姿勢保持具を試作した。また，その保持具を使用してAさんに適した遊びを設定した。この取り組みについて紹介する。

2 症例紹介

　Aさんの基本情報を**表1**に示す。

表1　基本情報

年齢・性別	8歳9カ月（特別支援学校3年），女児
診断名	CP，アテトーゼ型四肢麻痺
家族構成	両親と姉の4人家族
経過	・在胎27週，1,060gで出生 ・NICUで68日管理。酸素使用 ・地域の療育センターを利用した後，現在，個別PT月1回・個別OTR月1回・訪問PT週1回を実施中
投薬	・ジアゼパム（筋弛緩剤）服用中 ・7歳3カ月時よりA型ボツリヌス毒素製剤施注による治療を現在も継続中。施注筋は，左最長筋・右腸肋筋・右大円筋・左大胸筋・両側長内転筋・両側半腱様筋・両側薄筋

◉症例の状態

　Aさんは運動障害が重度であり，機能的な随意運動や発語は困難である。しかし，楽しいときや満足したときはとてもよい笑顔をみせ，不満があるときや拒否するときは口をへの字に曲げ，顔をしかめるなど感情を豊かに表現できる。学校では先生の介助を受けながら，とても楽しく授業に参加できている。見たり聞いたりして理解する

ことは得意で，状況判断や場面の記憶が優れている。家庭では，姉が操作しているテレビゲームの画面やテレビアニメを，背臥位で観て楽しんでいる。

Aさんの床上の背臥位と腹臥位の様子をそれぞれ図1，2に示す。床面上では安定した支持面がつくれず，非対称的な過緊張状態になりやすい。自分ではこの状態から脱力することが困難である。図3は，介助座位を背部から撮影したものである。この姿勢では，頭部を後方に強く押しつける緊張が入りやすく，下部胸椎から腰椎部の左凸側彎を伴った過緊張の状態になりやすい。

いずれの姿勢でも，特に左後頸部が過緊張になりやすく常に短縮しているため，頭部は右回旋・左側屈していることが多い。股関節の内旋を伴って右骨盤が強く挙上するため，体幹は左凸の側彎傾向があり，右肩甲帯は後方に引き込まれていることが多い。左肩は外転・内旋し，左肘は屈曲しやすく，顔面に左手が近づいていることが多い。上肢の随意的な運動はほとんどみられず，意図せずに顔を引っかいて傷つけてしまうため，普段は手袋をはめてこれを防いでいる。

図4はバギーの座位で，図5は家庭用の座位保持椅子で食事を摂っている場面である。座位保持椅子は食事でのみ使用している。椅子やバギーはAさんの過緊張を軽減して姿勢を安定させる目的で，股関節過屈曲・脊柱屈曲位の座位姿勢をとるように作製されている。しかし，これらの椅子座位でも過緊張は軽減しにくく，また，常時発熱・発汗が多い。食事は座位保持椅子でペースト形態の食材を介助で食べているが，食事中は特に緊張が高まりやすく，汗だくになっている。途中からだっこに変更することも多い。過緊張のため口唇を強く噛み込んで泣き出してしまうこともある。図6は家庭でテレビを観ている場面である。集中してテレビを観ているときは，比較的緊張が高まりにくく，非対称な姿勢ではあるがリラックスして過ごすことができる。

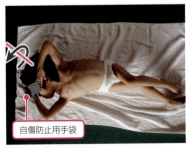

図1 背臥位姿勢
顔面を引っかいてしまうのを避けるため，手袋をはめている

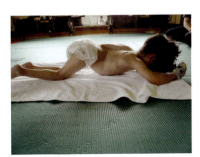

図2 腹臥位姿勢

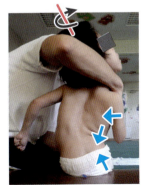

図3 介助座位姿勢（背面から見た図）

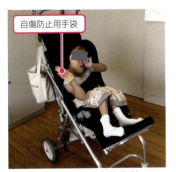

図4 バギーでの座位姿勢

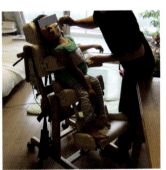

図5 家庭で座位保持椅子を用いて食事をしている場面

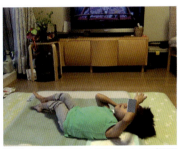

図6 家庭でテレビを観ている場面

このような過緊張の傾向は，年間を通して時期や日々によって変動があり，比較的リラックスして過ごせる日や緊張が強く椅子座位がとれない日もある。家庭ではだっこか床上の臥位で過ごしているが，頻繁に過緊張になるＡさんから，家族は常時目を離すことができない。家族の介助の負担は非常に大きいと思われるが，全員でＡさんを大切に育てている。

　このように，Ａさんは姿勢・運動に重度な制限があり，自ら随意的に環境へ働きかけることが困難である。Ａさんにとって自分の手は外界に働きかける効果器ではなく，不意に自分の顔を傷つける制御不能な対象になっている。
　Ａさんの場合，不随意的に生じる過緊張（特に後頸部の緊張）が，上肢の随意運動を制限していると考えることができる。しかしこれは，制御困難な身体で環境に適応しようとして，頭部を床やヘッドレストなどの後方の支持面に押しつけて安定を得ようとしている結果だと解釈することもできる。すなわち，後頸部の過緊張や体幹の非対称的な伸展は，機能的ではないがＡさんなりの適応反応とみることもできる。従って，この方法を修正し再学習できれば（例えば身体の後面ではなく，体幹前面や肘，足底，顔面部分などに支持面をつくり，これに適応することを学習できれば），過緊張をある程度低減でき，わずかでも随意的な運動が可能になるかもしれないと考えた。
　作業療法（以下，OT）では，生活場面でリラックスできる姿勢設定をつくるとともに，Ａさんが自ら外界に働きかける経験ができることを目的とした取り組みを行った。

③ 作業療法の実践

● リラックスできる姿勢の検討

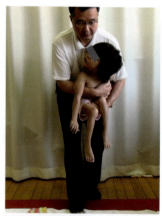

　これまでのOT・理学療法の経過から，Ａさんは胸部前面の支持面を使って前もたれの姿勢をとることで，ある程度過緊張をコントロールすることを学習してきていた。Ａさんの緊張が低減し，姿勢が比較的安定する介助姿勢の一例を**図7**に示す。体幹をやや前傾させ，股関節の屈曲を大きめにとる。左肩は外転・内旋しやすいが，左上肢を体側に添わせるように保持すると，体幹の左凸の側屈が抑えられるため姿勢が安定する。この姿勢をとると過緊張状態になりにくい場合が多く，過緊張になった場合にも緊張を落としやすかった。このような前もたれ姿勢が過緊張を緩和しやすい理由として，次のことが考えられる。

図7　姿勢が安定しやすい介助姿勢の一例

①支持面を前方につくることになり，後方の支持面に対して頭部や上部体幹を押しつける傾向が減少する。
②頭部の向きが重力と同方向を向くので，迷路性の姿勢反応による伸展方向の緊張が減少する。
③頭部に働く重力が後頸部を伸長させる方向に働く。

今回はこのような前もたれの姿勢を設定し，過緊張を軽減したうえで随意的な運動を促していくことを計画した。

◉介助座位による前もたれ姿勢

筆者（以下，OTR）が介助した姿勢でAさんが右手で遊んでいる場面を図8に示す。前方からほかのOTRがギターを示すと，それを見たAさんの手がわずかにギターにリーチするような動きがみられた。弦が指に触れやすいようにギターの位置を調整すると，指を弦に引っかけて音を出すことができた。このとき，視線は手元からは外れていたが，とても満足そうに笑う場面がみられた。

続いて，ベンチ座位で同様の遊びを行った（図9）。前方へもたれた姿勢をつくりやすくするため，座面はやや前傾させた。硬い座面では座骨へ体重をかけることが不快な様子であったため，座面に車椅子用のクッションを敷いた。また，足底に体重をかけられるように足台の高さを調整した。図9では頭頸部が前屈しており，手元を注視できていないが，後頸部の緊張は高まっていない。この姿勢設定でギターの弦に指先が触れると，引っかくように指を動かして音を出すことができた。

このような姿勢設定を用いれば，わずかな右上肢の動きを引き出す可能性があると考えられたが，楽器や遊具の位置・角度は介助してコントロールする必要があった。OTR1名が後方からAさんの姿勢を介助する場合，遊びを促すためには母親かほかのOTRの協力が必要であった。

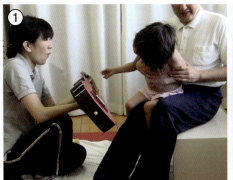 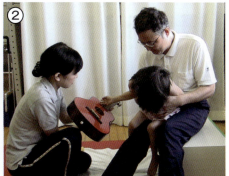

図8 OTRの介助座位によりギターで遊んでいる場面

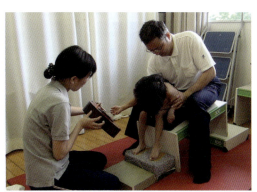

図9 OTRが後方から介助したベンチ座位姿勢によりギターで遊ぶ場面

●姿勢保持具の試作

　OTRによる前述のような姿勢介助を，道具を使って再現できれば，家庭や学校で随意的な運動による活動が可能になると考えられる。しかし，通常の座位保持椅子では，このような姿勢を設定することは困難である。一般的な前もたれ姿勢設定のためには，テーブルの上に胸当てのクッションを付加して胸部を保持することが多い。しかしAさんの場合，テーブルを前方にセットすると上肢の動きを制限するだけではなく，過緊張の際にテーブルに上肢が当たって作業や姿勢保持の妨げになると考えられた。また，前もたれの設定を再現するための道具として，有薗製作所の「ポチロール」「ライダーチェア」，パシフィックサプライ社の「らくちゃん」「ささえっこ」などがあったが，いずれの商品もAさんの非対称な過緊張に適さず，そのままではAさんの姿勢保持には利用できなかった。そこで，前述の介助姿勢を再現できる道具を試作することを検討した。

　図10は試作した姿勢保持具のベース部分である。使用しなくなった他児の座位保持装置の部品を組み合わせて構成した。座面はやや前方に傾斜させ，車椅子用の市販の座面クッションを取りつけた。前方から出ているバーは，Aさんの胸部の支えを設置する部分である。ここには位置調整ができるように，ヘッドレスト基部の支持部品を用いた。

　この座面にAさんを座らせて，ギター遊びをしている様子を図11に示す。次に，Aさんの胸部をOTRの右腕の代わりに保持するための部分を，ウレタン材から削り出して作製した。ウレタンブロックをAさんに当てながらカッターで削り込んで形状を出していく場面を，図12～14に示す。何度か仮合わせを重ね，形状を決定した。

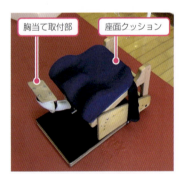
図10 試作した姿勢保持具のベース部分

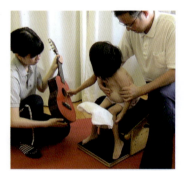
図11 姿勢保持具に介助で座らせた状態でギターで遊んでいる場面

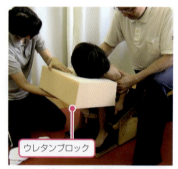
図12 前もたれ部分をウレタンブロックから削り出す

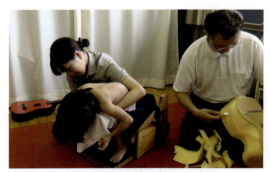
図13 ウレタンの形状を削り出している

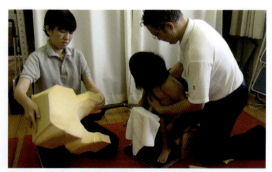
図14 胸当て部分を調整している場面

自分で動き，環境に働きかけることを支援する

● 試作した姿勢保持具とその使用場面

　この手順で完成した姿勢保持具を図15に示す。ウレタンを削り出した部分は，胸部を支えるとともに，顔面を載せるフェイスレストとなるような形状にしている。Aさんは発熱・発汗が激しいので，ウレタンで皮膚を覆う部分は極力小さくするように考慮した。反り返った際に後方へ転倒しないよう安全ベルトを取りつけているが，このベルトは左上腕を体側に添わせるように装着することで，体幹の左凸の側屈を抑え，姿勢が安定するようにしている。

　図16は姿勢保持具にAさんを移乗させている場面である。体幹前方に胸当てなどの支持面がある姿勢保持具の場合，足部が引っかかり乗せ降ろしがしにくいという欠点がある。そこでこの保持具では，体幹支持部の基部を可動式とし，座面にAさんの骨盤をセットした後に胸当てを起こして設定できるようにしている。

　Aさんをこの姿勢保持具に乗せた場面を図17に示す。頭部の右回旋左側屈と体幹の左凸の側彎傾向は残っているが，後頸部を過緊張させず，頭部をフェイスレストに載せて比較的脱力した姿勢をとることができている。ただし，後述するように，この姿勢保持具に乗せれば常に脱力できるというわけではない。ほかの座位保持装置よりはリラックスでき，フェイスレストに頭部を預けておく時間は長くなるものの，長時間の使用や覚醒状態の変動により，後頸部と体幹背部の緊張が高まる場合がある。

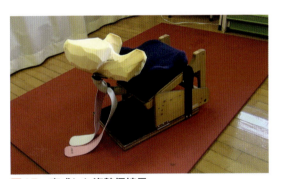

図15 完成した姿勢保持具

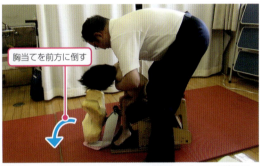

図16 姿勢保持具にAさんを移乗させている場面
胸当て部分は前方に倒して下肢をセットしやすくしている

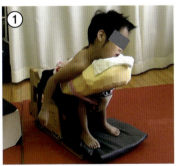
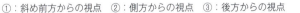
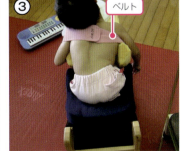

図17 完成した姿勢保持具
①：斜め前方からの視点　②：側方からの視点　③：後方からの視点

● 姿勢保持具を用いた活動の展開

　試作した姿勢保持具を利用して，個別OT場面でいくつかの活動を展開した。この姿勢保持具を使うことで，姿勢保持のために必要な介助が減り，OTR1名で遊びが展開できるようになった。また，この姿勢保持具を使用している間は，自分の手で顔を引っかくことはなくなった。

◉ DVD 観賞

図18はパソコンでDVDを観ている場面である。このように視覚・聴覚を使って注意を集中し，上肢の随意運動を伴わない活動では，過緊張が生じにくく，フェイスレストに頭部を預けてリラックスした姿勢をとりやすかった。

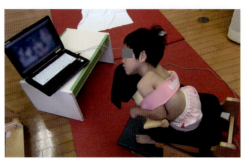

図18 完成した姿勢保持具を使ってDVDを観ている場面

◉ お絵描き

図19は右手にペンを持たせ，ホワイトボードになぐり描きをしている場面である。ペンを把握し続け，ボードに押しつけつつ動かして描くことができていたが，後頸部は過緊張になりやすく，図19①②のように頭部が後屈することが多かった。ボードに正確にリーチすることは困難で，ボードの位置や角度は介助者がAさんの手の動きに合わせて調整する必要があった。

この活動中，頭部は操作部から外れる方向に向いてしまい，手元に注目することが困難であった。従って，視覚情報よりもボードからの「手ごたえ」（手指・上肢の触覚と固有受容覚）を手掛かりとして，運動をつくっていると考えられた。描いた後に画面を見せると，よく注目していた（図19③）。これは自分が描いたことを理解できており，その結果を確認している場面と考えられた。

これらの活動は明らかにAさんの意図的で目的的な運動であるが，頭部と上肢が分離していない未熟な運動であると考えられる。例えば図19①では，左後頸部の緊張が高まり頭部は左回旋しているが，これと連動して左肩関節は屈曲，右肩・右肘関節は伸展し，右手に持ったペンを尺側からボードに押しつけている。図19②ではこれと反対に，頭部の右回旋に連動して左肩関節は伸展，右肩・肘関節は屈曲し，右手に持ったペンを橈側からボードに押しつけている。しかしAさんは，これらの運動を自由に切り替えたり調節したりすることはできない。

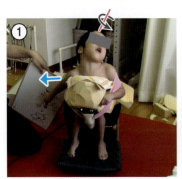 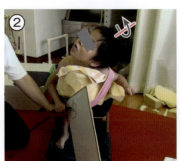 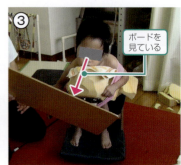

図19 ホワイトボードに描いている場面
①：後頸部の緊張を使って右上肢を動かしている（右肩と肘が伸展している）　②：①とは異なる後頸部の緊張を使っている（右肩と肘が屈曲）　③：自分の描いたホワイトボードに注目している

この姿勢設定でAさんが随意運動を起こす際には，頭部の緊張も同時に高まっていることが多かった．Aさんの後頸部の過緊張は，従来は姿勢を安定させるために後方の支持面に頭部を押しつけていたと考えられるが，この場合は後頸部と連動した上肢の動きを使って活動しており，Aさんが後頸部の緊張をある程度コントロールしていると考えることができる．このコントロールはまだ不十分であるため，対象へのリーチや手の運動の調整は正確にできていないと考えられる．

◉携帯ゲーム

図20①は携帯ゲーム機の画面を注目している様子である．顔面左側をフェイスレストにつけてリラックスし，画面をよく注目することができている．この後，OTRが「画面に触れてみよう」と口頭で促した直後，後頸部の緊張が高まり，頭部から上部体幹が後方に反り返り，肩甲帯内転，肩関節内旋・伸展した（図20②）．このように運動を意図した瞬間に，過緊張状態になる様子がみられるようになった．

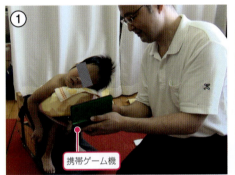 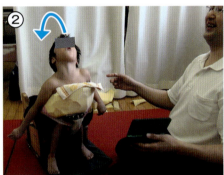

図20　携帯ゲーム機に注目している場面
ゲーム機の操作を促され，一気に頭頸部の緊張が高まり反り返った

◉移動・回転遊び

図21，22はAさんを姿勢保持具ごとスクーターボードや回転盤に乗せ，移動・回転して遊んでいる場面である．Aさんはこれらの遊びをとても喜んでいたが，回転盤に乗ったまま，そろばんに触れて遊んでいるとき，偶然に自分の右手でそろばんを押して回転板が回った（図23）．自分の腕の動きで回転したことに気づくと，これを確認するように何度も繰り返して回転させようとする様子がみられた．また，ロープを持たせるとこれを引いて回転しようとする動きもみられた（図24）．この活動は，ロープを引いた抵抗感（上肢の固有受容覚情報）と回転の視覚情報および前庭覚情報が，原因と結果としてAさんに実感されたものと思われる．Aさんにとって自分で自分自身を移動させた初めての経験だったと考えられる．

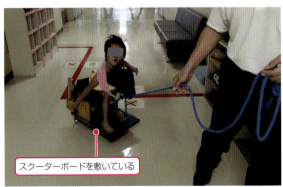

図21　Aさんをスクーターボードの上に乗せて移動している場面

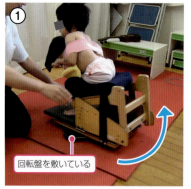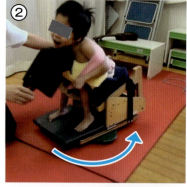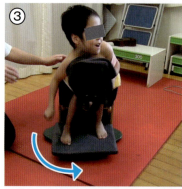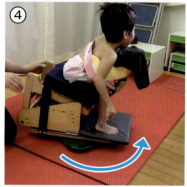

図22 回転盤に乗せて回転して遊んでいる場面

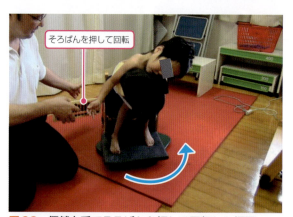

図23 偶然右手でそろばんを押して回転した場面

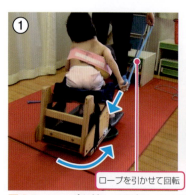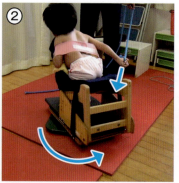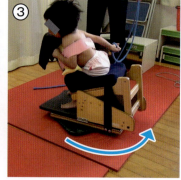

図24 ロープを持たせ回転している場面

④ 家庭での姿勢保持具の試用

試作した姿勢保持具をＡさんの自宅に持ち込み，生活場面で使ってもらった。

図25はリビングで好きなテレビアニメを観ている様子である。頭部をフェイスレストに預け，比較的リラックスして30分以上姿勢を保持することが可能であった。

また，**図21**のスクーターボード遊びを家庭で実施したところ，家庭内を移動できることを非常に喜び，楽しんでいるということである。

図26は任天堂製のWii®で姉と対戦型テレビゲームをしている場面である。リモコンは右手首にベルトで固定している。ゲーム内容は，リモコンを振ればキャラクターが画面上を進み，早く到着すると勝ち，といったシンプルなものである。Ａさんはゲームのルールをよく理解しており，意欲はとても高かった。しかし，ゲーム開始とともに緊張が高まり，頭部後屈，眼球上転して画面を注目できず，続行できなくなってしまった。これは，Ａさんがリモコンを動かそうと過剰に努力したためと思われる。このように家庭での遊びや課題によっては，過度の興奮や努力が生じ，姿勢保持具では姿勢をコントロールできない場面もあった。

現在，この姿勢保持具を家庭で使用する際は，過緊張で頭部後屈する場合もあることから，必ず保護者が付き添っている。また，家庭内でＡさんが随意的な運動を使って遊ぶまでにはまだ至っていない。今後，家庭での試用状況をさらに確認し，家庭で使用している普通型座位保持装置に，今回試作したような前もたれの機能を付加することを検討中である。

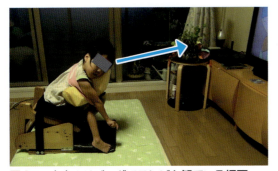

図25 家庭のリビングでテレビを観ている場面

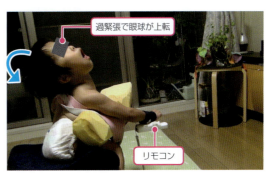

図26 リビングでテレビゲームをしている様子
緊張が高まり，頭部が後屈，眼球は上転している

⑤ 作業療法実践のまとめ

今回の実践から次のことが確認できた。

①前もたれ姿勢はＡさんの過緊張をコントロールするのに，ある程度有効な手段となりうる。

②上肢を随意的に動かすために，後頸部の緊張を利用することがある。また，運動を行おうと意図するときに緊張が高まることもある。

③上肢の随意的な運動をコントロールするために，触覚と固有受容覚情報が有効な手掛かりになる。

④Ａさんは，自分が起こした変化が自ら意図的に運動した結果だということを明確に理解できている。

⑤姿勢保持具を家庭で試用した結果，リラックスした姿勢保持のために，ある程度有効であった。しかし，随意的な遊びや活動を家庭に定着させるには至っていない。

この実践を通して，限られた環境でのわずかな動きではあるが，自ら意図して運動し，環境に働きかけ，変化を生じさせる体験をAさんと共有できたと考える。

Aさんのように重度の運動障害がある子どもたちは，介助者から「自分では動けない子」とみられ，身体を動かされる活動しか経験できないことが多い。しかし，たとえほんのわずかであっても，自分で動いて姿勢や環境を変化させる経験は，発達のうえで必要不可欠なものだと考える。どれだけ重度の運動障害がある子どもに対しても，そのような経験を保障する役割がOTRには課せられているのではないだろうか。自分の力で成功できたときと，介助されてできたときのAさんの表情の差を見て，このことを考えさせられた。

⑥ その後のAさんの様子

2018年6月現在，Aさんは特別支援学校中等部2年生に進級している。2012年のAさんへのアプローチ後，本報告で示した姿勢設定を考慮して，前もたれの姿勢で机上操作ができる学校用の座位保持装置と移動用バギーが作成された。これらは学校や家庭で継続して使用中であるが，Aさんの姿勢緊張は相変わらず変動が大きく，反り返りの緊張が高まって座位姿勢を長時間保持することが難しい場合や，座位姿勢をとること自体が難しい場合もある。

その後OTでは，学校の授業で活用できるさまざまな活動の設定を提案してきた。また学校では，視線を使って担任とコミュニケーションする取り組みを継続した。これらの結果，視線の左右の動きでやりたい活動や欲しいものを選択できるようになった。さらに，選択したくない，あるいは選択肢がない場合に，視線を上方に向けて「躊躇」を表現する方法も習得した。こうして明確な自己主張ができるようになり，一時は意に沿わない登校を拒否する時期もあったという。

最近では，他児と一緒に歌おうと発声している様子を見た担任が，Aさんのリサイタルを企画し，曲に合わせて歌う練習したという。そして，歌い始めや歌う箇所・歌わない箇所で発声しわけ，Aさんなりに歌い上げた感動的な動画ができた，ということである。このようにAさんは，学校という所属集団で意味のある活動に参加し，Aさんなりに成長している。

このようなエピソードを聞くと，OTで支援できることは対象者の生活全体のほんの一部であり，OTとしての役割は，彼らの参加を後方から支えることであると実感している。

最後に本報告をまとめるにあたり，画像の提供を快く受け入れ，協力していただいたお子さまとご家族に感謝いたします。ありがとうございました。

(松本政悦)

【文献】
1) 岩崎清隆，岸本光夫：発達障害と作業療法 実践編，三輪書店，2001．
2) 辛島千恵子 編：発達障害をもつ子どもと成人，家族のためのADL 実践編，三輪書店，2008．
3) 今川忠男 監訳：脳性まひ児の24時間姿勢ケア，三輪書店，2006．
4) 土田玲子，小西紀一 監訳：感覚統合とその実践 第2版，協同医書出版社，2006．

2 印象を変えるために

① はじめに

⊙ 今回，Aさんに登場してもらった理由

　小児領域の作業療法（以下，OT）の対象に「重症心身障害」とよばれる人々がいる。20歳を超えたAさんもその1人である。Aさんは，特別支援学校高等部を卒業し，障害者総合支援法に基づく在宅支援，日中活動支援事業所（以下，事業所）に通っている。現在のAさんの生活は，ほとんどが全介助であるにもかかわらず，事業所でも楽しく過ごせている様子である。高等部から事業所へという環境変化の初期，Aさんにはじめて会った他者からすると，Aさんの「動き」は，意味づけが難しかったのだと思う。生活環境からの刺激に対する反応もないわけではないが，Aさんの「動き」の意図は母親や周囲の介助者（以下，他者）からみても非常にわかりづらい。他者からのAさんの印象としては，「活動中，移動具上で眠っている」「移動具上から大きく頭が落ち，姿勢が崩れている」「床上で急に座位に起き上がったり寝返ったりするが，意図が理解しづらい」というものが挙げられる。なぜAさんの印象がそのようなものになったのか，またAさんは動けるのかそれとも動けないのか。「移動具上から大きく頭が落ち，姿勢が崩れている」以外は，OT介入後もそれほど大きくは変わっていない。それにもかかわらず，他者の困り感が聞かれなくなったのは，他者がAさんの「動き」に意味を見出し，印象が変わったからではないだろうか。

　そこで，筆者（作業療法士，以下，OTR）自身が今まで提供してきたOTへの反省も含め，「重症心身障害」の人々に対してOTが生活支援に生かされる可能性を紹介できたらと考え，「移動具上で大きく姿勢を崩している」という「動き」をどう変化させると印象が変化するのかという点を紹介するために協力してもらった。

⊙ Aさんの経過

　基本情報については**表1**を参照してほしい。Aさんも幼少のころは，いわゆる全般的な発達を促すために当施設の外来リハビリテーションに通った。当時のOTでは，座位の獲得，遊びを通じて快反応を導く，年齢に準じたADLへの参加などを目標にしていた。前方に急にがくんと崩れるてんかん発作の影響で，机上活動には細心の注意が払われた。くねくねとした動きが多く，上肢で支持する場面はつくりにくかった。

　集団参加が導入される保育の時期には，在宅から同市内の障害児保育専門の保育園に通い，就学を迎えてからは特別支援学校に通った。その間，各ライフステージに必要とされる活動の経験や体験を「療育」という形で提供されてきた。OTはその間，頻度を減らしながらも継続し，姿勢管理やそれぞれの活動に応じた参加の方法を提供してきた。自力で座ることも少しずつ可能になったが，いつもどこかにもたれて座っていることが多かった。

　発作の関係もあり，机上動作時以外はやや後方にリクライニングした状態の座位をとっていた。姿勢の保持は難しく，くねくねと動いている様子がみられた。

　小児領域を超える18歳以後は，学校という枠が外れたため，障害者総合支援法に基づく在宅支援，日中活動支援を曜日によって使い分けて利用していていたが，事業所での活動に参加が可能となったため，個別のOTは終了している。

表1　Aさんの基本情報

年齢・性別	20歳，女性
診断名	脳性麻痺，精神遅滞，てんかん
全身状態	健康に過ごせることが多い。覚醒を保つことが困難
日常の姿勢	床上にて非対称の独座可能であるが，ほぼ床上に臥位でいることが多い
移動	四つ這い移動をごくまれに行う。そのほかは移動具（介助型車椅子）利用
ADL	全介助
上肢機能	全体の筋力が乏しいため，上肢を空間に保持しておくことが難しい
手の機能	手をこすり合わせる，自分の顔や鼻を手背でかくなどが可能。関心をもったものに軽く触れること，持たされたものを短時間手掌に保持することが可能
視覚	覚醒状態に大きく左右されるが「見る」ことは得意。ときどき，気になるものに顔から身体ごと接近し，姿勢を崩して倒れそうになる
聴覚	にぎやかな環境はあまり好きではないのか，集団活動時に入眠することが多い。嬉しいときは，大きな声を出して笑顔になる
対人関係	特定の人に関心を示すことは少ない。自分からかかわりを求めないようにみえる
言語理解	反応を判別するのが難しい
表現	声かけや身体接触に反応することもあるが判別困難
参加	自立支援法の定める在宅支援，生活介護事業所を曜日によって使い分けて利用している

◉筆者が知っているAさん

長い時間を共有したなかでOTRの知っているAさんは，

- ●目がぱっちりした美人さん。
- ●たまに見せる笑顔がかわいい！
- ●ちょっとごちゃごちゃした感じの模様が大好き。
- ●『ウォーリーをさがせ！』（フレーベル館）のピンクのページが好き。
- ●単純なイラストよりは文字がたくさん並んでいる本が好き。
- ●カタログには好き嫌いがある（内容ではない？）。
- ●嫌なときには，ものすごく嫌な顔をする。
- ●大きな声を出し，手をすり合わせる（なぜかはわかりづらい）。
- ●自分の頭や耳をぽりぽりとかく。人から不意に手を握られるのは嫌い。
- ●移動具の中で，自分の身体を楽に維持するためのコツを知っている。
- ●最近は大きなてんかん発作はみられない。
- ●オーシャンスイング（パシフィックサプライ社）に乗るのがちょっと好き。

など，いろいろな個性を発揮してくれる存在である。この当時，月1回のOT時にも入眠してしまうことが多かった。

◉作業療法を振り返る

OTにおける目標の大きな柱として「もち合わせている機能，能力を活動の場で発揮する」を挙げ，①ハンドリングやポジショニングを基に活動しやすい姿勢を獲得し，上肢，目の活動への参加を促す，②①を基に参加の状態を「受身」から「より自発的」に変化させ，Aさんの「動き」の意図を酌み取れるようにする，といったことをしてきた。

印象を変えるために

①の姿勢に対しては，移動具で活動に参加することが多いため，座位を主に検討してきた。側彎に対し，理学療法士の提案で体幹装具を作成して生活介護事業所参加時に着用するようにしたこと，移動具の角度を調節しながら，右凸の下部，凹部への支持面をつくったことにより，OT場面では姿勢の崩れそのものは落ち着いているようにみえていた。

②については，OT場面では発作などの影響がなく，適切な覚醒レベルが保てているときには，「見る」「手を伸ばす誘導に抵抗しない」「活動中に表情の変化が豊か」といった様子がみられ，反面，来室時から覚醒が低く入眠しているときもあり，その際は，覚醒を高め次の活動につなぐことを目的としていた。

⊙作業療法再評価

「活動中，移動具上で眠っている」「移動具上から大きく頭が落ち，姿勢が崩れている」「床上で急に座位に起き上がったり寝返ったりするが，意図が理解しづらい」と生活場面からいわれていることを，「覚醒を保つために楽しい活動を用い，姿勢が崩れたら直してください」で済ませるわけにはいかない。そこで，OTの再評価を行った。情報から，①床上の自由に動ける状態と，②移動具上での状態を比較した。実際，時間帯にかかわらず，眠ってしまうことも多かった。

⊙評価結果と解釈

床上での動きを中心としたOTを実施したところ，室内がにぎやかなときもあまり気にしていない様子で，背臥位で天井のどこかを見つめながら指先をこすっていたり，急に起き上がって他者の衣服の模様を見たりといった場面が観察された。視覚誘導と体幹のわずかな介助で，室内のブランコまで寝返りで移動したが，自発的に移動したり姿勢変換したりする場面は多くなかった。介助されて乗ったブランコの揺れを楽しむことができた。

移動具上では，自分で頭を動かす，ぽりぽりと頭をかく，指を噛むなどの自発的な動きに伴って，姿勢が崩れるときがあった。

眠ってしまわないくらいの感覚情報を環境から得るために，Aさんが一番使いやすいのは「目」である。日常はそれほど動きの多くないAさんだが，床上では自分が「見たい」と思った対象物に対して，背臥位から側臥位，横座りとゆっくり身体を起こすことができる。効率よく対象物に合わせて止まれるわけではなく，場合によっては行き過ぎてしまうこともあるが，ゆっくり姿勢を修正しながらまさに「目」を対象物に近づけてくる。床上では，対象物に対してどのように身体をコントロールすれば「見る」ことができるかを，Aさん自身が熟知しているようだった。一方，移動具上では，後方にリクライニングはしているものの，頭を大きく動かすと姿勢が崩れ，自分で姿勢を戻すためには身体をどう扱えばよいのかわかっていない様子だった。

このような姿勢の崩れの経過に対し，個別のOTの場面では状況を見てすぐにOTRが対応できるが，事業所のような集団の場面だと他者がAさんのみに対応できるわけではない。そのため，「興味があったから見るために頭を乗り出したが，戻れないから姿勢が崩れた」という過程は理解されず，「姿勢が崩れる」という印象になるのではないか，また入眠してしまうことについては「苦手なことから逃げることができないから覚醒を下げる」「好きなことに近づけないから覚醒が下がる」など自分の状態を表現できず，自分から活動に参加するための（あるいは回避するための）動きが保障され

Ⅱ-1

移動すること，動き出すこと

97

ない「座位」が，Aさんの活動参加を制限して「眠ってしまう」現象を引き起こしているのではないかと考えた。そこで，Aさんは，本来動きをもっているがその動きをうまく移動具上で発揮できないことが，困っている点であると解釈した。幸いにも，移動具の中で落ち着ける方法もわかってきている。そこで，Aさん自身に動いても戻れるということを学んでもらうよう提案した。

◉ **練習の経過**

　事業所での活動には移動具上で参加することが多いため，今までと同様に移動具上の座位において積極的に「見る」ことができることを目標にした。

> ①ヘッドレストへの気づき：移動具上の座位では体幹装具を着用するため，比較的体幹のアライメントは保障されるが，頭部の保障が難しかった。そのため，ヘッドレストを活用した。頭部を動かして自由に「見にいく」にはヘッドレスト上に頭を保持しておくことは非効率的であるため，ヘッドレストは戻ってくる場所という位置づけとした。そのときどきの座位の状態によって，ヘッドレストの位置を変えたり取ったりして対応したところ，ヘッドレストは「見にいかないときには留まっている場所」という学習ができ，ヘッドレスト上に頭が乗っていることが増えた。
> ②ヘッドレスト上での動き：ヘッドレスト上で頭部の保持が可能になると，眼球のみで追視するような様子がみられるようになった。

　ここまでを，移動具の角度をやや倒した状態で実施した。

② ビデオでの評価

◉ **今回のテーマ**

　通常，筆者は自分の臨床の様子をビデオで撮影することはない。自分が実践している最中に感じたことと，映像で観えるものが異なるような気がするからである。自分が感じ取ったことは映像には残らないが，映像には自分が感じ取れなかったことが残ることも事実である。また，映像で対象者の変化はみられても，自分がしていることが細かすぎてみえず，確かに感じた手からの感触などが映りこむはずもなく，ただ，大げさな声かけだけをしているようにみえることが多く，幻滅することも少なくない。今回はAさんを自分の直感や，Aさんと自分とのやり取りのなかでの文脈だけでとらえるのではなく，それが本当なのかを映像を通して評価することにした。

　Aさんはこれまで OT のなかで，ヘッドレストを自分の頭部の動きの枠組みに使えるようになってきたため，移動具の角度を少し起こし，①ヘッドレストを参照枠として頭部の保持ができるかどうかの様子をみる，②リクライニング角度の変化に伴う頭部のアライメントと視線の変化への対応の観察，③「自発的に見る」から「触れる」ことへの転換を意識して，手への気づきを促すために姿勢を崩さない程度に上肢を誘導する，という3点を狙いとした。

　環境は集団場面と同様に，ややにぎやかな空間の OT 室とした。使用する道具としては，働きかける力が少なくても Aさんに視覚刺激の変化がわかりやすい玩具（以下，ジャラジャラ）を用意した。覚醒レベルが落ちてきたときには，床上に移動してブラ

ンコに乗り，自分からの意思の表出をねらいとした活動に変更することにした。

● 活動の評価
作業療法開始の場面
　施設内の生活介護事業所に迎えにいくと，移動具上でばっちり目を開けて待っていた。
　移動中から周囲の様子をうかがい，よい感じの反応が多かった（**図1**）ので，移動具の角度を上げることを提案した。このとき，OTRの動きを目で追う様子がみられたが，頭部の回旋ではなく頸部を伸展するような方法だった（**図2**）。
　移動具の角度は詳細に設定されているわけではなく，介助者がAさんの様子や活動時の必要に応じて変化させる。体幹装具は着けていた。角度の変化に対応することが難しいときは頸部を反らすことがあるが，その動作はみられなかった。介助者により移動具に乗せられているため，座らせ方によっては角度を上げると骨盤が後傾し，臀部が滑り出たような状態になるときもあるので，下肢もチェックした（**図3**）。
　OTRの動き，声かけ以外にも，鳴ってしまった内線電話の音や，その他の周囲の音・動きに目を向けていることが観察された。手，足，口の自発的な動きがあり，自分が向きたい方向に視線を動かすことができているが，まだぎこちない感じであった。会話内では，文脈に見合った視線の移動（**図4**）や頭の動きがみられた。ぎこちないながらも自分の身体を動かせていること自体をよしと評価した。Aさんには直接言葉で伝えていないが，いつも以上にハイテンションなOTRの言葉掛けや褒め言葉に，若干引き気味なAさんの表情が垣間見られた。

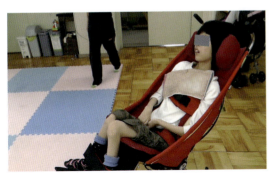

図1　周囲の様子をうかがっている場面

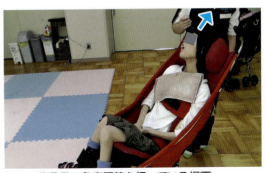

図2　移動具の角度調節を行っている場面
頸部の伸展動作により，OTRの動きを目で追っている

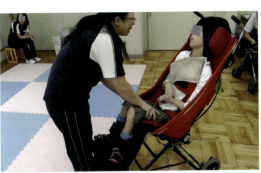

図3　OTRによる下肢の姿勢チェック

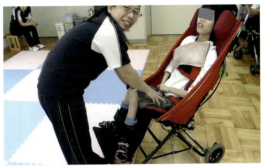

図4　会話の文脈に見合った視線の移動

活動準備の場面

　OTRが活動準備を告げると手が上がる（**図5**）。会話との関連はわからないが，このようなことは珍しい。OTRがAさんから離れて1人になると頭がヘッドレストから離れそうになるが，元に戻すことができた（**図6**）。このとき，周囲の様子に注意を向けているのか眼球に意思があるようにみえた。実際に，視線の先で行われた活動を追っているような眼球の動きがみられた。眼球の動きに伴うヘッドレストへの頭部の押しつけはみられるが，ヘッドレストの抵抗感を頼ることで，頭を元に戻せているので現段階では，よいと評価した。

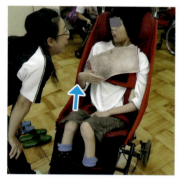

図5 OTRが活動準備を告げると手が上がった

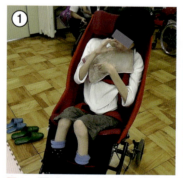 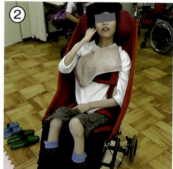

図6 頭がヘッドレストから離れそうになるが元に戻せた場面

ジャラジャラを使用した活動の開始 －左右への動き－

　OTRが活動準備からAさんのもとに戻っても違う空間を見ているが，ジャラジャラという音で視線を物へ移した（**図7**）。今までの流れのなかで，頭部の伸展が減り，視線の先が最初よりやや下がっていくのがわかる。ジャラジャラの活動への構えが出てきたと判断した。

　左右に動くジャラジャラを「見る」ためにヘッドレストを支えにし，眼球のみを左右に動かすことが可能になっているが，下方に移動したジャラジャラを追って視線を落とすには，この姿勢では眼球の動きだけでは難しく，頭部のアライメントをやや屈曲方向に修正する必要がある。しかし，ジャラジャラの移動速度に合わせた効率的な頭部の修正は難しく，Aさんはジャラジャラが完全に下りてから視線を落とし，下顎を引いて見にいっていた。この動きから，Aさんは下方向に視線を動かすための頭部の動きに不安を感じていると考えた（**図8**）。

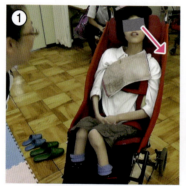 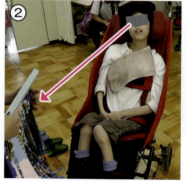

図7 OTRが戻っても違う空間を見ていたが音に反応した場面

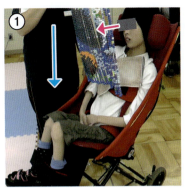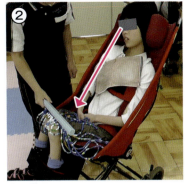

図8 ジャラジャラの動きに応じた視線の動き

　この後，視線は下方に下がり，しばらく様子をみるが表情が開始時よりもよくなく反応が受け取れなかったため，「もう1回」と指と声かけで伝えて続けた。その後は，ジャラジャラがどんと膝の上に落ちると小さいながらも手や足を動かしてくるため，「嫌だとしても伝達の意思ありでよい」と判断し，さらに続けた。覚醒レベルが下がりながらも，視線が下がることからよしとし，ジャラジャラの動きを変更した。

・遠近方向へのジャラジャラの動き
　ジャラジャラの動きを遠近方向に変更し，やや速く動かした。眼球の動きが輻輳(ふくそう)にならないことから，ジャラジャラを全体的に大きくとらえていると判断した。速いスピードで動くジャラジャラが，顔のすぐ側へ接近することに対して不機嫌な表情（**図9**）になるのは，嫌なことを表現していると解釈した。顔の寸前で止めるとほっとする感じにみえ，状況をキャッチできていると判断した。「うぉー」という発声もあり，おそらく不快の表現か？　と考えるが，ジャラジャラが下方，手の上に降りたときのジャラジャラの見方に，自発性を感じた（**図10①**）。手の動きは少し出ているが，大きな変化はない。

　ジャラジャラの動きを上方に変えると眼球だけではなく，頸部の伸展も伴った（**図10②**）。Aさんの動きで特徴的なものである。ゆらゆらと揺れるジャラジャラに合わせるかのように右の指が細かく動いていたので，右手を誘導した。Aさん自身の細かな指先の動きに意味があると考えると，その動きの邪魔にならないように上肢を誘導することが最優先となる。Aさんがこの場面で一番望まないことは，姿勢に不安

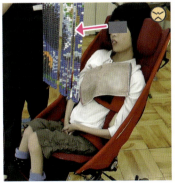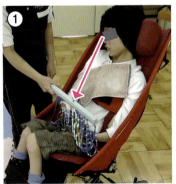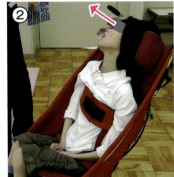

図9 ジャラジャラが接近して不機嫌な顔になった
図右上の顔アイコンは，Aさんの表情を表している（以下，同様）

図10 ジャラジャラの移動に伴う視線の動き
①：ジャラジャラが下方に動いたときの見方
②：ジャラジャラが上方に動いたときの頸部の伸展

を感じることだと考え，Aさんの重心が変わらない範囲でのリーチと，上肢の自重を感じつつもコントロールできている様子を感じてもらえるよう誘導した。

ジャラジャラを手に持つ

　ジャラジャラを持つこと自体には思ったよりも拒否がなく，手をジャラジャラの持ち手に合わせてきている（図11）が，肘が伸展していくことに不安があるのか？と考え，距離を調整する。不穏な表情の後，自分から触れにきて頭部が前方に落ちそうになったが，自分で戻ることができた（図12）。この後，手の誘導を行うが，肘を支点にした動きに切り替える。笑顔がみられたり，「見て確認している」ようにみえた（図13）。抵抗を感じた時点で終了とした。

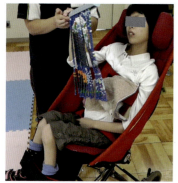

図11 手をジャラジャラの持ち手に合わせてきている場面

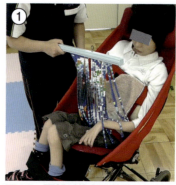

図12 頭部が前方に落ちそうになったが自分で戻ることができた場面
①：自分からジャラジャラに触れにきて，頭部が落ちそうになった　②：頭部を自力で戻すことができた

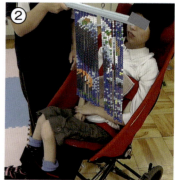

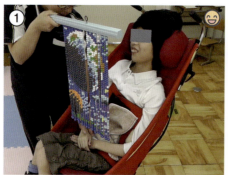

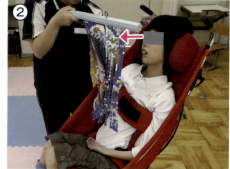

図13 笑顔や「見て確認している」ような様子がみられた場面
①：笑顔がみられた　②：「見て確認している」ようにみえた

指にジャラジャラをからめる

　その後，指にジャラジャラをからめて揺らす活動は，自分も参加している感があるのか表情に変化があるが，今ひとつ読み取れなかった。
　ジャラジャラに飽きている感はあるが，執着するOTRに付き合ってくれるAさん。「しっかりと見にいく」に変わっていた。眼球運動の範囲を超え，頸部がついていく左右の違いが顕著であった。きれいな回旋ではないが，ヘッドレストを頼りにかなり右側へ向くことができる（図14①）。逆に，左方向へはどう動いたらよいのかわからない表情をしていた（図14②）。このあたりは「見るために身を乗り出して，元に戻れなくなる」こととつながるかもしれないと思い，特に左側からの視覚情報へのAさんの

気づき・動きを，頭が落ちないぎりぎりの状態でサポートすることを繰り返すなかで，Aさん自身も，左側に移動できる頭の位置を確認できたようにみえた（図15）。

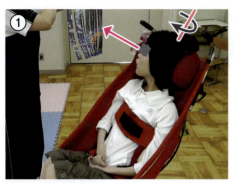
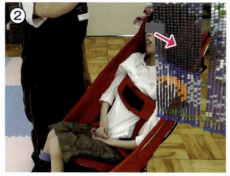

図14 頭部の左右への回旋
①：右回旋　②：左回旋

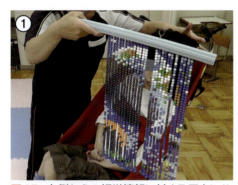
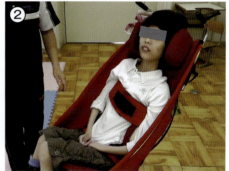

図15 左側からの視覚情報に対する反応において頭部がヘッドレストから落ちない限界の位置
①：頭が落ちないようにサポートした

ジャラジャラを膝の上に置く

　Aさんの膝の上にジャラジャラを置いて，OTRがその場を去った。Aさんは膝上のジャラジャラをじっと見ながら，手や足をもぞもぞと動かしていた。「やりたい」か「邪魔」かの判断は難しいが，自分から動くことでかかわっていることが上出来と判断した。周囲からの聴覚刺激がかなり大きいが，そこには注意を向けず，ジャラジャラとかかわろうとしていた（図16）。

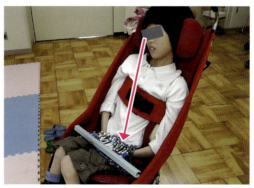

図16 膝の上のジャラジャラにかかわろうとしている場面

3 振り返り

　今回の目標であった移動具の角度を起こした状態での頭部保持については，正しいアライメントとはいえないが，前方や下方を「見る」ための視線の移動はヘッドレストの枠の中でうまくできるようになっている。頭部がヘッドレストから外れてしまった場合でも，視覚刺激の誘導があると元の位置に戻せる確率が高い。Aさんが自由に環境を見回している場面でも同様だったため，姿勢保持のために眼を固定する方法も学べているのではないかと考えた。

◉ 視線について

　視線については，ジャラジャラ誘導当初は，ジャラジャラが落ちてから視線が下り，その後，頭部が屈曲するといった，ややぎこちない動作であったが，少しずつ頭部の動きがついていくようになった。視線を下方に落としておくことは可能になり，机上での手の活動への準備に向かっている（**図17**）。以前のヘッドレストでの学習と同じように，机自体が身体の動きを支える役割をもっていることにも気づいている。

　覚醒レベルが下がっているような状態でも，ジャラジャラが視野に入ってくると目を見開き，瞬きもしないような状態で，ジャラジャラを見ることが，よいのか悪いのかの判断はつきかねる。今回の様子だけでは活動を無理強いをしているようにみえるが，いつも入眠してしまうAさんが，身体全体を使って「見に」きたり「逃げようと」したりすることに意味があるように思い，活動を続けた。

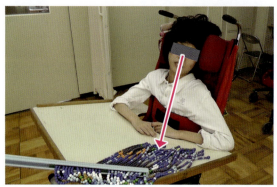

図17 視線を下方に落としておくことが可能になった

◉ 頭部の位置

　開始時は，比較的ヘッドレスト上に頭部が落ち着いていた。頭部の伸展がみられ，下顎が上がっていった。視覚情報や聴覚情報を定位して周囲を見回すが，ややぎこちなさがあった。ジャラジャラを利用して小さな追視を促すと，眼球のみでじっと見つめる。下方への追視に関しては，ジャラジャラが下りてから視線が下がり，下顎が引けるといった「見に行く」動作が，ぎこちないながらも，みられるようになった。下顎の位置が決まってくると，下方への視線の移動もスムーズになる。また移動具上，やや上方だった視線の位置も下がってきた。ジャラジャラの遠近方向の移動では，接近するものに対して逃げられない状況になると，眉間にしわを寄せるなど距離感の不快さを表現した。眼球の動きが安定してくると，ぎこちなかった頭部の動きがついてくるようになった。

　これらからいえるのは，Aさんは「見る」ことを「したい」と思っているし，そのためにはどうしたらよいかを学べる力もあるのではないか，ということである。ただ，自

印象を変えるために

分一人の力ではそれをかなえるのが難しく，Ａさんを援助してあげたいと思っている他者も，「活動させてあげたい」という思いはあるが，日常生活のなかでの活動はあまりにも複雑で，Ａさんがそのなかで学びを重ねる時間ももてない。しかし，学びの目的を明確に体験できる，簡単で楽しめる活動の提供ができるのがOTRであると考える。

　OTRが今の時点でいえるのは，OTの時間にもっとＡさんが楽しく学べるように用意することから再度始めよう，ということである。「見る」ことに関していうと，Ａさんは覚醒が低くぼーっとしているときに，左眼球が外転していることがある。刺激が入るとその方向に眼球を戻すことができるが，両眼視はしっかりできているだろうか？左目が見えにくいことで右目を使って見にいくが，頸部の回旋をつくれずに側屈するような見方が固定されていたことも，側彎に結びついていたのではないだろうかと考えると，まだまだやらなければいけないことは多くある。今回のＡさんへのOTで気づいたことはたくさんあった。「Ａさんのできることは……，好きなことは……」といった評価ではなく，「Ａさんは自分がしたい（見たい）ことをするために，こんなこと（対象物をとらえて自分で頭の位置を決める）ができる」ということをＡさんの小さな動きから見出すこと，Ａさんの希望をかなえるために好きな玩具や刺激を一方的に与えるのではなく，また，活動にＡさんを合わせるのではなく，Ａさんが自分の意思で能動的にかかわれるように「動きをサポート」すること，OTRが大切にしているそれらの視点を生活場面での援助者に実際の活動を通して提示することで，Ａさんに対する周囲が感じる印象は自ずと変化すると考える。

◉その後のＡさん，Ａさんからの学び

　前述までのことから，Ａさんの自由な動き，特に好きなものを追視してきたことに，上肢の参加がしやすい設定をつくっていった。机を設定する，見やすい場所に物を置くなどのほかに，前腕の下に広く支持面をつくり，たどっていくと物に触れられることや，肘を支点にし，空間で手指がフリーになることで物の動きをつくり出せることなど，Ａさんがもともともち合わせていた動きを，Ａさんの視野のなかで行える工夫をしていった。

　Ａさんの動きが引き込みの方向に入ったら，少し支持面を広げ，接近の方向や運動の広がりがみられたら，完全に身体（姿勢）が崩れないようＡさんの身体に働きかけながらサポートを行った。繰り返しのなかで，Ａさんは自分が能動的に物にかかわれる身体の位置や動きを学び，少しずつではあるが，物の変化もつくり出せるようになっていった。同時に，覚醒レベルが低い状況でもそれらをOTで提供しているなかで覚醒レベルが上がっていくことが増えた。ジャラジャラを見せても身を乗り出さず，カタログを見せると「これをしたかった」と自分で選択しているような行動もみられるようになった。

　ADLやコミュニケーション能力が大きく変わったわけではないが，Ａさんの動きはよりアクティブになっていった。Ａさんが子どもの頃にOTで行っていた，「姿勢を保つための練習」としてのやり方よりも，Ａさん自身がやりたいことを伝え，できるようになっていたように思う。

◉重症心身障害の人への作業療法

　今回も含め，筆者が行う重症心身障害の人へのOTは，活動しやすい状態づくりから始める。今回は「見る」ことにこだわったが，Ａさんのように筋緊張が低く，覚醒が低い人に対しては，床上で身体に触れることを行う。表面上の筋肉の触感は軟らかく

Ⅱ-1

移動すること，動き出すこと

ても，硬めに姿勢を保持することに懸命になっていたこともあり，肩甲帯周囲に運動を誘導しにくい感触がある。まず，この状態を緩め，手掌や指先への活動の参加を促す。楽しく活動に参加するためには，決して正しいアライメントにすればよいわけではない。そのため，重症心身障害の人には，身体にしっかり触れる機会を意図的につくるようにし，感覚をきっちりと受け止められる身体の準備が必要である。とはいえ，変形してしまった身体は戻せないし，急に何かができるようになるわけではない。

　形式的にその場にいることが「参加」ではなく，自分なりに可能なことをその場でかなえることが「参加」だと考えると，「この距離で，これを提示するとしっかり見ることができる」「ここからは頭が戻せるので，その前に声かけしながら，この絵（玩具）を見せるとよい」など，OTで見つけた小さな助言が，その人自身に気づきを与え，その人の変化が他者のかかわりを変える可能性は十分にある。

　重症心身障害の人への取り組みには個別性が必要である。重症心身障害の人々も，生活のなかで各々がさまざまな体験を積み重ね，その人独自の生き方があるからだ。今現在も，生活場面からなんらかの情報を受け取って生活している。しかし他者には，彼らが情報をどのように受け取っているか解釈しづらい。「集団活動の時間に眠ってしまう」人に対して，「覚醒が低い」と決めつけていいのだろうか？　「何も感じていない」「関心がない」という言葉で片づけていいのだろうか？　例えば，周囲からの刺激が大きすぎてシャットダウンしているのでは？　自分のできることと乖離した活動に興味を持続できないのでは？　といった解釈をして，刺激量を調節してみて「眠らない」ことを選択できるようになるのであれば，印象や対応は十分に変えることができる。

　自分の目の前に存在する対象者を解釈するうえで1番大切なのは，評価者に都合のいい情報の拾い集めではなく，今現在，対象者が何を思い，何ができ，何に困っているのかを知ろうとすることだと考える。今回，筆者がジャラジャラを使用しているのは，Aさんがジャラジャラに興味をもち，なんとか自分からかかわりをもたせようと考えているからであり，重症心身障害の人だからこれでしか遊べないとか，意味のない刺激をむやみに入れてジャラジャラを渡すふりをしながら姿勢コントロールの練習をしているのではないことは，声を大にして伝えたい。Aさんの「できた！」の姿がOTRの「やった！」にリンクし，「みんな見て！」に広がっていくのだと考える。印象が変わっていくのは，そんな輪の広がりなのではないだろうか。その広がりの源に関与できるOTという仕事には，とても重要な意味があると思う。

④ おわりに

　発達領域のOTを20余年続けているなかで，学生時代に講義や文献からは学び得なかったいろいろなことを，担当させてもらったお子さん，親御さんたちから学ばせてもらった。その学びの一つに，あくまでも私見であるが，子どもの「動き」は，周囲の大人や環境からの反応によって「行動」に変わっていくのではないかという考えがある。ここでいう「動き」は，「身体の動き」「心の動き」の両方を意味する。例えば，まだ言葉をもたない子どもの手足がばたばたと「動く」ことに，他者が「機嫌がよい」と意味をつけ，笑いながらあやすことによって，子どもの欲求が満たされる。そして，再度，子どもが大人からの反応を得るために，手足をばたばたするようになる。そして，子どもはまだ言葉をもたなくても，自分の手足を自分の欲求を満たす道具として使うようになっていく。あくまでも一例であるが，このような細かな連鎖が日常的に多種多様

印象を変えるために

に生じ，一つひとつの「動き」が意味をもつ「行動」に変わるのではないか。その際には，状況に応じた賞賛や叱責など，感情面へのフィードバックも加わり，実際に「行動」しなくても「言葉」でイメージを共有し，相手を「動かす」ことも可能になっていく。つまり，人間の特徴といえる「歩くこと」「言葉を使うこと」「道具を操作すること」の原点は，そんな風に始まっているのではないか。だとすれば障害というハンディを負った子どもは，運動の表出方法の影響で，その「動き」が他者に見出してもらえなかったり自分の欲求と違う意味づけをされたりすることで，「行動」に変えられない側面もあるのではないだろうか。そう考えると，「動き」を見ること，知ることは，重要な評価項目だといえる。だから筆者は，子どもの自然な動きを見ることに時間をかける。この点は，運動障害系，行動障害系とも同様だと考えている。

重症心身障害の人々は，その「動き」の意味を他者にきちんと伝える術がないことで「行動」としてとらえてもらえないのではないか。今回登場してもらったＡさんも，二十余年を生活して何度もＯＴを受けてきた。幼少児には泣いてしまうこともあり，母親がそばにいても，泣きながらでも続けることに意味があるものとしてそのままＯＴが続けられたり，ＯＴ時間内に寝てしまうのはいけないことだと，身体を揺すられたり鼻をつままれたりして起こされる場面もあった。もっと早い時期に「泣く」のにも「寝る」のにも心の「動き」が伴い，その心の動きをＡさんが「行動」で表現していることを，ＯＴＲが肯定的にとらえていることを母親に伝えれば，「泣く」「寝る」がＡさんの選択した「行動」として認められたのではないか。「泣く」のも「寝る」のも，そのときにその行動を選択した動機がＡさんにあり，なぜそうなのかを周囲の大人の解釈だけはなく，たとえＡさんの表出が理解しにくかったとしても，Ａさんに「原因を聞く」「解決策を共有してみる」など丁寧に積み重ねていれば，Ａさんの行動が今と同じだとしても違うように見えていたのではないかと考えてしまう。

「泣く」「寝る」までの過程を，母親とのかかわり，環境への気づき，Ａさんがもち合わせている動きなどから，生活やＯＴの文脈でみていくと，泣く→環境の変化に気づいている→以前よりも周囲を理解できている，というように，同じ「泣く」という「行動」に出くわしたときにも，「不快を示している」だけではなく，「こういう理由を表現する方法として『泣く』を利用している」ということを，Ａさんや母親と共有できる。そうすると，「泣く」は「いけないこと」ではなく「伝える手段」として解釈される。Ａさんが「伝える手段」として「泣いて」いることが肯定され，ＯＴＲや母親の行動が変わることで，Ａさんのなかにも「伝わった」達成感が積み重なる。「伝える手段」として選択できる方法を，機会に応じて相互に試行錯誤を重ねることで，「泣く」以外の伝達手段に移行していくように思う。

だからこそ，自然な動きを解釈することによって本人だけではなく周囲の人々にも幸せを提供するＯＴは難しいが，その道を選ぶべく導いてくれた，未熟な筆者に出会ってくれたＡさんをはじめすべての人に感謝の意を示し，終わりとする。

個別活動であるＯＴの時間に覚醒レベルの準備や活動に対するかまえや身体のコントロール，物への働きかけなどができるようになり，事務所での活動の参加が増えていったＡさんはすでにＯＴを卒業しているが，久しぶりにお会いしたＡさんの母親に，改訂第2版の知らせと原稿をみせると，隣にいたＡさんが，移動具からグッと身を乗り出してきてくれた。

（森　祐子）

107

3 だっこから学ぶ，だっこで育てる

1 はじめに

　子どもは遊びながら身体を動かし，動きを感じ，動いている自分の身体を見ることで身体の地図（身体図式）を育てていく。今回紹介するAくんは重度の痙直型の四肢麻痺児で，見る力は光の明暗がわかるくらいである。四肢麻痺の彼は，自由に動くこと，自分の身体の動きを感じることが難しく，自分の手も見たことがない。彼の身体図式が私たちの身体図式とはかなり違うことは想像できる。彼は自分の身体をどう感じているのだろうか。あいまいな身体図式の彼は「家族のだっこ」を通じて，この世界を理解し育ってきた。「だっこ」が彼の育ちに与えた影響を学び，作業療法（以下，OT）を提供する視点を探る。

2 事例紹介

　本項で紹介するAくんの基本情報を**表1**に示す。当院各種サービスを1歳時より利用し，就学後は外来でのOTを継続している。

表1　Aくんの基本情報

年齢・性別	12歳（特別支援学校6年生），男児
診断名	脳性麻痺，痙直型四肢麻痺
出生歴	・在胎35週，2,884gで帝王切開。重症仮死の状態で出生 ・肺出血，呼吸不全，心房中核欠損，水頭症を合併 ・人工換気，交換輸血，光線療法，胃瘻造設などさまざまな医療的なケアを受けた ・臨床像（**図1**）：GMFMレベルⅤ。ADLは全介助 ・誤嚥の危険性が高いため，胃瘻による栄養摂取を行っている。唾液の誤嚥もみられ，背臥位ではむせを引き起こすことがある ・視覚機能は明暗がわかる程度 ・聴覚の理解は良好。声で人の判別ができ，「頭を上げて」などの簡単な言語指示も理解できる ・脊柱，上部体幹，股関節，膝関節の可動域制限があり，成長に伴い強まる可能性がある。上部体幹の可動域制限は，むせなどの呼吸機能の障害による影響も大きい。痙攣発作のコントロールも難しく，筋緊張を強める方向での発作がみられている。股関節は幼少期より脱臼状態にあるが，痛みはみられない。脊柱側彎（腰椎部左凸，胸椎部右凸のダブルカーブ）が進行する危険性は高い
成育歴	生下時から不眠状態が続き，家族が入れ代わり彼を抱きながら入院生活を続けた。特に呼吸が安定せず，自分の唾液でむせが起きたり眠るのが難しいことなどから，退院後も2歳くらいまでは常に両親がだっこしての生活が続いた

GMFM：gross motor function measure（粗大運動能力尺度）

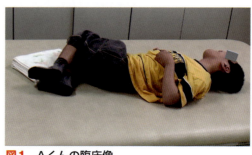

図1　Aくんの臨床像

3 椅子に座らないAくん

　乳児期からだっこでの生活が続いたAくんは，3歳になってもだっこ以外の姿勢設定への適応が進まなかった。OTの場面では簡便な椅子に座って遊ぶこともできた。しかし，家庭では，同様の設定では難しく母親がそばから離れると，むせることで母親をよぶように感じると言われた。長時間の座位保持は困難でも，短時間の姿勢保持能力はあると評価したが，その姿勢設定を日常生活に導入することは難しかった。OTの時間で行えたことが，家庭では実用的にならなかった。

● 座れない？　座らない？（図2）

　視覚障害があり，首と体幹のアライメントが少し崩れると唾液が気管に流れ込んでむせてしまうAくんにとって，だっこから離れることは想像以上に不安を伴うのかもしれない，座れないのではなく座らないのではないかと考え，Aくんの困難さを次のように整理した。

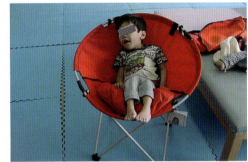

図2　座れない？　座らない？

① 運動障害による随意運動，姿勢保持の困難さ
② 運動障害，視覚障害による偏った身体図式（body schema），未発達な身体像（body image），「座るとむせる体」といった身体概念（body concept）の認識による不適応
③ 視覚障害により環境理解が困難

　このような課題に対してAくんの運動機能の改善を図り，身体概念の変化を促すように取り組んだ。

COLUMN

子どもにとって意味ある機能としての姿勢設定（Bくんの場合）

　椅子などの姿勢保持具への適応を嫌がる子どもは多い。Bくんの場合，親は育児を行いやすくするために，作業療法士（以下，OTR）は姿勢の管理のために，生活場面への椅子の導入を検討した。しかし，Bくんは椅子に座ることを嫌がった。Bくんにとって「椅子に座ること」は「家族が近くから離れてしまう」ことを意味した。大人にとっては意味のある機能であるが，Bくんにとっては望ましくない意味をもつ機能であった。

　Bくんが「座ること」に望ましい意味をもてるよう検討した。揺れる椅子を導入し，座って揺らして遊んでもらう（図3），座るときはテレビをつけてもらう（図4），好きなお出かけ時のバギーやカーシートから練習する（図5）など，「座ること」がBくんにとって意味ある機能になるように家庭で取り組んでもらった。その結果，座位の生活への導入が行えた。姿勢設定も大切ではあるが，子どもの視座で考えることの重要性に気づかされた。

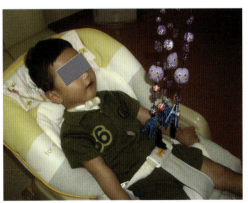

図3　揺らしてもらって遊ぶ

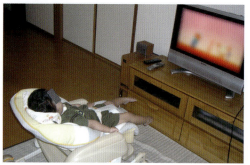

図4 座るときはテレビをつけてもらう

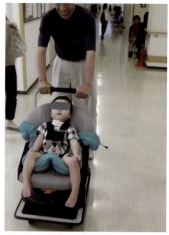

図5 カーシートに座る練習

4 座る機能を育てる（定型発達から学ぶ）

●定型発達の分析

　座位を獲得するには，頭部の空間でのコントロール，体幹の抗重力伸展活動，股関節と体幹の分離運動，上肢の支持などが必要である．定型発達では，子どもは遊びを通して質，量ともに豊富な感覚運動経験を蓄積し，これらの機能を獲得していく．運動障害をもつ子どもが自発的にこれらの機能を経験し，獲得することは難しい．OTRは子どもの感覚運動の評価を行い，生活のなかで経験を積み重ねることができるように，支援者に活動や援助方法を提案する必要がある．

　Aくんの場合は，いくつかの姿勢設定を家庭や保育場面に提案しながら，座る力を育てた．

> ① 腹臥位（図6）：頭部のコントロール，脊柱の伸展活動を育て，下肢で身体を支えることを経験できる姿勢である．唾液の気管への流れ込みを防ぎながら，脊柱・胸郭や股関節の運動性，呼吸機能の向上を促すことができる．
> 日常生活では背臥位（背面支持）の姿勢が多くなりがちなので，下顎の後退や舌根部の沈下による上気道障害を起こしやすい．腹臥位は，それらを予防できる姿勢でもある．
> ② 側臥位（図7）：視野に手が入りやすく手で遊びやすい姿勢である．唾液の気管への流れ込みも防ぐことができる．側彎に対しても有効な姿勢である．
> ③ 介助座位（図8）：頭を空間で保持すること，肩甲帯で頭部を支えること，下肢で支えて体幹を抗重力的に持ち上げる運動を行いやすい．重度の子どもの場合は，将来的に机やベルト，クッションで体幹の支持を助ける姿勢設定が予測されるので，頭部の重さを支えることができる肩甲帯の支持性を，時間をかけて育てる必要がある．
> ④ 介助立位（図9）：頭を空間で保持すること，足底で身体を支えること，身体を空間で安定させることを経験し，バランス能力の向上を図ることができる．

　これらの姿勢と姿勢への変換を，OT場面で練習し，日常のだっこや生活のなかで繰

だっこから学ぶ，だっこで育てる

り返し行えるようにしていく必要がある。より多くの量を行うために細かな姿勢保持具の設定も必要であるが，基本的な方針が支援者と共有できれば，身近なクッションや家具の応用で実現できる（**図10**）。

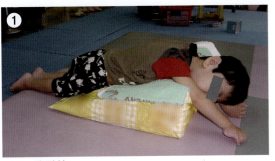
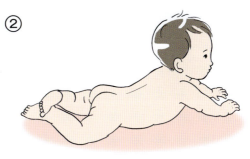

図6　腹臥位
①：Aくんの腹臥位　②：定型発達の腹臥位

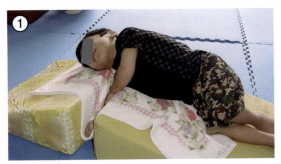

図7　側臥位
①：Aくんの側臥位　②：定型発達の側臥位

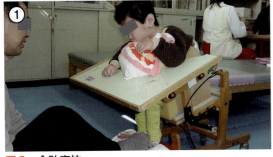
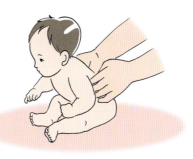

図8　介助座位
①：Aくんの介助座位　②：定型発達の介助座位

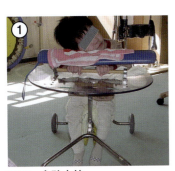
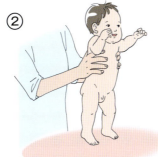

図9　介助立位
①：Aくんの介助立位　②：定型発達の介助立位

Ⅱ-1　移動すること，動き出すこと

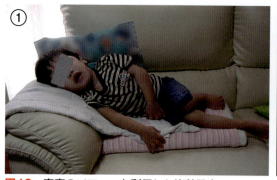
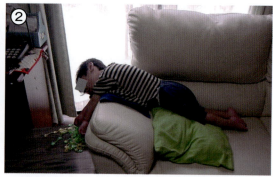

図10 家庭のソファーを利用した姿勢設定
①：側臥位　②：腹臥位

> **COLUMN**
>
> **Aくんがだっこ好きな理由**
> 　本項目をAくんのを母親に読んでもらったときに、「むせない以外にも、だっこが好きな理由があるような気がする」との話が出た。家族は生下時から体に触れ、頭をなでてだっこをしてきたそうである。入院した病院にはNICUがなくICUに入室していたので、家族も在室しやすく、また子どもも少なかったので多くの看護師にだっこされる機会があったようである。母親は、早期から多くの人に体を触れられていたことが、今でもだっこが好きな理由のような気がすると言っていた。NICUの環境調整の重要性は多数報告されている。Aくんの場合、ICUでのだっこが快適な環境となり、人から得た触覚や前庭感覚入力の心地よさが、今でもだっこが好きで人が好きな子どもに育っている背景かもしれない。

● 感覚運動経験の蓄積

　機能を獲得するためには感覚運動経験の質と量が重要である。運動障害をもつ子どもは、発達に必要な感覚運動経験の絶対量の不足が否めない。そのような子どもにとって、だっこは発達に必要な感覚運動経験を積み重ねることができる貴重な場面である。だっこが子どもの発達を促す有効な場面であることを、家族を含めた育児チームの共通認識となるよう働きかける必要がある。

　Aくんにとっても、だっこは座位機能の発達を促す多様な感覚運動経験を蓄積できる貴重な場面になった。だっこのなかで、側臥位から腹臥位、四つ這いの姿勢変換のシークエンスを、運動感覚遊びとしてゆっくり行った（図11）。家族にも繰り返し目にしてもらうことで、家族も姿勢変換を遊びとして行うようになった。日常的に繰り返されるだっこのなかで、座位に必要な機能の発達を促していくことができた。

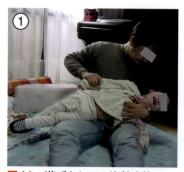
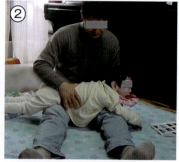
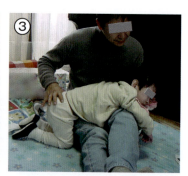

図11 遊びとしての姿勢変換
①：側臥位でのだっこ　②：側臥位から腹臥位へ　③：四つ這いで遊ぶ

5 器具への適応能力を育てる（だっこから学ぶ）

● だっこを器具に

　日常的に多くの姿勢と姿勢変換を繰り返し行い，関節の運動性・支持性の向上も進み，姿勢設定の多様性もみられるようになったが，移動手段としてのバギーを利用することはできなかった。困り果てたときに，家族が日常的に行っているだっこの姿勢と感覚（Aくんが感じている，だっこされている感覚）を，バギー設定に置き換えることを試みた。父親はAくんが唾液でむせないように，後方よりAくんの体をやや右前方に傾けてだっこしているように見えた（図12）。前方に傾き不安定になる頭部を，側方から父親が腕で受け止めており，Aくんは自分の頬で支えられている感覚を感じているように思われた。

　そこで，バギーの背の角度をやや起こし気味にし，体幹は軽度屈曲位で設定した。父親の腕をイメージし，アルミ針金にタオルを巻きつけ軟らかいが支持性のある面となるよう形状を設定し，バギーの後方からAくんの頭部側方を支持するように取り付けた。細部の修正を繰り返し，バギーの実用的な使用が可能になった（図13）。

　Aくんは乳児期より，家族のだっこのなかで成長してきた。さまざまな抱き方が生活のなかで繰り返し行われ，家族とAくんにとっての快適な抱き方が育児のなかで淘汰され，選択されてきた。重度な子どもほど，快適なだっこの選択肢は限られる可能性がある。その家族と子どもとの関係性のなかで結果的に選ばれただっこには，偶然ではなく必然的な理由が背景にあると考える。OTRがその背景を分析できれば，実用的な機能提供のヒントをもらうことができるかもしれない。

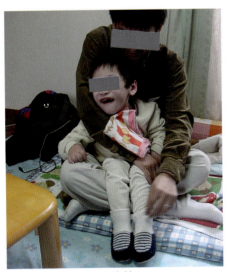
図12　父親のだっこ姿勢

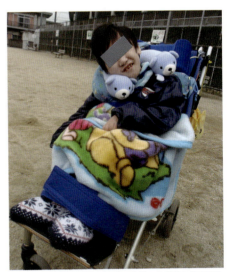
図13　父親のだっこをバギーに置き換える

COLUMN

アルミ針金の利用

　盆栽用のアルミ針金（太さ4.5mmのものをよく使う）を透明のビニールチューブに通して100円ショップのプールスティックに通せば，ポジショニングの材料として利用できる。先端はビニールキャップで保護する。ビニールチューブにアルミ針金を通すときは，チューブ内にシリコンスプレーを吹きつけると楽に通せる。安価で作成できるので便利である。Aくんのバギー（図13）やBくんのカーシート（図5）にも使用した。これらの材料はホームセンターで購入できる。

◉ 多くの人のだっこ

　Aくんは就学ごろから訪問看護ステーションを利用するようになり，複数の支援者が彼を援助するようになった．Aくんの抱き方を支援者に伝えたが，同じように情報を提供しても，かかわる人によって抱き方はさまざまで，その抱き方の違いにAくんが対応していく様子がうかがえた（図14）．また，抱き方が快適でないときには，Aくんが筋緊張などで不快感を伝えることで抱き方が変化し，ともに楽な抱き方に落ち着く様子がみられた．抱き方も重要ではあるが，快不快を伝えることができるという抱かれる子ども側の力を育てることが重要だと感じた．

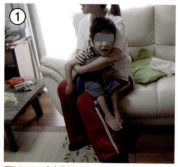 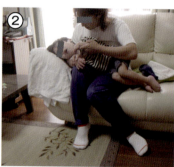 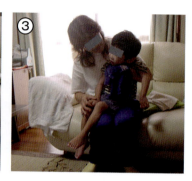

図14　支援者によるAくんの抱き方の違い

6 成長に伴う生活様式の見直し（作業療法の継続の必要性）

　OTでは，機能獲得を考えるとともに，その機能を維持していくことも考える必要がある．体重の増加や，骨の成長に対応できない筋肉の相対的短縮の進行，それによる関節可動域の制限，さらに生活様式の固定による姿勢の固定化，姿勢筋緊張の偏りの定型化など課題は多い．継続的に再評価し，生活様式を定期的に見直す必要がある．姿勢緊張を評価しながら進めるOT場面を紹介する．

◉ 外来作業療法場面（40分間）の紹介
開始時の状態
　来所時は，長時間の抗重力姿勢での学校生活や，日常的なむせ・発作などの影響で，体幹，股関節，膝関節の屈曲傾向が強く，体幹，上下肢とも他動的な運動に対して誘導されにくい状態になっていた（図15）．特に体幹の運動性の低下は，人や器具の支持面に身体を預けることを難しくしていた．バギーや椅子といった姿勢保持具への適応が難しくなり，機能的な座位機能の低下につながる危険性があった．脊柱，胸郭，頸部，肩甲帯，股関節などの中枢部の関節可動性制限を回復させ，支持面を得る関節運動の回復から始め，随意運動を行いやすくする必要があった．

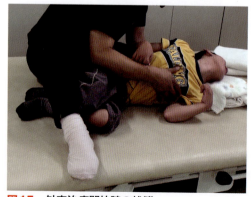

図15　外来治療開始時の状態

関節運動の回復

- **左側臥位**

　Aくんが使用しているバギーは右側にもたれる設定なので，特に頸部の右側への短縮が強まる傾向がある．右肺の排痰も兼ねて，左側臥位から関節運動の回復を開始する（図16）．左下部肋骨部分にOTRが手を差し入れ，Aくんの呼吸のリズムを確認する．呼吸リズムに合わせながら，左肩甲帯にかかる体重を免荷する方向に少し持ち上げるように誘導し，胸郭の可動性，脊柱の伸展方向の運動性を引き出す．呼吸という自発運動を利用することで腹部の伸長も促され，腰椎部の可動性の改善とともに股関節屈曲の固定性が軽減してくる．自発運動を利用しながら可動性を得ていくことで，支持面への適応が進む．

　股関節の筋緊張が軽減して他動運動への抵抗感が減弱してきたら，支持面への適応が少し進んだと評価し，OTRの左大腿部に上部体幹の支持面を移し，呼吸リズムに合わせながら胸郭前面の可動性を拡大していく（図17）．上部体幹の可動性の回復に伴って肩甲帯の下制が行いやすくなり，上肢の運動誘導が行いやすくなってくる．上側の右上肢の運動誘導とともに，支持側になる左胸郭・肩甲帯と運動を協調させるように，OTRの大腿部からも運動を誘導する．常に支持面の可動性の改善を考える．

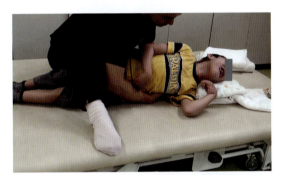

図16　左側臥位で左体幹の支持面を準備する

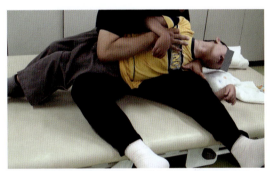

図17　体幹左側を支持しながら胸郭の可動性を拡大する

- **腹臥位**

　両側の肩甲帯の可動性が得られてきた時点で，腹臥位へ姿勢変換する（図18）．胸郭・肩甲帯の可動性の回復が不十分だと腹臥位への移行は難しいので，適応が悪ければ姿勢を戻して再準備を行う．ゆっくりと左右への重心移動を促しながら，OTRの両大腿部を支持面にして，胸郭，肩甲帯，股関節の可動性を促していく．上体の対称的な伸展と，下肢への重心移動を協調させる．腹臥位は，Aくんの機能を維持，向上するうえで重要な姿勢になる．

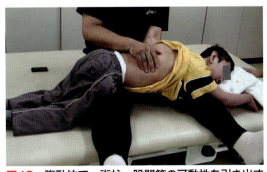

図18　腹臥位で，脊柱，股関節の可動性を引き出す

- **右側臥位，姿勢変換**

　左側臥位で可動性が準備されたこともあり，右側臥位への移行は行いやすい．右胸郭を支持面にしながら，左肩甲帯の下制，左上腕骨の外旋を促す（**図19**）．右上部体幹肋骨部の運動性と，左上肢の運動性の協調を図る．右側への重心移動に対して，右体幹と股関節が支持面に対して伸展するような反応を積み重ねる．

　重心移動に対する支持反応の回復とともに姿勢変換が行いやすくなり，運動誘導に対する適応がスムーズになってくる．右側臥位から腹臥位，左側臥位へと姿勢変換を繰り返しながら，中枢部の関節可動性の回復を確認する（**図20**）．姿勢変化への適応が促されてくれば支持面への適応も改善し，床上臥位もリラックスした姿勢がとりやすくなる（**図21**）．

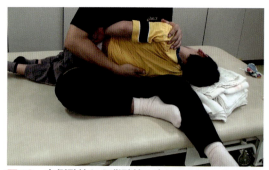
図19 右側臥位から背臥位に向けてのシークエンス

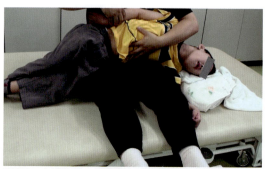
図20 右側臥位，腹臥位，左側臥位へのシークエンス

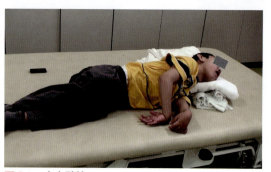
図21 床上臥位

座位での筋活動の賦活

　関節可動性が回復してくれば，座位で抗重力姿勢における支持面への適応を促す（**図22**）．臥位では関節可動域の改善は促しやすいが，筋活動の賦活は行いにくい．成長に伴い増加する体重を抗重力位に持ち上げるよう筋活動を高めるためには，可動域の改善のみでは不十分で，筋活動の賦活をともに考える必要がある．臥位での姿勢変換では誘導に対応できていた体幹も，抗重力位では屈曲位に戻るような筋収縮が強まる．再度，OTRの身体を支持面にしながら，後方への重心移動に適応できるように，上部体幹，頭部の重さを免荷しながら運動を誘導する．運動誘導は，Aくんが座骨の支持面を得ながら，OTRの身体を手掛かりにして抗重力位への運動方向を探せるように，骨盤，腰椎，胸椎，頸部の順にOTRにもたれていく運動感覚を繰り返す．骨盤がずれたり，股関節，膝関節が伸展するような連合反応がみられるときは，運動誘導の方向性，スピード，安定性の与え方など誘導の段階づけに問題があったと判断し，前ステップに戻りながら進める．

後方にもたれることができれば，骨盤，脊柱のアライメントを維持しながらわずかに前方へ重心移動を行い，頸部の抗重力位での保持が可能かを試す（図23）。体幹を屈曲させるのではなく，脊柱の伸展位を保持しながら骨盤を中間位方向へ運動させることによって，前方への重心移動を誘導する。Aくんは視覚による立ち直りが難しいので，前庭感覚，頸部の固有感覚が立ち直りの手掛かりになる。頭部の前方への崩れを遊びとして感じながら何度か繰り返すなかで，姿勢の安定が促される。

　Aくんは「頭を上げて」という言葉かけに応じて，運動を再現できる。OTRの大腿部で側方から体幹を支えながら，Aくんが後頭部の支持面に対して頸部を抗重力伸展位に維持できるよう促す（図24）。後方で話すOTRの声も，頭部のオリエンテーションの手掛かりになる。わずかな重心移動であれば，頸部伸展位のアライメントを維持できるようになってきている。この機能が，バギーなどの器具のヘッドレストに，上手にもたれる力になる。

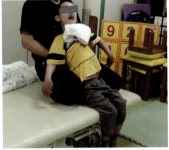
図22　座位での後方支持への適応

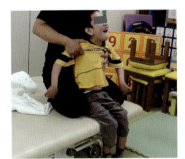
図23　前方への重心移動に対する頭部の抗重力方向への指向

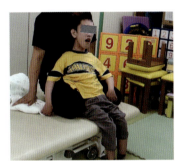
図24　後方の支持面を手掛かりにした頭部の空間での保持

7　姿勢保持のアイデア

● 空気を抜いたビニールボールを用いたクッションの利用（図25）

　側臥位や腹臥位の設定は，6個入りのタイプと4個入りのタイプを組み合わせると行いやすい。側臥位を設定するときは，6個入りを枕にし，4個入りで体幹を支える。肩関節の免荷を行うことが重要である（図26）。身体を前方に持ち上げることで腹臥位設定に移行できる（図27）。姿勢設定は体重の増加に伴い，支持面にある程度の硬さ（支持性）が必要になってくる。このクッションは普通のクッションより支持性が高く姿勢の維持が行いやすい。ボールの数や入れ物の選択で工夫することができる。

　特殊な道具ではなく，身近にあるもので行える設定に適応できる子どもの力を育てたい。

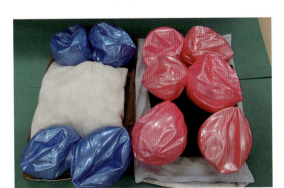
図25　空気を抜いたビニールボールを用いたクッション

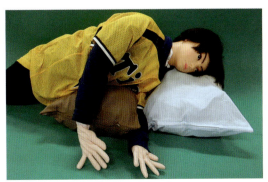
図26　ビニールボールクッション

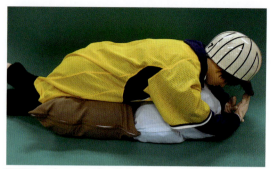

図27　ビニールボールクッションを使った腹臥位

◉ テーブルの角度

　OT場面，または車椅子や座位保持装置の日常生活設定で，テーブルを使用することは多い。頭部の空間保持が難しい子どもにとって，テーブルでの上肢の支持は有効な支持面になる。しかし，子どもは肩甲帯の支持性や運動性が不足していることが多い。広背筋や大胸筋の短縮がある場合，テーブルが水平だと筋肉が過度に伸長され，かえって上肢や頸部の運動が制限されてしまう。広背筋や大胸筋の筋緊張を確認し，筋肉が過度に伸長されているようであればテーブル角度を前下がりにすることで，上肢の支持面としてのテーブルの使用を促しやすい（図28）。

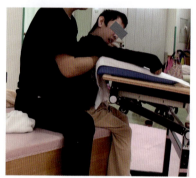

図28　テーブルの角度は前下がりがよい場合もある

8　まとめ

　Aくんの学校生活の写真を見せてもらう機会があった。Aくんは学校で芋を掘り，餅をついていた（図29）。彼が参加している活動場面は，OTRの想像をはるかに超えている。OTRが子どもとともに過ごすのは限られた時間，空間，場所であり，生活のすべてを知ることはできない。OTRは制限された時空間のなかで，子どもの生活の質の向上にいかに貢献できるかが問われる。

　今回，Aくんの移動器具への適応と，移動機能を高めるための取り組みを紹介した。移動器具などの物に適応できる身体は，だっこなどの人の動きに適応する過程を通して発達してきた。時間をかけて物へ適応できる身体を育てることで，OTRの想像を超える活動への参加も援助できると考える。しかし，その機能の維持は難しい。継続したOTの提供が必要である。

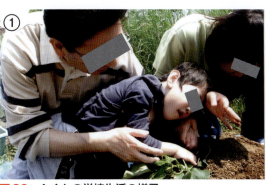 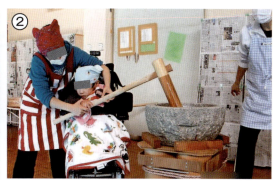

図29 Aくんの学校生活の様子
①：芋掘り　②：餅つき

（松本茂樹）

【文献】
1）小西紀一：対象操作と適応反応. 感覚統合研究 10, 17-24, 2004.
2）谷　浩明：第8章 姿勢制御の発達. モーターコントロール 原著第3版（田中　繁, 高橋　明 監訳), 192-195, 医歯薬出版, 2009.
3）高橋智宏 監訳：機能的姿勢－運動スキルの発達, 協同医書出版社, 1997.
4）岸本光夫：作業療法における姿勢保持具, 車いす, 移動器具. 発達障害領域の作業療法（長谷龍太郎ほか編), 296-304, 中央法規出版, 2011.
5）鈴木三央 訳：エンドレス・ウェブ, 市村出版, 2010.

4 中枢性視覚障害をもった子どもの「移動すること」

1 はじめに

Das & McCollum[1]とPatla[2]は，「移動運動は，3つの基本要件である前進，姿勢制御，適応により特徴づけられる」と定義している。運動には質的な問題がない視覚障害をもった子どもの移動について，この定義に基づいて整理してみたい。1つめの「前進：前に進む」という要件には，運動という手段を用いる前提として，空間のなかで目的の地点をイメージし，そこへ向かう意欲が必要になる。山本[3]は，空間能力の発達は視覚経験の有無によらず空間的な他の感覚経験に基づいて発達することを示している。視覚障害をもつ子どもにおいても，空間の広がりを学習するためには，視覚以外の自身の体の感覚による3次元空間での探索活動が重要である。年齢やライフステージに応じて制御できる空間を広げていき，将来的には自分の体を使った移動だけではなく，必要に応じてガイドヘルパーや乗り物などの移動手段を，目的に応じて選択，利用できるように支援を進める。

2つめの「姿勢制御」については，特に幼少期には注意機能の未熟さや外的環境を予測する力の弱さのために，予測外の外乱を受けることが多いと想定される。動的な姿勢の安定性を高め，子どもが能動的に環境を探索できる自信を育むことも重要なポイントである。

3つめの「適応」とは，「歩行を個人の到達目標と環境要求に合致するように適応する能力である」[4]とされているが，個人の到達目標の設定には個人的な文脈のなかで，場所（空間）の目標だけではなく，時間の要素も加わる。移動速度の適切な調節や移動時間の予測が可能になるには，自分の体がどのくらいの速度で移動しているかを理解することが基本となる。そのうえで，身体感覚によって処理される時間を概念化していくように支援していくことが必要である。また，通常の移動をする環境には障害物や悪路などがある。さまざまな環境に応じた身のこなしの成熟を育むことも，滑らかな効率のよい移動運動に必要な要素である。

旧厚生省の歩行訓練カリキュラム[5]によると，視覚障害をもつ人の歩行訓練は「一つの場所からほかの場所へ安全かつ能率的に，そして美しい姿勢で行うこと」とされており，その要素として定位（orientation：自分と周囲との関係を残存諸感覚から認識すること）と移動（mobility：ある場所から定位に沿って目的地に移動すること）が挙げられる[6]。

以上より，視覚障害をもつ子どもの移動には，空間における自己定位，安全な移動を支える感覚・身体機能の発達を促すことが重要となる。

⦿ テクノロジーの進化

スマートフォンのGPS機能を利用して地図情報を音声で読み上げ，目的地までの道順をガイドしてくれるアプリが登場している。しかし実際の道路には障害物があり，それらを感知する白杖はなお重要な道具である。また自動運転システムの開発，研究により無人運転による車での移動が可能になる未来がみえており，視覚障害をもった人からも期待の声が聞かれる。

中枢性視覚障害をもった子どもの「移動すること」

② 症例紹介

本節で紹介するAちゃんの基本情報，発達状況，日常生活活動の状況を，それぞれ**表1〜3**に示す．本節の内容は，2回目の母子入院時の作業療法（以下，OT）である．入院期間は2歳5カ月時からの1カ月間で，今回の入院における家族の目的は，①衣服の脱着が今以上にできるようになる，②トイレでの排泄ができるようになる，③最後まで椅子に座ってスプーンやフォークを使って食事ができるようになるの3つであった．

表1　Aちゃんの基本情報

年齢・性別	2歳5カ月，女児
診断名	・ヘルペス脳炎後遺症による視覚障害（0歳4カ月時発症） ・てんかん（コントロール中）
視反応	・視力検査 Teller Acuity Cards（縞視標，検査距離38cm）にて，両眼＝0.01，右眼＝0.007，左眼＝0.007™ まで確認 ・各眼ともに正面よりも耳側の側方視野で気づきやすい．両眼に中心暗点が存在している可能性が高い ・現時点では積極的な視覚の使用は少なく，今後の学習・生活のために，触覚をはじめさまざまな感覚を使うことが必要と予測される
経過	・母子入院1回目：1歳4カ月時からの1カ月間．その後月1回の頻度で外来にて眼科，OTフォロー ・母子入院2回目：2歳5カ月時からの1カ月間．家族の目的は，①衣服の脱着が今以上にできるようになる，②トイレでの排泄ができるようになる，③最後まで椅子に座り，スプーン・フォークを使って食事をできるようになる，の3つである

表2　Aちゃんの発達状況

生活年齢	2歳5カ月（発達指数91，同年齢の平均到達度は100±20）	
Ⅰ　運動発達	全身運動	2歳7カ月
	手指運動	2歳4カ月
	移動	2歳1カ月
Ⅱ　知的発達	表現	2歳7カ月
	理解	2歳4カ月
Ⅲ　社会的発達	活動	1歳8カ月
	食事	1歳7カ月
	衣服	2歳7カ月
	衛生	2歳1カ月
	排泄	1歳10カ月

広D-K式視覚障害児発達診断検査を使用

生活年齢	2歳5カ月
発達年齢	1歳2カ月（発達指数48）
姿勢−運動	1歳8カ月
認知−適応	0歳11カ月
言語−社会	1歳9カ月

参考までに同時期の新版K式発達検査のデータを示す．視覚認知を基盤とする項目が多いために低く出ている

COLUMN

広D-K式視覚障害児発達診断検査は視覚障害児用に開発された発達検査で，0歳2カ月〜5歳を対象としている．「Ⅰ 運動発達（全身運動，手指運動，移動）」「Ⅱ 知的発達（表現，理解）」「Ⅲ 社会的発達（活動，食事，衣服，衛生，排泄）」からなる，問診・観察による評価である．

表3　Aちゃんの日常生活活動の状況

移動	・居室内や病棟ロビーなど，いつも過ごす場所では物や家具をよけて自由に移動できる ・階段や坂道などの移動は手すりをつかむことで可能 ・屋内と屋外の区別は，明るさ，ドアの開閉音，音の共鳴，風の有無などで可能
食事	・食物をフォークに刺しておくと口に運ぶ ・好きなものを食べる間は椅子に座れる
更衣	・視覚障害児の発達としては年齢相応 ・パンツ，靴下の脱は可能。ほかの衣服は一部介助，一部参加の状態
排泄	おむつに排泄後，母親に教える。おまるは嫌がる

③ 作業療法の目的

　眼科主治医によるAちゃんの視覚についての予後は，「視覚での外界の環境はおぼろげに把握できる可能性はあるが，日常生活や学習は主に代償的な感覚情報を使うことが必要になる」とのことであった。視覚を代償する感覚としては，体性感覚（触覚，固有受容覚），聴覚（音の違いや方向の定位，共鳴による奥行知覚），前庭感覚（移動スピードや方向を検知），嗅覚がある。予後を踏まえ，次の3点を目的としてOTを行う。

　第1に，Aちゃんは**表1**の視反応にもあるように，生活のなかでは視力に比べて視覚への気づきが弱い状態で，使える感覚として機能していない。保有する視力を効果的に生かし，移動や環境把握に使えるように「感じようとする」行動を引き出したい。

　第2に，家族の主訴である食事や着替えが上手になるには，物の操作に習熟することが必要である。その土台は，体性感覚の弁別機能の発達である。物や環境の特性を把握できるような活動や課題を設定し，操作しやすいように段階づけを行う。子どもが，能動的に物の特性の把握や，自分の操作の仕方や力加減によって対象が変化するという因果関係に気づくことを促す。子どもの発達に応じた課題を設定することが，子どもの能動的な探索を広げる。

　第3に，視覚障害をもつ子どもにとっては高次機能（認知機能）の発達を促すことも重要である。作業療法士（以下，OTR）は実際の対象を操作する活動を行うことによって，質感を伴った言語理解の発達や言語的探索を促すことができる。また，視覚障害児・者にとって，どのようなものがどこにあるのかといった「記憶」の保持は，環境の把握や物を操作するうえで非常に重要な能力である。これらの物の位置，大きさなどの特性の把握にも，識別的な体性感覚，前庭感覚の発達が大切である。

COLUMN ●

　全盲児の場合，屋内では家具の位置・配置の記憶を手掛かりに移動を行うため，家庭や設定で用いる部屋を勝手に模様替えしてはいけない。手探りの方法，白杖の使用を学習すると，未経験の場所での移動が可能となり，移動空間が広がる。

---

④ 作業療法プログラム

　Aちゃんの今回の入院期間には，巧緻的な遊びやADL指導なども行ったが，ここでは「移動すること」に関連したプログラムについて述べる。

中枢性視覚障害をもった子どもの「移動すること」

● 3次元環境の探索

2歳児はさまざまな変化に富んだ環境を探索しながら，動的な姿勢制御を発達させていく。また，平面だけではなく高い所へ登ったり下りたり，物の下をくぐったりして，自分の体の大きさと，物との相対的な関係を学習していく。OTRはAちゃんの探索行動を促し，体性感覚や前庭感覚の識別機能を高めることを意図してかかわった。

場面A －トンネル遊び－（図1）

子どもが始める遊びは能動的な環境探索であり，高いリスクがない場合にはOTの目的に合わせて展開する。図1①は，訓練室内にある台に気づいて，くぐり抜けようとしているところである。体性感覚からの情報を手掛かりに，空間と自分の体の大きさとの相対関係に気づき，頭の位置や四肢の動かし方を調整する活動である。OTRは身体的なリスク管理を行いながら，状況を表す「せまいね」という言葉を伝えている。

図1②の場面でOTRは，動きや状態に対応した言葉として「出た！」と伝え，Aちゃんも繰り返す。発言は図1①②とも，感じ方に対応した意味づけと質感を与えることを意図している。

- 活動をつなぐ

Aちゃんが台の下から「出た」後，次の遊びをイメージできるように言葉をかける。この場合はAちゃんが階段のほうに近づいたため「階段？」という言葉かけと，台に触れて移動していたため「またトンネル？」と言葉かけをしている。OTRは声かけによる遊びの指示はしていないが，遊びを選択して続けるきっかけとなることを意図している。Aちゃんは，直前の遊びを想起して同じように「トンネル」遊びを選択したが，入る場所が違うため1回目とは方向や空間の広さが異なっている（図1④）。OTRは「せまい～」と強調した声をかけている。同じ「狭い」という言葉であるが，感じ方の違いに対応した使い方があることを伝えている。

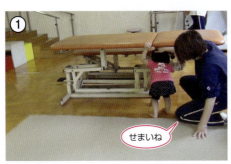 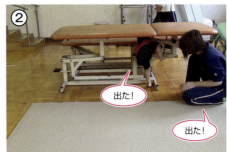
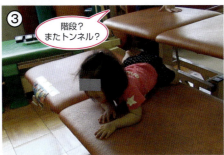 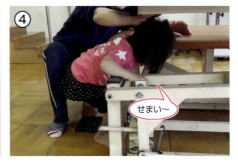

図1　トンネル遊び
①②：訓練室内の台をくぐり抜けようとしている　③：台をくぐり抜けた
④：①とは別の場所からくぐろうとしている

場面 B －階段－（図 2）

　OTRは階段を上り下りする遊びのなかで，動的な姿勢制御や，環境の広さ・高さに合わせた身のこなしを発達させることを意図している．運動の習熟に応じて設定や遊び方を積極的に変化させると，子どもにとって新たなチャレンジが生まれ，探索を繰り返す意欲につながりやすい．

　図2①では「階段だよ」と声をかけ，Ａちゃんの階段の記憶と照合を促して予測させる．階段へは，段を叩く音によって誘導している．

　図2②は階段での探索で，最上段で足で次の段差を探っているところである．このような確認行動は，特に1回目の昇降のなかでみられた．

　図2③は数回目に階段を上りきったところである．図2②のような足の上げ方はせず，手すりがあることを予測して手を伸ばしている．能動的な探索の結果として，環境の特性（階段は3段，右方向に下りる階段が続くなど）の把握・記憶が，体性感覚を

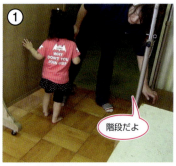 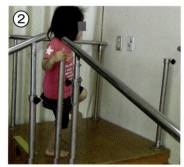 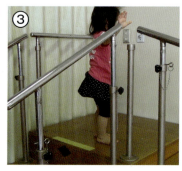

図2　階段を上り下りする遊び
①：階段での遊びに誘っている　②：足で次の段差を探っている
③：階段を上りきった．すでに何回か階段昇降を経験した後で，体性感覚を基盤とした環境の把握・記憶ができていると判断される

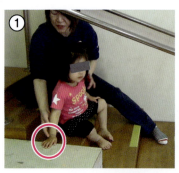 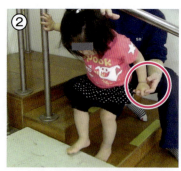 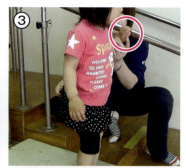
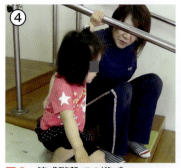 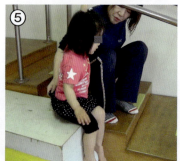 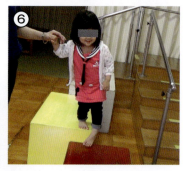

図3　箱式階段での遊び
①：箱式階段での遊びに誘っている　②：箱に足を乗せようとしている．OTRはＡちゃんの手を支えている　③：箱に乗り移り，隣にある階段の手すりをつかんでいる．OTRは手すりをつかんでいるＡちゃんの手を支えている．腰の後ろの衣服をつかんでいるのはリスク管理のため　⑥：箱式階段での遊びに慣れた状態．スムーズに箱式階段を下りることができるようになった

中枢性視覚障害をもった子どもの「移動すること」

基盤としてできたと判断される場面である。
　OTRは，環境の状況が理解できたと判断したため，次に探索の場を変化させ，それに合わせて体の使い方を試行錯誤できるように，階段の外側に置いてある箱式階段へ誘った（**図3**）．手すりをくぐるため高さへの対応が必要となり，身のこなし，動的な姿勢制御も難しくなる．
　子どもが不安定な姿勢で探索するときには，空間のなかでどこが支持点になると姿勢が安定するのかを考えてアシストする．子どもが能動的に支えるように介助する．支持点が明確になることで，子どもは安定して重心を移動させることができる（**図3**②〜⑥）．

場面C －遊具とのかかわり－（**図4**）

　遊具とかかわる活動の目的は，「階段の遊び」と同じく動的な姿勢制御や環境の広さ・高さに適応する身のこなしを発達させることである．また，遊びのなかでおおまかな対象の特性を把握するために視覚が使えることに，気づくよう働きかける．
　図4①はスロープの探索で，片手を支えてもらって昇り降りした後に，1人で遊んでいる場面である．OTRはAちゃんの進行方向から声をかけている．
　図4②〜④はOTRが持ってきている「動く」はしごを視覚的にとらえ，探索しようとしている様子がみられた場面である．さらに，リスク管理のために手すりを覆うOTRの手の「動き」を視覚的にとらえることができた（**図4**⑤）．このことはAちゃんの「見ようとする行動」を引き出すには，気づきやすい耳側の側方視野への提示に加え，物が「動きを伴うよう提示することが有効であることを示す．
　図4⑥⑦は，身のこなしの器用さを発達させるように，手足の協調運動を段階づけて提供している場面である．

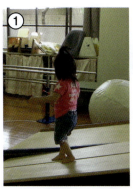 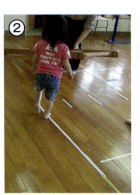 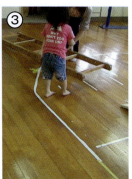 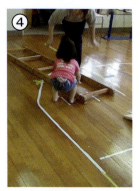

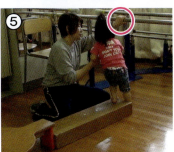 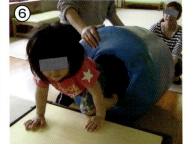 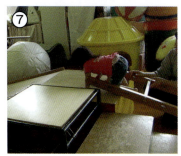

図4　遊具とのかかわり
①：スロープで1人で遊んでいる　②〜④：はしごを視覚的にとらえ，探索しようとしている　⑤：OTRが児の視野のなかで手を動かして手すりを覆っている　⑥：ドーナツ型の遊具を用いた手足の協調運動　⑦：はしごを用いた手足の協調運動

● 空間における定位（図5）

治療椅子を使用した遊びでは，Aちゃんが聴覚・前庭覚の情報を手掛かりにして，空間の広さや方向を感じ，自分が到達する地点を予測することを目的とした。

治療椅子は座面の位置が高く足が床につかないため，Aちゃんは自分で移動運動を行うことは難しい。Aちゃんが能動的に移動するためには，どこに行くかという到達目標を定め，スタートのサインを出して大人を操作する必要がある。この設定のなかでの到達目標は，母親とOTRである。初めに，母親のいる方向に近いAちゃんの身体部位を触って進むべき方向を示し，次に「いち，にの，さん」とスタートのサインを示しながら椅子を動かす（図5①）。

やや不安定な姿勢であるため，上肢に適切に力を入れて支持しているか，体幹の筋肉に収縮がみられるかを触診，Aちゃんの動きに対する予測性や姿勢保持機能を確認する（図5②）。

子どもが遊びを楽しいと感じるような大人の介入によって，繰り返しの要求をするようになる。Aちゃんには加速度の変化や，回転，くすぐりといった感覚的な遊びを楽しむ様子がみられたため，治療椅子の到達地点でその遊びを提供している。このかかわりによって，到達地点を明確にして，連続している空間を区切る意図もある。遊びのなかでスタートのサインを自らが出すことや，呼びかけると，大人が返事をしてくれて位置を確認できるという因果関係への気づきもまた，Aちゃんの心理的な欲求を満たし，安心感を与える。このことも遊びの強化因子となっている。子どもが遊びをコントロールしているようにかかわっていく（図5③）。

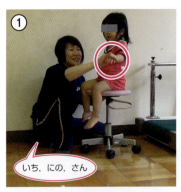 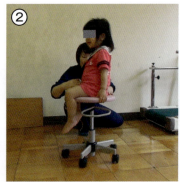 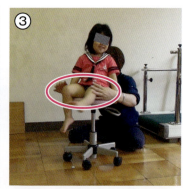

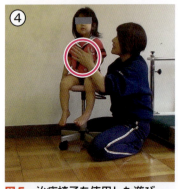 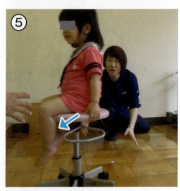 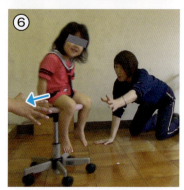

図5　治療椅子を使用した遊び
①：進行方向に近いAちゃんの身体部位を触って進むべき方向を示し，スタートのサインを提示しながら椅子を動かす　②：椅子の動きに合わせてAちゃんの上肢や体幹が収縮しているかを触診すると，Aちゃんの動きに対する予測性や姿勢保持機能を推察できる　③：椅子の到達地点で，前庭覚や触覚の感覚的な欲求がより満たされるようにかかわる　④：触覚・固有受容覚と聴覚をマッチングさせ，自分を中心とした空間での位置と方向の認知を強化する　⑤⑥：側方への移動場面。人の声，前庭覚による定位が先行して，顔を側方の進行方向に向ける反応がみられる

Aちゃんが「ママ」と呼びかけるように促して，母親が「はーい」と答える声を定位の手掛かりとするだけではなく，近接受容器である触覚・固有受容覚の感覚と遠受容器である聴覚をマッチングさせ，自分を中心とした空間での位置と方向の認知を強化する（図5④）。

移動する方向をさまざまに変えると，加速度が加わる方向の違いに気づきやすくなる。また，距離を変えると声の響きが変わるため，奥行の知覚に変化が生じることや，距離が遠いと時間がかかるという関係に気づくきっかけをつくることを意識した。側方への移動場面では，人の声，前庭覚による定位が先行して，顔を側方の進行方向に向ける反応がみられている。そのなかでときどき，到達点の人のほうへの眼球の動きがみられ，Aちゃんが耳側の側方視野での視覚刺激に気づく様子がみられた（図5⑤⑥）。

◉ 運ぶ

移動する目的の一つに，さまざまなものを運ぶという操作がある。直接物に触れながら運ぶ場合と，物（トレイなど）を介して運ぶ場合がある。物の大きさや形，重さなどの特性はさまざまであり，それらの特性に合わせた体の使い方の学習を促す。

食器を運ぶ

模倣遊びやお手伝いに興味をもち始めているAちゃんにとって，食器の片付けの手伝いは，「物を目的の位置に安全に運ぶ（そっと置く）」練習を生活のなかで楽しみながら繰り返せる場面である。まだ始めたばかりであるため，母親がトレイをAちゃんの手の位置に合わせるようにして保持し，トレイを叩いて食器を置く場所を知らせている。OTRはAちゃんの手が下がりすぎないように同じ位置で構え，必要があれば修正を与えている（図6①）。

図6②では，図6①の食器とは重さや形状が異なる食器であったために，構えと実行の間に誤差が生じて食器を落としそうになった。Aちゃんが固有覚からのフィードバックを基に力加減を調整できるように，OTRは食器を落とさない程度に必要最小限で支えている。Aちゃんからは「重くなっちゃった」という発言が聞かれる。

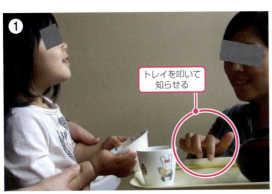
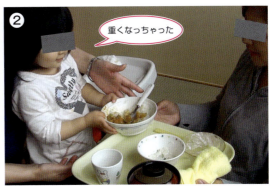

図6　食器を運ぶ活動
①：母親がトレイをAちゃんの手の位置に合わせて保持し，トレイを叩いて食器を置く場所を知らせている。OTRはAちゃんの手が下がりすぎないように同じ位置で構え，必要があれば修正している　②：①の食器と重さや形状が異なるため食器を落としそうになった

ボールを運ぶ

図7①②はボールを運ぶ活動である。使用したボールはいずれも大きくはっきりとした色であり，「何か物」があることを視覚的にとらえることはできている。しかし，Aちゃんは視野が狭いため，ボールの全体的な大きさや形の判別は視覚的な情報だけでは不十分である。ボールは丸くて転がるものであるという中核的なイメージは，操作することによって初めて育まれる。物体を操作することで，体性感覚により対象物の特性（大きさや形，重さ）を確認することが可能になる。大きさが異なるボールを使うことで，ボールという名前・属性は同じでも，大きさや重さは異なる物があると気づくことを意図した。さらに，階段の上にボールを運ぶときには，Aちゃんはボールを介して直接触れていない階段の高さの情報を感じている。ボールを介して，ペリパーソナルスペースが拡大することを学習できる。

図7③の設定はAちゃんがボールを下に転がしている。ボールが遠ざかっていく音や物体にぶつかる音を聞くことで，聴覚探索による奥行の知覚が生まれ，空間の広がりを確認する機会をつくることができる。

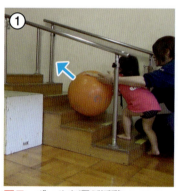 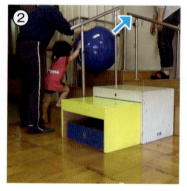 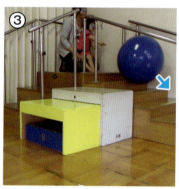

図7　ボールを運ぶ活動
①：段差の低い階段で，ボールを段上に押し上げる活動　②：段差の高い階段で，①より大きなボールを段上に押し上げる活動
③：階段の上から下にボールを転がす活動

食事 －食物を口に運ぶ－

食事を始めるときには，テーブルやトレイに置いた食器や，皿の中の食べ物の位置を触らせ，言葉でも伝える。

- **パターンA（図8）**

食物を口に運ぶ動作のパターンAは，皿の右外側から正中に向かってスプーンで食物をすくっている。上肢は，まず肩関節を外転位から内転し，その後，口に運ぶために肩の外旋と肘の屈曲運動を行う。

- **パターンB（図9①～③）**

パターンBは正中に皿を置き，Aちゃんからみて右側にご飯，左側におかずを入れた設定にしている。上肢は肘軽度伸展位から屈曲運動を開始し，そのまま屈曲を続けながら若干の前腕の回外運動を行う。パターンAに比べて運動の要素がシンプルで，コントロールする関節が少ない。Aちゃんはまだ上肢・手指の関節の微細な動きの調整を学習し始めたばかりであるため，コントロールする関節が少ないパターンBを選択して練習するようにした。

中枢性視覚障害をもった子どもの「移動すること」

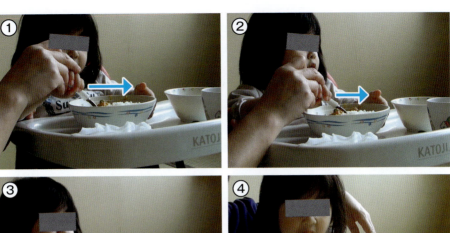

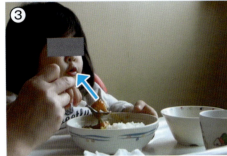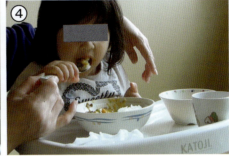

図8 外側から正中に向かってスプーンで食物をすくう動作

　食物をスプーンですくって運ぶために使う感覚情報は，スプーンを介して入ってくる体性感覚である．機能的には，ボールを運ぶときと同じくペリパーソナルスペースの拡大を必要とする．成熟すれば，食物に触れて食物がある方向を確認し，食物の硬さや量などを把握し，スプーンですくう方向やすくい方を調整することもできるようになる．

口と手の協調運動を促す（図9 ④～⑥）

　口と手の協調運動を促すには，介助量の段階づけが重要である．

　スプーンで食物を食べるときは「スプーンですくう→口に運ぶ→口からスプーンを抜く→スプーンを皿に戻す→すくう」という運動を連続して行っている．このなかで最も容易な運動は，自分の口からスプーンを抜く動作である．次に容易な運動は口に運ぶ動作である．通常，人はスプーンが近づくと，捕食のために軽く開口しながらスプーンに寄っていく．しかしAちゃんは，視覚では距離がつかめないため，当初は口唇にスプーンがあたることが開口を起こす刺激であった．OTRは一連の動作を介助する際に少し抵抗をかけるようにし，固有受容覚からの情報が強調して伝わることを意図した．その結果，自分の手と口の距離が把握されやすくなり，スプーンの長さを予測して口を少し早く開けて捕食するようになった．また，Aちゃんがスプーンを口へ運ぶときに若干の抵抗をかけて動きを抑制することで，口を近づける動作を誘導した．口の手前のどの位置までスプーンを介助して運べば，自ら口へ運ぶことができるようになるのかを評価しながら，OTRが介助を止める距離を細かく段階づけた．

　図9 ⑦⑧では，口に触れた食物とスプーンの位置関係を推測して方向を修正する動作がみられた．このような運動ができるようになれば，口に運ぶ動作の介助は不要になる．

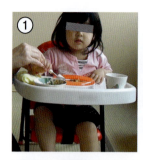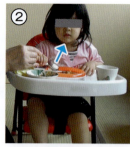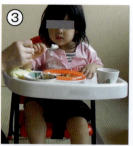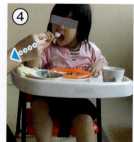
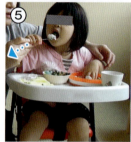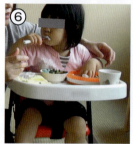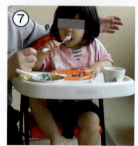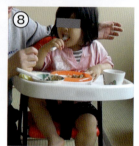

図9　正中に置いた皿からスプーンで食物をすくう動作
④⑤：OTRがスプーンを口に運ぼうとするAちゃんの動きに抵抗をかけている
⑥：スプーンのほうへの重心の移動が起こっている
⑦：食物が口に触れた場面．スプーンの角度が口に対して斜めになっている
⑧：口とスプーンの位置関係を推測して方向を修正した

5　入院中の変化

◉視反応
確認できた視覚を使った探索行動
　足元の側方にあったボール（直径約20cm，白・赤・青の縞模様）や玩具（13cm×7cm，朱色）に気づいてしゃがんで取ることができた．狭所で物にぶつからずに移動し，視距離30cm内外で人や物へ適切に手を伸ばし，触れることができた．ときには玩具を触って，見て確認する行動が観察された．

◉日常生活
移動
　ソファーに座った状態から1人で降りられるようになった．床とのコントラストが明確ではない（床と色が似ている）障害物を視覚でとらえ，気づいて避けることができた．多くの「人」が歩いている場所での1人歩きは，「人」がさまざまな方向や速度で近づいてくるなど，Aちゃんの予測できないことが起こるため不安になっていたが，このような状況でも，母親や知っている大人の指示を手掛かりにして止まったり，声のするほうへ移動することができるようになった．これは，聴覚的な図地判別能力や，空間定位の能力が高まったためと考えられる．

食事
　椅子に座って最後まで食事ができるようになった．食物をスプーンですくいやすい大きめの皿を使用した．すくう動作にはまだ介助が必要である．食器の位置を覚えることはできた．コップは常に同じ場所に置き，1度触らせて確認させると，記憶して手探りで探せた．コップへのリーチ時やテーブルに戻すときには，コップを傾けすぎ

てこぼすことがあった。介入によってスプーンの操作に習熟したことが，食事への集中と参加を広げたと考える。

その他

着替えは簡単な上着・ズボンの脱衣と，ズボンの着衣が可能となった。トイレはおまるに座ることを練習中で，ときどき成功するようになった。

⑥ まとめ

2歳の視覚障害をもった子どもの発達を支援するOTについて，「移動」「運ぶ」という活動を中心にまとめた。移動の要件である「前進，姿勢制御，適応」の発達のために，プログラムでは3次元環境の探索を促す遊びや，治療椅子を用いた遊びで介入した。さらに，物を運ぶ活動は，対象の特性把握や物を介して対象物の特性を把握するという道具操作の発達につながった。

OTの治療場面では，子どもの保有する視覚機能の活用において，どのような提示の方法が有効かという評価と介入，代償となるほかの感覚系の識別機能の発達援助，それらに基づく対象の因果関係への気付きや作業活動における高次機能（認知発達）を促すかかわりを重視した。その結果，視反応や移動，ADLの発達に変化を得た。

◉ 支援機器の進歩

iPad®はすべてのユーザーが使いやすいようにというコンセプトで開発され，さまざまな機能をもっている。視覚障害をもった人に有効な機能としては，カメラで写した本を拡大できること（拡大読書器の代わりとなる），テキストの文字を白黒反転してみやすくできること，文字の読み上げ機能やSiriを利用して検索したりメールや電話をかけることができることなどがあげられる。iPad®は，簡単で使いやすいツールとして利用されるようになっている。この分野の進歩はめまぐるしく，ユーザーにとって効果的なツールが，次々に開発，改良されている。われわれも，情報のアップデートに励みたい。

（古野優子）

【文献】

1）Das P, McCollum G: Invariant structure in locomotion. Neuroscience 25; 1023-1034, 1988.
2）Patla AE: Understanding the control of human locomotion: A prologue. In: Patla AE, ed. Adaptability of human gait. 3-17, North-Holland, 1991.
3）山本利和：視覚障害者の空間認知の発達，二瓶社，1993.
4）Patla AE: Understanding the roles of vision in the control of human locomotion. Gait & Posture 5; 54-69, 1997.
5）日本ライトハウス職業・生活訓練センター適応行動訓練室：視覚障害者のための歩行訓練カリキュラム（失明者歩行訓練指導員養成講習会資料）第2版，厚生省，1976.
6）築島謙次，石田みさ子 編：ロービジョンケアマニュアル，南江堂，2000.
7）高橋 広 編：ロービジョンケアの実際 第2版，医学書院，2006.
8）福田恵美子 編：人間発達学 第2版，中外医学社，2009.
9）長崎重信 監：作業療法学ゴールド・マスター・テキスト7 発達障害作業療法学，メジカルビュー社，2011.
10）小西紀一：対象操作機能と適応反応，感覚統合研究 10；17-24，2004.
11）広島県立広島中央特別支援学校：研究要綱 第21号，広島県立広島中央特別支援学校，2010.
12）Blakeslee S, Blakeslee M：脳の中の身体地図，インターシフト，2009.
13）茂木健一郎：クオリア降臨，文藝春秋，2005.

5 入所児に対する車椅子を用いた外出移動支援

1 症例紹介

本節の症例の基本情報を**表1**に示す。

表1 症例の基本情報

基礎情報	名前	Aくん
	年齢・性別	17歳6カ月，男児（特別支援学校，高校3年生）
	障害名	脳性麻痺（痙性両麻痺）
	主訴	車椅子でK医療福祉センター（以下，当センター）から1人で最寄りのM駅まで行けるようになりたい
社会的情報	生育歴	・在胎33週，2,148gにて出生。生下時より呼吸障害を認め，治療を受ける ・生後6カ月，運動発達遅滞を認め，近医にてリハビリテーションを受ける ・20○○年7月に，次年度より当センターに隣接する特別支援学校（高等部）への進学を希望するため，当センターを初診 ・20○○年4月，療育目的で当センター入所となる
他部門からの情報	医師	・20○○年7月：両下肢筋解離術，両大腿骨減捻骨切術施行
	理学療法	立位，歩行時間の延長，静止立位での活動性の増加を目的に訓練を行っている
	看護	自発的に保清すること，また，あいさつをすることや，約束・提出物の期限など人との約束を守るように支援している
	生活支援課	来春のセンター退所，就労に向けて対人マナーを身につけること，また，コミュニケーション能力の向上や，責任をもって自発的に行動できるように支援している
	学校	・来春の高校卒業に向けて生活自立や就労（一般就労か福祉就労かは未定），また1人暮らしに向けて，必要なアドバイスを行っている ・自発的な行動，あいさつができるように声かけを行っている

2 作業療法評価

◉生活の様子

Aくんは当センターに入所しており，**図1**に示したような生活を過ごしている。起床や朝の着替え，夕方の入浴など，日々の生活習慣に対して，病棟職員から早くするようにという促しが必要なことが多い。

余暇時間には，居室にてテレビを観たり携帯電話のゲームをしたりするが，何もせず過ごしていることもある。日曜日など休日に自宅に戻ったときには，テレビで野球観戦をすることが多く，外出などの機会は少ない。屋外に遊びに行きたいという気持ちはあるが，1人では不安に感じており，外出は控えている。

訓練開始時間は知っており，時計を見て時刻を理解することもできているが，作業療法士（以下，OTR）が居室まで行って，訓練に来るように促さなければならない場合もある。

◉作業遂行課題と作業遂行要素

Aくんの作業遂行課題と作業遂行要素を，それぞれ**表2，3**に示す。

入所児に対する車椅子を用いた外出移動支援

	6:00	7:00	8:00	9:00	10:00	11:00	12:00	13:00	14:00	15:00	16:00	17:00	18:00	19:00	20:00	21:00	22:00
活動内容	起床	整容・着替え	朝食	登校							下校	入浴	訓練	夕食	自習時間	余暇時間	就寝前の着替え	就寝
生活空間	居室	洗面所・食堂	当センターに隣接する特別支援学校（昼食はセンターの食堂で摂るため，センターに戻る）								浴室	訓練室	食堂	食堂，自習室，居室			居室

図1 Aくんの1日の生活のタイムテーブル

表2 Aくんの作業遂行課題

ADL	食事	右手で箸を用い，自立している。ややかき込んで食べる傾向がある。箸操作時に若干，体幹の傾きを認める
	更衣	上衣，下衣とも自立。機能的には可能だが，動作の途中で止まって何かを見ていたり，よそ見をするなどをして時間を要する。そのため，入浴時などには職員より促されることが多い
遊び・余暇		・下校後の余暇時間は，居室にて本を読んだり，食堂にて同学年の児童と歓談していることが多い ・土曜日は特別支援学校の友人とK駅近くのファッションビルに行き，カラオケなどを楽しむことがある。当センター近隣のM駅までは母親が車で送り，後は1人で車椅子で電車に乗ってK駅で下車し，ファッションビルまで行くことができる
IADL	電話の使い方	携帯電話を所持しており，ウェブサイトの閲覧，メールや音声電話の使用はおおむね可能
	買い物，金銭の管理	自分の欲しい物は，小銭であれば財布から出して支払うことが可能
	洗濯	センター内の全自動洗濯機を使って洗濯し，干すことも可能。ただ洗濯物をためてしまうことがあり，職員がそのつど促すことがある
	移動・外出	屋外の車椅子移動では，そばに介護者などがいないと不安。1人で外に出ると危ないからと自信がない様子がうかがえる
	保清	基本的な身だしなみの整え，歯磨き，手洗いは，再三の声かけが必要で定着しにくい
	学業	数学は中学2年生レベル。漢字検定8級，日本語ワープロ検定7級取得

IADL：instrumental activities of daily living（手段的日常生活動作）

表3 Aくんの作業遂行要素①

運動機能	全般的特徴	・P.C.W. 使用。持続的に速く移動すると疲れを訴えることがある ・動作は緩慢，速く動くよう求められると嫌がることがある
	粗大運動	・当センターや学校内の移動では P.C.W. を用いている ・下肢の痙性のため，交互に左右の足を振り出さず，両足ジャンプで進むこともある ・屋外での移動は P.C.W. でも可能だが，疲労を訴えるため，車椅子自操にて移動する ・静止立位は数分可能。床上移動は四つ這い移動。P.C.W. から椅子，ベッドへの移乗は可能。GMFCS はレベルⅢ
上肢機能		利き手は右手。箸，筆記具などの道具を用いることはできるが，やや協調性に欠ける
	運動発達年齢※	・右：61カ月　　・左：69カ月
感覚－知覚－認知		近視で眼鏡を使用している。ワープロ文字で 10.5 ポイントの大きさだと，顔を近づけて見る必要がある。教室でも黒板に近い席でないと見づらいことがある

P.C.W.：ポスチャーコントロールウォーカー（パシフィックサプライ社）
GMFCS：gross motor function classification system（粗大運動機能分類システム）
※ MAT（motor age test：運動年齢テスト）にて測定。

（次ページへ続く）

表3　Aくんの作業遂行要素②

心理・社会機能	・疲れや気分によってやる気に変動があり，施設での生活は職員からの促しによって行動を起こし始める傾向がある。再三注意されると，怒ったりする様子が見受けられる ・状況を鑑みて自ら行動するよりも，受身的で言われたことを行うほうが多い ・OT場面でも，「今日は何をしようか？」の問いに対して，「う～ん，え～と」と答えて時間を要し，やりたいことを具体的にイメージすることの弱さがうかがわれる ・怖がりで，初めてすることに対して失敗を恐れてしまうことがある ・屋外への外出は，経験不足のため不安感を抱いている ・最近になり，主訴の内容をOTRや母親に訴えることが多くなってきている
新版K式発達検査	・認知・適応：7歳レベル　　・言語・社会：11歳レベル

③ 作業療法計画

◉ 目標設定

　Aくんは土曜日などにK駅近隣のファッションビルにあるカラオケ店で，特別支援学校の友人とカラオケを楽しんでいる。当センターから最寄りのM駅までは母親に車で送ってもらい，後は1人で車椅子で電車に乗り，K駅で下車できる。当センターから最寄りのM駅まで1人で車椅子で行けるようになることが，Aくんのニードである。

　中学生のときは外に遊びに行く友達がいなかったため，車椅子は所持していたが外出する機会はあまりなかった。しかし，当センターへの入所を機に特別支援学校で友達ができ，彼らと外出してカラオケなど遊ぶ経験を通して，1人で外出したいという気持ちが強くなっていったようである。

　OTRは，これまでは自分からしたいことを表現することが少なかったAくんにとって，このようなAくんの主体的な言動は，来春の当センター退所後に，主体的な自己判断，自己決定が求められる生活がひかえているAくんにとって必要な能力と判断し，作業療法（以下，OT）支援として取り組むこととした。

> **【長期目標】**
> 　当センターから最寄りのM駅まで1人で車椅子を自操して，安全に行くことができる。
>
> **【短期目標】**
> 　当センターからM駅までの自操ルート上で遭遇する課題解決（推測される課題として列挙）。
> ・信号を見て道路を横断する。
> ・時間内に横断報道を渡りきる。
> ・狭くなった歩道など，危険な状況を判断して自操する。　　など

◉ 作業療法プログラム

事前準備

　基本的なOT支援としては，当センターからM駅まで車椅子で実際に自操するといった実践的なアプローチが中心となる。しかし，そのようなアプローチを行う前に，OTRが事前に当センターから駅までのルートを下見し，実践場面で予測される不適応状況などを抽出・整理し，不適応となった場合の対処法を考えておくことが必要で

ある。行き当たりばったりでの取り組みでは，Aくんにとって想定外の不適応場面に遭遇することで過剰な努力やストレスを引き起こすこととなり，実践アプローチの存続にも影響が出てくる可能性が予測される。

実践訓練を始めるにあたり，Aくんに**表4**に示した①〜⑤の流れで実践訓練を行っていくことを伝えた。これは，不慣れな道路や場所，道路を行き交う車などに不安感をもつAくんに見通しをもたせ，安心した状態で実践訓練を行っていくことが必要と考えたためである。

表4　OTプログラムの流れ

① 当センターからM駅までの自操ルートと，その特性についてAくんに伝える
② 屋外走行前に行う基本的な車椅子のチェックポイントの教授
③ OTRとともに駅まで車椅子を自操する（移動の様子をビデオ撮影する）
④ 実践訓練終了後，OTRとAくんで一緒にビデオを観てうまく対応できなかった点を確認し，次回の実践練習の対応策をOTRとともに考える
⑤ ④で確認できた対処方法に配慮しながら，次回の実践を行う

当作業療法プログラム①〜④の流れにおける配慮点

・①当センターからM駅までの自操ルートと，その特性についてAくんに伝える

OTRが事前にルートを調べ，次の事項について把握しておく。M駅までのルートはいくつかあり，次に示した各ルートの特徴をOTRがAくんに説明し，Aくん自身にルートを選択してもらう。

- 当センターからM駅までの距離
- 予想される所要時間
- ルート上に存在する危険箇所
  - ・狭い歩道の有無
  - ・大きな勾配の有無　など
- 信号の有無

・②屋外走行前に行う基本的な車椅子のチェックポイントの教授

- タイヤの空気圧とパンクの有無：当センターでは理学療法士やOTRが車椅子のメンテナンスを行っており，施設入所児は屋内移動に限られていることが多いため，意外に車椅子の故障など不測の事態を気にもせず，無頓着なことが多い。屋外でタイヤがパンクしてしまうと走行できないことはないが，自操に労力を要することになり，車椅子の破損も拡大してしまう。
- ブレーキの効きの確認：屋外では，信号待ちなどでブレーキが必要なときがある。道路の多くは自動車道路側の水はけを考慮して，歩道側が若干低くなるように傾斜している。車椅子のハンドリムを手で持たずに止まっていると，車椅子が傾斜によって自然に動き出してしまう危険性があることを，Aくんに伝えておくことが肝要である。

・③OTRとともに駅まで車椅子を自操する

OTRはAくんの自発的な行動や対処を尊重して見守る立場をとるが，そのつど声かけや援助を行う。ただし，Aくんが対応困難と判断した場合や危険性が高い場合は，介入，介助を行う。

- ④実践訓練終了後，OTRとAくんで一緒にビデオを観てうまく対応できなかった点を確認し，次回の実践練習の対応策をともに考える

　ビデオで撮影した実践訓練の映像をOTRと確認するなかで，Aくん自身が困難と感じた点や，その点についてどのように対処したらよいかを，次回の実践に生かすために話し合い，その内容をAくん自身に書面に書いてもらうことで認識を高める。
　口頭のみでの説明では，どのように行動していったらよいかを具体的にイメージする弱さがあるAくんにとって，ビデオ映像での確認はOTRとの意思確認を正しく行え，Aくんの心理的機能に考慮した方法である。

作業療法実践の実際

- M駅までのルート

　M駅までのルートは3つあり（**表5**），それぞれのルートの特性をAくんに伝えた。またOTRは，各ルートを記した地図（**図2**）を使って，**表5**で示した各ルートの特性を説明（**図3**）した後，どのルートで行くかをAくんの自己判断にゆだねることとした。Aくんにとっては，情報を読み取り，吟味し，何を判断基準として考えてよいかがわからない様子がうかがえた。最終的には，最短であるという理由で第1ルートを選択した。

表5　M駅までの各ルートの特性

	自操距離(m)	所要時間	狭い箇所	勾配	信号機	その他
			道路などの特性			
第1ルート	720	約20分	Ⓑ	Ⓐ	ⒸⒹ	Ⓔ：20cmの段差
第2ルート	760	約25分	特になし	Ⓖ（第1ルートよりは低勾配）	Ⓗ	Ⓕ：最大で約3cmの段差 Ⓔ：20cmの段差 Ⓖ：車は通行できず，人のみが通行可能な道路
第3ルート	760	約25分	特になし	Ⓖ（第1ルートよりは低勾配）	Ⓗ	Ⓔの段差を回避できるが，個人の敷地内である駐車場を通り抜けることになる Ⓕ：最大で約3cmの段差 Ⓖ：車は通行できず，人のみが通行可能な道路

本表のアルファベット表記は，**図2**の地図内のアルファベット表記に対応している

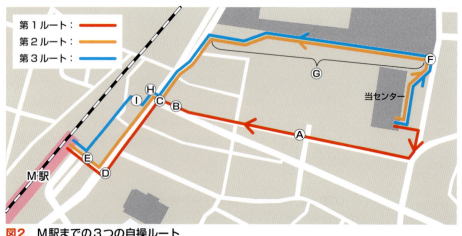

図2　M駅までの3つの自操ルート

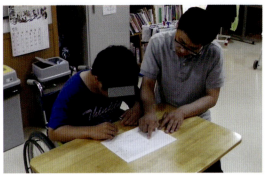

図3　各ルートを記した地図でAくんにルートの特性を説明している場面

- 車椅子の基本的なチェック

　1人でM駅まで行く途中で車椅子が屋外で故障すると，駅まで行けなくなることを理解してもらう。走行できなくなる原因の一つとして，タイヤの空気圧低下によるパンクがあることを説明し，実際に適正な空気圧のタイヤを触って確認してもらう。また，ブレーキがしっかりと効いているか，実際にブレーキをかけた状態で走行しようとしても動き出すことがないかをAくんに確認してもらった（図4）。

　口頭説明だけでは十分に理解しにくいAくんにとっては，実際に体験させることが有効な手立てである。

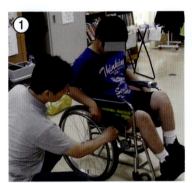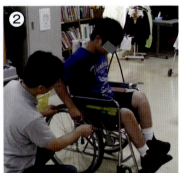

図4　車椅子のチェック
①：タイヤの空気圧のチェック　②：ブレーキの効き具合の確認

- M駅まで車椅子で自操する：1回目，第1ルート

　当センターの玄関を出た後，いきなり敷地内の車が通る場所を自操してしまう。危険認識が弱く，どこを通るとより安全かを知らないため，実際に場所を示して教える必要がある（図5）。

　屋外を散歩していた犬に遭遇した。それほど接近していないにもかかわらず，怖がって止まってしまった（図6）。犬が通り過ぎると再び進み始めたが，再び遠くにいる別の犬を見つけると，Aくんは「あ〜」と声を発して怖がってしまった。OTRは，屋外に出ると想定外の出来事が起こることがあるので，あまり気にしないようAくんにアドバイスした（図7）。

　車の往来が激しい道との合流点に差しかかると，歩道の幅が著しく狭くなっており，Aくんもどうやって進んでいいのかわからない様子で躊躇してしまった。OTRは車の往来が少なくなったときを見計らって，進むようにアドバイスした（図8）。車の往

来が少なくなったのでAくんは前進し始めたが，車椅子の右側の前後輪が，段差解消スロープと道路の間の溝にはまってしまった（図9）．何度か前後に進もうとして脱出を試みるが，うまくできなかった．OTRは，Aくん1人では前に進めないと判断し，介助にて押し進めて脱出することができた（図10）．

図2の地図で©の信号機の場所にたどり着いたが，どの信号機を見て進んでいいのかわからない様子がうかがえた．この場所は交差点のため複数の信号機があり，Aくんにとって混乱しやすいことは予想していた．OTRは，行き先の方向を向いたときに見える信号機で判断するようにアドバイスをした．対面する信号機は2種類あり，上にあるものは車専用なので，下にある歩行者用信号機を見て判断するよう説明した（図11）．

⒟の信号機の場所（図2参照）に着いたときには，OTRが行き先の方向を指し示した後に，対面する歩行者用信号機を自ら探す様子がうかがえた（図12）．その後，車椅子の向きを変えて歩行者用信号機が青になるまで待つことができた（図13）．歩行者用信号機の青信号の時間は短いため（トータル20秒．そのうち青点灯が15秒，点滅

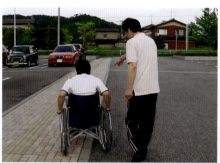

図5　どこを通ると安全か，実際に場所を示して教える

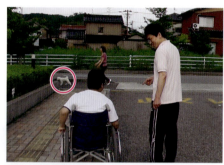

図6　散歩している犬に遭遇し，怖がって止まってしまった

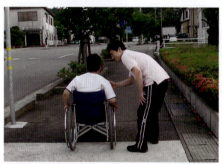

図7　Aくんにアドバイスをしている場面

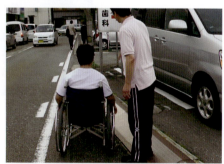

図8　車の往来が少ないときに進むようアドバイスした場面

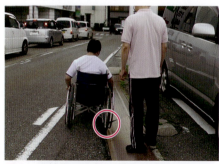

図9　車椅子の車輪が道路の溝にはまってしまった

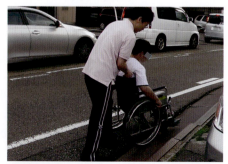

図10　OTRが介助して溝から脱出した

が5秒)，周囲に気を取られず青に変わったら時間内に横断歩道を渡るように，また対面に信号待ちをしている人がいるため，回避しながら速やかに渡りきるようにアドバイスをした(図14)。

横断歩道を渡り，歩行者専用道路を進んだ先にある駅の駐車場に向かうが，その手前に段差Ⓔがある。段差は20 cm以上あり，Aくんには段差を下りることは不可能と判断できたため，OTRが介助にて段差を降りた(図15)。駅の駐車場に差しかかり駅構内に向かうが，その際，Aくんが左右を確かめずに駐車場を横断しようとしたため，OTRは左右を見て車が通らないかどうか確認するようアドバイスした(図16)。

実践訓練終了後，ビデオ撮影した実践訓練の様子をAくんとOTRで一緒に観て，Aくんの感想や，それに基づいた次回の実践訓練での対策をOTRとともに講じた。その内容を図17に示す。

Aくんから，危険で難しかった箇所(図8～10の箇所)は，通りたくないとの意見が強かったため，次回の実践練習では第1ルートは通らないこととした。

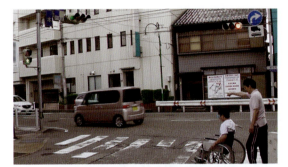

図11 歩行者用信号機を見て判断するよう説明した

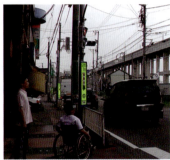

図12 対面する歩行者用信号機を自ら探している

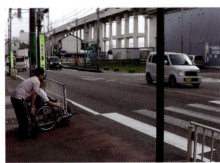

図13 車椅子の向きを変えて歩行者用信号機が青になるまで待つ

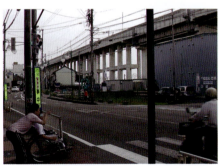

図14 青信号で横断歩道を渡る際の注意点をアドバイスした

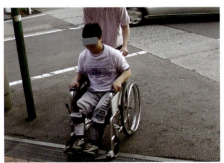

図15 OTRの介助で段差を降りた

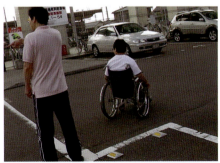

図16 駐車場の横断時に左右を確認するようアドバイスした

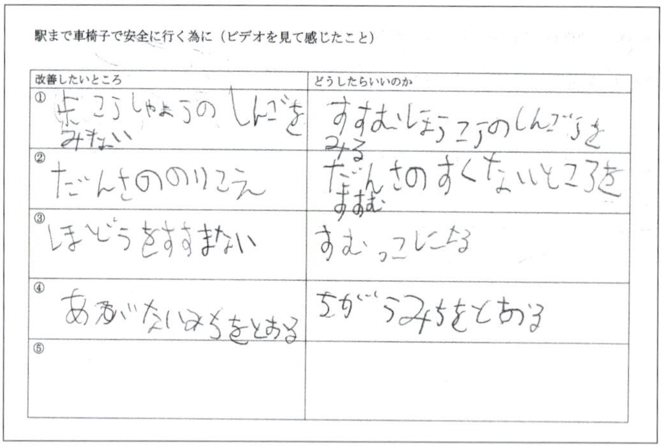

駅まで車椅子で安全に行く為に（ビデオを見て感じたこと）

改善したいところ	どうしたらいいのか
① 歩こうしゃようの しんごを みない	すすむほうこうのしんごうを みる
② だんさののりこえ	だんさのすくないところを すすむ
③ ほどうをすすまない	すむっこによる
④ あぶないみちをとおる	ちがうみちをとおる
⑤	

改善したいところ	どうしたらいいのか
①歩こうしゃのしんごうをみない（歩行者の信号を見ない）	すすむほうこうのしんごうをみる（進む方向の信号を見る）
②だんさののりこえ（段差の乗り越え〈**図2**Ⓔの地点〉）	だんさのすくないところをすすむ（段差の少ないところを進む）
③ほどうをすすまない（歩道を進まない）	すむっこによる（すみっこに寄る）
④あぶないみちをとおる（危ない道を通る）	ちがうみちをとおる（違う道を通る）

図17　1回目の実践訓練後にAくんが自発的に書いた感想と次回の対策(上：原本，下：清書)

- **M駅まで車椅子で自操する：2回目，第2ルート**

1回目でのAくんからの感想や改善策を踏まえて，2回目は**表5**と**図2**に示した第2ルートでの実践練習を行った。

当センター駐車場を通り抜け，センター敷地内を出た後すぐのⒻの地点で段差があることに気づき，いったん止まって躊躇してしまった（**図18**）。Aくんは困難さに遭遇した場合，身近にいる他者に聞いたり依頼したりするといった問題解決を図る行動は苦手である。OTRは，段差があった場合はその箇所を通るのではなく，段差の低い箇所を通るようにアドバイスし，AくんはOTRの指定した箇所に移動した（**図19**）。しかし，段差の低い箇所でも自操で乗り越えることができず，困惑した表情でOTRに対処を依頼し（**図20①**），OTRが介助した（**図20②**）。

Ⓕの地点から，駅方向に向かう道路Ⓖでは，問題なく自操することができた。しかし，歩行者用信号機Ⓗで赤信号の待機中によそ見をしてしまい，青信号になっても気づかず（**図21**）に遅れて横断したため，途中で赤信号に変わってしまい，急いで横断した（**図22**）。

その後，歩道を自操し，段差ⒺではOTRの介助の下，後ろ向きで下りる練習をした（**図23**）。駅の駐車場では，1回目の実践練習時には左右を確認せずに渡ろうとしたが，今回は左右の安全を確かめてから渡ろうとする様子がうかがえた（**図24**）。

入所児に対する車椅子を用いた外出移動支援

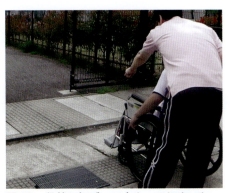
図18 段差に気づいて止まってしまった

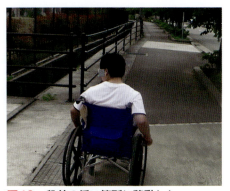
図19 段差の低い箇所に移動した

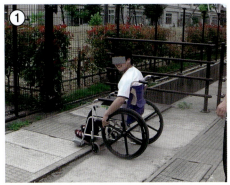

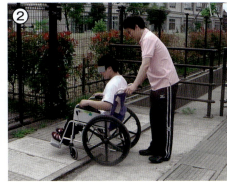

図20 段差が低い箇所でも乗り越えられなかった
①：困惑した表情でOTRに対処を依頼した　②：OTRの介助により段差を乗り越えた

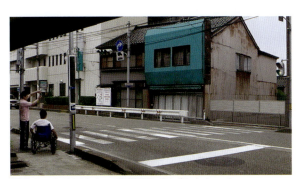
図21 よそ見をして青信号に気づかなかった

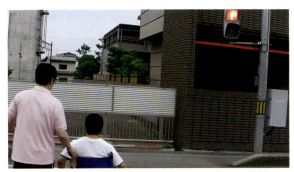
図22 道路を横断中に赤信号に変わり，急いで横断した

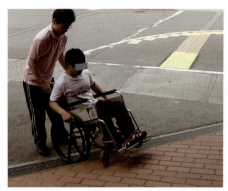
図23 高い段差を後ろ向きで下りる練習

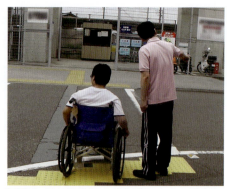
図24 駅の駐車場の横断時に左右を確認している場面

　1回目の実践練習と同様に，今回も実践練習後にAくんとOTRでビデオ映像を観て感想と改善策の検討を行い，書面に記入してもらった．Aくんが書いた内容を清書したものを図25に示す．

　Aくんから提案のあった小さな段差を乗り越えるための練習を，当センターOT時に行った．角材で高さ4cmの段差をつくり，前輪のキャスターを段差の手前で勢いよく持ち上げることに注意を払いながら練習を行い，段差を乗り越えることができるようになった（図26）．

　Aくんの感想にあるⒺ地点の段差は，Aくんも1人では通ることはできないと判断されたため，次回の実践練習は段差を通らないルートで行うこととした．

図25　2回目の実践訓練後にAくんが書いた感想と次回の対策

改善したいところ	どうしたらいいのか
さいごのえきのだんさは,こわいので（最後の駅の段差〈Ⓔ〉は怖いので）	・ちゅうしゃじょうのところを，とおったほうがあんぜんなので，そうする（駐車場のところ〈Ⓘ〉を通ったほうが安全なのでそうする） ・なんか，ほかのひともとおっていたので（なんかほかの人も通っていたので）
さいしょのちいさなだんさは，できない（最初の小さな段差Ⓕはできない）	れんしゅうすれば，できがするそうなきがする（練習すればできそうな気がする）
あおしんごうのとき，でるのがおそかったので，あかになってしまった（青信号〈Ⓗ〉のときに出るのが遅かったので，赤になってしまった）	よそみせず，ずっとしんごうをみていて，あおになったらわたるようにする（よそ見をせずにずっと信号を見ていて，青になったら渡るようにする）

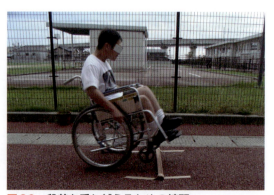
図26　段差を乗り越えるための練習

- M駅まで車椅子で自操する：3回目，第3ルート

　3回目の実践練習では2回目での感想を踏まえ，**表5**と**図2**に示した第3ルートを通った。最初，F地点（**図2**参照）の段差を越えることができなかったが（**図27**），自ら段差の低い箇所に移動し，何度かチャレンジした結果，段差を乗り越えることができた（**図28**）。

　歩行者用信号機Hでの待機時には，青信号に変わったらすぐに渡れるように，歩行者用信号機に対面して注視することができていた（**図29**）。よそ見をせずに信号機を見ることができていたため，青信号に変わると同時に横断し始め，青信号の時間内に横断することができた（**図30**）。

　2回目の感想にあった個人の敷地内の駐車場Iを通ることで，段差Eを通らずに済み，駅まで行くことができた。3回目の実践練習は，OTRがアドバイスをすることはほとんどなく，Aくんが困難と感じていた箇所を，ほぼAくん1人で対処することができた。

　3回目のビデオ撮影した実践訓練の様子をAくんとOTRで一緒に観て，作文形式で感想を書いてもらった（**図31**）。

　3回目では，1, 2回目でできなかった信号の見極めや段差Fの乗り越えができるようになり，またルートを変えることで大きな段差Eを通過する必要もなくなり，ほぼ1人で自操できるようになった。OTRもアドバイスすることなく，見守りだけで自操することができていた。感想文の内容からM駅まで行けたことに加えて，今回の実践練習を通してAくんに自信がついてきた様子がうかがえる。

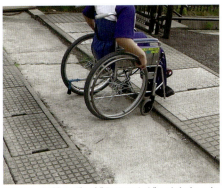

図27　段差を乗り越えることができなかった

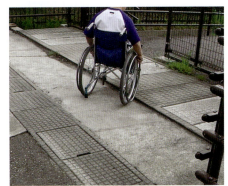

図28　段差の低い箇所に移動して乗り越えた

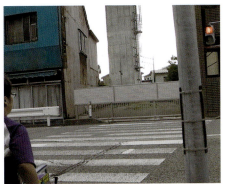

図29　歩行者用信号機を注視しながら青信号に変わるのを待つ

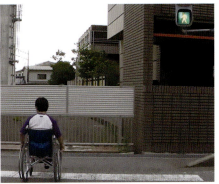

図30　青信号の最中に横断歩道を渡り切ることができた

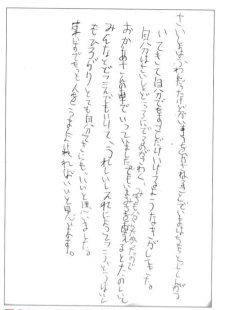

最初は不安だったけど，回数を重ねることで今はちょっと自信がついてきて，自分でも少しだけ行けるような気がしてきた。

自分は最初，道路に出るのが怖く，道もわからなかったので，お母さんの車で行っていました。でも今，道を覚えると楽しいし，みんなとどこへでも行けてうれしいし，それによって行動範囲も広がりとても自分的にもいいと思いました。

車椅子でもっと人をうまく避けられればいいと思います。

図31　3回目の実践練習後のAくんの感想文

④ 支援の妥当性および考察

　今回，3回の実践練習の結果，Aくんのニードである「車椅子を自操して当センターから最寄のM駅まで行くこと」がほぼ達成できた。その背景として，Aくんの障害特性に沿った支援を提供できたことが大きいと考えられる。

　Aくんは運動機能的には屋外で車椅子を駆動する機能をほぼ有していたが，1人で屋外へ行くことに不安があり，それが外出行動をためらわせていたものと考えられる。

　普段の日常生活場面において，職員などから促されて行動することが多く，OT場面でも自らしたいことを対者に伝えることの苦手さがあり，どのように行動したらよいかをイメージしにくい特性がうかがわれる。経験の少ない屋外環境での車椅子の自操は，なおさらAくんにとって困難であることが容易に推察できる。Aくんの抱く不安を軽減するために，OTRは事前にM駅までのルートを下見し，屋外の実践練習で予想される不適応箇所を抽出，整理し，不適応の場合の対処法を考えておき，Aくんに事前説明を行った。Aくんへの説明の際には，Aくんが理解しやすいように作成した自操ルートの地図を用い，屋外での実践練習をイメージしやすくなるように工夫した。また，実践練習が終わるたびに，ビデオ撮影した映像をAくんとOTRで一緒に観ることで，Aくん自身が不適応行動を客観的にみて理解することを促せた。このように視覚的に情報を提供したことが，次回はどのように対処したらよいかというイメージをより具体的にもつことを促したのではないかと考える。

　今回の支援がうまくいったもう1つの要因として，Aくんの自ら外出したいという気持ちが強かった点も大きいと考える。中学校までは普通学校に通っていたが，友達は少なく，休日などの余暇時間は自宅で過ごすことが多かった。先に挙げたAくんの特性に外出経験の不足が加わり，外出することへの不安感情を助長したものと思われる。しかし，特別支援学校への入学を機に交友関係が増え，友人との遊びを通して行動範囲が広がり，より1人で遊びたいという気持ちが強くなっていったという背景がある。

　西本[1]は，外出をためらう要因の一つに漠然とした不安を挙げ，それが外出への心

理的抵抗感を強めていると述べている。外出への意欲を高めるためには，身体を起こす前にまずは「心を起こす」ことの重要性を示唆している。Aくんの場合も，特別支援学校への入学を機にした生活環境の変化が，屋外に出かけたいという心理的な変化につながっていった。

　その後Aくんは，当センター退所後，グループホームに入所することになった。現在（2018年）23歳となり，直接本人と会って，様子を聞くことができた。1日の生活は，日中隣接する就労継続支援B型事業所を9〜15時まで利用し，その後入居施設に戻り，施設内で余暇時間を過ごしている。土日は就労継続支援B型事業所が休みのため，同じ趣味（ゲーム）をもつ気の合うほかの入所者と一緒に車椅子を自操し，毎週ゲームセンターに通っている。入所施設からゲームセンターまでの距離は2.2km，車の往来が激しい箇所もあり，信号を確認しながら自操して，所要時間は30分程度である。

　当センターでの支援当初は，交通状況の危険認識，道路の状況を読み取って安全なコースを選ぶこと，歩行者用の信号を認識すること，青信号の間に横断歩道を渡りきることなどにおいて，困難を抱えていた。

　しかし現在は，このような困難はほとんどなく，安全に目的地まで車椅子で移動することができている。また，筆者が介入した支援について，今何が役に立っているかを聞くと「見るべき（歩行者用）信号をしっかりと見なくてはいけないことを練習してよかった」と話した。

　筆者自身，ここまで車椅子を用いて外出移動を頻繁に行っていることが驚きであった。当センター退所後，Aくんが在宅であった場合，今と同様な外出経験をできたあろうか。昨今は在宅支援が叫ばれているが，施設であったからこそ，自由に自分のしたいことを自己責任で行い，その経験の積み重ねが，屋外移動動作の自立を促したものと推測できる。

　発達障害児・者にかかわる支援者は，成長過程での早期や，一時期でかかわることが多いが，成人以降どのような状況で生活するかをはっきりと認識したうえで支援することは難しい。さまざまな状況があるにせよ，子どものもつ潜在的な適応能力を高める支援は必要だとあらためて感じた。

（安本大樹）

【文献】

1）西本　寛：外出支援とまちづくり．作業療法ルネッサンス ひとと生活障害2 移ることの障害とアプローチ（山根　寛ほか 編），94-103，三輪書店，2004.

6 超重症児の「動き出すこと」「移動すること」そして，「移行すること」

1 はじめに

　超重症児とよばれる子どもにとって，「動き出すこと」「移動すること」は困難なことかもしれない。しかし，この子どもたちと家族との作業療法（以下，OT）の経験を通して，ヒトが「動き出すこと」「移動すること」の発達的な意味とは何か，作業としての意味は何か，その根源と可能性について，日々教えてもらっている。

　そして現在わが国においては，超重症児は高度な医療的ケアを必要としながらも，生活の場を小児急性期病院から在宅へと移行できるようになってきた。超重症児と家族が在宅へと「移行すること」に対して，作業療法士（以下，OTR）はどのような支援ができるだろうか。

　本節では，時代の大きな流れである地域・在宅へと「移行すること」のなかで，超重症児の「動き出すこと」「移動すること」の支援は重要な手がかりであり，出発点となることを提案し，在宅移行支援を果たした実践例を紹介する。

　なお，今回示す提案は，本人の命を支え，つなごうとしている家族や多職種の深い愛情が前提にあるということを申し添えておく。

2 超重症児とは

　重症心身障害児という言葉は，1959年頃に小林提樹らが使用し始めた。重症心身障害児の障害の範囲は，東京都衛生局の技官として重症心身障害児福祉施設にかかわっていた大島一良氏が，行政上の区分として「大島の分類」の表をつくり，分類1〜4に相当するものを重症心身障害児と規定した（**表1**）[1]。また，大島の分類を改訂した「横地の分類」では，**表2**のように，より具体的に細分化されている。

　超重症児とは，超重症児（者）判定基準の判定スコアにて分類される（**表3**）[2]。運動機能が座位までで，かつ判定スコアの合計が25点以上の場合を超重症児（者）とする。また，10点以上25点未満である場合を準超重症児（者）とする。彼らは，人工呼吸器による管理や気管切開など医療的な処置が多く，常に身のまわりの介護を受けている。

　医療処置にせよ介護にせよ，自ら動くことは少なく，「される」ことが多いようにみえる。では，彼らは何をしているのだろうか。

3 彼らは何を「している」のか？

　多くの超重症児は人工呼吸器で管理され，多くの時間を背臥位で過ごしている。仮に座位や立位などさまざまな姿勢に設定できたとしても，自らその姿勢になり，別の姿勢になることはできない。また，さまざまな場所への移動は，移乗や移送介護によるもので，自ら「動き出すこと」「移動すること」はない。ときに全身を反り返らせたり硬直させたり，わずかに舌や眼球，頭頸部や手足を動かすこともあるが，目的をもった随意運動と判断することも難しい。しかし，彼らは確かにそこに存在している。そして，長い時間をかけて付き合っていくと，彼らがなんらかのサインやメッセージを

超重症児者の「動き出すこと」「移動すること」そして，「移行すること」

表1　大島の分類

					知能指数（IQ）
21	22	23	24	25	80
20	13	14	15	16	70　境界
19	12	7	8	9	50　軽度
18	11	6	3	4	35　中度
17	10	5	2	1	20　重度
					最重度
運動機能　走れる	歩ける	歩行障害	座れる	寝たきり	

表2　横地の分類

						知能レベル
E6	E5	E4	E3	E2	E1	簡単な計算可
D6	D5	D4	D3	D2	D1	簡単な文字・数字の理解可
C6	C5	C4	C3	C2	C1	簡単な色・かたちの理解可
B6	B5	B4	B3	B2	B1	簡単な言語の理解可
A6	A5	A4	A3	A2	A1	言語理解不可
戸外歩行可	室内歩行可	室内移動可	座位保持可	寝返り可	寝返り不可	

移動機能レベル

特記事項　C：有意な眼瞼運動なし　B：盲　D：難聴　U：両上肢機能全廃

表3　超重症児（者）・準超重症児（者）の判定基準

以下の各項目に規定する状態が6カ月以上継続する場合に，それぞれのスコアを合算する

1. 運動機能：座位まで（共通項目）		
	①レスピレーター管理	10
	②気管内挿管，気管切開	8
	③鼻咽頭エアウェイ	5
	④酸素吸入	5
	⑤1回／時間以上の頻回の吸引 　6回／日以上の頻回の吸引	8 3
	⑥ネブライザー6回／日以上または継続使用	3
	⑦IVF	10
2. 判定スコア	⑧経口摂取（全介助） 　経管（経鼻・胃ろう含む）	5 3
	⑨腸ろう・腸管栄養 　接続注入ポンプ使用（腸ろう・腸管栄養時）	8 3
	⑩手術・服薬にても改善しない過緊張で発汗による更衣と姿勢修正を 　3回／日以上	3
	⑪継続する透析（腹膜灌流を含む）	10
	⑫定期導尿（3／日以上）	5
	⑬人工肛門	5
	⑭体位交換6回／日以上	3
運動機能が座位までであり，かつ判定スコアの合計が25点以上の場合を超重症児（者），10点以上25点未満の場合を準超重症児（者）とする		

IVH：intravenous hyperalimentation

（文献2より引用）

発信していることを感じるようになる。

　超重症児の呼吸や心拍，筋緊張の変動は，不安定な脳幹機能による場合があり，彼らは常に生命の危機にさらされている。自律神経系の状態など，身体内部の環境調整はとても繊細で，気候や室温，支持面の状況など，さまざまな外部環境からの影響を受けやすい。そのような暮らしのなかで，絶え間なく影響を受け続けている環境の一つに重力がある。

　重力は，24時間365日地球上に存在し続けるかぎりわれわれの身体に働き続け，われわれは否応なしに適応していることになる。彼らが重力に適応していることで，支持面に張り付いたような肢位を示したり頭頸部や四肢から捻転したりして，時間の経過とともに少しずつ短縮，変形，拘縮に至る。自ら動くことが難しいため，重力がかかった身体を受けとめる支持面との間で，体性感覚情報の変化は得にくい。すなわち，自己と支持面との境目がわかりにくい状態にあり，接触部分は支持面と一体化している。

④ 自己身体の空間定位 (orientation of self in space) の構築

　仮に超重症児が重力に適応しようとしている／せざるをえない状態であるとするならば，われわれが彼らに説明と同意を得ることなく，一方的に抗重力姿勢をとらせることは不親切なことかもしれない。クライエント中心のOT遂行文脈から考えても，重力への適応という彼らの「している作業」を尊重し，支持面からコミュニケーションの再構築を図っていく態度が必要である。

　まず，支持面と身体の間に静かに手を差し入れる。そして，ベッドや姿勢保持具のクッションに手を沈み込ませるようにして支持面との一体化を図る。それから，少しずつ本人と支持面との関係性を感じ取る。多くの場合，呼吸運動により動きが得やすい胸郭背面からかかわることを思考する。

　支持面の一部となったOTRの手を，呼吸に合わせてゆっくりと優しく変化させる。OTRは解剖学や運動学など身体の仕組みに関する基礎知識を参照しながら，抗重力あるいは体軸方向，あるいは動きやすい方向へと皮下組織を誘導していく。OTRの誘導に対して本人は，初めはなじんだり，押しつけたり，反ったりするような反応を起こす。OTRは，この段階では，その反応のよしあしは判定しない。早い段階でこれらの反応があれば，少なくともなんらかの体性感覚情報の変化が受容されたと判断する。

　反応を確認しつつ，支持面の変化をゆっくりと積み重ねていく。すると，硬化した背面は次第に軟らかく，低緊張で張りがない皮膚は適度な張りをもった状態になっていく。本人の呼吸運動は支持面から胸郭を持ち上げ，身体は支持面に対して抗重力に広がるようになる。

　長い時間をかけて重力と支持面の狭間に押し込められていたためであろうか。このような繊細なかかわりに対して，彼らは比較的早く応じることが多い。身体の各部位が本来有しているであろう動きへと回復していく様がわかる。そして，あるときから彼らはOTRを識別するようになり，OTRが手を差し入れて間もなく，提供する支持面に応じた身体状態へと変化するようになる。まだ科学的には説明できないが，これはほかの感覚様式や身体部位が渾然一体とした自己身体への気づき，すなわち自己身体の空間定位を構築していく過程の初期にあたると考えている。

　空間に自己を定位させる身体図式は，次に自己以外の対象を定位するための基準を提供することになる。

5 「動き出すこと」のための指向性：「そこ」への定位

　　自己の身体を空間に定位することができれば，自己以外の対象を定位することができる可能性が広がる。そもそも自己身体の空間定位は，自己の身体が地球という支持面を定位しているともいえるので，支持面への指向性（方向づけ）が生じているとも考えられる。通常，この関係性は，母親や家族の身体という生体による支持面との相互作用によって構築され，対象知覚の基準を形成する。そのように考えると，反り返りや縮こまりも，支持面あるいは自己体内への指向性を備えた「動き出すこと」として，肯定的に解釈することもできる。

　　対象に気づき，「そこ」へと定位することそのものが，対象に向かう指向性の始まりととらえると，「動き出す」ために定位は必要不可欠であり，その気になって意思や感情を動かすこと，すなわち情動と表裏一体であると考えている。

　　指向性に運動が伴うと寝返りとなり，リーチとなり，日々の介護においては，体位変換や更衣介護などへの協力にもなる。

6 「移動すること」－「ここ」から「そこ」へと移ること－

　　「動き出すこと」の延長に，「移動すること」がある。このように考えることで，たとえ重い障害のために上肢－手の運動が困難であったとしても，「動き出すこと」「移動すること」が可能になる。例えば，「ここ」から「そこ」へと目が動くことは，視線「移動」と表現される。身体が向くことは，体重「移動」と表現される。舌が出る，指が動くなど，動きが微細であったとしても気持ちがそちらへ向かうことができれば，それはリーチであり，介護者の手を借りて「ここ」から「そこ」へモノを移したり，自分の身体を移して「移動すること」になる。

7 「移行すること」－大きな時流：生活の場を移すということ－

　　これまで述べてきたように，超重症児は重力と支持面との狭間での生活を余儀なくされており，「動き出すこと」「移動すること」のためには繊細なかかわりと支援が必要である。しかし，それ以前に急性期医療のなかでさまざまな人の手によって動かされ，移され，生命を維持するための医療的処置が施される。そして，医学的に安定すれば，在宅へと移行することになる。

　　急性期医療においては，地域の福祉施策の状況が十分に把握されないまま，家族の医療的ケアの習得と訪問看護ステーションにつなぐことのみで，「退院」となっている事例が多い現状がある。つまり，「動き出すこと」「移動すること」からはじまるADLや遊びの支援だけでなく，親子の原初的コミュニケーションの象徴的作業であるだっこでさえも「移送手段」としての意義に留まる。わが子を「重い障害のある困難な対象」と認識せざるを得ない状況に，子どもと家族がいるかもしれない。当然，育児は「過酷な作業」となり，その支援策としてショートステイや放課後等デイサービスなど「お預かり」の施策があるとするならば，当たり前の子育て，子どもと家族との関係性のなかで育む作業が置き去りにされてしまう危険性をもはらんでいることをわれわれは留意しなければならない。

8 事例

今回，生後8カ月の女児（Aさん）の在宅移行支援に携わった。超重症児と家族の急性期小児病院からの在宅移行支援の要点をまとめ，報告する。

◉ 成育歴

事例は，在胎30週とX日，心音低下から緊急帝王切開，1,7XXgで出生したが，自発呼吸がなく挿管，呼吸器管理となった。その後，自発呼吸を認め，短時間なら酸素投与のみで入浴などが可能になった。食事は経鼻経管栄養で，逆流と誤嚥性肺炎のため，気管切開と喉頭気管分離術を受けていた。

頭部MRI画像に明らかな構造異常は認めず，四肢の拘縮と筋力低下から先天性神経筋疾患が疑われ，予後不良も想定されており，両親には告知されていた。基幹病院における24時間付き添いの入院生活のなかで，両親は「初めてのわが子と少しでも家で過ごしたい」「一度でいいからお花見に行きたい」と希望され，主治医が両親に当院の在宅移行支援プログラムを紹介し，生後8カ月時に転院となった。

◉ 状態像

全身の緊張を強め，筋自体が硬くこわばり，皮膚の柔軟性は低下しており，関節部の皮膚のしわは深く，無理に伸ばせば裂傷になりそうな状態であった。頭部は右向き，体幹右側屈，右上肢は屈曲外転，左上肢が屈曲内旋の非対称姿勢のままで，両下肢は屈曲外転外旋位で固定されていた。

音や接触などわずかな刺激に敏感で，体幹をすくめ，上肢を引き込み，下肢を挙上して過緊張となった。一方，手指や舌には細かであるが動きがあり，目はときどきかかわる人に向くような動きが認められたが，不確かであった（**図1**）。

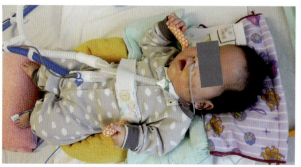

図1

◉ 経過

支持面への適応：自己身体の空間定位の構築

転院時，期待と不安で母子ともに緊張した様子であった。当院は基幹病院とは異なり，付き添いの必要がなく，それは家族にとってはじめての経験であったことも，緊張の要因の一つと考えられた。父親もAさんとどう接していいのかわからない様子で，遠巻きにOTを見学していた。

Aさんは当院のベッドの支持面になじめない様子で，わずかな刺激に全身を屈曲させ，吸気が入らなくなることもしばしばあった。OTではAさんが支持面になじめるように取り組んだ（**図2**）。はじめは触れるだけでも過緊張になったが，次第にOTRの手

に背面をゆだねるようになり，身体も心もリラックスできるようになってきたと判断した。当初緊張していた母親もAさんの様子の変化からOTの時間を楽しみにされるようになり，Aさんに「気持ちいいね」と話しかけるようになった。

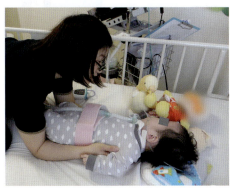
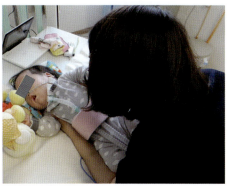

図2 Aさんが支持面になじむようにかかわる取り組み

「動き出すこと」のための指向性：童謡への定位と母親ができる作業の探索

　ある日，OTRが童謡「むすんでひらいて」を唄ったとき，Aさんが表情を変えたことに気づいた。そのことを母親に伝えると，「このメロディが『むすんでひらいて』なんです」とベッドに固定してあるメリーの音楽を鳴らしてくれた。自ら明らかな意思表出ができないAさんではあるが，聴きなれたメロディに気づいた可能性が考えられ，OTRはポジティブに過大評価した。それ以降，OTでは毎回始まりと終わりに，さまざまな童謡を唄ってAさんと母親を盛り上げた。

　また，姿勢設定で使用する「向きぐせ防止クッション」の作製を母親に提案し，母親がAさんにしてあげられる作業を探った（**図3**）。そして，家族・職員間の情報交流を目的に，ノートやポスターを作成していった（**図4**）。

　しかし，2〜3週するとAさんは体調を崩し発熱，点滴加療を要した。母親は急性期病院にいたときとは異なる当院の在宅向けの医療的ケアの手技などに疑問を抱き，当院の主治医に不安を述べた。

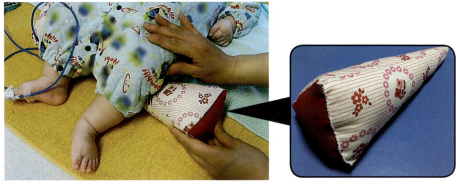

図3 向きぐせ防止クッション

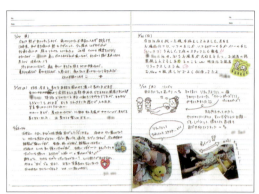
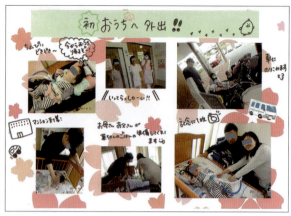
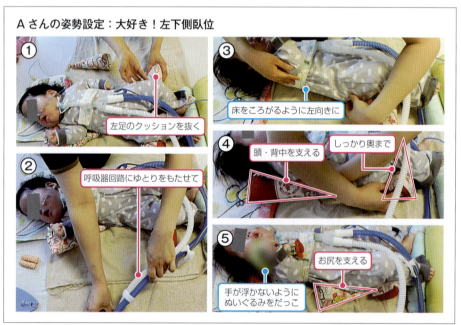

図5 家族と職員間の情報交流を目的としたノート・ポスター

「移動すること」：お花見の実現

　4〜5週目になるとAさんの体調が安定し，再び支持面やハンドリングに適応しやすくなってきたため，母親の面会時にだっこの機会を増やした．そして，バギーでの姿勢設定を検討・練習し，念願のお花見のための予行演習を行った（**図6**）．

　両親そろって面会される週末，「家族3人での初めての外出であるお花見」が実現した．だっこからバギーへの呼吸器の載せ替え，酸素や回路の配置からはじまる両親の連携，そして，桜の木のもとへとバギーを力強く押す父親と，日差しを気遣う母親．2人の表情は笑顔とともに少し緊張した面持ちであった．満開の桜の木の下に到着し，写真撮影を行っていると，父親が突然「だっこしてもいいですか？」とOTRに申し出た．そして，父親に抱かれたAさんに母親が寄り添った1枚の写真を撮影することができた．父親の表情は感極まりつつの笑顔で，母親の笑顔は穏やかで安心感にあふれていた（**図7**）．

　「お花見」という作業の達成以降，両親に笑顔が増えた．

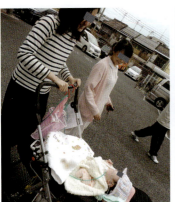
図6 お花見の予行演習

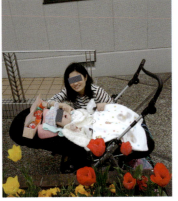

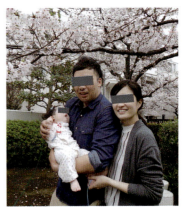
図7 父親に抱かれたAさんに母親が寄り添った1枚

「移行すること」：自宅への外出・外泊，そして退院

8～9週目では，自宅への外出・外泊に向けた移動手段の検討や入浴練習など，週替わりの目標に取り組んだ。練習では毎日面会している母親がリードしつつ，要所をおさえた父親の存在感が増してきた（図8, 9）。

また，当院の在宅移行支援を利用した先輩家族との会合にも出席した。当初は，会合に出席することにとても緊張していたが，実際に出席するととても満足し，在宅への気持ちを新たにしたようであった（図10）。

10～13週目は，Aさんは体調を崩すことなく外泊練習を終えることができた。退院の数日前に行われた20名近い関係職種が一堂に会する退院前カンファレンスでは，母親は多少緊張した面持ちではあったが，入院当初の不安な様子はみじんも感じさせず，明るく「よろしくお願いします」とお話された。そして退院日，Aさんは笑顔が増えた両親とともに退院され，2歳になった現在もAさんは両親と楽しく自宅で暮らしている（図11）。

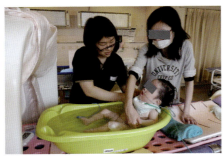
図8 入浴練習

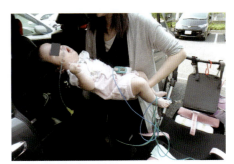
図9 移動手段の検討

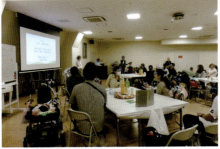
図10 在宅移行支援を利用したほかの家族との会合

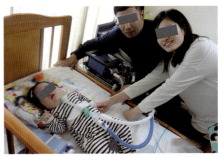
図11 2歳になったAさんとその家族

◉考察

わが子に重い障害があることを知ってから，両親は思い描いていた未来とはまったく異なる現実を突きつけられることになる。そして，医師はＡさんの病状について希望的観測を述べることはなく，本事例においては余命を覚悟せざるを得ない状況にあった。

しかしそのうえで，Ａさんの両親は在宅で暮らすこと，すなわち「移行すること」を選択された。その決意の意味，すなわち家族としての強い指向性をもっているということ，そして，Ａさんはその家族の子どもであるということをわれわれは理解しておく必要がある。

2週目にＡさんの体調は悪化し，家族は不安に陥った。当院で在宅移行に取り組んだ多くの事例が同じような経過を辿っている。決意していたとはいえ両親においては，初めての病棟にわが子を委ねなければならない。このように生活環境を「移行すること」は大きなストレスをともなう適応過程といえる。

そしてＡさんと家族は，先輩家族と出会うことができた。同じ立場で在宅の希望や不安をもつ仲間がいることを知り，情報交流や語り合うことができた。そうしたことで在宅での生活をさらにイメージしやすくなったようである。

「動き出すこと」「移動すること」そして，「移行すること」は，社会的観点から考えても，子どもから家族，そして医療や福祉の支援を経て，地域・在宅へと広がっていく指向性があると考えられた。

繊細な「支持面への適応」からはじまり，「童謡を歌う」「ノートへの記録」「ポスターの作成」「バギーの調整・練習」「お花見の実現」「入浴練習」「先輩家族との会合」など，心身機能・身体構造から活動・参加にいたるまで，さまざまな「作業」に取り組むことは，当初，失われかけていた当たり前の「子育てという作業」としての意味，すなわち，家族として回復していく過程でもあるということを学んだ。

（黒澤淳二，吉田真衣）

【文献】

1）浅倉次男 監：重症心身障害児へのアプローチとトータルケア，小児看護 24（9）臨時増刊号，へるす出版，2001.

2）厚生労働省：平成 29 年度医療的ケア児の地域支援体制構築に係る担当者合同会議資料，2017.

3）黒澤淳二：小児領域におけるこれからの作業療法士の 10 年について―私的経験から描く未来予想図―．大阪作業療法ジャーナル，30(2)，124-133，2017.

4）黒澤淳二：重症心身障害児者施設を利用した在宅移行支援（1）～急性期基幹病院からの転院，療育プログラムのスタート～．ネオネイタルケア，31(1)：75-78，2018.

5）黒澤淳二，植野清香，吉田真衣：重症心身障害児者施設を利用した在宅移行支援(2)～ADL（日常生活活動）支援，外出・外泊支援～．ネオネイタルケア，31(2)：164-168，2018.

6）黒澤淳二，植野清香，吉田真衣：重症心身障害児者施設を利用した在宅移行支援（3）～退院，在宅移行後のフォローと地域連携～．ネオネイタルケア，31(3)：276-280，2018.

2章 食べること

　摂食嚥下障害の作業療法（以下，OT）とはせずに，「食べること」という章立てにしたのは，OTの視点から「摂食」を再考するためである。OTが食べることの障害に対峙した際にみえてくる発達障害領域のリハビリテーション（以下，リハ）について症例を通じて解説したい。なお，摂食嚥下機能・障害に関する基本的な知識に関しては，専門書が数多く出版されているためここでは割愛する。

1 作業療法士が扱う食べることの障害の考え方

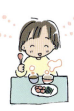

　理学療法（以下，PT）は基本動作訓練，OTは「応用動作訓練」とされており，「動作」という切り口ではこのような違いがある。さて，次に部位という視点でみると，以前勤めていた肢体不自由施設では，子どもたちがわかるように「PT＝足の訓練，OT＝手の訓練，ST＝口の訓練」と手持ちの時間割表に書き，次の訓練が何かをわかりやすく示していた。この切り口は，身体部位による分類である。しかし，以前に私は肩の手術を受け，一通りの医療的な処置が終わり，抜糸を終え，リハ開始となったが，その担当はPTであった。身体部位でいくと「手，上肢」になるが，私は，毎日PTを受けていた。このようにいくつかの視点において，リハの仕事は曖昧である。では，摂食はどうだろう。施設によってはOTが食事の指導に一切かかわれていないところも少なくない。しかし，食べることはADLの一つでもあるし，OTが得意とする生活障害の領域でもある。また，摂食嚥下機能は，基本動作の側面と，「食事」という応用動作の側面もあり，OTでの対応であってもよい。

　このような「どこがやる，誰がやる論」は今後の課題であるが，その前に私たち発達OTRは，もう1度，この「食べることの障害」を整理し，臨床での食べることに関するさまざまな問題を突破できる能力を個々につけなければ，その話し合いのテーブルに着くこともできないのである。このように機能的な摂食・嚥下障害を取り扱う，という観点をもちながらもリハ，そして「食べること」をOTが臨床でどのように位置づけるかは大きな課題である。

2 現在・過去・未来において食べることを考える

　次のような例がある。私はプライベートでラーメンを食べる機会が多いが，ある有名な屋台にラーメンを食べに行ったときのことである。小さな丸椅子に座ると，隣には職場で見かけたお母さんと，初めて見るお父さんがいた。私は「○○ちゃんは？」と聞くと指さして「あそこ」と暗闇のなかに見慣れた注入ボトルから経管栄養しているバギーに座る○○ちゃんがいた。さすがにボトルのなかは高カロリー食だったが，ご両親に聞くと「私たちが好きなラーメン，雰囲気だけでも味わってもらいたくて」とのことだった。また「ちょっとだけスープを舐めさせて，チャーシューを口唇につけるとニコッてするのよね」と楽しそうにお母さんが笑う。

　食べるということは多分，このようなことであって，栄養補給，あるいは誤嚥の有

無だけで摂食嚥下障害を述べることは，生活やリハという観点からは十分ではない。もちろん医学的な配慮，生命をも左右する誤嚥性肺炎などを軽視しているわけではない。この子にとって「食」という営みを考えたときに，どうすれば食を楽しむことができるかは，食べられる，食べられない，ということと同じか，それ以上に深く考えなければならない。副産物的に「生活がよくなってよかったね」というような，他職種が意識しない「本道」にOTが「食べることの障害」に介入する意味や意義が存在する。リハとはそのようなものであって，その領域の専門家であるOTRは，できる・できない，という「全か無」かで仕事をしているわけではなく，「全」であればより全へ，「無」であれば無がどれだけ「有」になるか，また，その無をどれだけその人にとっての「有」にするかで勝負しているはずである。

③ リハビリテーション再考

　リハは，突き詰めると医師による治療が施された後によりよい回復を行っていくということである。つまり，ICF（international classification of functioning, disability and health：国際生活機能分類）では，嚥下機能の低下や未熟性は生物学的な問題で，ADLでいうところの食事ととらえ，社会参加で生活のなかでの食の位置づけを考慮していく，となる。例えば脳性麻痺児の「筋緊張異常」をICFの一部で考えると，中枢性の麻痺が原因の痙性を根本的に治療し，正常化することは難しいが，徒手療法やストレッチなどの物理的刺激を用いた方法で過緊張を緩和するようなアプローチを治療として行うことは，日常的に臨床で行われている。「活動」で考えると，筋緊張の異常がありながらもできることに対して，完全にはできないけれども少しの介助でできること，少し練習すればできそうなこと，道具を用いればできそうなADLや，具体的な動作などを検討する。「参加」では「活動」で検討したことが集団や家族，社会のなかでどのように使っていけるか，あるいは楽しめるか，を考えていく。ほかにも「個人因子」・「環境因子」なども絡んでくるが，子どもの摂食嚥下障害を考えるには，子どものリハとして摂食嚥下障害を考える必要がある。

　いうまでもなく子どもは，生物学的にも，神経学的にも発展途上のため，大人が一度獲得したものをもう一度再生するハビリテーションではなく，これから獲得する能力や生活に備えるアプローチとなる。疾患によっては嚥下機能の問題があり，無理をして進めていくことが誤嚥性肺炎を引き起こしてしまう場合もあるため，医学的な評価や医師の指示のもとに行うことは医療として当然のことである。つまり，これから獲得していく能力ではあるが，生命を脅かしてまで行うことではないため，その点には厳重な管理と細心の注意が必要である。

　「食べることの障害」というのは，摂食嚥下機能という点では「機能障害」であるが，機能障害をベースにした生活の障害であり，それは「活動」を制限する。活動が制限されることにより，やはり社会参加の機会は失われやすい。これまで述べた一つひとつの単語はICFではあるが，論はICIDH（international classification of impairments, disabilities and handicaps：国際障害分類）に近く，一見時代遅れな表現に聞こえる。しかし，ある医師は「ICFは障害をネガティブにとらえることなく，ポジティブに表現したところでは優れていて，リハの専門家にも理解しやすく，また，どの職域の人にでも書ける汎用性がある。しかし，私のような医療従事者や治療を考える専門家にとっては，ICIDHのような思考も必要である」と述べていた。この話からも，食べ

○ 食べること

ることの障害に限らず，この生活機能分類と障害分類の両方の視点をもち続けること
は，リハの専門家としては必要であるが，特にADLの一環であるこの領域に関しては，
この2つのことを意識しながら，生活のなかで「食べること」がどう位置づけられるか
を考えるべきである。このような方向性は，子どものQOL向上につながり，そのため
の機能的アプローチをどうするのか，発達的には何を考慮すべきか，ということが
OTの課題になる。

④ ケースを通じて食べることの障害を考える

　次にケースを提示しながら食べることについて考える。ここでは3つのケースを通
じてそれぞれの問題にどのように対応したか，ということを示しながら，OTにおい
ての摂食嚥下障害について考えていきたい。

⊙ ケース1：哺乳から固形物の摂取まで

Aさん（女児，ウエスト症候群）

　生後7カ月時に小児神経科の医師よりOT訓練を依頼され，入院訓練にて摂食嚥下
機能へのアプローチを中心にかかわりはじめる。当時は，母乳で栄養補給を行ってい
たが，今後離乳食への移行なども含め，食べること全般に関してフォローアップする
ことが目的であった。担当当初，身体機能面では粗大運動において自発運動はなく，
基本動作は未獲得，筋緊張は体幹で低緊張，下肢では伸筋群において亢進しやすく，
上肢は屈筋群優位で引き込みやすいが，発作に左右されやすく，それにより筋緊張
は変動しやすい。また，抗てんかん薬の加減で全体的に弛緩している日も多い。不機
嫌な日もその理由がわかりにくいため，訓練時間に適した覚醒状態を維持することが
困難であった。OT訓練では，外界への反応は乏しく視反応を誘発しようするが，刺
激に対する自発的な運動はどの姿勢でも困難で，例えば頭部の回旋のような具体的な
運動で出力することは難しい状況であった。しかし，覚醒状態が比較的良好なときは，
音刺激でも眼球運動に変化がみられ（発作時の上転ではない），定位反応まではいかな
いが，外界への反応ととれるような眼球運動はみられた。

　口腔機能面に関しては，8カ月時には，母乳での哺乳は少しむせることもあるが，
嚥下機能には問題がなく，栄養面でも問題がないとされていたため，今後離乳食への
展開をどのように行うかが課題となった。哺乳が中心であったため，頬脂肪体（バッ
カルファットパッド）は肉厚でやや下顎が後方に引かれ，上唇が上に向いているとい
う形状ではあったが，母の乳房に顔を押しつけるような形で乳首を咥えて家では母乳
を飲んでいる，ということで大きな問題はみられなかった。しかし，担当当初の問題は，
家庭の事情から「可能であれば哺乳瓶での摂取へ移行したい」という母からのニーズが
あったため，OTとして最初に行ったアプローチは直母から哺乳瓶への移行であった。

・ 直母から哺乳瓶でのミルク摂取へ

　Aさんに対して，母としては母乳でも栄養補給はできていたが，可能であればミ
ルク（哺乳瓶）で行いたいという「主訴」があったのでOTとしてこの課題に取り組んだ。
当時はいわゆる「チェーン・リフレックス」とよばれる，「探索−吸綴−嚥下」は反射と
して確立されており，月齢的には妥当で今後減弱し，自動運動に変わっていくことが
予想された。これらの機能はあるが，家庭では乳首への口唇のマッチングとその後の

Ⅱ-2

食べること

157

嚥下機能との連結がうまく行かずに何度か断念していたため，いくつかの乳首を試行しながら，口腔・顔面マッサージを行い，乳首への適応の範囲がより広がるようにアプローチを行った。乳首の形状にはいくつかあり（図1），①触感（口腔に触れたときの感覚），②フィット感（口腔の形状に合うか），③大きさ・長さ・奥行き，④児が乳首の素材が好きかどうか，⑤吸啜する力と硬さ，⑥⑤におけるミルクの量とそれに合わせた嚥下能力，などをみながら選択する。選択に関しては試行錯誤が必須である。また，練習することで次第に慣れてくる場合もあるので，その際にはオーラルコントロールが必要である（図2）。特に下顎の後退や，両頬のバッカルファットパッドによる圧が弱く，吸啜時に陰圧がつくれないケースなどはこのようなサポートが必要になる。Aさんの場合は，バッカルファットパッドが硬く，顔面・表情筋も硬い様子であったため，その硬さのまま母の乳房に押しつけて哺乳していた様子であったと推察し，顔面・表情筋の硬さや下顎の引き出しを中心としたマッサージを行う間接的訓練を，訓練室だけでなく家庭でも実施してもらいながら，哺乳瓶の乳首への適応がより柔軟に行えるように促した。図3に顔面マッサージの主なものを示した。図は顔面のみを提示しているが，Aさんの場合は図の③④の頬の部分が硬かったため，口腔外だけでなく口腔内へのマッサージも行った。Aさんの口腔内は狭く，大人の指のほうが太く大きいので，小指で内部，薬指で外部を挟んで引きバイブレーションを加えて引き伸ばした。過敏性が強い様子はなく，むしろ鈍感で動きが少なかったため，口腔マッサージは実施しやすい様子だった。このように間接的訓練を行いながら口腔の準備を行い，乳首をいくつか試行し，最終的には図4の右側の乳首のように口腔内に触れる部分から，放射線上になだらかに広がっていくような形状の乳首が適合した。その結果，哺乳瓶でのミルクの摂取が可能となり，母だけでなく他者による授乳が可能となった。

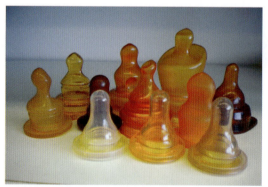

図1　介入当時のさまざまな乳首

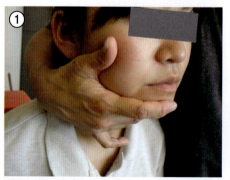
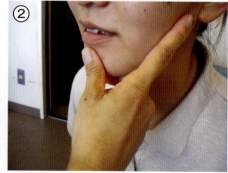

図2　オーラルコントロール
①：側方からのオーラルコントロール　②：前方からのオーラルコントロール

食べること

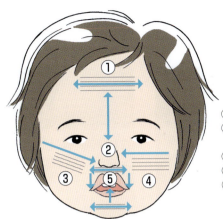

①額は左右両方向に動かす。
②両目の間を上下両方向に動かす。このとき，鼻を固定してゆっくり行う。
③頬の部分を上唇に向かって一方向に動かす。
④頬の部分を鼻に向かって水平に，一方向に動かす。
⑤鼻の下（上唇の上），下唇の下の部分を，正中線上でつまんで左右両方向に引き伸ばす。上唇を下方向に，下唇を上方向に引き伸ばす。

図3　Aさんに行った顔面・口腔マッサージの例
Aさんの場合，下顎が後退していたこともあり，上唇が上向きで特に硬さがあった。一般には過敏性が高い場合もあるので，「触れる」「圧を加える」「ゆっくり動かす（引き伸ばす）」という手順で，正中線に向けて実施する

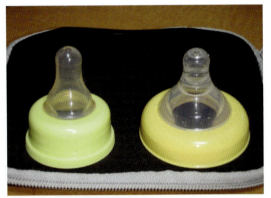

図4　Aさんに適合した乳首
左：一般的な乳首　右：Aさんに適合した乳首

• ミルクから離乳食へ

　9カ月になったところで哺乳瓶によるミルク摂取が可能になり，栄養摂取に関しては安定してきたので，月齢も考えて離乳食に移行することにした。新生児の口腔咽頭の構造は舌骨と喉頭が高い位置にあるが，生後6カ月から3歳にかけて舌骨と喉頭は下降し，相対的に成人に近い形になる。その結果，中咽頭が広がり母音の発音ができるようになるが，同時に誤嚥の可能性も出てくる[1]。この時期のAさんの嚥下の特徴は，口唇・下顎・舌は哺乳パターンが抜けきらず，いわゆる「べちゃべちゃ食べ」の期間が続いていた。この動きを変えるため，形を残した食材を食べることを次の目標とした。食材はペーストからスタートし，まずは哺乳パターンではない方法で行えるようにした。床座位での基本姿勢は横抱きで，Aさんの座骨から大腿後面が介助者の大腿部に接地し，介助者が右手で食事介助を行う場合，左足は立てておき，その立てた左足の内側にAさんの背部があたるようにした。これによってAさんの体幹角度を変えた。離乳食開始時の舌は前後運動だったので60°程度では前方に食物が押し出されるため，30～45°くらいで傾きを調整し，次第に60°くらいまで上げるようにした（図5）。介助者の左手はAさんの頸部後面から頭部にあてて，頭部の支持とコントロールを行った。Aさんの後頸部は短縮しやすく後方へ後頭部が落ちやすいため，やや上方へ引き伸ばす動きを加えながら行った。通常の状態は覚醒レベルが低く，下顎が少し後退し，開

口していることが多い．顔面筋も硬く，口腔内も両頬の内側，バッカルファットパッドが厚く，硬さがあった(**図6**)．

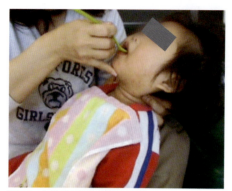

図5　食事介助時の基本姿勢
体幹の角度を60°程度まで上げた状態

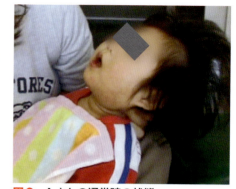

図6　Aさんの通常時の状態
下顎が後退して開口した状態で，顔面筋も動かしにくい

　図7①②は，下顎が閉じる運動方向を教えているところである．介助者の右手の第5指は下顎に添えられ，左手は後頸部を引き伸ばしながら介助が行われている．**図7**①の介助者の第5指とスプーンで少し下顎を挟み込み，介助者の左足は脊柱の伸展を促しながら，左手は上方向に頸部を引き伸ばし，上顎が開かないように，つまり頭部が後方へ落ちないように安定性を維持している．**図7**②もスプーンの位置が異なるが，同じようなことを狙って口腔運動を引き出している．

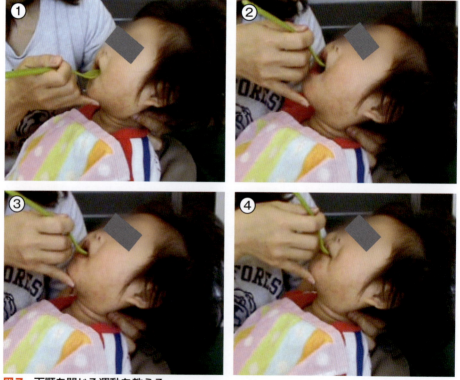

図7　下顎を閉じる運動を教える
①②：開口した状態ではスプーンを下，または上に着けて歯で取らせようとしてしまう
③オーラルコントロールを加える　④：下顎の後退があり上唇・下唇でずれが生じているが唇閉鎖へ

図7③と④のスプーンの角度の違いとわずかな頭部の角度の違いに注目してほしい。写真ではほとんどわからないが，少しだけ前傾するようにハンドリングしている。介助者は母であるが，OTRが見本を見せた後に母が実際に行うことで，Aさんの身体の扱い方を指導している。食材は粒のないペーストで7カ月程度の離乳食にやや水分が多めに入っているものを使用している。現状では舌の前後運動は下顎を挙上することで抑制され，下顎の動きが止まった状態での舌運動を学習してもらっている。後頭部が落ち込むことで舌根部の動きが硬くなるため，後頸部を引き伸ばして舌の動きをフリーにし，姿勢に影響されない位置で舌運動の自由度を上げる。その結果，食物の送り込みの機会を増やしていこう，という治療戦略である。この口腔運動学習を支えているのは，体幹，骨盤，下肢の安定性で，横抱きにして骨盤，仙骨後面（前方への重心移動時には座骨）から大腿後面を支持基底面とした抗重力活動であると考えられる。またこの姿勢を座位保持椅子などで行うことは，家庭での食事介助という点では有用ではあるが，口腔のわずかな動きを学習していくにはこの横抱きの姿勢をしっかり介助者が学習していくことで，さらにAさんが食べるための姿勢を学習していくことが予想された。

・**半年後**

　前述の方法で半年間，32回の摂食嚥下訓練を1回40〜60分行った。外来OT訓練などで1カ月の間に1，2回程度の介入となった。どのくらいの回数が妥当であるかは，もっとケースを重ねていかないとわからないが，頻度によるリーズニングは物理的要因が強くなるので，少ない頻度で有効な訓練成果を出していくには，①的確なハンドリングの指導，②機能的変化に対する食材の段階づけと介助方法のアップデート，の2点が必要である。例えば，足関節が尖足で十分な範囲で可動域が得られていないとする。訪問リハが行われ，外来PTでも訓練・指導が行われていたとした場合に，尖足に対する家庭での訓練は比較的教えやすい。それはある1つの方向性をもっており，万人にほぼ共通な「関節可動域」という「スタンダード」が示されているからである。またその訓練の模様は視覚的に判断できるし，訓練時間内に母に実際に実施してもらえれば，どれくらいの力でどれくらい屈曲するのかを視覚的に共有できる。しかし，摂食嚥下訓練はどうであろうか？　まず，①ほぼ時間が決まっている日常生活動作である，②本人がどのように食物を処理しているかは口の中なので見えない，③複合的な感覚（正確には知覚）が絡み合っている，④本人の意思にかなり左右される能動的な行為である，というように，足関節の尖足の家庭での訓練よりは，はるかにその行為を成立される因子が多すぎるのである。

　一般的には人間は1日3回食事をする習慣をもっているため，確実に1日に3回は訓練機会がある。その訓練方法が正しいか，正しくないかでその子の口腔機能の発達にかなりの影響を及ぼす。そのためその指導は，訓練である程度般化できる内容に落とし込んでから，保護者や介助者に伝えなければならない。それはケアではなくキュアとして理解してもらい，誰にでもできるレベルに上げることができたケアだけを伝えていくべきであり，キュアはその元になるものだと考えることができる。つまりはキュアなしのケアはないわけで，ケア＝キュアのように扱われている現在こそ，このような保護者への指導は大事なことである。

介助訓練

　図8は，介助の訓練の最初の場面である．角度は約45°である．家での3回の食事でもこのような食事姿勢をとっており，この少し崩した横抱きもAさんの身体感覚として登録されているため，安定した食事姿勢となっている．また以前にみられた上肢の屈曲方向への引き込みも軽減しており，頭部の保持も行いやすくなった．同じ日の同じ時間でも，食物をうまく送り込めず口腔内に残渣物がある場合には，図9のような過開口を行い，頭部と下顎の位置を変えることで口腔内の食物を動かしている．子どもをよく観察していると，疾患によって異なるが，このような行動がみられることがある．スパズムが起きている，という一言では済まされない場合もあり，口腔内認知が向上した結果，舌でうまく送り込めない分をこのような形で動かしているように見えるときもある．そう考えてみると口腔内の残渣物には気がついているという点では，認知機能は向上している．特にこの時期は前回よりも半年過ぎているため，当時の食物を口に近づけたときとは無関係の過開口ではなく，残渣に気がついたときの口腔運動と頭部の回旋運動であり，食物が接近したときの反応として考えれば，Aさんの外界への気づきが向上している，ととらえることもできる．

　このように食行動というものには複合的な様相があり，摂食嚥下機能だけで語ることは不可能である．実際に食物認知から始まる摂食嚥下の説明はそのことを明確に示しているうえ，ただ「飲み込む・飲み込まない」だけでこの行為を整理することは「食べることの障害」をリハとしてとらえていくには無理があることが，このケースから学ぶことができる．

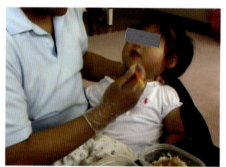

図8　訓練開始から半年後の食事姿勢
図7よりはやや低めの位置での介助．顔は随分とやわらかい

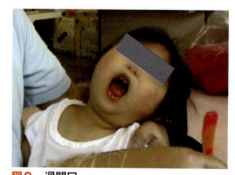

図9　過開口
油断するとこの写真のように過開口にはなるがかなり減少した

開口反応

　図10は開口反応の様子である．食物が口腔内に入ってくることを予想して，下顎を下制することができていた．視覚判断しているのか言葉を聞いているのかの判断はつきにくいが，自分で少しだけ口を開けて待つ場面が出てきた．また図11のように，数回ずつではあるが，下顎を挙上して口唇閉鎖を行える場面が増加してきた．頭部の角度は変化していないが，下顎挙上のタイミングに合わせて，見えないところで前傾方向に頭部のハンドリングを行っている．食物を口唇閉鎖状態で処理しているため，下顎は抑制的安定性を保持し，そのなかで舌が送り込みの運動を行っていると予想され，口唇，舌，下顎の分離運動の機会となっている．また，このころより舌は上下運動が行えるようになり，下顎の上下運動に合わせて動いていた舌が，分離した上下運動に変化していた．

食べること

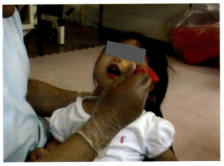

図10　開口反応
開口反応がみられ始めた。声かけ、周囲の雰囲気、介助のペースなどを読み取って、構えられるようになった

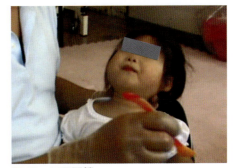

図11　口唇閉鎖
口唇閉鎖の完成。食物が口腔内に入ったときに口角を横に引き、舌での送り込みと分離運動が起きる

口すぼめ

図12に口唇をとがらせることが可能になった様子を示す。口輪筋が機能し、口腔内での食物処理→嚥下までを口唇閉鎖で行える回数が増えた。このような口腔運動の機能的な向上により、押しつぶしから咀嚼への移行も望めるようになり、より水分の少ない食材で口腔内での食塊形成まで行うという、高度な目標設定も考えられるようになった。実際の舌運動は側方まで動くようになり、嚥下までの時間は長くなってきた。口腔内で唾液と食物との混ぜ合わせを行う様子も観察されるようになった。

図13は、口唇をすぼめる運動を利用して、スプーンを横にした状態で水分摂取を練習している様子である。陰圧をつくって吸い込みができれば、より高度な口腔機能の向上が可能ということで、このような訓練を行った。体幹の角度は少し上げて、吸い込み過ぎても安全なように少量から行った。この口唇での吸い込みを「lip rearch」とよんでおり、口唇と下顎の分離が十分に行われてこそ実現できる動きである。もちろん、下顎も安定していなければならない。分離を含めた巧緻運動である。

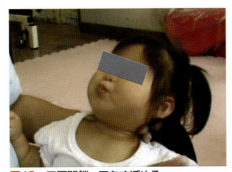

図12　口唇閉鎖，口をすぼめる

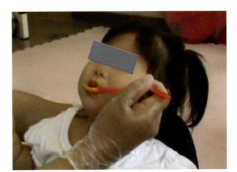

図13　スプーンによる水分摂取

本ケースのまとめ

1年4カ月の期間で、口から入るものはミルクから始まって軟飯まで移行してきた。基本状態として、てんかん発作がさまざまなところで前触れなく出現するため、そのたびに、つくってきた姿勢や食べることの練習が途切れる。そのようななかでも日々、摂食訓練を重ねることで、食材も変えることができ、家族が食べているものに少し手を加えて軟らかくすれば食べられるようになり、家族と同じ食べ物で食卓を囲むことができた。また、訓練期間中は大きな肺炎もなく、誤嚥が疑われることはその後起きていない。今後の病態の変化によっては、食材を軟らかくしたり、介助方法を変更し

163

たりすることもあるかもしれないが，訓練期間中に家族と共有した方法は，食事時間以外にも必要なだっこの仕方，反応の引き出し方，コミュニケーションの取り方などさまざまなシーンで役立てることが可能と思われる。

• Aさんのその後

Aさんはその後，別の施設に転院した。ご家族にAさんの様子を聞いたところ，当時の機能を維持しており，水分に関しては，学校などでは安全のため，とろみ材を使用しているものの，家庭ではとろみをつけない状態でも水分摂取が可能で，そのほかの食材での食事も維持できており，食事が「この子のなかで定着した」と報告を受けた。このように経過を追っていくことで，特定の時期に行ったOTが，後の発達でどのように反映されたのかを知ることができる。仮に同じようなケースが何百人と集まり，同じようなやり方で同じような結果が出れば，それはエビデンスとして反映させることができる可能性がある。しかし，現実的には不可能なため，それを追い求めるのではなく，目の前のケースに結果を反映していくことが何より重要である。Aさんは筆者の手を離れた5年の間に大きな肺炎などもなく，健康に発達した。大事なことはそのようなことであると教えてくれるケースとなった。

ケース2：拒食に対しての作業療法
Bさん（男児，染色体異常）

近年，摂食嚥下障害へのリハの介入は増加傾向にあるが，子どもの摂食嚥下障害に対してのエビデンスは少なく，臨床においてもその根拠は明確ではない。つまりこのようなケースにこういう介入を行えば，こんな結果が得られる，ということがはっきりしていないのである。また摂食嚥下障害に限らず，科学的根拠を追求することは医学においては必要であるが，「発達は実験できない」という言葉があるように，コントロール群を用いた研究は倫理上，問題が生じやすい。このような状況にある発達障害領域の現状においては一つひとつの事例を重ね，実績を積み上げることこそが明日の臨床の治療構造と治療戦略の根拠になっていく。

これから紹介するのはまさしくそのようなことを考えるには非常に重要なケースで，子どもの摂食嚥下障害の臨床でよくみられる，いわゆるご飯を食べてくれず，経管栄養や胃瘻に栄養を依存している「拒食」が「主訴」となるケースである。

5歳2カ月時にOTへの依頼があった。原疾患は染色体異常，担当当初の運動のレベルは，床上の四つ這いがメインで，つかまり立ち，介助歩行ができていた。また知的障害もあり，音声言語によるコミュニケーションは困難で，認知機能においても外

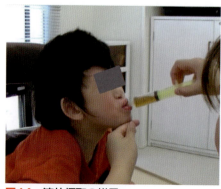

図14　液体摂取の様子

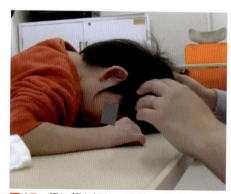

図15　机に顔を押しつける

界への関心が薄く，ブラインドなどの定型的な視覚パターンには興味があるが，視覚に提示された事物に対して具体的な手の操作にいたることは乏しい。そして，3歳時に胃瘻を造設し，拒食を主訴としており，一定量の高カロリー食の注入を行っていた。担当時は他院で行ったVF（video fluoroscopic examination of swallowing：嚥下造影検査）では異常がなく，液体であれば重力による送り込みが可能であったため，口腔からはシリンジによる液体（お茶）のみを摂取していた（**図14**）。しかし，いったん摂取しては，机に顔を押しつけることが常態化し，本人にとっては必ずしも楽しい時間にはなっていなかった（**図15**）。また半固形では口腔内での送り込みが困難で嚥下できないことがVFでも確認されており，液体でないものは口腔内に貯留し，自力で嚥下反射が惹起されるポイントまで移動させることが困難であった。

介入の意味

食事には，健康状態の維持，そしてそのために必要なカロリーの摂取，という意味がある。「宇宙食」は，調理しなくてもストローを用いて最低限活動できるだけの栄養は摂ることができる。しかし，地球上の私たちはどうであろうか？ 単なる栄養摂取だけで私たちの「食の営み」は成立するだろうか，きっとそれはあり得ない。「食事」は，料理の見栄え，一緒に食べる人，食べる場所など，さまざまな要素をもって「食事」とよばれる。そう考えるとどれほど身体的に，あるいは精神的・知的に重篤な状態であったとしても，「食べる」ことは大事にされるべきであり，それが介入の意味となる。OTRの仕事の本分はその対象者，子どもの場合は，子どもを含めたご家族の生活が豊かになることに，全力を尽くすことである。このケースが私たちに教えてくれることは，人にとって豊かに食べることとはどういうことなのかということ，そしてOTRにしかできない食事へのアプローチである。

Bさんの介入前の状態は，栄養に関しては胃瘻からの摂取になっており，健康上，つまり栄養管理上はなんら「不自由」していない状況へのかかわりになるという点で，介入の意義が深い。彼にとっての食生活は，生命維持という点においては問題がなく，その点ではOTRが介入する意味はほぼない。しかしこのケースでは，OTRが考える治療構造から，実際の治療戦力につなげていく大きなポイントを示すことができる。**図16**にBさんに検討された治療構造を示す。これは，食事に関する2つの意味合いを示し，本ケースへのアプローチの根底を表現している。OTだけでなく，リハ全体がこのような考え方になれば，対象者の生活障害に迫っていくことができる。人の生

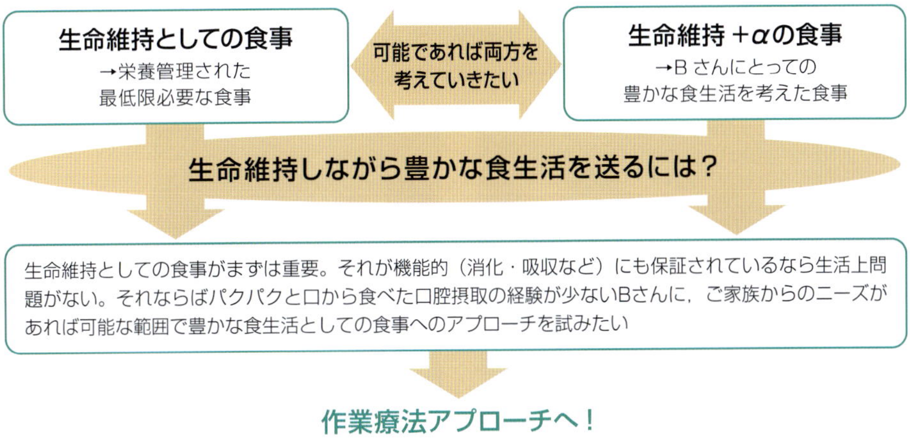

生命維持としての食事	可能であれば両方を考えていきたい	生命維持＋αの食事
→栄養管理された最低限必要な食事		→Bさんにとっての豊かな食生活を考えた食事

生命維持しながら豊かな食生活を送るには？

生命維持としての食事がまずは重要。それが機能的（消化・吸収など）にも保証されているなら生活上問題がない。それならばパクパクと口から食べた口腔摂取の経験が少ないBさんに，ご家族からのニーズがあれば可能な範囲で豊かな食生活としての食事へのアプローチを試みたい

作業療法アプローチへ！

図16 Bさんの治療構造

活行為は,「1か0」,つまり「できるorできない」という二者択一ではない。このケースでは,口腔摂取をできるかできないか,ということだけでみたら「できない」となる。しかし,「どのようなものであれば食べることができるか」という視点に立った場合には,機能的な精査と評価をし,主治医の許可をもって,OTRはその疑問にトライすることができる。

まずは身体誘導にのってくる「身体」に —治療初期の間接的訓練の様子—

　食べることが苦手なBさんに対して,食物をBさんの口に運び,「はい,食べて」ということは非常にナンセンスである。成人の後天的な障害であれば,障害を負う前の姿に戻るためのリハになるため,受傷前の身体イメージの「差異」を能動的にイメージし,多少の苦痛や困難があったとしても,受傷前の身体イメージを基にした訓練が可能になる。一方,子どもの場合はそう考えることは難しく,イヤなものはイヤ,したくないものはしたくない,ましてやこれまで経験していない「食べること」は苦痛になっている可能性がある。

　Bさんに関しては「空腹→栄養摂取」という生理学的なサイクルと1日3食を口から,という生活習慣はなく,時間がきたら胃瘻から注入することと,ときどき口腔からお茶をシリンジで飲む,という習慣が定着していた。

　ADLの問題は,機能的要素,発達的要素,習慣的要素,環境的要素の4点で解析することができ,Bさんの場合は,決まった時間に胃瘻から栄養を摂取するという習慣的要素の問題が大きい。このこと自体は決して悪いことではなく,必要なことであることをここではおさえておきたい。

　冒頭に示したが,拒食となっている対象者の口に無理やり食べ物を押し込むことは,子どもにとっても家族にとっても,そしてOTRにとっても苦しい状況を生み出す可能性が高い。そう思考した場合にまず,対象者には,介助に沿うことができる身体になってもらうことが第1段階となった。つまり,間接的訓練をとおし,「身体誘導」への耐性を整える。これは広義の意味としてのハンドリングで,Bさんの身体にどのように触れ,どのように口から食べていくことを身体で覚えてもらうかということであり,Bさんの側からみると,触られること,受動的に動かされることに身体を慣れさせていくことであった。

　Bさんの普段の姿勢を図17に示す。これはBさんの通常の状態で,介助されなければこのように仰臥位でいることが多く,設定によっては自分で起き上がり,四つ這い,つかまり立ちまで行うことがある(図18,19)。このような定型的な運動が中心になっている現状をまず改善することで,他者による食事介助を身体感覚として受け入れていくためのプレパレーション(準備)を行うことが先決であると考えた。

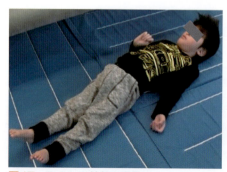
図17 Bさんの普段の姿勢

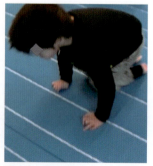
図18 四つ這い

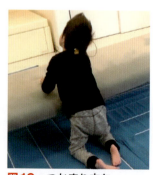
図19 つかまり立ち

この年齢まで他者による食事介助はシリンジによるお茶の摂取だけであったため，身体的（他者の身体介助によって口腔摂取すること）にも認知機能的にもBさんは経験が少ない。この場合の認知機能に関しては多少説明を付け加える必要がある。認知機能という言葉は一見，扱いやすい言葉のように聞こえるが，その奥は深い。筆者の場合は「その人が外的環境をとらえる機能」として定義しており，数ある心理学の知見は知識としてはおさえておきたいが，子どもの臨床においては，個別の認知機能をしっかり把握したほうが臨床的であると考えている。余談ではあるが，対象者の理解のために説明・解説できることと，臨床的な治療戦略のための説明と解釈は乖離していることが多々あり，実際の生活障害にダイレクトに効果を現すことが少ないように思われる。

　さて話をBさんのケースに戻すが，図17～19に示したような定型的な姿勢運動パターンを変更していくことで，拒食の背景にある運動の偏りや，外界からの刺激による自己の知覚的変化の受信と統合に幅ができると，拒食が改善傾向に向かうという治療仮説を基に，まずは粗大運動によるアプローチを行った。次の図20，21は，その一例である。

　図20は，青い四角の大型ブロックにBさんを乗せて，赤いスロープのブロックを滑り落ちる場面である。前述した図17の仰臥位姿勢にあるように，Bさんをフリーにした場合は，この姿勢パターンが多く，Bさんに滑ってもらおうとしても，どうしても自分の背面を床（この場合は青ブロック）に着けたがる。そこを，支持面となる場所を背中ではなく，座骨や仙骨後面にすることで，そこを支持点として姿勢調整（長座位）を行ってもらい，スロープを滑り降りてもらおうという場面である。

　図21ではOTRの左手はBさんの左骨盤にかかり，そのまま下に引こうとしており，右手は右側に倒れこんだBさんの体幹を起こそうとし，滑るための長座位を整えようとしているところである。行為機能という観点から分析すると，Bさんはこの状況を察して長座位をとって滑り降りようとする運動イメージと行動はない。しかし，この遊びは，①他者により受動的に動かされることは，食事介助時の受動的なハンドリングへの抵抗感が軽減されること，②Bさんが運動の予測を立てることが可能になること，③運動の順序と結果を運動パターンとともに記憶してもらうこと，をねらいとしている。図22はOTRが後方に周り，Bさんの骨盤を介助し，スロープの下方向に滑っていくように押しているところである。

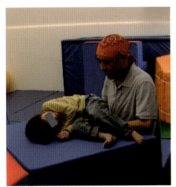

図20　ブロックに倒れ込んでいる場面

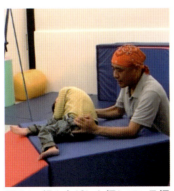

図21　起き上がりを促している場面

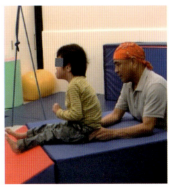

図22　Bさんを後方から押す場面

　その後，後方からのハンドリングでは，BさんがOTRの介助している手に全身の伸展を使いもたれかかってくるため，前方からの介助に切り替えている（図23）。足部

を介助し，滑る方向に下肢を引っ張っている．これにより，Bさんは運動方向がわかり，「滑る」という遊びを身体感覚としてとらえることが可能になる．ここで注目しておかなければならないのは，この後に同じようなハンドリングを行ったときの図24のBさんの頭部の位置である．図23では頭部の位置は正面を向いているが，図24では滑ることが少しわかり始めているため，わずかではあるが，OTRが同じように足部を下方に引くと，頭部が屈曲している．これはこの一連の流れを数回行った結果であったり，股関節の屈曲角度を調整している結果ではあるが，下肢を引っ張られて滑るという流れを他動され，滑り降りたことにより，その運動の予測がBさんのなかに浸透したと考えられる．

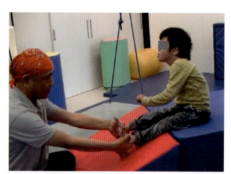

図23　前方からの介助

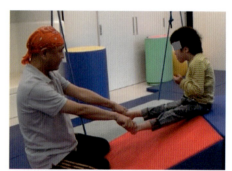

図24　滑り降りる方向に頭部を屈曲させるBさん

　初期段階では，定型的な姿勢と行動，回旋の要素が少ない運動が多い，積極的なハンドリングを拒む，他者による他動的な身体誘導に沿うことが難しい，触覚・固有感覚の他動的な刺激の取り込みには困難さがあるなどの様子が観察されていた．このことから前述のように，固定限局的なBさんの運動に対して，他動的な身体誘導が受け入れやすくなるようなかかわりをもつようにした．その結果，次の食事動作に関する身体誘導への導入に移行することが可能となった．

直接的訓練に進む前に考えておくこと　－生活リズムと食形態について－

　これまでの介入は，食事場面を直接的に設定し，かかわるという直接的訓練ではなく，食事の訓練を行うための準備ともいえる間接的訓練であった．前述したが，拒食があるのであれば直接的な口腔からの食事訓練ではただBさんは嫌がるだけで，ネガティブな体験が重なり，拒食が助長されることが予想されたため，身体誘導を主にした間接的な訓練を行ってきた．一般的な拒食への取り組みは「無理強いしない」ことが原則であるため，このケースに関しても直接的に食物を用いるのは，食べるための準備がある程度できてから進めることとした．

　ここでいったん，食べるために必要なことを整理することで，よりこのケースの理解を進めていきたい．拒食へのアプローチを行うために最初に考えないといけないことは，食べる動機と習慣が確立されているかどうかであり，拒食があるケースの多くの場合は，これが確立されていない．定型発達では，ミルクから始まり，離乳食へと進み，やがて自食になり，乳児期にはお腹が空いたら泣くという行動をとることで「空腹→食事→満腹」という一連の食行動が確立していく．また，年齢を重ねることで身体も大きくなり，運動発達も向上し，行動範囲も広がり，より活動するようになった結果，エネルギーの消費，それを補うための食事が生活習慣になっていく．そし

て，このように生活習慣が確立されることにより，朝・昼・夜のという決まった時間にお腹が減り（空腹感という動機の発生），また生理学的な習慣化，つまり，食事→消化・吸収→排泄というような生体リズムもそのなかで整っていく。このケースに限らず，口腔からの食物摂取が困難なため，日常的に胃瘻などの手段で栄養摂取している子どもたちに，口腔摂取への取り組みを進めていく際には，この生体リズムをどのように確立していくかも大きなポイントとなる。このケースも食事時間（注入）は朝・昼・夜になってはいたが，そこに口腔からの摂取がシリンジによるお茶の摂取のみであったので，生体リズムとしては「注入→消化→吸収」という流れで行っていた。治療のポイントは「口を使った食事」がこの生体リズムには組み込まれていなかったため，「口から食物が入る→口腔運動で処理する→嚥下→消化・吸収」という流れになるようにかかわっていくことにあった。

　このケースに用いた食物は，まず長年慣れ親しんだお茶を，スプーンでの全介助により口に入れていくことから始め，お茶の種類を増やし，形態を変えていくことで，口腔内での食物処理能力が向上していくことを目標にした。結果的には押しつぶし食まで食べられるようになるのだが，そこに至るまでに月に1～2回の外来訓練を2年間行った。また食材に関しては，近年，摂食嚥下障害に対する関心は高く，各食品メーカーなどが「嚥下食」を研究・開発し，以前よりも一般化している。特に成人の摂食嚥下障害に関しては脳血管障害の受傷後に回復していく機能に合わせた食形態や，残存した機能に合わせた食形態を用いることが広がり，定着している。このように成人の場合は発達的な要素が少ないため，状況に合わせた食形態となるが，子どもの場合は，食形態を使って「機能を引き出す」という側面も同時に存在するため，食形態に変化をつけることで，口腔機能の食物処理能力を上げていくことも考えておく。

　筆者が食事の訓練を行う際には，養育者やその関係者には「機能はこのお子さん独自のものだが，食材はこの世の中に山ほどあるから，お子さんの機能と発達に合わせて食材を選んでいくことも大事」とお伝えし，食形態に関してはご家族と相談しながら進めている。特にこのケースに関しては，「お茶」が口腔摂取されていた唯一の食物なので，味覚的に慣れている食材を使って味に慣れ，その後食材の形態に変化を加えていく治療戦略をとった。筆者は摂食嚥下障害を，特に子どもの場合は，感覚－運動面から考えるべきであるとしており，色，形，硬さなど，さまざまな要素が含まれたものが食物だと考えている。

　われわれは食物を口の中に入れて，味覚・触覚・運動覚をもって処理し，消化・吸収し，自分自身のエネルギーに変える機能をもっている。Bさんの場合は，乳幼児期，口腔からの栄養摂取が困難であったために，この事物，つまり食物を自らの感覚－運動体験をもって，処理することができなかった，と考えることができる。そう考えると事物（食物）は，その形状，味は固定し，形態を変えることで運動を引き出し，送り込みを促すことを最初に行った。摂食嚥下訓練となると，どのような形態をどの段階でどれくらい使ったか，ということが一見大事なように思えてしまうが，前述したように食形態は世の中に山ほどあるので，それは家族と相談しながら広げていけばよい。大事なことは，どのような形態なら今は処理できる機能をもち合わせているかを見極めることで，ある食形態を定着させることが最終目標ではなく，さまざまな要素が組み合わさった複合物である食物に，どれだけ対応できる機能を定着させていけるかが子どもの食事の障害のOTを進めていくコツなのである。

動的な食事姿勢でのアプローチ　－食物を使用した直接的訓練へ－

　Bさんの場合には，直接的な訓練を行うにあたり，かなり慎重になる必要があった。多くの拒食児の場合，少なくとも本人だけでなく，家族やその周囲にいる関係者に，苦労や心労があると考えられるからである。生活障害がないものにとって，衣食住は習慣化しており，それはすべてオートマティックに行われる無意識な営みである。そこを基準に，食べることに障害がある子どもを養育している場合には「なぜ，食べられないのか？」という命題は意識されなければならない。この命題に対する思考者（この課題を考えている人）の基本的機能（食事を摂るという日常）は習慣化され，無意識化されているため，この行為を意識してその人が考えたときには，やや強引にでも「食べさせる」という方法が，まず1回は思い浮かんでしまう。しかし，その対象である拒食児にしてみたら，食べたくないのに口に食物が入ってくるという経験が重なってしまうので，その時間と行為は苦痛の積み重ねとなってしまう。よって，教科書的には「無理強いをしてはいけない」。

　しかし，このケースについては家族とともに無謀ともいえる方法でトライさせていただき，結果が出ているのでここで紹介する。この拒食児へのアプローチは，本来であれば「子どもへの訓練は擁護的でなければならない」という鉄則をベースにしながらも，いわゆる「無理強い」を緩やかに家族の同意を得ながらすすめた特異な例であり，すべての拒食児に適応できるものではないことをここで断っておく。この点を踏まえ，動的な食事姿勢について説明をする。なお，食形態については動的なアプローチの各段階において用いたものを随時説明していく。

・①姿勢にこだわらずに口に入れていく段階

　図25にこの時期に行ったアプローチを示す。これはBさんが食事姿勢をとることを拒んでいた時期で，人に触れられると床に仰臥位になってしまっていた時期の一場面である。過敏性といってしまえば説明がつくが，それだけでは解釈はできてもアプローチにはつながらない。身体誘導がまだ完全に行えていないときであったため，床上で液体をスプーンで摂取してもらうことが中心になっていた。どちらかというと伸展優位で，体性感覚は背部を使った広い支持面を得ることで，姿勢調整の軸があったと考えることができる。この時期は介助座位に関して何度か，横抱きでのハンドリングを試みていたが，すぐに怒って反り返り，床に背部を着けることにBさんが終始し，まったく何も進んでいなかった。

　図26はBさんが訓練室の窓から外を見ている様子である。Bさんの認知機能の特徴として窓の外を眺める，ブラインドのような視覚刺激としてパターン化されているものに固執する傾向があったため，そこを保証しながらアプローチを行っているところである。食形態はお茶で，あらゆる位置からスプーンでBさんの口にお茶を入れていたのが，この時期に行っていたアプローチである（**図27**）。Bさんに対しては「外を眺める→少し飽きる→OTRが口にお茶を入れる→怒る→外を眺める」の繰り返しを40分間続けていた。

　図28は立位でのアプローチである。この時期の基本的なBさんの行動は，食事中は四つ這い，あるいはバニーホッピングで部屋中をウロウロし，つかまり立りができる高さのものがあればつかまり立ちを行う，という様子であった。

　図はBさんがIHコンロの文字に興味を示し，じっと見つめている場面で，Bさんの視覚認知の特性である定型的なものに視覚的興味・関心がある，という様子が示さ

れている。余談ではあるが日常的にシマシマ模様や，整然と規則正しく並んでいる新聞記事や文字列には注目する傾向があり，一種のこだわりがみられていた。このことはBさんの食事訓練を進めていくための重要なファクターとなっていた。本人にとって食事自体はあまり好きではない行為であったために，やや強引である口腔での食物の取り込みと，Bさんの視覚的欲求充足を交互に行い，「食べていた」という既成事実を重ねていくことで，訓練としての食事を成立することがこの時期のアプローチの中心となった。(図28)

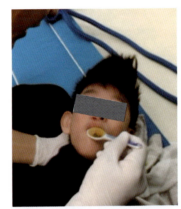
図25　床に仰臥位をとるBさん

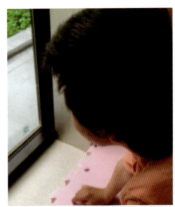
図26　外を眺めるBさん

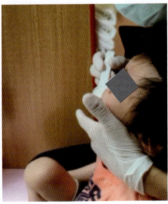
図27　あらゆる位置からのスプーンでの介助

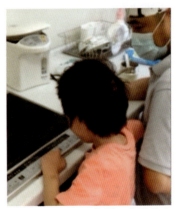
図28　IHコンロを見つめるBさん

より食事姿勢に近づけていく段階
　姿勢にこだわらずとにかく口に入れていく段階を経て次に行ったことは，われわれが普段行っている食事姿勢により近づけていく段階である。これは何も「正常発達に近づけていく」というナンセンスな考えではなく，より生物学的なヒトの多くが行っている方法に近づいていこうというアプローチである。つまり，マイルストーン的な発達促進ではなく，より人間が行っている食事姿勢を目指すアプローチとなる。地球には重力があり，人が直立位をとれる状況にあるのであれば，可能な限り，人は正中線を目指して発達していくこと，正中位指向性(mid line orientation)は外すことはできない。その結果，日常生活において抗重力伸展活動は，生きていくためには必須の指向性であるといえる。図29は，床座位による，ほぼ後方介助の1シーンである。床での仰臥位，つまり寝転んだ姿勢よりはやや発展型の姿勢である。この時期は，な

んとかこの姿勢でのハンドリングとなったが拒否が強く，伸展方向に逃げていくことが多く，介助が困難であった．対応策として「1さじ入れたら，休憩」という行動パターンをOTRが意図的に設定し，「これが終われば，次はこれ」というような整理整頓を徹底し，こちらが行う様式を，Bさんが理解しやすいように提示した．結果として，この時間はこのような対応をしていけばいいのだ，ということをBさんには理解してもらい，特定の食材で特定の姿勢での食物摂取を行った．

図30は図29の状況を数カ月継続した結果，Bさんにこの形式の食事を理解させた状態を現したものである．図30は苦悶の表情で図31は，その表情は消えている．

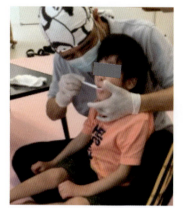
図29　床座位による後方介助

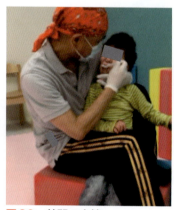
図30　苦悶の表情

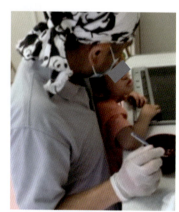
図31　苦悶の表情が消えたBさん

　ここで述べておきたいことは，子どものOTを行うときに考えておくべき点についてである．疾患や症状においては，子どもの意図に反して，無理なことや子どもが嫌がることにもチャレンジしなければならない場面に遭遇することは日々の臨床のなかでみられる．筆者も，あと一歩頑張ることで次のステップにいけると思いつつ，「嫌がっているのでやめたほうがいいかどうか」と悩むことはよくある．機能の獲得や，生活行為のなかで必要なことや，できそうなことがどのようなことで，それを達成するためにはどのような方法をどれくらい行ったらよいのか，を明確に示すことは難しい．そのなかで，ここであと「一押し」するのか，「引いてしまうのか」の選択はさらに難しい．

　この課題について「移動手段」ということを例に考えてみる．独歩が難しい場合は，車椅子であってもバギーであっても移動することは成立するため，生活のなかでの移動手段は確保することはできる．しかし，その子どものポテンシャルに賭けて，私たちは自分でできる移動手段の獲得に全力を尽くすことをあきらめない．同じように食事に関しても，誤嚥に関して可能な限り精査し，どのような食材，どのような姿勢，どのような時間帯，そして食事時間，介助方法であれば安心安全であるかを慎重に熟考し，食事ができる可能性について探っていくことは無駄にはならないと考える．誤解してもらいたくないことは，食べることと移動することを同じだと考えているわけではないこと，それからなんでもかんでも口腔摂取しなければならないとは考えてはいない，ということである．その子に合った「食」を考えていくことが重要であって，その子の障害の状況に合わせての可能な限りの食生活を考える視点をOTRはもっておくべきである．結果的に全栄養摂取胃瘻かもしれない，毎食果汁を1滴，唾液嚥下になってしまうかもしれない，全介助のペーストになるかもしれない，あるいはこの

ケースのようにつらい時期があったかもしれないが，少し経口摂取が進むケースもあるかもしれない。そう思考すると，私たちOTRの的確な評価と予後予測，それを導き出すための，治療構造と治療戦略を研ぎ澄ますことがどうしても不可欠になる。

結果と経過のまとめ

まず就学するまでの2年間の結果を示すと，図32のように座位保持椅子において前方介助で持続的把持を促すところまで治療が進んだ。食材は市販の押しつぶし食を30分間だけは怒らずに食べるレベルまで機能を引き出すことができた。水分に関してはとろみをつけなくても処理できるようになり，スプーンやコップを用いて全介助で飲むことができるようになった。また家庭では，その日その日でムラはあるものの，食材に関しては訓練と同じものを使用することができており，食べ物の幅は広がっている。一例を示すと「うなぎ」「さばの煮込み」「里芋とイカの煮っころがし」など，押しつぶし食にはなるが，その食材の広がりは枚挙にいとまがない。これはOTの結果であり，Bさんの生活において「作業」が定着したことを示す。また，Bさんの食生活は確実に変化している。

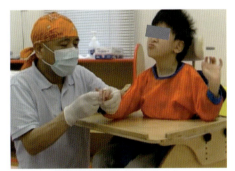
図32　座位保持椅子に座るBさん

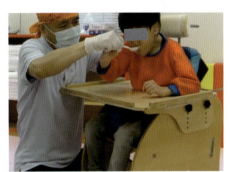
図33　自食に向けての食事動作

次に経過である。どのように変化してきたかは，運動発達のみを軸にとらえると，非常に説明しにくい。またどうしてもマイルストーンを軸に考える発達領域のOTRは多いが，その考えも理解できないわけではない。子どものOTを行っていると，自然発達で成長したものなのか，OTによって改善されたものなのかという話になりやすい。このケースの場合は，担当初期は水分をシリンジで摂取するということと，胃瘻による栄養摂取が主だったところから，シリンジを使用せずにスプーンで水分と半固形物までを口から摂取できるようになった点は，単なる自然発達ではなかったと考えてみたい。そうなると，どのようにかかわったかを整理する必要がある。まずは身体誘導ができる身体をつくることから始まり，同一姿勢，同一運動になってしまう傾向から，多少，人に動かされたり，椅子に座ることや姿勢を変換することへの抵抗感を取り除くことから始めた。この経過のなかで介助者のハンドリングにBさんが適応し始め，食べる姿勢・運動を誘導できるだけの身体性が定着し，その後は食材をどのように変えていくか，ということが課題になった。

まず着手したことは食材の選定であり，唾液の嚥下はできていた，という点から唾液＋αの「味覚」と「量」が口腔内に入っても処理できるものとして，慣れ親しんだお茶を使った。このお茶も1種類ではなく，プーアル茶，ウーロン茶，麦茶，ほうじ茶など，あらゆるお茶を使ってみた。解釈としては，食感は液体，味覚はお茶の基本的な味を

ベースとして食材の種類（お茶の種類）から食材へのアプローチを行っていた。このような液体の処理を行い，同時に送り込みの機能をさらに向上するために，それらの水分にとろみをつけて粘度を上げ，口腔内に貯留してくれる，液体でも固形でもない半固形を使って訓練を行った。

　その結果，送り込みができるようになり，少量ではあるが徐々に嚥下できるようになっていった。口に半固形物〜固形物の食物が入ったときには，そのときにもち合わせていた口腔機能を駆使し，可能な限りの送り込みを行ってくれた。ここで考えておきたいことは「味をシンプルにして嚥下することだけを目標にした」点である。複数の要素が絡み合った生活行為としての食は，一概にたった1つの感覚だけで解釈できるものではない。われわれ子どもにかかわるOTRが拒食の子どもに出会うと，まずは「無理強いした結果，心理的に嫌になってしまった」と考えてしまうことが多く，「時間をかけて食べる気になるまで待ちましょう」というのが一つの方向性ではある。また「味の好みがあって味覚の問題だ」「過敏性があるから口に入れさせてくれない，触覚過敏だ」などと，1つの感覚のせいにしがちであるが，ここはOTを組み立てていかなければならない私たちの使命を今一度，考えたい。子どもが，できない理由（この場合は食べられない理由）を探すことは簡単だが，それはOTにつながる評価なのかどうか，あるいはOTに活かすことができる解釈なのかを考えることが，子どもの支援の基本である。

本ケースのまとめと近況

　繰り返しになるが，子どものリハに関してエビデンスを得ることは難しい。しかし難しいからこそ，その支援は慎重になる必要がある。根拠がないから行わない，あるから行うというのはこちら側の事情であって，それがBさんのような障害がある子どもたちにとって福音になるとは言い難い。また逆に，なんでもかんでも「本に書いてあったから」とか「ネットで見たから」「文献に書いてあったから」と盲信してやってしまうことはかなり危険である。子をもつ親であるならば，「エビデンスがないことはやって欲しくない」という思考ではなく，「わが子のためになることはなんでもしたい」というのが本音だろう。われわれはそこに応えていく必要があるし，また甘んじてもいけない。なんでもできるようにすることは難しく，できることとできないことがある。大事なことはそれをきちんと説明できるだけの治療構造を構築し，「ここまではできる，ここからは難しい」ということがどこまで思考でき，説明でき，実践できるかである。これは子どものリハ全般にいえることだと考える。

　本ケースの経過は2年という長期に渡ったものだが，結果として胃瘻からの注入は少なくし，Bさんが保持椅子に座っていられる30分だけは全介助で食べるようになった。しかし，後半は怒りながら，「仕方ないなぁ，そんなに勧めるなら食べてもいいか」という態度にはなるが，そのやりとりを楽しむかのような素振りをみせながら付き合ってくれる。家ではその日によってうまくいくときといかないときがあるようだが，それはそれで15分くらいはがんばってもらうようにしている。また，体重や栄養管理に関しては主治医に聞いてもらいながら行い，高カロリー食は胃瘻から入れずに介護食用の寒天と混ぜ合わせ，極力，口腔摂取で行うように勧めている。今後，環境の変化（就学）や成長により，体調や栄養管理に変化があることも予想されるが，ここまでの経過は2年前と比較したところでもシリンジでの水分摂取だけは一切行わなくてよくなったことは少なくとも大きな進歩であった。

食べること

◉ 箸の使用が目標となったケース
Cさん（小学2年生，自閉スペクトラム症）

　本ケースは自閉スペクトラム症（知的障害あり。カナータイプに近い）があり，他者とのコミュニケーションが難しい場合の食事を考える。嚥下機能には問題がなく，むしろ食べ過ぎてしまったり偏ったものを食べたり，手づかみで食べることが問題になる子どもであった。

　アプローチを行ったのは小学2年生のときだが，就学前に感覚統合アプローチを行っており，粗大運動を通して，身体の使い方，人・物とのかかわり方を十分に練習していた。また，通園施設でも同じような視点で療育が行えており，学習基礎能力としての感覚統合機能を高める機会があった子どもである。OTの目標はシンプルに「箸の使用」とし，訓練室で行ったことを家でも行ってもらうと，自力で使えるようになった。

介入の理由
　当時，養護学校と家庭で「そろそろ箸を使わせてみたい」という話があり，以前通っていた当院OT部門に連絡があった。粗大運動やコミュニケーション障害に関してのアプローチはすでに終了していたが，対応できる範囲で数回行うということで訓練を開始した。

　食べることには興味があり，道具の操作に関してはスプーン・フォークなどは使用していた。箸は市販のいわゆる「しつけ箸」などを試してみたがうまくいかず，あきらめてしまうということがあった。

就学前の様子・訓練開始時の様子
　就学前の訓練では主に粗大運動を用いたアプローチを行っていた。発声はあったが発語は少なく，意味のある言葉（単語）は聞かれていない。訓練室では手に何かを持ってうろうろと同じところを行ったり来たりしているだけだったが，就学前までには道具を使った遊びも少しはできるようになっていた（**図34**）。

　自分で何かを伝えようとする様子はみられ，理解力は年々高まる傾向にあった。小学2年生になって再び訓練室を訪れたときは，トランポリンを見つけてジャンプするなど，視覚的に見て自分が使えそうなものに関してはうまく操作できようになっていた。食事では箸以外の食具を使っていたが，面倒になると手が出ているようであった。

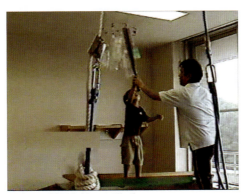

図34 道具を使った遊び

アプローチの方向性
　以前よりも言語指示が入りやすいこと，身体誘導が行いやすい様子がみられたため，

図35の「挟む」ことができる道具を訓練室で段階づけて使用し，最終的には図35右端の市販されている練習用「しつけ箸」をいくつか導入して，使用してもらうことにした。同じ方法を家庭でも行ってもらい，結果的には数カ月で練習用の箸から一般に使用される箸での食事が可能になった。

　図35は一例に過ぎないが，これらの道具に含まれている概念は一様に「挟む」という要素である。Cさんの能力として，「すくう」ことと「刺す」ことは認識していたが，「挟む」「道具を使って挟む」ということは認識されていなかった。挟む段階づけは順番に行っていったものの，一気に学習してしまった。OTRがこの訓練で行ったことは，「挟むこと」の機会と道具の提供に過ぎなかった。

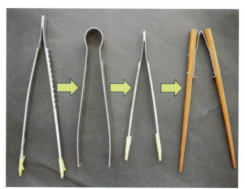

図35　挟む道具の段階づけ

使用時の実際

　図36は実際に箸の練習を行っている場面である。特筆すべきは図36②③の一連の画像で，②で挟んでいたものを落とすが，③で再度拾い，④でケースの中に入れている。こだわり行動で行っているというとらえ方もできるが，提示されている課題の内容を把握し，挟むことが定着したために繰り返しが可能となったと思われる。

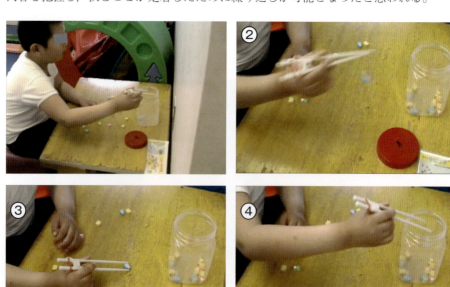

図36　箸の練習場面

本ケースのまとめ

　具体的な動作学習である。繰り返して学習することが苦手な自閉症状のあるＣさんにおいて，**図36**では運動学習が自動的に行えている。対象物をとらえる→箸で挟む→ケースに入れる，という手続きが最初にフレーム化されていたために，そこからずれた(対象物をうまく挟めず落とした)ことに対して「再度行う」という行為が成立している。

　Ayres(エアーズ)は，感覚統合理論を用いて，視覚・聴覚での学習の背景に前庭覚・固有覚・触覚の統合・発達が必要であるとしている。感覚統合療法の自閉症への適応はまだ仮説の域を出ないが，粗大運動発達の成熟とともに巧緻動作が発達していくことや，その後に言葉・コミュニケーションが追随してくることは，定型的な運動・認知の発達を遂げる子どもをみていると明らかである。本ケースの学習基礎能力は徐々に培われており，環境因子として，学校や家庭で「そろそろ箸を」というニーズとOTRの訓練がうまく重なったところで，Ｃさんの能力が発揮できたように思われる。その後にＣさんの近況を確認する機会があった。すでに高校を卒業し，作業所に通う立派な青年となり，食事に関しては，家族との外食で自分で焼肉を焼き，自宅での鍋料理の際には自ら箸を操り，自分が食べたいものをお椀まで運べるまでの箸操作が可能となっている。また，箸づかいは本人の生活で大きな位置を占めており，特に納豆の扱いの話は印象的であった。市販のパックの納豆を自宅で食べる際に，まずパックを開き，タレとカラシを取り出す。次に納豆の上に乗っている薄いビニールをはがしとり，タレとカラシの小袋開けて，納豆の上にかける。そして，箸を使ってそれらを混ぜて食べる準備をする。このスキルを習得するまでには，パックの発泡スチロールに箸で穴を開けてしまったり，こぼしてしまったり，という試行過程と思考プロセスの積み重ねがあって，「失敗しない」スキルが身につき，習慣化した。人の行為とはこのような過程を経て習慣化するものであり，われわれも彼と同じように学び，試行し，思考し，習慣化し，生活に落とし込み，ルーチン化していくのである。この過程を積むことは，障害があってもなくても，知能レベルが高かろうが低かろうがまったく関係なく，ヒトとして同じようにやることなのである。それをどのような形であっても，一つの知覚体験として提供できる環境，そしてそれに適応できる力を身につけることを支援・治療することが，OTの役割であると私は考えている。

⑤ ３つの事例について

　この3つの事例の発達の歴史を振り返っていくと，私たちOTRがいかに子どものポテンシャルを見極め，その年齢のときにその子どもが獲得しておくべきこと，あるいは経験しておきたいことをプロの目で「嗅ぎとり」，適切なOTを行っておくべきかを思い知らされる。昨今のOTRの大半が行っている生活行為の向上を目指すアプローチはもはや治療ではなく，単なる生活支援となってしまい，OTがもつ面白さは半減し，発達支援や治療というこの専門家の職業特性の真理からはかけ離れてしまう。われわれが生活支援の専門家であるならば，対象者一人ひとりの生活をその場でそのまま支援する，というようなことだけではなく，このケースのように将来のADL能力の発達的前方視をもって今のOTを構築すべきである。

⑥ 摂食嚥下障害と作業療法

　Aさんは身体障害系，Bさんは染色体疾患障害系，Cさんは認知障害系として，3種のケースを提示した。ほかに新生児(乳児)のケース，精神障害系の拒食のケースなども経験している。このように，食べることには，疾患タイプ，年齢，アプローチといったどのような切り口でも，OTRであればかかわれる可能性がある。

　Aさんの場合，ケアを考えるならすぐにベビーラックとなるが，それでは姿勢の発達が促せない。子どもは口だけで食べるのではなく，全身を使って食べており，食事は中枢の抑制的な安定性が得られてこそ成立する末梢の巧緻運動であるというとらえ方である。

　Bさんは，拒食に発達課題があったケースで，口腔摂取ゼロの状況から市販の介護食の初期段階の物が食べられるようになった。

　Cさんは，就学前に感覚統合アプローチを行って学習基礎能力を身につける機会があったため，小学2年生になってその行為(箸動作)が必要になったときに，確実な動作として定着し，高校を卒業した今は不自由なく，生活に箸動作が定着し，これからの食行動は安定供給できるようになった。

　摂食嚥下障害を機能的に突き詰めると，ゴールデンスタンダードであるVFを行って誤嚥の有無を把握しておくことはとても重要である。しかし，小児のVFは，「平常よりは不良な結果が出る可能性(worst swallow)，摂取時間が実際よりも短いことから，false negativeな結果，すなわち実際よりは良好な結果が出る可能性(best swallow)もある。検査にあたっては，このようなfalse positive，false negativeの結果をできるだけ回避できるよう配慮する。また，検査結果から機械的に方針を決定することを避け，臨床症状と臨床経過を重視して総合的に判断することは成人と同様であるが，小児の場合には特に重要である」[2]ともいわれている。また，田角と向井[3]の文献でも実際の小児の症例が数例提示されているが，すべての症例でVFが実施されているわけではなく，症例・年齢・症状に応じて判断したうえで摂食嚥下訓練は進められている。筆者は，成人における後天性の摂食嚥下障害と発達期における摂食嚥下障害は，すべて同じものだとは言い難いし，評価・治療に関しては今後さまざまな議論・検討が必要だと考えている。

　現状としてOTRは，嚥下機能に関してこれまで蓄積されてきた成人での評価・治療を確実に押さえながら「この子の営みとしての食」をOTとして提供できるのかを「試行・思考・志向・指向・至高」していく「作業」を続けていくことが必須である。また，OTRは常に道具を使ったアクティビティで機能訓練を行うが，摂食嚥下障害では「食物」という道具を使って食事という「アクティビティ」を行うと考えれば，発達障害領域のOTに落とし込めると考える。

(小松則登)

【文献】
1) 聖隷嚥下チーム 監：嚥下障害ポケットマニュアル 第3版, 19-20, 医歯薬出版, 2011.
2) 日本摂食・嚥下リハビリテーション学会医療検討委員会：嚥下造影の標準的検査法(詳細版)日本摂食・嚥下リハビリテーション学会医療検討委員会案作成に当たって. 日本摂食・嚥下リハビリテーション学会雑誌, 8(1)；71-86, 2004.
3) 田角　勝, 向井美惠 編著：小児の摂食・嚥下リハビリテーション, 223-323, 医歯薬出版, 2006.

3 章 やり取りすること

1 やり取りするとは

やり取りすることは，なんらかの情報がAからB，BからAと伝わり連鎖する過程と考えられる。その過程は単に情報が伝わり連鎖するだけではなく，アダムソン[1]は「親交や間主観的な協応関係」が含まれるとしている。

間主観的な協応関係とはどのようなものであろうか。鯨岡[2]は「相手の主観（情動の動きや心の動き）が相手と私の『あいだ』を通って私の主観に現れ出ること」を「間主観的にわかる」と説明し，「気持ちを向けたときに双方のあいだに生まれる独特の雰囲気をもった場」を「接面」とした。さらに，その接面について「情動が行き交い，心の動きが行き交う一つの場」としている。

子どもと大人がキャッチボールをしている場面を例に具体的に考えてみたい。キャッチボールは，お互いがボールを受ける，投げることを繰り返す相互作用の連鎖であるが，単にボールが行き交うだけではなく双方のあいだには情動の共有がある。子どもが速いボールを投げると，大人はキャッチしたときに身体を通じてそのボールの速さを感じ，それに呼応するように子どもが取れる範囲で速いボールを投げ返したり，子どもが高い山なりのボールを投げると，大人もそれに合わせて高い山なりのボールで投げ返したり，ボールを媒介にして，お互いの意図や思いを感じて反応し合う。双方のあいだにはキャッチボールを通じて情動が行き交う独特の雰囲気が存在し，お互いが間主観的にわかりあい，身体を通して感じ合っている。

2 やり取りすることを考える

◉ 人は周囲に働きかける存在

人は感覚を通して内的環境や外的環境を把握し，脳内の情報処理を経て行動や言葉として出力し，状況に応じた反応をしていると考えられる。自閉スペクトラム症などの，一般にやり取りが難しいといわれる子どもの行動や言葉も，内的環境や外的環境を把握し，脳内の情報処理を経て出力したものであり，結果的に他者とのやり取りが社会的にみてうまくいかなかったということであろうと考える。すなわち，子どもなりに情報処理して反応した結果なのである。その情報処理過程のなかで，どこにつまづいているのかを見出すことで，治療的介入の糸口が見出せるのではないだろうか。人は周囲に働きかける存在であり，まったく反応がないということはないと考えるので，どういうときにどう反応するのかなど，入力と出力の関係をとらえながら子どもの情報処理過程を吟味していくことで，介入の視点を見出すことができるのではないかと考える。

◉ やり取りできる情報処理レベル

やり取りについて，山根[3]は「感覚，知覚，認知の主にどのレベルで，どのような反応をしているのか」を分析する必要性を述べている。日常われわれは，意味をもつ単語を文法に従って順序立てた言葉により，他者とやり取りしていることが多い。情

報処理レベルで考えれば認知レベルといえよう。言葉は意味的な情報だけでなく，声のトーンなど，音としての情報もあり，子どもによってはその音に反応している場合がある。情報処理レベルで考えれば感覚レベルといえるだろう。臨床ではまだ言葉をもっていない子どもも多く，言葉を話す子どもでも，言葉の意味する内容でやり取りが難しい場合もある。子どものやり取りできる情報処理レベルを考える必要がある。

◉「やり取り」は感じて応える力

「やり取りする」ということは，相手に何かを送ったり相手から何かを受け取ったりするということであり，相手が放ったものを確実にとらえること，とらえたことに呼応して送ること，相手が受け取りやすいように送ることが必要な相互作用である。野球のキャッチボールに例えることもできるだろう。子どもと大人がキャッチボールをしているところを想像してみると，大人は子どもに近づいて投げたり，遅いボールを投げたり，子どもがグローブを構えているところに向けてボールを投げたりするなど，子どもが取りやすいように投げ方を工夫するであろう。子どもがボールを投げるときは，大人は子どものフォームから投げる方向を推測したり，どこに投げられてもキャッチできるように構えをつくったり，遠くにボールが投げられても懸命に跳びついてキャッチしたりするであろう。また，子どもがボールをキャッチする構えをしていなかったら少し間をとって，子どもが構えたのを見計らって投げるなど，タイミングを考慮するであろう。

このように，やり取りはお互いに感じて応える「感応力」が大切であると考える。子どもの感応力が弱くても，作業療法士（以下，OTR）の感応力，すなわち子どもの反応を細かく感じ，その反応に合わせて応えてあげることで，豊かなやり取りとなる。やり取りすることは，言葉だけではなく，ノンバーバル（non-verbal，非言語的）な側面でも行われるので，子どもの反応を感じるという点では，子どものノンバーバルなサインを細かくとらえる必要がある。ちょっとした表情・視線・しぐさの変化をとらえて，子どものニーズを推測する必要がある。子どもの反応に合わせて応えるという点では，OTRは子どものニーズに応じた意図的な内容で，タイミングよく応える必要がある。その応え方であるが，どのように作業活動を提供するかということと，OTR自身が子どもに向けてどのような情報を発信するかということの，大きく2つがあるだろう。やり取りは人と人の関係のなかで行われるので，OTR自身が子どもにどのような影響を及ぼしているのかを把握することは重要であり，自己自身でモニターしつつ自己自身の活用を図る必要がある。

◉多様性のあるやり取り

人は生まれて母親との関係を築き，家族との関係のなかで育つ。幼児期になり，身近な地域から保育所・幼稚園へと生活範囲が拡大して集団生活に移行するに伴い，大人との縦の関係から子ども同士の横の関係へと発展していく。学童期になると生活範囲はより拡大し，さらに大きな集団になっていく。このように，生まれてすぐは母親との二者関係であったものが，ライフステージの移行や生活範囲の拡大に伴い，特定の限定された人とのやり取りだけではなく，不特定で多様な人とのやり取りが必要になってくる。すなわち，一定の決まったやり取りから，一定の型どおりではない多様なやり取りが必要になるともいえる。早期発見されて療育を開始した自閉スペクトラム症などの子どものなかには，母親との関係をうまく築くことができず，子どもだけではなく母親も戸惑っている場合がある。そのため，そのような場合には子ども−OTR

の関係から，子ども－母親の関係へとつなげていきたい。また，母親やOTRなど特定の慣れた大人とのやり取りはできても，不特定の大人とのやり取りは難しいことも多く，特定の大人とのやり取りから段階づけて広げていけるとよい。さらに，子どもが大人とのやり取りはできても，子ども同士のやり取りは難しい場合が多い。大人とのやり取りが成立するのであれば，子ども同士のやり取りにも発展させられればよい。大人との関係を基盤にして子どもと子どもをつなげ，子ども同士のやり取りに発展させていく。このようないろいろな人とのやり取りの支援を行う場合は，作業療法（以下，OT）場面だけでなく，何げない日常生活場面はとても有効な機会となる。保育の時間，自由時間，食事やトイレなどの時間，何げない活動の合間などで，子ども－母親，子ども－大人，子ども－子どもの間をとりもつように介入することも可能である。

　人は多様であり，多様な反応をする。ある内容を人に向けて発信した場合，人によって反応の仕方は違い，同じ人でも状況によって反応の仕方は変わる。そこにやり取りすることの難しさがある。まず，子どもにはやり取りすることのおもしろさを知ってもらえるように，そして，人・場所が違っていても，多様で柔軟なやり取りができる方向に誘いたいと考える。

③ 事例を通して

◉ 事例紹介

本事例の基本情報を**表1**に示す。

表1　本事例の基本情報

年齢・性別	3歳，女児（以下，Aさん）
診断名	未診断
経過	1歳6カ月検診にて，発語がない，呼びかけに反応がないとの指摘を受けた。保健福祉機関にて相談を受けながら保育所での一時保育や旧児童デイサービスを経て，3歳時に児童発達支援センターにて療育開始となった
保護者の主訴	コミュニケーションがとれない。言っていることが理解できないようで，指示を聞いてくれない
普段の様子	・他児や大人に自らかかわることはないが，抱いてくれる特定の大人を見ると近づくことがある。玩具や遊具があっても，あまりかかわることがなく，操作的に遊ぶことは少ない ・本を裏返す（**図1**），玩具を操作して遊ぶというより触る（**図2**）・動かすことが多い（**図3**） ・部屋の片隅で座る（**図4**），つま先立ちや小走りをする（**図5**），その場でくるくる回る（**図6**）などをしていることが多い。また，小さな紙などを口に入れ，噛んでいることが多い ・Aさんを抱いた大人を噛んだり，至近距離にいる他児を噛むことがあった ・発声は少ない。クレーンか手渡しにて要求するときはあるが，頻度は非常に少ない

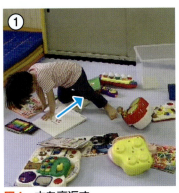 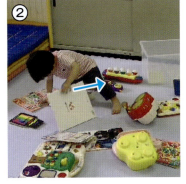 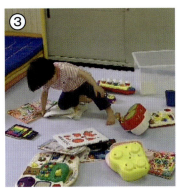

図1　本を裏返す

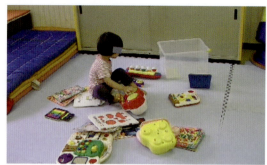

図2 玩具を触る

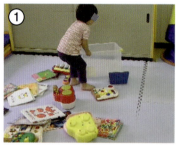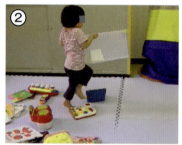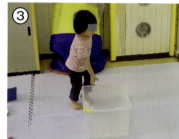

図3 物を動かす

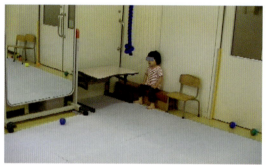

図4 部屋の片隅で座る

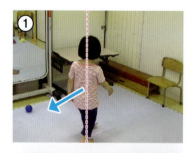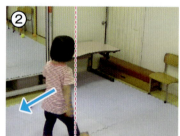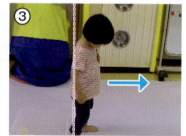
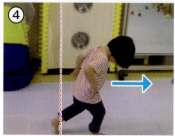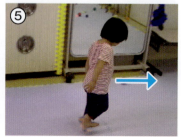

図5 後ろ向きに歩いてから(①〜③),前に小走りする(④〜⑤)

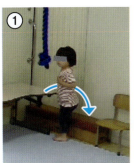 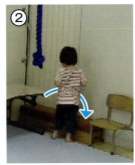 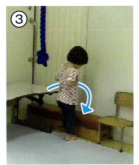 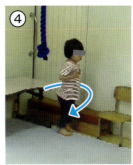

図6　その場で回る

●作業療法評価

　固有感覚・前庭感覚の弁別閾値の高さにより自己身体の変化をとらえにくいため，自己と外的環境との関係性がわかりにくい。また，固有感覚・前庭感覚の弁別閾値の高さは，これらの感覚情報をベースに形成される身体図式に影響を及ぼし，身体図式の未形成につながっていると考えられた。そのため，行為機能[4]に影響を及ぼし，概念化の段階でつまづいていると考えられた。

　これらのことが関係し，

> 「遊びのアイデアが思いつきにくい」「外的環境にかかわっても因果関係がわかりにくい」→「自己刺激的な感覚レベルの遊びになりがち」→「探索活動が少なく，身体図式の形成するような機会が少ない」→（最初に戻る）

という循環になっている状態と考えられた。

　Aさんのsensory needsは固有感覚・前庭感覚であったが，弁別閾値が高いために大人から提供された遊びの内容をとらえられないことが多く，大人と提供された遊びとの因果関係を把握しにくい状態と考えられた。Aさんが大人から提供された遊びの内容をとらえることができても，そのあとに続くAさんのしぐさ・行動・発声・視線・表情などを，大人がAさんの期待や要求ととらえて再度遊びを提供するという機会が少なかったことも，大人と提供された遊びとの因果関係を把握しにくくした要因と考えられた。

　すなわちAさんは，大人のかかわりを意味あるものとしてとらえにくいために，大人のかかわりに対する反応が乏しくなっていると考えられた。また，Aさんのしぐさ・行動・発声・視線・表情などを意味づけするような機会を得ることが難しいために，Aさんにとっては大人に向けて発信する意味を見出しにくくなり，Aさんからの大人へのかかわりが乏しくなると考えられた。これらのことが，保護者の主訴である「コミュニケーションがとれない」「言っていることが理解できないようで，指示を聞いてくれない」ことの一因と考えられた。

●作業療法の方針

　Aさんのsensory needsである固有感覚・前庭感覚をコントラストをつけて遊びとして提供し，その遊びと遊びの提供者との関係性に気づいてもらえるような機会をつくる。

　固有感覚・前庭感覚を通して自己身体の変化をとらえることができる活動を提供し，自己身体の運動機能に気づいてもらえるような機会をつくる。

◉作業療法の実際

板ブランコでのかかわり

ある日のセッションの一場面について，筆者がどのように考えてＡさんとどうかかわったかを次に説明する。

小松[5]は，かかわりの困難な児への感覚を通したコミュニケーションの重要性を述べ，これを sensory communication とした。加藤[6]は sensory communication の流れ（図7）を説明しており，これを参考にセッション中の筆者の思考過程を述べる。まず，Ａさんの sensory needs である固有感覚・前庭感覚を筆者が提供し，筆者が快な遊びを提供する存在であることに気づいてもらえる機会をつくるようにした。

具体的には，Ａさんが1人で板ブランコに乗っているときに（図8），子どもの視野内で，板ブランコの端をつかんでいるＡさんの手背に圧をかけつつ，同時に「パン」と音声を発しながら板ブランコを押した。視野内にいる筆者により，音声が聞こえるとともに手背に圧がかかって板ブランコが揺れる，すなわち前庭感覚と固有感覚の変化が起き，快が得られたという因果関係に気づいてもらえるような機会をつくった（図9）。その結果，快反応とともに次第に筆者へのアイコンタクトがみられ（図10），筆者を快な遊びを提供する人物ととらえてくれたと推測した。

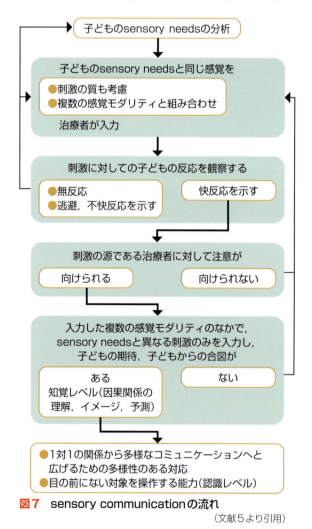

図7 sensory communication の流れ

（文献5より引用）

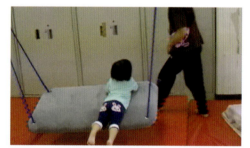

図8 1人で板ブランコに乗っている場面

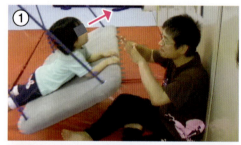

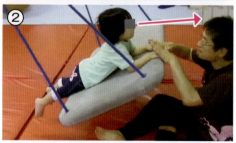

図9 Ａさんの手背に圧をかけながら板ブランコを大きく揺らしている場面
子どもの視線は筆者の周囲か顔の周辺で，筆者の目を見ていない

○ やり取りすること

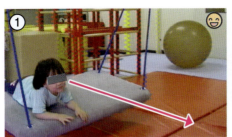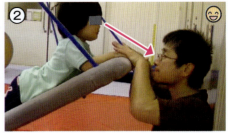

図10　次第に筆者を見るようになった
図右上の顔アイコンは，Aさんの表情を表している（以下，同様）

・板ブランコを急に止める

「この人とはこの遊び」と1対1対応になる傾向があるため，活動のバリエーションを提供したいと考え，筆者は「ギュッ」と発声しながら板ブランコが斜めになっているときに急に止めてみた。固有感覚・前庭感覚の急な変化や状況の変化に対して，子どもがどう反応するかを観察したいと考えた。筆者の期待としては，姿勢反応として板ブランコにつかまろうとしてくれればという期待と，つかまらなくても板ブランコから落ちて，その急激な変化に対して興味・関心をもってもらえればという期待があった。板ブランコにつかまりはしなかったものの，板ブランコから滑り落ち大きな発声とともににこやかな表情で連続ジャンプし，再度板ブランコに乗った（図11）。固有感覚・前庭感覚の急な変化をとらえて，板ブランコがより快なものになったと推測した。

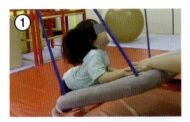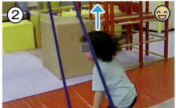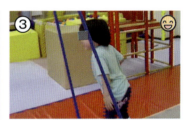
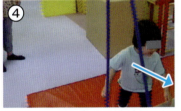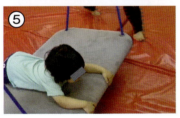

図11　急に板ブランコを止めた場面
①：板ブランコを止めると滑り落ちた　②：ジャンプと発声で喜ぶ　④：板ブランコのほうを向いて（板ブランコは画面の右外）
⑤：再びブランコに乗った

・手と手を合わせて板ブランコを押す

次に，筆者とAさんが手掌を合わせて筆者がその手を押すことで他動的に板ブランコが揺れる状態をまずつくり，その因果関係がわかればAさん自ら能動的に押してくれるかもしれないと期待して，手を合わせる方向に活動を展開した。すなわち，筆者が原因となって板ブランコを揺らし，結果として快が得られていたものを，Aさんが板ブランコを揺らす原因となって結果としての快を得るという関係に変化できればという意図であった。筆者が手を上げるとAさんから能動的に手を合わせるようになり（図12），さらにAさん自ら両手を出すようになったものの（図13），Aさんが筆者の手を押して板ブランコを揺らすまでには至らなかった。

185

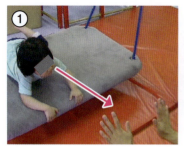 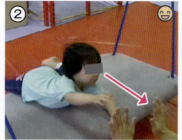 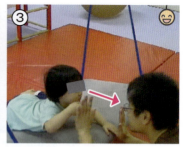

図12 Aさんが手を合わせてきている

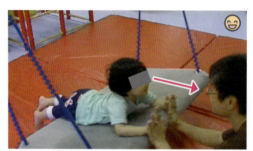

図13 Aさんから両手を合わせてきた

スロープでのかかわり

　板ブランコから離れて1人でスロープに上り，下ってきた場面である。Aさんの目線は，筆者の後方の他児が遊んでいる方向にあり，そのままなにげなくスロープから駆け下りてきたところを，筆者は擬音語を発しながら高く抱き上げて急に下ろす遊びを行った（図14）。快反応を示したので，筆者としては，スロープから駆け下りると筆者が高く抱き上げて急に下ろす遊びをしてくれるという因果関係をAさんがわかり，Aさん自らスロープを上って下ってくるという展開になればという期待をした。そこで，Aさんを床に下ろすときに，スロープに上る方向に視線が向くように方向を変えて下ろした。すると繰り返すことができ，スロープから駆け下りると筆者が抱き上げて下ろしてくれるという因果関係がわかったと思われた。

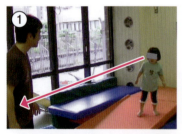 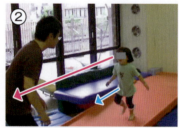 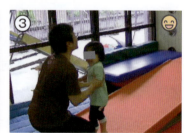

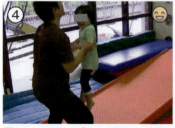 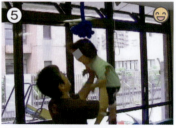

図14 スロープから何げなく駆け下りてきたところを抱き上げる
①：スロープ上で筆者の後方を見ている　②：筆者の後方を見ながらスロープを駆け下りている
③：筆者につかまえられて快反応を示した　④：高く抱き上げるとさらに快反応を示した

- **抱き上げる遊びを期待**

　このスロープでの遊びの3回目に，自らスロープを上がっていく途中，筆者を見ながら後ろ歩きで上がる行動がみられ，より筆者の存在を意識するようになり，抱き上げる遊びを期待しているように思われた（**図15**①②）。スロープの頂上で筆者を見てじっとしているので（**図15**③），弁別閾値の高いAさんにとっては大きな声（聴覚）とジェスチャー（視覚）によるコントラストのはっきりした誘いかけがスタートのきっかけとなると考え，「おいで」と言いつつ大きく手を伸ばして降りてくるのを誘うと（**図15**④），Aさんは筆者を見ながら両手を広げて笑顔で駆け降り，筆者に抱かれた（**図15**⑤）。

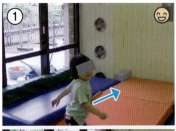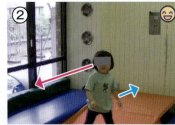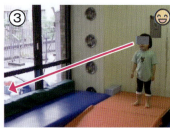
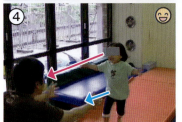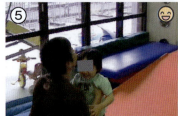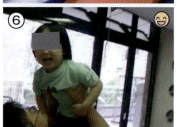

図15　筆者を見ながらスロープを上がり，筆者の誘いかけに応じて駆け下りた
②：Aさんの視線の先，画面外に筆者がいる

- **子どもの行動をまねする**

　その後，Aさんは快反応で足踏みをしながらその場で180°回り，筆者のほうを見た（**図16**）。それを観察した筆者は，Aさんがした行動が原因となって，他者が同調して動いたという因果関係に気づいてもらえればと考えて，Aさんの行動をまねてみた（**図17**①）。すると，足踏みをやめて，筆者の行動を見ながら後ろ歩きでスロープを上がっていった（**図17**②）。Aさんが不思議そうな表情になり，後ろ歩きをやめて止まったのを見て，筆者もそれに同調して足踏みを止めた（**図17**③）。因果関係には気づいていなかったと思われたが，筆者の行動に対して興味・関心を抱いていたと考え，今後もAさんの行動をまねる機会をつくりたいと考えた。

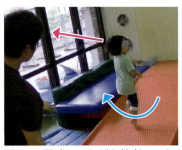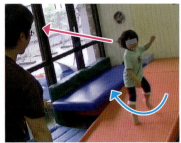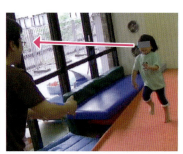

図16　足踏みしながら筆者のほうを向く

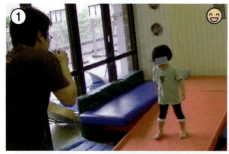 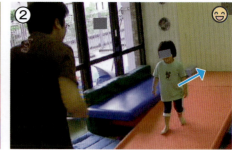
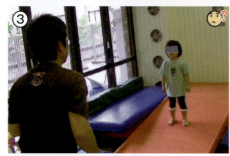 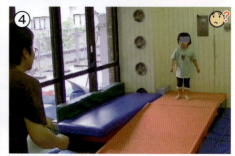

図17 Aさんの足踏みを筆者がまねたところ，それを見続けている
①：Aさんの足踏みを筆者がまねた　②：足踏みを止めて後ろ歩きでスロープを上がりながら，にこやかな表情で筆者の足踏みを見続けている　③：筆者も足踏みを止めたが，Aさんは不思議そうな表情で数秒間見続けている　④：後ろ歩きで開始位置まで戻った

フロッグスイングでのかかわり

スロープでの抱き上げ遊びから，フロッグスイング（パシフィックサプライ社）に遊びが変わった（図18）。Aさんの視野内で，筆者は「ギュッ」と発声して頭部に圧をかけつつフロッグスイングを押した（図19）。視野内にいる筆者により頭部・頸部に体性感覚が入るとともに，前庭感覚が変化して快が得られたという因果関係に気づいてもらえるような機会をつくった。

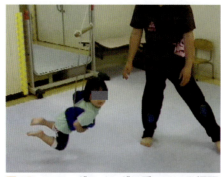 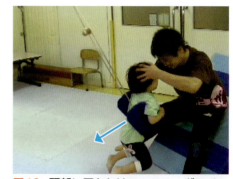

図18 フロッグスイングに乗っている場面　**図19** 頭部に圧をかけつつフロッグスイングを押している

・子どもの手を持つ

3回目にAさんから筆者のほうに手を伸ばし，頭部への圧を求めていると推測されたため（図20），再度頭部に圧をかけながら押したところ，快反応を示した（図21）。さらに手を伸ばしてきたので，手つなぎを求めている可能性も推測してAさんの手を持つと（図22①），手を引いて避けようとした（図22②）。その後，筆者のほうに向かうことなく，背を向けてしまった。再度，頭部への圧を提供して関係修復を図ろ

188

うとするも(図23①),快反応はなく背を向けたままであった(図23②)。
　筆者はAさんの視野内に入るよう回り込んで,手背に圧をかけて揺らしてあげようとしたものの(図24①),Aさんはフロッグスイングから離れてしまった(図24②③)。その観察から筆者は,Aさんが手を伸ばしていたのは頭部への圧を求めたのであり,Aさんのニーズとは異なった活動と感覚刺激を提供したために,やり取りが続かなくなったものと推測した。

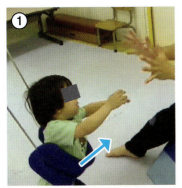

図20　Aさんから手を伸ばしてきた

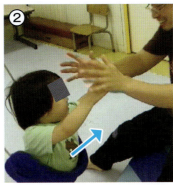

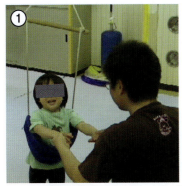

図21　頭部への圧で快反応を示した

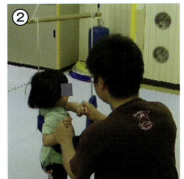

図22　手をつなぎたいと思っていると判断し手をつかんだところ,途端に拒否した
①：手をつなぎたいと思っていると判断し,手をつかんだ　②：筆者が手を握った途端に拒否した

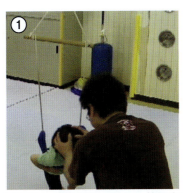

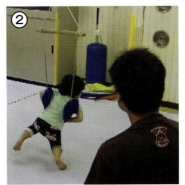

図23　頭部に圧をかけても快反応がみられない
①：再度,頭部に圧をかけてみた　②：快反応はなく,背を向けた

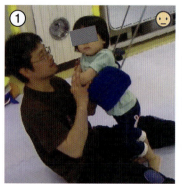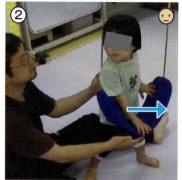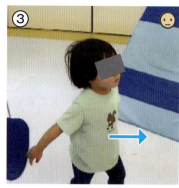

図24　フロッグスイングから離れた
①：Aさんの前に回り込んでかかわろうとし，手に触った　②：その途端にフロッグスイングから降りてしまった

再び，板ブランコへ

　その後，板ブランコに移って乗ったが（**図25**①），筆者がAさんの前に座ると板ブランコから降りて離れようとした（**図25**③）。それを見た筆者が大きな声かけとジェスチャーで誘うと（**図25**④），筆者がAさんの後方になるような位置関係で板ブランコに乗った（**図25**⑦）。板ブランコから降りる直前，Aさんの目線は先ほどまで乗っていたフロッグスイングに向いていたことから（**図25**②），筆者を避けようとしたというよりもフロッグスイングに乗りなおそうと思って降りたものの，筆者の誘いかけに応じて筆者に近づいてから乗ったため，背を向けるような位置関係になったと思われた。

　そこで，足底を押してAさんのsensory needsである固有感覚を提供しながら板ブランコを揺らしてあげることで（**図26**），後にAさんから蹴り返してくれることを期待した。2回目に足底を押す際，快反応を示しながら筆者のほうを振り返った（**図27**）。快な遊びを提供している人を確認した行動と考えられた。

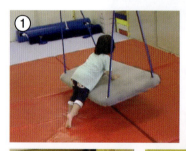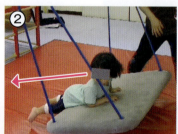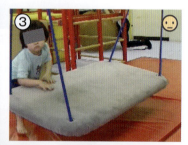
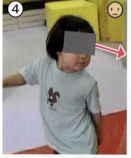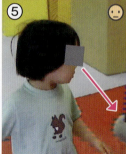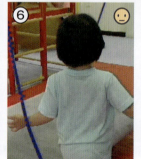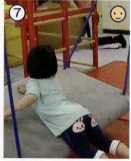

図25　再び，板ブランコに乗り移った場面
①：板ブランコに乗り移った　②：フロッグスイングのほうを見ている　③：筆者がAさんの前に座った途端に板ブランコから降りた（筆者は画面右側の外）　④：筆者が大きな声で板ブランコに誘うと，筆者のほうを見た　⑤：板ブランコを見てから　⑥：筆者が座っている側に回り込む　⑦：筆者に背を向けて板ブランコに乗り直す

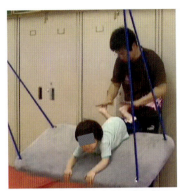
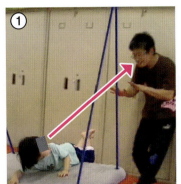
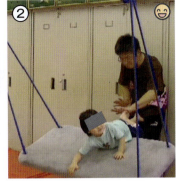

図26 足底に圧をかけて板ブランコを揺らしている場面

図27 筆者のほうを振り向いている場面
①：筆者を見て確認　②：足底を押すと快反応

まとめ

　図7に示したsensory communicationの流れを基にして，今回のセッションを振り返る。まず子どものsensory needsの分析であるが，Aさんのsensory needsは固有感覚・前庭感覚であった。そこで，Aさんの視野内にいる筆者が擬音語を発しつつ，Aさんのsensory needsである固有感覚・前庭感覚を，コントラストを明確にして提供した。コントラストを明確にして提供したことにより感覚入力に気づき，Aさんは快反応を示したと考えられた。Aさんが快反応を得られるような刺激を提供し続けることで，刺激と筆者の因果関係が把握できた結果，刺激の源である筆者に注意が向けられ，アイコンタクトがみられるようになったと推測された。また，刺激と筆者との因果関係の把握は，擬音語を発した直後に手背に圧を加えて板ブランコを大きく揺らすなど，感覚情報やさまざまに起こる現象の因果関係を整理して提供[7]し続けたことも，一要因であったと考えられた。今回のセッションでは行っていなかったが，別の機会で同じような遊びを行っている際に，sensory needsとは異なる刺激である擬音語のみを入力してもAさんからの期待や合図がなかったことから，知覚レベルの情報処理には至っていないと推測された。

　保護者の主訴はコミュニケーションがとれないことであったが，OTのセッションと同じように，Aさんのsensory needsである固有感覚・前庭感覚を保護者がコントラストを明確にして提供することで，Aさんとコミュニケーションがとれるのではないかと推測された。自宅でできそうな遊びとして，肩車をしている状態から急加速で床に下ろす，Aさんの頭部を両手で包み込んで圧をかける，保護者が仰臥位になり下腿にAさんを乗せて急加速でシーソーをするなどを保護者に助言した。Aさんと筆者とのコミュニケーションから，Aさんと保護者とのコミュニケーションへと発展することを期待した。

　施設内にはさまざまな職種がいて療育を行っているが，どのような場面でも必須なことは子どもとのコミュニケーションと思われる。コミュニケーションをとるための一機会として，また職種間の情報の共有として，筆者は食事指導の時間や自由遊びの時間，廊下の移動中などでもAさんとsensory communicationを図るようにし，他職種の職員に見てもらうとともに，ときには筆者から他職種の職員に交代し，実際にかかわってもらうようにした。Aさんと筆者とのコミュニケーションから，Aさんといろいろな大人とのコミュニケーションへと発展することを期待した。

やり取りすること

⦿現時点（2018年）からみて，当時（2012年）のアプローチはどのような効果と成果があったか

Aさんへのアプローチは，固有感覚・前庭感覚の気づきとその感覚を提供する人への気づきを促す効果があったと思われる。これらのことから，その後のAさんとのやり取りにおいて，原因と結果の関係性が変化した。当初は大人が原因となってAさんに働きかけAさんが快を示すという結果になっていたが，sensory needsである固有感覚・前庭感覚を含んだ遊びを提供してくれる大人をみると，その人の目をみながら両手を上げたり，その人に接触したりなど，Aさんが原因となって頻繁にノンバーバルなサインを用いて大人に要求し快の結果を得るという成果につながったと考えられる。接面の観点で考えると，sensory needsである感覚を含んだ遊びが提供されたことによるAさんの発声を伴うにこやかな表情やしぐさから，Aさんの楽しかったという感情がOTRに伝わり，やり取りができて楽しいというOTRの思いもAさんに伝わった印象をもち，お互いのあいだに情動の共有が生まれていた。このような情動の共有は，sensory needsである感覚を含んだ遊びの提供をしてくれる大人とのあいだには，生まれるようになったと考える。

5歳から並行通園となり保育所にも通った。sensory needsなど，Aさんの特性を理解した保育所では，よく担任に肩車をしてもらいながら保育に参加し，他児が手をつないで誘導していた。限定した大人ではあったが良好な関係を築くことができたことが，子ども同士の関係をつくることに発展したのではないかと思われる。

⦿おわりに

子どもを取り巻く大人が子どもの特性を理解してかかわることで，さまざまな生活場面でやり取りができると，子どもにとって豊かな生活になるのではないだろうか。OTRは，人と人をつなぐよき通訳者・代弁者としての役割も重要であると考える。

（嶋谷和之）

【文献】
1）ローレン B. アダムソン：乳児のコミュニケーション発達，川島書店，1999.
2）鯨岡 峻：関係の中で人は生きる，ミネルヴァ書房，2016.
3）山根 寛：ひとと作業・作業活動，三輪書店，1999.
4）土田玲子，小西紀一 監訳：感覚統合とその実践 第2版，73，協同医書出版社，2006.
5）小松則登：行動から読み解く －関わりが困難な児との sensory communication. 臨床作業療法 6（2）；125-130，2009.
6）加藤寿宏：知的発達障害をもつ子どものソーシャルスキル －自閉症児を中心に－. 作業療法マニュアル 28 発達障害児のソーシャルスキル，38，日本作業療法士協会，2001.
7）酒井康年：感覚統合機能に対するアプローチ. 作業療法学ゴールド・マスター・テキスト 7 発達障害作業療法学（長崎重信 監），75，メジカルビュー社，2011.

4章 仲間と過ごすこと

1 「仲間」について考える

◉仲間とは？

「仲間」と聞いて誰を思い浮かべるだろうか？　どんなイメージをもつだろうか？

「人間は，一方ではどこまでも自分を貫き，『自分は自分』『私は私』を貫きたい存在である。しかし他方で，人間は常に誰かとつながってこそ，幸せや安心を感じ，したがって常に他者を求めずにはおかれない存在でもある」[1]との言葉がある。保育所保育指針には，「ほかの子ども」や「友達」という言葉が多く使われる。友達とのかかわりのなかで，協同性・道徳心・思考力の芽生え，言葉による伝え合い，豊かな感性と表現する力が育まれることが期待されている。

人は人との関係のなかで育ち育てられ，生活を潤し，ときに危機的状況も経験する。人と人との関係の形の一つが，仲間といえる。辞書的な定義では，「①一緒に物事をする間柄。また，その人。②地位・職業などの同じ人々。③同じ種類のもの。同類」とある[3]。仲間関係は，年齢，仲間のつくり方（自主的に選ぶ・与えられる），目的，ともに過ごす時間の長さ，など，さまざまな切り口から考えることができる。

◉文化と仲間

国民性，県民性という言葉があるように，国・地域それぞれに文化背景があり，子どももこれらの影響を受けて生活する。例えば，日本の文化はときとして，和・協調性が重んじられる文化とされる。さらに小さな集合体でいえば，各学校に文化があり，カラーは異なる。仲間関係はさまざまな文化を背景として構築される。

わが国では社会状況や家庭の意向により，3，4歳で集団保育に所属する幼児が多い。また，義務教育期間があり，社会的に人と過ごすことが求められる。同年齢の仲間と長い時間を過ごす環境下で，子どもにとって仲間関係は重要なものとなる。

人が人として生活する限り，文化からの影響は少なからず受ける。影響を受けるなかで，各々の価値観をもち，互いに関係を築き合い，自身の生き方を見つけていく。

◉ライフステージからみる仲間

保育所や幼稚園は，大人との関係を中心に生活をしてきた子どもにとって，初めて同年代の子どもとともに過ごし，仲間関係を体験する場である。子どもは，互いに体を触れ合ったり，体や言葉でコミュニケーションを図ったり，おもちゃや先生を取り合うといった対立を経験したり，ともに過ごすためのルールをつくったりするなかで，自己表現や問題解決の力，調整する力など，人と関係し合って生きる力を培っていく。

Parten, M[4]は，幼児の集団遊びの形態の変化を次のようにまとめている。

①何にも専念していない行動：特に何かで遊ぶでもなく，何もしないで歩き回ったり，部屋の中を見回したりする。
②1人遊び（1歳〜）：ほかの子どもと関係をもとうとせず，1人で自分だけの遊

びに熱中する。
③傍観（2歳半〜）：ほかの子どもが遊んでいるのを見て，質問したり，遊びに口出ししたりするが，遊びに加わらない。
④並行（平行）遊び（2，3歳〜）：ほかの子どものそばで同じような遊びをしているが，相互に干渉したりはしない。
⑤連合遊び（2歳半過ぎ〜）：ほかの子どもと一緒に1つの遊びをし，おもちゃの貸し借りがみられる。しかし，分業などはみられず，組織化されていない。
⑥共同（協同）遊び（3，4歳〜）：何かをつくるなど，ある一定の目的のために一緒に遊ぶ。役割分担や組織化がなされ，リーダーの役割をする子どもが現れる。

　後に，Partenのいう遊びの形態の移行は，年齢の上昇とともに順番に生じるのではなく，どの年齢でもみられると指摘されている。
　小学生になると，大人との関係性を基盤として，子ども同士の関係性がさらに深まっていく。中学校・高校と進むなかで，親から自立したいという欲求が高まると同時に，親元から離れることへの不安も生じる。仲間と過ごすなかで，仲間から安心感を得て，自立した行動をとることが可能となる。そのため仲間関係のトラブルは，この時期を過ごす子どもにとって重大な事項となる。
　児童心理学において仲間関係の特徴を整理しているのが，ギャング，チャム，ピアというグループ概念である。

●ギャンググループ（児童期後期：9〜12歳頃）：徒党集団であり，同一行動をとることによる一体感が重んじられる。仲間集団の承認が親よりも重要になり，ときには反社会的な行動を起こす危険性もあるが，役割遂行・責任感・規則に従うことで，集団で困難を解決することなどの社会的スキルを習得する。
●チャムグループ（思春期前期：13〜15歳頃）：3〜5人程度の複数のメンバーがいる仲良し集団。一般に「親友」とよべるような友達関係がつくられる。同じ興味・関心・部活動などにより形成される。仲間と同じ行動や態度をとるといった外見的な同一行動よりも，内面的な共通性・類似性のほうが重要視される傾向がある。
●ピアグループ（思春期後期：16〜18歳頃）：互いの価値観や理想・将来の生き方などを語り合う関係。自己と他者との違いを受け入れて認めることができる。相手の立場や考え方への想像力・配慮性の発達によって，相互的な信頼関係を深めることができる。

　これらは大人が分類・整理した枠組みであり，子どもにとってはどの特徴に当てはまるかは問題ではない。子ども一人ひとりが，そのとき，その環境下で適応の方法を見つけて生活する。どの段階にあるのかが大事なのではなく，それぞれの関係性を築くための土台となる力や，関係性のなかで何を経験し，学んでいるのかに目を向けたい。

2 仲間と過ごすとは？

図1は，仲間との過ごし方のほんの一例である。「仲間がいる空間で過ごす」「仲間にかかわる」「仲間にかかわられる」「仲間とかかわりあう」。どれも仲間との過ごし方であり，関係性である。何がよい(悪い)・どちらのほうがよりよい(悪い)ということではなく，さまざまな過ごし方がある。

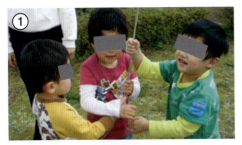
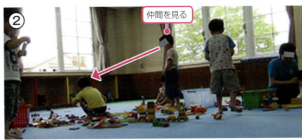
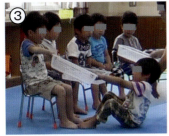
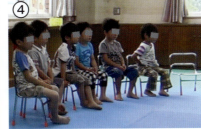
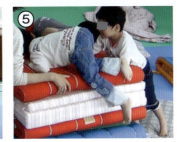

図1　仲間との過ごし方の一例
①：力を合わせる　②：同じ空間で遊ぶ　③：物を取り合う　④：みんなで見る　⑤：触れ合う

● 適応方法はさまざま

相手を仲間ととらえるかどうかは個人の意思によるものである。同じクラスであっても，どのようにかかわりをもつのかは一人ひとり異なり，仲間として所属することを無理強いされるものではない。また，同じ仲間集団でも，その日の個人の内的な状況(体調・気分など)，時間，場所など，条件は刻々と変化するものである。同じ相手でも集団が異なれば互いの関係性は異なり，結果としてかかわり方も異なる。例えば，クラスで出会うときと，部活動で出会うときではふるまいが異なるかもしれない。このように仲間関係は，状況に合わせて流動的に変化するものである。また1人で過ごす時間・方法を適度にもてることも大事な力である。

●「仲間と過ごすこと」を支える作業療法とは？

すでに述べてきたとおり，人は人からさまざまな影響を受けると同時に影響を与え，人との関係のなかで生活する。生活を豊かにし，発達を支え合う存在となりうる仲間と，心地よく刺激し合って過ごせることは意義深いと考える。

作業療法士(以下，OTR)は，同年齢・異年齢の人とのかかわりにおいて，①状況に応じて空間・時間・関係をとらえること，②居場所・関係の取り方を主体性をもって試行錯誤すること，③試行錯誤の結果，居場所・関係の取り方を見つけること，これがOTRにできる「仲間と過ごすこと」を支える視点と考える。また，主体性(＝人にかかわってみたいという意欲)が生まれるための土台を育てることをサポートしたい。

③ 実践：仲間と過ごすこと（集団療育）

　　集団療育場面における1人の子どもの姿を通して，「仲間と過ごすこと」に対する作業療法（以下，OT）アプローチを紹介する。

　　療育場面における子どもにとっての仲間とは，自分で選択したメンバーではなく与えられた場面で「一緒に過ごす人」である。必然的に仲間が存在する環境で一人ひとりがその環境をどのようにとらえ，どのように過ごしているのかを評価し，現在の生活環境の適応，将来をイメージしての適応の姿を考え，療育場面での目標を立てる。

COLUMN ●

療育での目標と活動の考え方（筆者の場合）

　一人ひとりの子どもに対する，生活面，運動面，認知面，コミュニケーション面，社会性など，いくつかの視点での目標と，グループとして

の目標をスタッフ間で共有している。活動は，目標を達成できるように具体的に準備すると同時に，偶発的に生まれる事象をとらえ，意図できそうな目標を盛り込んでかかわる。

◉ 療育環境・ケース情報

基礎情報

　　ケースであるAくんの集団療育の環境を**表1**に，基礎情報を**表2**に示す。

表1　Aくんの集団療育の環境

人数	子ども	7名（年中6名，年少1名。年中の6名は，昨年度から同じグループ）
	大人	3名（保育士2名，OTR1名）
頻度		週1回（普段は地域の保育所に通う）

表2　Aくんの基礎情報

年齢・性別	4歳（年中）男児
出生時情報	28週，930g（修正月齢では年少児クラス対象となる）
医学的情報	出生病院にて定期的に経過確認
療育利用歴	年少の秋より利用
保護者のニーズ	言葉が増えてほしい

- **療育での様子（年少の秋の時点）**
- 入室拒否，母子分離不安はない。既存のメンバーに，自然と溶け込んでいる。
- 「風」「地球」が好き。「風」は現象と言葉が一致し，風に吹かれながら「かぜ〜」と幸せそうに言う。
- 言葉：「かぜ」「あお」など，2文字の言葉を言う。事物，自然現象を示す言葉が多い。要求を示す言語表現はない。

　　母親によると，Aくんは「ここ（療育）のことが好きみたい」ということであった。Aくんは療育の場に居づらい様子ではなかったが，筆者はAくんが「なぜ好きなのか？」「楽しんでいるのか？」「何が楽しいのか？」を把握しにくかった。

- **かかわる対象別の評価（年少の秋の時点）**

自己：「うまくできた！」という手応えや，「できないけれど，もう1回」といったチャレンジ心を感じとりにくい。淡々と遊ぶ。楽しく遊んでいるようには見える。

場所・活動：1日を通して穏やかに過ごす。基本的には流れに沿う（誘われることに拒否がない）。順番にする活動は，Aくんがしたい内容であると順番があることがわからず，待たずにやりたがる。体操をまねする（客観的に見ると正確ではないが，本人としてはやっていて楽しそう）。手遊びはまねしない。粗大運動遊びを好む。制作活

動は関心を示さないことが多い。

- 対大人：Ａくんから大人を求めてかかわることはない。大人がかかわった結果，嬉しそうな顔をするが，かかわった大人を見ることはなく，繰り返しを要求していたとしても汲み取れない。大人の膝の上に座ると落ち着く。視野に入り，注意の対象となっているときのみ，人からの呼びかけに応える。

- 対子ども：集中して遊べる活動下では他児と近い距離で遊び込む。空間の区切りがない場所で子どもが近づくと蹴る・叩く（例：椅子ではなくマットに座っているとき。椅子は自分が座る場所と他児が座る場所が区切られているが，マットは自己と他児の物理的境界線がなく，他児の距離が近づき過ぎたときに蹴る，叩くと解釈）。他児が使っている物でも，物だけに視線を向けて取りにいく。手に入れるために他児を追いかけたり，他児が持っている物をひっぱったりする（Ａくんとしては物を追いかけている）。Ａくんが手に入れた結果，相手が泣いても気にしない。

- 対モノ：タオルケットなどがあると潜り込む，包まれる。回る，転がる，飛ぶなどの視覚的変化が一定のルールで得られる物は，関心をもちやすい。片手で持つことができる大きさで新規性がある物は，手に持ちたい。特定の物について，「手に入れたい！」という要求が生まれると，対象の物が見えている限りは何がなんでも手に入れたい。特に眠くなると，新規性がないものであっても手に何かを持ちたい。手に入らないと泣く。三次元空間内で自己身体能力を駆使する必要がある遊具（例：限定される支持点となりうる場所から，自身で支持点を見つけて支持性をつくっていく必要があるはしご）へのアプローチは少ない。支持面があれば積極的にかかわる。

「仲間と過ごすこと」に関する目標の方向性

　Ａくんは，1人でマットに寝そべっていることもあり，穏やかに過ごせる場所を見つけることができていた。仲間と過ごすことに関して，同じ空間にいることが苦痛な様子はなかった。他児と交わりをもとうとはしないものの，同じ遊具で遊んでいることがあった。また，欲しい物があるときは取りに行くなど，自分がしたいことの表現はしていた。

　Ａくんは，物事が1人の世界で完結し，相手からの発信を受け取る間口が狭い印象があった。Ａくんにとって他者が関心の対象になることは，学びの機会を増やすことになり，発達を支えるうえで有意義であると考えた。

　保育所では，Ａくんが，友達の持っている物を取ろうとする，順番がわからず抜かしていくなどの行為があることから，他児にとって「受け入れがたいことをする子」になる可能性があった。Ａくんと同年代の子どもたちが，互いに受け入れ合って過ごせることは，これから長く生活をともにする彼らにとって意味があり，マイナスイメージがついていない今の時期にかかわりを考えていくことが重要であると考えた。

人とのかかわりを軸とした作業療法目標の流れ（年少の秋〜年中の7月，図2）

　療育利用開始当初は，まず，Ａくんにとって大人がかかわりたい対象となることを大きな目的としてかかわった。そのなかで，自己身体を動かしている実感がもてることを意図した（図3）。

　年少時後半には，Ａくんから大人に対してにこやかに笑いかける姿が増え，言葉ではないものの視線でのやりとり（本人からの要求，感情の共有）がしやすくなった。そこで，Ａくんと距離が近くなると攻撃の対象となっていた他児（図4）が，攻撃ではな

い方法でかかわりたい対象となることを意図したかかわりを，年中児スタートからの目標の中心とした。「自己身体を動かしている実感がもてること」は難易度を変えながら，継続的にアプローチした。

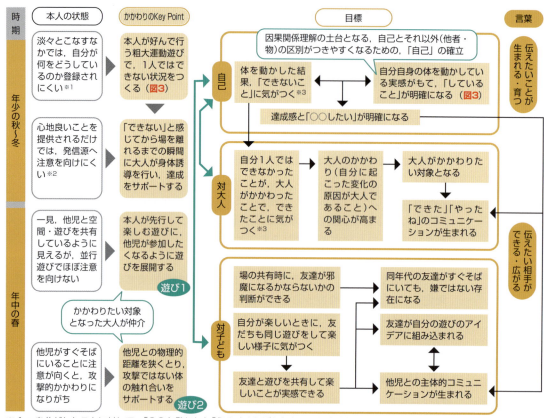

※1：自分がしたことに対して，「○○を登れた」「うまくまたげた」といった実感を得ていない様。
※2：（例）ギューっと手を握ってもらうと笑顔になるが，手を握った人に手を差し出したり，視線を向けたりするなどの行為がない。得られた感覚（ギュー）の発信源が握った人であることに気づいていなさそうな様子。繰り返しを求めない。
※3：「気がつく」は，他動的に注意を向けられて（例：「見て」と言われて，体を向けられて）気がつくのではなく，自ら注意を向けられる（注意を向けたい対象となる）ことが目標。

図2　人とのかかわりを軸としたOT目標の流れ（年少の秋～年中の7月）
時間の流れは上から下へ示している。同時に，●色の矢印は，相互作用によって育ち合うことを示している

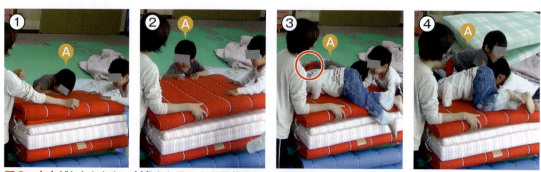

図3　大人がかかわりたい対象となることを目的としたかかわり
①：乗れない……　②：ここにいるのは先生？　③：先生のサポートで　④：乗れた！

○ 仲間と過ごすこと

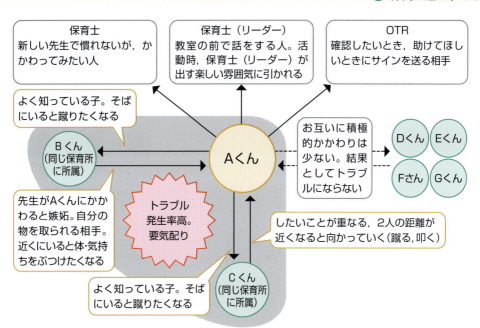

図4 Aくんを中心とした人間関係図（年中時の4月）

活動紹介（年中の4～7月）

療育場面を切り取り，各活動でのAくんの様子（他児の様子），それに対するOTRの思考，行動を解説する。なお，次に示す「遊び1」「遊び2」は，図2内に示した「遊び1」「遊び2」とそれぞれ対応している。

- 遊び1：吹いて遊ぼう
- 場面：「○○します」という設定はなく，自由に遊んでいる時間。保育士は，子どもがつくったこいのぼりを使った「吹く遊び」を紹介している。
- Aくんに対するOTRの意図：Aくんが「やりたい」と思って取り組んだときに，「僕が楽しかったときに，友達もいる」と感じる場面をつくりたい。
- かかわる人物：子ども4人，大人3人。

【場面①　空飛ぶこいのぼり】
　Aくん以外の3人は保育士の提示する遊びに興味をもち，机の周辺に集まって，紙でつくったこいのぼりを吹いて遊んでいる。OTRは，1人で遊ぶAくんの仲間に入れてもらえないか，探りながらかかわっている。

Aくん：こいのぼりを手に持って移動。他児がいる場所に行ったり離れたり（図5）。
OTRの思考：こいのぼりが飛んでいるイメージか？　吹く遊び（他児が遊ぶ様子）には注意が向いていないようだ。まずはAくんの遊びにOTRが入れてもらえないだろうか？

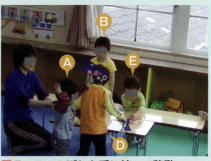

図5 こいのぼりを手に持って移動

OTRの行動：飛ばしていることを中
　　　　　 断させず，因果関係になる
　　　　　 よう，Aくんが持っているこ
　　　　　 いのぼりに向かって息を吹
　　　　　 きかける(図6)。

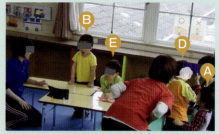

図6　OTRがこいのぼりに息を吹きかける

Aくん：　OTRの顔を見る(図7)。
OTRの思考：息の吹きかけ(OTRの行為)と
　　　　　 吹かれてこいのぼりが飛ぶ(Aくん
　　　　　 の行為)というつながりができ，発
　　　　　 信源であるOTRに視線を合わせた。
　　　　　 Aくんの視線を，「先生が吹いたで
　　　　　 しょ。僕はもっと飛ばすよ」と酌
　　　　　 み取る。

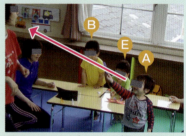

図7　AくんがOTRの顔を見る

Aくん：　こいのぼりを上に掲げ，くるくる回る(図8)。
OTRの思考：回転することで得られる感覚も楽しんでいるか？　さらに回転す
　　　　　 ることで，「飛んだね」の共有を強化できないか？

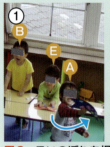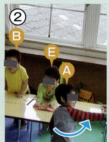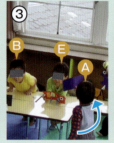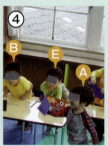

図8　こいのぼりを掲げてその場で回る

OTRの行動：Aくんの手をとって，Aくんをさらに回転させようとする。
Aくん：　回転させようとするOTRの手を振り払って，別の場所へ移動(図9)。
OTRの思考：OTRのかかわりのタイミングが遅れたこと，上肢からの誘導によ
　　　　　 り本人が自分で回るようかかわったことから，何をされるのかがつな

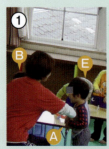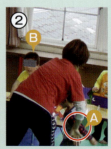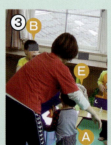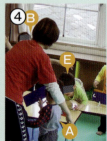

図9　OTRの手を振り払って移動した

がらなかったか？　そもそも，回りたかったわけではなく，こいのぼりを飛ばした結果回っていたのであれば，コミュニケーションがずれている。

【場面②　こいのぼりを立ててみよう】
　Aくん以外の3人の遊びは，保育士2人とともに継続している。OTRは，Aくんの視線の先に他児の遊びが入るように方向づけながら「飛ばす−吹く」かかわりを継続し，その流れで他児がいる机のところにAくんが移動する。

Aくん：他児が机の上に「立てているこいのぼり」が視野に入り，注意の対象となる。机の前に移動し，立てようとする（図10）。
OTRの思考：Aくんは，他児がしている遊びを見て手がかりとし，こいのぼりを立てようとしている。立てて吹く活動にもっていけそうか？
OTRの行動：こいのぼりを立てるための洗濯ばさみをつけようとする。

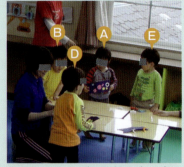

図10　こいのぼりを机の上に立てようとする

Aくん：洗濯ばさみをつけさせないよう体の向きを変え，机から離れる（図11）。
OTRの思考：Aくんには，他児のこいのぼりが洗濯ばさみで立っているところまでの認識はなく，必要がないものと判断されたようだ。「立てるための洗濯ばさみ」という，つなぎのかかわりが必要であったか。

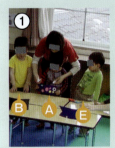 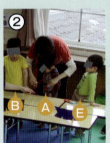 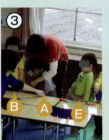 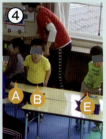

図11　こいのぼりに洗濯ばさみをつけさせないように机から離れる

【場面③　倒れてきたOTRと筒】
　①Aくんがこいのぼりを飛ばしている，②OTRは息を吹きかける構えを見せて視線を合わせてから吹く，③Aくんはこいのぼりを飛ばしつつOTRを確認しながら逃げる，というかかわりを続けた。その流れで，Aくんが机の下に入る。OTRは，Aくんと他児との距離が近くなり，他児の遊びと混じり合いやすくなったと考え，きっかけを探っている。
Aくん：机の下に入る（図12）。
OTRの行動：追いかけて少し様子をみる。
OTRの思考：他児の遊びの状況を観察。吹くことは一定の遊びになっている。A

くんが机の下に入ったことは気にしていないようだ。Aくんは，隠れたつもりか？ OTRとの遊びは継続しているのか？

OTRの行動：「あれ？ Aくんがいない」と声をかける。
Eくん：「いるやん」
Aくん：顔をOTRのほうに向け笑顔（図13）。
OTRの思考：OTRとの遊びは継続している。周りでにぎやかに遊んでいる他児の声や動きは情報として入っているだろう。Aくんの遊びと他児の遊びの交わりはどうしたらつくれるか？ Aくんが他児の声や動きに対して，「何かな？」と判断しようとすることに至るには？

OTRの行動：Bくんに吹き飛ばされてAくんの視野に入る方向に倒れる，視野に入る方向から戻る，という動作を繰り返す（図14 ①）。
Aくん：倒れたOTRを見る（図14 ②，OTRは画面外）。
OTRの思考：Aくんは，「倒れてくるOTR」に視線を合わせた。何がどうなって倒れたかまでつかんでいるかはわからない。少なくとも，机の下の自分＋こいのぼりを見つめている状態から，机の外で起こることに注意を向けるきっかけにはなったようだ。

Aくん：笑い声をきっかけにか，机の下からはい出す途中で，Dくんが持っている筒を見る（図15）。

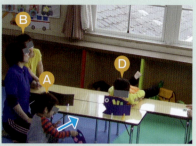
図12 Aくんが机の下に入る

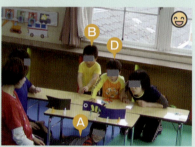
図13 顔を横に向けて笑顔になる
図右上の顔アイコンは，Aくんの表情を表している（以下，同様）

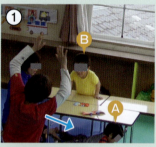

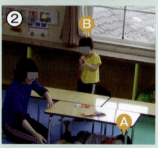
図14 Aくんの視野に入るように倒れるOTR

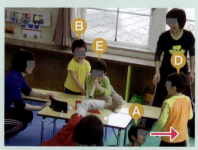
図15 Dくんが持っている筒を見る

○ 仲間と過ごすこと

Aくん： 声，机の上，他児と，連続的に外へ
　　　　 注意を向ける。OTRを見る（図16）。
OTRの思考：周りで行われている遊びに対し
　　　　 て，何をしているのか関心をもって
　　　　 確認するように情報を集めた。A く
　　　　 んの視線を，「先生，楽しそうなこと
　　　　 してるでしょ」と酌み取る。少し前に
　　　　 見た「筒」が今提示されれば，こいの
　　　　 ぼりに加え，手に取ってみたい物に
　　　　 なり，「他児が持っていた物＝他児と
　　　　 同じ遊びをしたい」とつながるきっか
　　　　 けになるか？

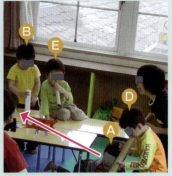

図16　AくんがOTRを見る

【場面④　吹いたら倒れるよ−友達もいるね】
　Aくんは，ふらふらと歩くなかで保育士に筒をもらい，口に当ててみるなどして筒とかかわる。Aくんは机のそばに来たときに，クラフトテープの芯が机の上にあることに気がつき，それを手に取って，しばらく机のところにいる。

Aくん： クラフトテープの芯を持ち，テープをはがそうとしている（図17）。
OTRの思考：再度，Aくんの遊びの仲間に入れてもらえないか，できれば今まで
　　　　 他児がしていた遊びと共通項がある
　　　　 遊びを見つけたい。経過のなかで，
　　　　 「こいのぼり」「吹く」「盛り上がる声」
　　　　 「筒」「倒れるOTR」は，断片的にでも
　　　　 Aくんのなかにあるはずである。そ
　　　　 れらを手がかりに，コミュニケー
　　　　 ションがとれないか？

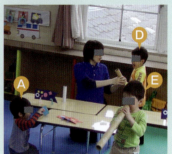

図17　クラフトテープをはがそ
　　　うとしているAくん

OTRの行動：Aくんの前に吹き矢（この場面で
　　　　 は，筒の中に紙片を入れて吹くこと
　　　　 で吹き矢とした）を提示（図18①）。
Aくん： 吹き矢とOTRが注意の対象となり，笑顔で見る（図18②）。
OTRの行動：Aくんが吹き矢の筒を吹いたので倒れた（図18③〜④）。
他児の行動：DくんがAくんと一緒に筒を吹いて，OTが倒れる（図19①）。さらにBくんが加わり，3人になる。Eくんは離れた位置から見ている（図

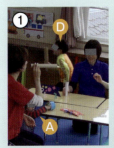
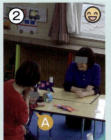
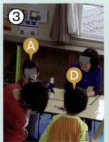
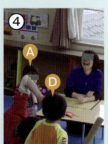

図18　吹き矢での遊び

19②)．

Aくん：隣にいるDくんをチラッと見る（図19③）．

OTRの思考：Aくん＋OTRだけの世界ではなく，「僕が楽しいときに隣に友達がいる」ことに注意が向き，ポジティブな印象で記憶に残ったのでは？と評価．

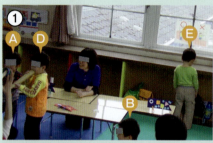
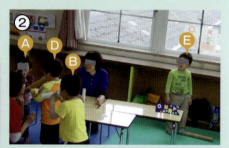
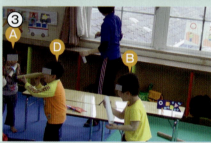

図19 DくんとBくんも吹き矢遊びに加わった

　この後，机などの物理的区切りがない場所に移動し，子どもたちが吹き矢で吹くとOTRが倒れるという遊びを展開．子どもたちが密集して遊ぶ．Aくんは途切れ途切れではあるが，他児と並行して遊びに参加していた．

- 遊び2：セラピーボールで遊ぼう
- 場面：自由に遊ぶ時間．セラピーボールを出したところ，3人の子どもが興味を示した．そのうちの1人がAくん．
- Aくんに対するOTRの意図：OTRは，1つの物を使った遊びを通して相手と直接触れたりぶつかったりする場を共有して，それぞれに遊びを堪能できること，友達が一緒にいることで遊びに変化が加わったときに，友達がその原因であることがわかり，「それもあり」と思える場面をつくりたいと意図した．
- かかわる人物：同じ部屋には子ども6人，大人3人（うち1人はカメラマン）．遊び共有は子ども3人，大人1人．

【場面①　僕も遊びたいんだけど……】
　Aくんはセラピーボールが出てくると同時に走り寄り，体の前面をボールにくっつける．Bくんはボールの上に乗り，Aくんはボールに乗れずボールとのかかわりが発展しないまま床に寝そべる．OTRはすぐに手立てを打てなかった．Aくんは，うつぶせのまま足でボールを触っていた状態から，Cくんが来たことで顔をボールに向け，Bくん，Cくんの2人が遊ぶ様子を見ている．

OTRの思考：ボールだけに目が向いているのではなく，OTR・他児が楽しむ雰囲気も含めてとらえ，それにかかわれないことに「悲しい気持ち」になっているようだ。泣くでもなく，あきらめるでもない感情表現は新しい。足をボールから離さず，「ボールにかかわりたい気持ち」は継続してありそうだ。

Aくん： セラピーボールが遠ざかって行ったのを，顔を上げて確認する（図20）。

OTRの思考：ボールが視野から外れても，見続けるだけの関心がある。「ボール＋他児の遊ぶ様子・声」をとらえているようだ。自分でどうするか，もうしばらく待ってみよう。

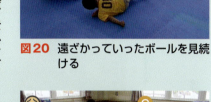
図20　遠ざかっていったボールを見続ける

OTRの行動：他児と遊びつつ，Aくんを観察。Aくんに声をかけ，遊びに誘う。

Aくん： （OTRがAくんの顔を見ると）ボールを見ながら，指で床に何かを書く。せつない表情（図21）。

OTRの思考：あまりにもせつない表情を，「先生，助けてくれないの……？」

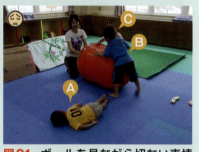
図21　ボールを見ながら切ない表情（表情は写っていない）

と酌み取る。迎えに行きたくなる。ボールに対するかかわりが，くっつく・足で触るのみで終わっていること，ボールだけではなく他児が遊ぶ様子も含めて見ていたことから，触る以外のかかわり方で，他児も視野に入りやすい方法でボールにかかわるようにしよう。（リスク管理面で）ボールから長くは離れられないので，だっこで形をつくってしまおう。

OTRの行動：Aくんを前向きにだっこし，ボールの上に乗せる（図22）。

Aくん： 抵抗なく受け入れる。

OTRの思考：嫌ではなさそうだ。表情は？

他児の行動：ボールを押して転がす。

OTRの行動：ボールの転がりに合わせて，Aくんを床に下ろす（図23）。

OTRの思考：ボールの特性（押されるとボー

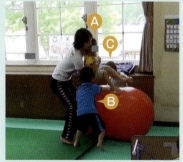
図22　Aくんをだっこしてボールに乗せる

ルが転がって，上に乗っている自分も一緒に転がること）を伝えよう。

Aくん： 再度，ボールに向かって立ち上がる（図24）。

OTRの思考：ボールが，倒れても再チャレンジしたい対象になった。Aくん自身の状態も，再チャレンジしようと思える状態になった。

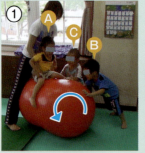 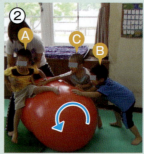 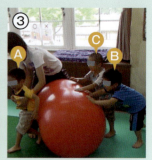

図23 ボールの転がりに合わせてAくんを床に下ろす

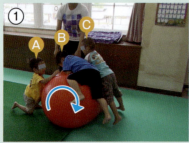 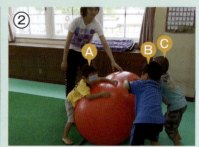

図24 再度，ボールに向かって立ち上がる

【場面②　ボールを挟んでお話】
セラピーボールに乗ろうとするが1人では乗れず，あきらめて寝そべっているところ。足でのコミュニケーション場面。

Aくん：　寝そべったまま，足でボールを触る。ボールを挟んで正面にいるOTRを見ている。
OTRの思考：Aくんの視線から，「僕も乗りたいなー」と酌み取る。
OTRの行動：「Aくん，手，持ってあげるわ」と言い，両手を差し出す。
Aくん：　寝そべってOTRを見たまま，足を伸ばす(図25)。
OTRの思考：手ではなかったが，OTRからの発信に対する答えとして足を動かしたと酌み取る。

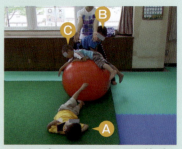

図25 寝そべったまま足を伸ばす

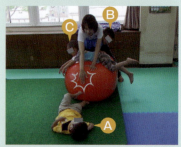

図26 ボールを叩いてAくんの足に感覚を伝える

OTRの行動：Aくんが蹴ったことによるボールの動きをAくんがより実感できるように，ボールを叩いてAくんの足に振動を伝える。さらに，ボールを前後に動かし，足底でボールを蹴ったときの感覚を伝える(図26)。
OTRの思考：Aくんからのコミュニケーションに対して，こちらに届いているこ

206

とを伝えたい（Ａくんの発信に対して返事をしたい）。
Ａくん：足でのボール探索が続く。

　その後，OTRがＡくんとの直接的なコミュニケーションをやめて，Ｂくん，Ｃくんに合わせてかかわったこともあり，Ａくんは体を起こしたときに目に入ったトンネルでしばらく遊ぶ。Ｂくん，Ｃくん，OTRでのボール遊びは継続した。

【場面③　あぶな(かった)！】
　再度，ボールに戻ってきたＡくんをOTRが抱えてボールに乗せ，Ｂくんと一緒に上下に揺れたり傾いたりして遊んでいるところに，Ｃくんがやってきた場面。

Ａくん：ボールにまたがり，左右の揺れに対して落ちないよう姿勢を保っている。
OTRの思考：（Ａくんの表情は見えないが）おそらく楽しんでいる（全身の緊張感，
　　　　　ボールへの適応状態から判断）。ボールを押すＣくんと，ボールの上に
　　　　　いるＡくん，Ｂくんが場・活動を共有している実感をもてるチャンスか。
OTRの行動：Ｃくんの押しに対してボールを傾け，Ａくん，Ｂくんがぎりぎり姿
　　　　　勢を保てるところで止め，Ｃくんが力を緩めるとそれに合わせてボール
　　　　　を戻す（図27）。

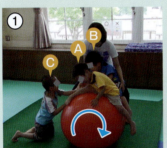 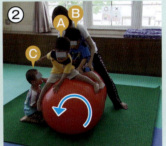

図27　Ｃくんの動作に合わせてボールの動きをコントロールする

Ａくん：ボールの上でＣくんを見る（図28）。
OTRの思考：「見た！」。Ｃくんがボールを押
　　　　　したことによるボールの動きが，Ａ
　　　　　くんに起こること（例えば体の傾き，
　　　　　見え方の変化，皮膚の引っ張られ具
　　　　　合など）の原因であることに気づい
　　　　　たか。
OTRの行動：遊びを継続。リスク管理はしつ
　　　　　つ，Ａくん自身のボールの動きに対
　　　　　する対応（姿勢調節，うまく降りるなど）を見守る。

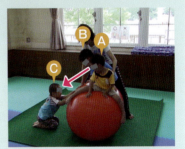

図28　ＡくんがＣくんを見た

Ａくん：ボールに乗っていられなくなると落ちる。すぐにもう１度乗りに行く。
　　　　なかなか乗れない。
OTRの思考：１人で乗るには，手足を置く位置と力を入れるタイミングが合わな
　　　　　い。登りにくいことに対する訴えはない。

OTRの行動：ボールの傾きのコントロールと
　　　　　身体誘導により，登るときの支持点
　　　　　を強調して伝える（図29）。
Aくん：ぐっと踏ん張ってボールに乗り，姿
　　　　勢が安定してからCくんを見る。
OTRの思考：ボールから落ちないように保つ
　　　　　こと（体の状態把握）＋他児への関心，
　　　　　両方への注意が持続的にある。ボー
　　　　　ルに対する自己の操作に（ボールか
　　　　　ら落ちない，またはうまく落ちるた
　　　　　めの姿勢調整のサポート）を減らす

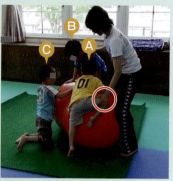

図29　ボールに登るときの支持点を強調して伝える

なかで，さらに自己・ボール・遊びを並行してとらえていけるように
ねらいたい。

OTRの行動：姿勢保持に関するサポートは最小限でボールのコントロールをする。
　　　　　急なボールの動きに「あぶなー」と発言。
Aくん：ボールの動きに対して，とっさの姿勢保持反応（図30①）。顔を上げ「あ
　　　　ぶな！」と発言し，顔をOTRに向ける（図30②）。
OTRの行動：「あぶな」と言いつつ，「危なかったよね」と共感の思いを込めてA
　　　　　くんの顔を見る。
OTRの思考：OTRの言葉を聞いた後ではあるが，内的状態の変化とその原因が
　　　　　つながって，Aくんのなかから出てきた言葉が聞けた。嬉しい！

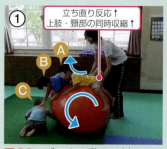 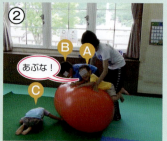

図30　ボールの動きに対するとっさの反応

【場面④　Bくん，Cくん，一緒だね】
　セラピーボールでの遊びを継続中。Aくん，Bくん，Cくんが，より積極的に
かかわり合って遊ぶ。OTRは，子どもが遊
びを展開していくのでそれを見守り，お互
いに伝えたいことを伝えて交渉し合うこと，
嫌・楽しい・楽しそうなど，感情的な交流
をしながら遊ぶことをサポートしたいと考
えている。

Aくん：大きな声で近づいてくるCくんを見
　　　　る（図31）。

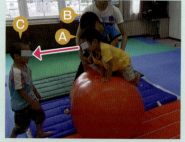

図31　大きな声で近づいてくるCくんを見る

OTRの思考：最初からＣくんが注意を向ける対象となっている。姿勢も注意を外に向けやすい状態。子ども同士のかかわりが深まりそう。

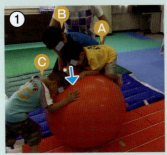 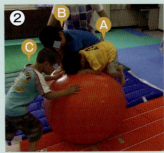

図32　Ｃくんのボールへの頭突きをまねる

Ａくん：Ｃくんのボールへの頭突きをまねる（図32）。
OTRの思考：まねは反射的な印象もあるが，3人で盛り上がり，1人で頭をぶつけるのとは違った楽しさを味わっているようだ。
OTRの行動：頭同士がぶつからないようにしつつ見守る。「デーン，デーン」と動きに合わせて声をかける。

Ａくん：Ｃくんがボール上でジャンプし，それによって生じた揺れに対して笑顔（図33）。姿勢を立て直す。
OTRの思考：Ａくんは言葉によるコミュニケーションはないが，Ｃくんのジャンプを感じ，Ｂくんの声を聞きながら一緒に遊んでいるつもりのようだ。このまま続けよう。

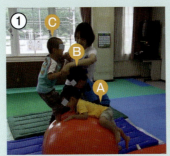 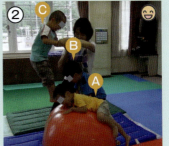

図33　Ｃくんのジャンプで生じたボールの揺れに対して笑顔になる

OTRの行動：Ｃくんのジャンプと，Ａくん，Ｂくんのボール乗りが交わった遊びになるよう，ボールとジャンプのコントロール。

Ａくん：大声で笑うＣくんを，姿勢を変えて見る（図34）。
OTRの思考：Ａくんは，一緒に遊んでいるＣくんの様子を，積極的に確認している。

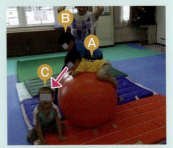

図34　大声で笑うＣくんを，姿勢を変えて見る

仲間と過ごすこと

Ⅱ-4 仲間と過ごすこと

209

【場面⑤　合体跳び！】
　①Cくんがボールに上る，②3人でボールに乗る，③Cくんがボールから降りて大笑い，の流れの3回目。

Aくん：Bくんが Cくんの足を持ったのを見て，まねするために姿勢を整え，Cくんの足を持つ（図35）。

OTRの思考：Bくんには，「Cくんの足がじゃま」の思いがある。Cくんは，「やめて」と怒りそう。Cくんが，快 or 不快，OK or NGを判断する前に，3人がポジティブな印象で，さらにかかわり合って遊ぶ場面にしたい。触れ合っているのはチャンス。

OTRの行動：「つかまってる，2人に」「（Cくんに）それで跳んでみ？」「3人合体跳び！」の声かけ。遊びが続くようサポート。

Aくん：3人で飛んだ後，床に降りたCくんを見る（図36）。

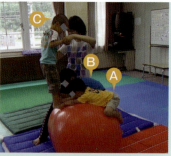

図35　AくんがBくんのまねをして，Cくんの足を持つ

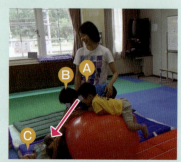

図36　Cくんを見るAくん

- 遊び3：先生を助けなきゃ！
- 場面：子どもたちが隠れたり見つけたりするかくれんぼで，Aくんは隠れることを楽しみ，しばらく静かに隠れている，友達に見つけてもらうなどを経験していた。この流れで，先生が隠れた場所から出られなくなり，助けを求めている場面。療育場面で，Aくんが初めて友達を呼んだ日。
- かかわる人物：子ども5人，大人3人。

Aくん：先生の声を聞き，声の方向をとらえて走っていく（図37）。
OTRの思考：声に気づいて，先生を助けたいという目的をもって走り寄った。どう実現させようか？　他児も一緒に先生を助けられるといいが……。

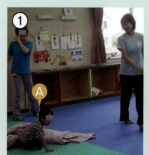 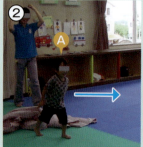 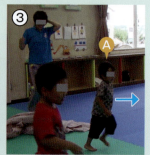

図37　先生の声を聞き，声の方向をとらえて走っていく

OTRの行動：出られなくなった先生の足を一緒に引っ張ったり，他児に協力を依頼したりする。

Aくん：先生の足をつかみ引っ張ろうとする。保育士が「Cちゃん，Fちゃーん」と他児を呼んだ後，他児がいる方向を向いて手招きしながら，「Fちゃん」「はやく（らしき言葉）」と呼ぶ（図38①②）。

他児の行動：興味をもって先生に近づく子。離れた位置にいく子。Aくんの声を聞いて駆け寄る子どもはいない。

OTRの思考：先生を助けるために友達を呼んでいる！　呼んだことを実現させたい！

OTRの行動：他児に声をかける，手招きを再度行うようAくんの手を取って一緒に呼ぶなど，あたふたしている（図38③）。

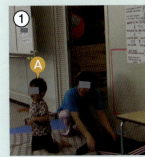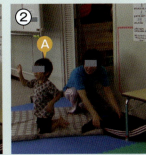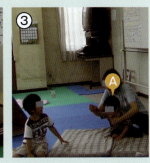

図38　Aくんが他児を呼んだ場面

- かかわる対象別の評価（年中の7月の時点）

  前述のようなかかわりを，図2に示した目的をもってかかわってきた結果，年中の7月時点での評価を記す。

- 自己：粗大運動において達成感を得る。うまくいかないときに困った表情になる。両足跳びができるようになり，跳び降りられる高さの場所から，自ら飛び降りることに挑戦する。

- 活動：かくれんぼ，追いかけっこなど，人との交流がある遊びを好んで行う。追いかけてもらえないときに，さらに要求する力は弱い。したい活動における順番は，言葉のみで伝えられる，動きを止められることでは待たない。順番があることと自分の順番を目で見てわかるように書いてもらい，待ってもそれを行うことができる経験をすると，2回目は待ちやすい。制作活動において，完成品（本人が気に入るもの）を見せてもらうと注目する。制作過程では，材料から完成をイメージすることは難しく，紙を破る，はさみで切る，色を塗るなどの作業工程そのものが楽しくなる。完成像が一目でわかる制作品（目をつければ人になる，AとBの部品をつなげればヘリコプターになるなど）は，完成のイメージをもって活動する。

- 対大人：見てほしい，褒めてほしい，追いかけてほしいなどの要求表現がみられる。言葉で伝えるよりは，目線やしぐさで伝えることが多い。初めて会う大人がいると，かかわってほしそうにその人の前を歩く。

- 対子ども：場の共有のみでのトラブルはなくなる（かくれんぼで子どもだけでも隠れていられるなど）。遊ぶときに他児を見ることが増える。欲しい物があるときに，他児に「だめ！」と強く言われると，さみしそうな顔でやめる（物のみへの注意では

なく，「○くんが使っている物」としてとらえる）。優しく言われると聞かない。
- 対モノ：手にしたい物は大きく変わらない。はしご，一本橋などに積極的に挑戦する。紙を破る，はさみで切るなど，手でモノを扱う活動への興味が出てきた。
- 言葉：集団場面で自ら話すことは少ない（目で話す）。アイコンタクトで伝えようとすることを，あえて言葉で伝えるよう促されると，ニターッと笑いながら言う。「A（自分の名前），○○，したい」と，他児がしていることを見て言うことがある。家庭でより多く聞かれる。友達，先生の名前が固有名詞で一致しており，ときどき使う。要求時に使うことは少ない。

　保育所では，支援の先生が常にそばにいる状態でなくても，集団内で過ごしている。言語指示以上に，見てとらえることで，他児と同じ空間を選び，活動に参加しようとしている。活動の中身については，漠然としたイメージと思われる。そのため，指示の細かい内容については，先生にサポートをしてもらっている。友達が集まっているとその場にいる，友達が走り回るなかに入って一緒になって走る，「来てー（特定の子ではない）」と呼ぶなどの姿が出てきている。

④ まとめ

　Aくんの「仲間と過ごす」ことを支えるOTとして，「大人とかかわる」「子どもとかかわる」「人・モノとかかわっている自己を実感する」という3本柱で療育場面での目標を設定してかかわってきた結果，Aくんにとって友達が邪魔な存在ではなく，活動のヒントになる，先生を交えて一緒に遊んで楽しい存在になるなど，自らかかわりたい対象となる場面がみられてきている。それに伴い，したいことを言葉で伝える場面が生まれつつある。

　Aくんとの取り組みは，Aくん，同じグループメンバー，保育士とOTRが，ともにつくってきた固有のかかわりである。相互作用により生まれるその場その場の出来事・感情の交流があり，同じ方法でかかわることはない。しかし，子どもと大人，子ども同士がかかわりあって過ごすことを支えるという本質は変わらない。

◉ 追記：小学5年生のAくん（母談）

　それからおよそ6年後，Aくんの母にその後の様子を聞いた。

　Aくんは，今でも療育を行っていた建物の前を通ると「みんな元気かな？」と言っている。小学4年生のときには友達関係でトラブルがあり，本人，母，担任で話をし，「自分と友達」について考えるよい機会になった。

　また，生い立ちを学ぶ授業で，自分が小さく生まれて大変だったことを知り，「自分ってすごい奇跡」と受け止めていた。そのときに自分のことを知りたいと思うようになり，言葉が足りないながらも，主治医に疑問に思うことを尋ねていた。

　友達が学校を休むと「どうしたんかな？」と心配し，自分が休むと，「みんな心配してくれてるかな？」と気にしている。同級生同士で好きな女の子の話をしたり，「○○と一緒にバーベキューしたい」とお願いしたりしている。

　当時のかかわりが，小学5年生の今にどのようにつながっているかを一言では表せないが，事実として「自分」に興味をもち，「人」とかかわることを積極的に楽しんでい

る今があるということを知り，胸が熱くなった。それを一番に語ってくださる母の存在の大きさも再認識した。

　当時を振り返る。特に，視線，姿勢の変化などから思いを汲み取り（拡大解釈し），汲み取った内容を伝えることを意識してかかわっていた。汲み取りが，Ａくんのうっすらとした「思い」に深みを与えるかかわりになっていたのではないかと考える。同時に，筆者がとらえていた以上に，Ａくんは当初から友達を，ともに過ごす存在として意識し，関心をもっていたのではないだろうか。それがみえやすいかたちになったのが，ここで示した取り組みだったのかもしれない。

（石原詩子）

【文献】

1）鯨岡　峻：ひとがひとをわかるということ，ミネルヴァ書房，2006.
2）厚生労働省：保育所保育指針．2017. (https://www.mhlw.go.jp/file/06-Seisakujouhou-11900000-Koyoukintoujidoukateikyoku/0000160000.pdf，2018 年 7 月現在)
3）山田忠雄ほか 編：新明解国語辞典第七版，三省堂，2011.
4）Parten. M. B.：Social participation among preschool children. Journal of Abnormal and Social Psychology. 27; 243-269, 1932.
5）小林隆児，鯨岡　峻：「関係発達」について．自閉症の関係発達臨床，日本評論社，2005.
6）砂上史子，無藤　隆：子どもの仲間関係と身体性 −仲間意識の共有としての他者と同じ動きをすること−．乳幼児教育学研究 8；75-84，1999.
7）新・保育士養成講座編纂委員会 編：新・保育士養成講座 第 3 巻 発達心理学，全国社会福祉協議会，2002.
8）矢野喜夫，落合正行：新心理学ライブラリ 5 発達心理学への招待，サイエンス社，1991.
9）伊藤亜矢子 編著：エピソードでつかむ児童心理学，ミネルヴァ書房，2011.
10）高田利武：日本文化での人格形成，ナカニシヤ出版，2012.
11）井上健治，久保ゆかり 編：子どもの社会的発達，東京大学出版会，1997.

5 章

動きすぎてしまうこと

① はじめに

◉ 動くことの意味 −環境とのコミュニケーション−

　人にとって，動くことには何かしらの意味が必ず存在していると思われる。人間は心臓が動かなければ，生命を維持することができない。心臓が動くことで血液は体内を循環し，脳や臓器，筋骨格を動かすことができている。では，人はなぜ動くのだろうか。それは，環境とのコミュニケーションをもつためではないかと考える。ここで述べる環境は，内部環境と外部環境の両者を含めた環境のことである。

　内部環境とはすなわち，自分自身のことである。人は動くことで自己身体を確認・確立していく。乳児は臥位姿勢で床面と接地し，もぞもぞ動くことで皮膚の摩擦を感じる。そういったなかで自己の輪郭をとらえていく。動きの多様性は日ごとに広がる。寝返りやずり這い，四つ這いなどの動きも，自己身体の能力の探索・発見といい換えることもできると思う。自己身体のもつさまざまな特性を，主体的に探索しているのである。このことは乳児にのみ該当するのではなく，どの年代でも身体を動かすことで絶えず自己身体の能力を確認し，把握しているといえる。新しく能力を発見することだけではなく，加齢に伴う体力低下などの把握も，動くことで実感すると思われる。動くことで内部環境を確認し，自己の安定を図っているとも考えられる。

　外部環境とのかかわりでは，自己身体の操作に基づき，空間の探索と道具の探索・操作が行われる。定型発達において空間の探索は，床面すなわち平面環境から，より高さを含んだ立体的環境に変化していく。これは，乳児が平面を寝返り，ずり這い・四つ這いしているところから，立位・歩行し，よじ登りなどを覚える流れを想像するとわかりやすいだろう。子どもはより高い環境に挑戦し，空間における自己身体の操作性や能力を探索・確認していくことになる。

◉ 道具の探索・操作，時間的見通し

　道具の探索・操作においても，初期には触るだけのかかわりから，徐々に手内・口腔内での探索行動に変化する。乳児は，触ること，なめることで，道具の大きさ・形態，固さや温度といった素材の特性をとらえていく。その結果に基づき，道具の特性に沿った操作が広がっていくと考えられる。

　道具の操作は因果関係を生むこととなる。例えば，乳児が手に取った物を投げる場面を想像すると，投げた物が飛んでいき，それを拾いにいくというプロセスが生じる。ごく単純な因果関係ではあるが，必ず原因（ここでは投げること）と結果（飛んでいくこと，拾うこと）が生まれるのである。これは，時系列に沿って結果が生じるといい換えることもできる。時間的見通しを含んで環境にかかわるための初期段階とも考えられる。時間的見通しで将来を見通せる時間の長さは，初期はごく短時間であるが，より複雑な因果関係を構成・操作することでより長い時間へと変化すると考える。何かの内部に入れる・出すといったおもちゃでは瞬間的な時間的見通ししか生じないが，年齢が上がるに従い，積み木やブロックなどをいくつも組み合わせた作品をつく

動きすぎてしまうこと

ることがある。これは，時間的見通しが広がった例と考える。

　また，時間的見通しを含んだ環境へのかかわりは，空間へのかかわりの延長とも位置づけられる。空間における自己身体の操作は，当然，因果関係を生むこととなる。すなわち自己身体の操作によって，なんらかの結果が生じるということである。次の段階として，予測を含んだ身体の操作を行うことがある。例えばブランコでは，ブランコの振幅の切り替えに合わせて身体は構えをとり，進行方向の変化に対する準備を行っている。また縄跳びでは，タイミングを図って跳ばなければならない。このように，空間環境において身体を操作する場合も，時間的見通しを含んだ操作を行うようになる。

　身体の操作（運動）を通して時間的見通しの長さを伸ばしていくことは，過去と現在を結びつけることや，未来の結果を予測した行動のプランニングにも寄与するものと考える。

　動きすぎてしまう子どもの作業療法（以下，OT）の治療戦略として，動いているのはどういった環境とのコミュニケーションが成立していて，逆にどこがうまく成立していないかを考えることが大切である。

② 事例を通して

◉本児の基本情報

　本児（以下，Aくん）は男児で，4歳10カ月時より筆者がOTを開始した。地域保育所を経て，地域小学校に進学している。3歳10カ月時に，注意欠陥/多動性障害ならびに自閉スペクトラム症の診断を受けている。

　会った当初は非常に活動的で，同一姿勢で待つことが苦手な状態であった。OT場面では，入室後すぐに必ずトランポリンやブランコに向かい，自分で遊び始めるといった様子である。毎回，母親に促されて，あいさつをしにいったん母親と作業療法士（以下，OTR）の所に戻るが，あいさつ後すぐにまた遊び始めてしまう様子が見受けられた。

　保育所などの一斉指導の際にも，指示が聞けないわけではないが，足を床にこするような動きがみられ，マットなどが敷いてあると足でめくる，友達にくっついてしまうなどの行為がみられた。注意されるといったんは止められるが，またすぐに行ってしまい，再び注意されると怒って反発することも少なくなかった。

　一方で，普段と異なる雰囲気には緊張を強め，母親から離れたがらなかったり，顔を伏せて周囲からのかかわりを拒否してしまうこともみられた。筆者が直接遭遇した場面で普段とは大きく違うという印象を受けたエピソードとして，通っている児童デイサービスの夏祭りが実施された際に，普段とは異なる雰囲気，人の多さに，車から降りることを拒否して自分からは降りられなかったことがあった（その後，筆者たちの介入で参加し，楽しむことができた）。

◉Aくんの治療戦略の考察

　一見，動きすぎているAくんだが，その意味を考察しなければならない。Aくんにとって動くことは，まず内部環境を整える意味合いが強いことが推測される。動くことで，体性感覚情報を手がかりにして，中枢神経系の活動性を維持していることが考えられる。つまり，覚醒や注意・集中を維持しようとしていると思われる。なぜなら，Aくんの遊び方は単調で，自分のできる範囲でしか行おうとしておらず，外部環境の

215

主体的探索という意味合いは低い段階であった。言語表出には年齢以上の力があるため，周囲からは言い聞かせれば理解できるだろうと思われ，言い聞かせによる行動の変化を期待していた。しかし，期待通りに落ち着くこともあるが，Aくん自身も動くことを抑えられない状態のときもあり，いらだちが募ってしまうことも考えられる。

◉評価の視点

　評価の視点はまず，どのような姿勢のときに，どの部分が動く傾向が強いのかという点である。一概に「動く」といっても，姿勢によってその動きの量や幅は異なる。個々の評価においては，それを見定めなければならない。次いで，環境要素の分析が必要になる。視覚刺激，聴覚刺激，体性感覚刺激など，どの感覚モダリティの影響を受けやすいかを分析していく。

　Aくんの場合は，立位時に，走る，跳ぶなどの行動が多くなっていた。外部環境には関係なく行動していることが多く，この点からも内部環境を調整するために動いていることが推測された。

◉治療戦略

　治療戦略を考えると，立位での行動をコントロールできるようになることが大きな目的になり，立位時に身体を支持する下肢の体性感覚の充足を柱にすることとなる。次いで，下肢の操作に伴う重心の移動や，全身をつなぐ役割を担う体幹にも注目しなければならない。姿勢の変化に伴って身体を操作する部位が異なれば，当然ながらその部位に注目したアプローチが必要となる。

３ 実際の作業療法

◉下肢の最大筋力を発揮する場面設定

　第1段階は，下肢への感覚を充足させることにする。下肢の最大筋力を用いるような場面を設定すると，下肢への感覚を満たしながら，機能的な能力を把握することにもつながる。例えば，トランポリンからジャンプしてロープを飛び越え床に着地する（図1），トランポリンでジャンプしてハイタッチする（図2），トランポリンでジャンプして高い位置に示された目的物にボールを入れる（図3）などの活動が挙げられる。自己身体を確認し，自己身体に対するチャレンジ的要素を好む子もいれば，ゲーム的な要素を入れることでチャレンジに結びつく子など，さまざまである。

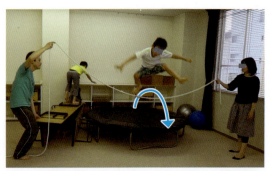

図1 トランポリンからジャンプしてロープを飛び越える

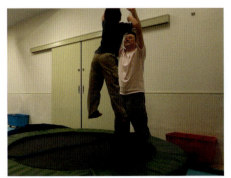 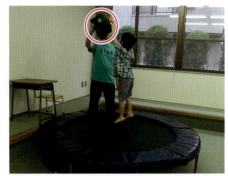

図2　トランポリンでジャンプしてハイタッチ

図3　トランポリンでジャンプして目的物にボールを入れる

●最大筋力発揮に力の調整を加えた場面設定

　次の段階では，単純に最大筋力を発揮するだけではなく，調整を必要とする場面を設定していく。Aくんには，トランポリンの中央にロープを置いて着地面を2つに仕切り，一方の面からロープを飛び越えるようにジャンプしてもう一方の面に着地し，すぐにまたジャンプして元の面に戻るという連続ジャンプの活動を設定した（図4）。連続で跳ぶためには，力加減，すなわち調整が必要になる。また，跳ぶ方向の切り替えも必要になる。跳びすぎないように力を調整しつつ，空間で姿勢をコントロールし，着地時には次に向かう方向に身体を傾けている。自己の運動出力にも注意を向け，また，次の運動を予測して身体を調整することが求められる。ジャンプを左右に切り替えすという瞬間的な動きではあるが，そのなかに予測性と，運動を調整・組み立てる要素を含んでいる。

　運動調整ができずに強く跳びすぎてしまうと，トランポリンに強く弾かれてしまう。すなわち，自己の体性感覚にフィードバックされる形になるので，動きすぎてしまうAくんにとっては自己身体に目を向けやすい活動となっている。より高度な調整と気づきを促すために，片足でも行っている（図5）。跳びながら調整することで，強い体性感覚フィードバックを感じられ，運動を調整できている。

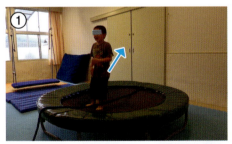 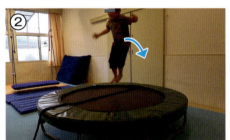
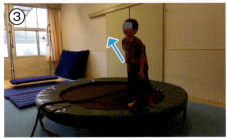 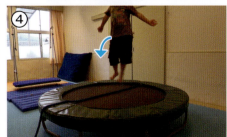
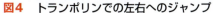

図4　トランポリンでの左右へのジャンプ

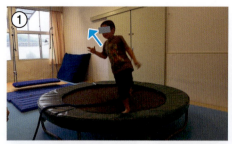 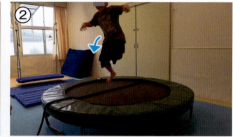
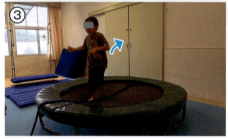 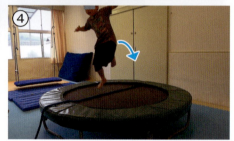

図5 片足での左右へのジャンプ

◉ 自分で気づいて運動を調整する
静止する間をつくる

　次の段階としては，運動調整に気づくきっかけとなっている体性感覚フィードバックが軽減しても，自己で気づいて調整できるようになることである。そこで，後述する次の活動では，絶えず動いていたAくんに対して，必ず静止する間をつくることを実践している（**図6**）。次に行う活動の説明中にも，Aくんはトランポリンを小刻みに上下に揺らしている。「せーの」と筆者が声をかけると活動が開始するが，Aくんが静止してから開始の声をかけることにしている。それでも止まることは難しく，「止まって」というかけ声と指差しで，聴覚と視覚に訴える手だてが必要になっている（**図7**）。Aくんが止まる間をつくれずに開始してしまうときは，筆者がアクションを起こさないことで気づきを促し，開始前に必ず静止するようにしている。

　静止するためにはまず，小刻みな揺れに気づくことが大切になる。その気づきの手がかりは自分自身の体性感覚だが，それが弱い。それに加えて，筆者の動きや声といった視覚・聴覚の手がかりである。自分の動きによって，周囲の反応が異なることに注意を向けていく。動いてしまうことで外部環境に関与していることに，自己で気づくきっかけとなる。

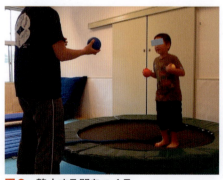 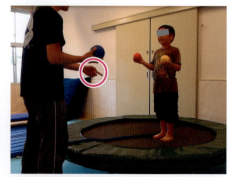

図6 静止する間をつくる　　**図7** かけ声と指差しで聴覚と視覚に訴える

内部環境を調整するために動いている子どもの場合，動きを止めることは脳の活動の安定を妨げる結果となる。動くことは必要なので，無駄に動くのではなく，目的的な動きや場の状況にかなった形の動きにしなければならない。そのためには，自己の動きが周囲に何かしら影響を及ぼしていることに気づく必要がある。それにより，周囲に受け入れられる形で合目的的に動くことを保障できるようになる。生活場面でも，「じっとしなさい」と言われる場面が少なくない子どもである。注意されるという受動的な気づきから主体的な気づきに変化することで，より周囲への影響を理解しやすいと考える。

左右への切り替えを行い，ジャンプ中にボールをキャッチする

　静止することに自己で気づくことを踏まえ，次の段階では，Aくんが両手にクッションボールを持ち，トランポリンで左右への切り替えジャンプを10回するなかで，5回目のジャンプのときに筆者が投げたボールを，Aくんが両手に持ったボールで挟んでキャッチするという課題を行った（図8）。運動開始前にAくん自ら「せーの」と言ってしまい，すぐに開始しようとするが，OTRの動作（のぞき込むような視線）で静止することに気づく場面も見受けられる（図9）。気づくための手がかり（視覚的，聴覚的手がかり）を減らしていくことが段階づけとなる。

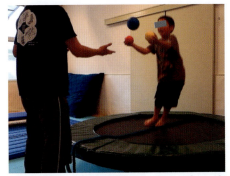

図8　両手にボールを持ってジャンプし，空中で飛んできたボールをキャッチする

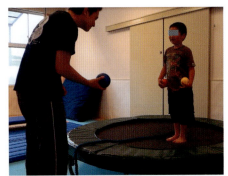

図9　OTRの動作で静止することに気づく

●空中でのボールキャッチに必要な運動要素

　この活動では，さまざまな運動要素の組み合わせが必要になる。下肢で左右交互に切り替えして跳ばなければならない。全身の調整を行うために当然，体幹の運動調整も必要となる。上肢では飛んでくるボールを把持しなければならない。安定してボールを把持するためには，5回目のジャンプに合わせて「取れる姿勢」に構えておかなければならない。すなわち，瞬間的に次の行動を予測し運動を組み立てる要素と，5回目のジャンプに合わせて，少し先を予測して運動を組み立てる要素の組み合わせが必要となる。より複雑な継次処理と同時処理を使い分けなければならないのである。
　また，ボールをキャッチするためには，目と手の協応性も必要になる。加えて球体であるボールを把持する際には，挟む力が強すぎると弾いてしまうので，ボールを挟んだらそのままの間隔で止めておくといった調整も必要になる（図10）。ボールをキャッチした後は，下肢は運動，上肢は固定・安定といった使い分けも必要になる。
　動きすぎるAくんに対しては，四肢をより意識する運動を組み合わせて，自己身体の把握に努めさせることが効果的だと考える。また，注意の上手な分配を，身体運動

を通して行うことになる。これは，生活場面においても注意分配能力の向上につながると考えられ，周囲の状況を踏まえたうえで行動を起こすことに寄与すると考える。

この活動は，3回目のジャンプでボールを受け取り，5回目のジャンプで投げ返し，7回目で再び受け取り，9回目で投げ返し，10回目でピタッと止まるという形まで段階が上がっていった。

活動が段階づけされてチャレンジするようになると，子どもの集中は高まりやすい。活動に向かいたい気持ちがあるため，開始前の静止も格段に意識づけが高くなり，主体的に止まれるのである。また，図11に示したように，両下肢がきれいに整った状態で跳ぶことができるようになった。ボールを挟むことが正中線を意識することにつながり，体軸のとらえも向上した結果ではないかと考える。

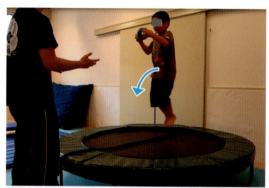

図10　ボールキャッチに成功した場面

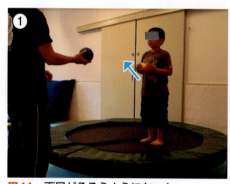 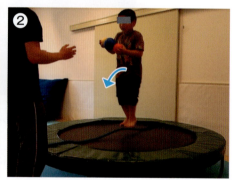

図11　両足がそろうようになった
①：静止して待っている　②：ジャンプ中も足がそろっている

ボールを上に投げて再びキャッチする

また別の活動でも，Aくん自身に直接フィードバックが返ってくるような活動を選択した。対物や対他人というよりも，対自分にすることで，自己調整を利きやすくなるよう促すことができると考える。

図12はトランポリンの遊びの延長で行ったもので，両手に持ったボールで別のボールを挟み，それを上に投げて再びキャッチするという課題である。初めは高く投げすぎて失敗してしまうが（図12②〜⑤），自分に直接結果が返ってくるので，運動調整に気づきやすい。より細やかな動きで運動出力を調整することが狙いとなる（図13）。自己フィードバックだけでは失敗が続く場合は調整についてのアドバイスを行うが，最終的には自分自身の運動に気づけるようになることが大切なのである。

○ 動きすぎてしまうこと

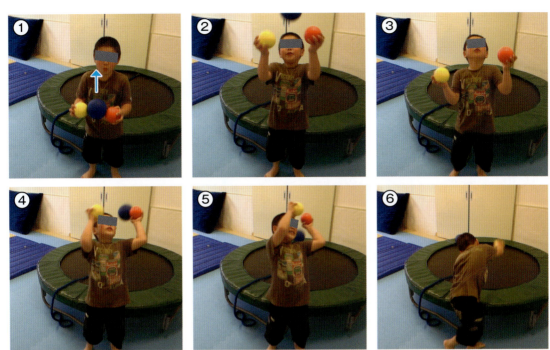

図12 両手に持ったボールで別のボールを挟み，上に投げて再びキャッチする
ボールを高く投げすぎて失敗した

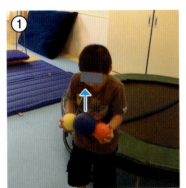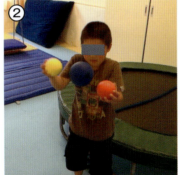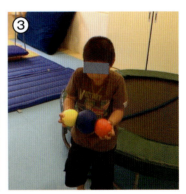

図13 ボールを投げる高さを調整してキャッチに成功した

スイング上でのボール投げ&キャッチ

　より高度な段階づけとして，スイング上でもボール投げ/キャッチを行った（**図14**）。スイング上では，自分の重心の移動に伴いスイングが揺れてしまうので，ボールを落としやすくなってしまう。そのため，重心位置に自己で気づいて運動を調整することを，皮質下で行う必要がある。いったん静止してボールを投げるという意識化された運動の組み合わせから，重心位置に気づいてボールをキャッチするという皮質下の運動と意識化された運動の組み合わせで，活動を成功に導かなければならない。

Ⅱ-5 動きすぎてしまうこと

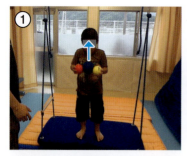 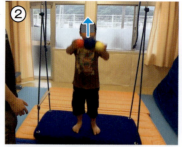 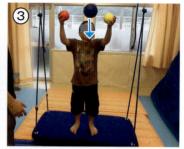
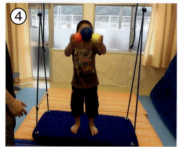 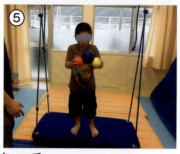

図14 スイング上でのボール投げ/キャッチ

● Aくんへの作業療法のまとめ

　Aくんは下肢を動かしすぎる傾向があったがOTの前半部には下肢の相動性収縮に基づく操作で体性感覚をふんだんに取り込み，後半では下肢を持続性収縮させ，動きが少ないなかで，安定・調整できるように段階を踏んでいる。

　まずはOTRが，Aくんの動く意味をとらえなければならない。その段階から，Aくんの将来に結びつく力を獲得させるためには，自己で気づいて運動をコントロールできるよう支援していく必要性がある。活動を通して成功・達成できた瞬間は，Aくんの適応力が高まったものと考えられる。

　Aくんは自己にフィードバックされる体性感覚や前庭覚を通して，自分自身の動きに気づくことができたと思われる。自己フィードバックだけでは気づけないときは，筆者による視覚・聴覚的手がかりもヒントにしていたと思われる。しかし，活動を段階づけることでそれらの手がかりも徐々に減らすことができ，Aくんの主体的な気づきになっていたと考えられる。また，運動の組み合わせや未来を予測した運動の組み立てがAくんの現在の運動に対する認識を深め，次いで，運動予測や周囲への影響を踏まえるといった注意の分配にもつながっていると考える。

　運動特性にも注目しなければならない。「動きすぎる」とは，他者から分析的にとらえると，関節運動が目に見えるものである。すなわち，相動性収縮に基づく運動が主になっていると考えられる。OT開始初期のAくんの口癖は，「ちょっと待って。こうするわ」と自分なりの遊びを展開することが多かった。それは，身体を得意な運動収縮に偏った使い方しかできず，組み立てられる運動・行為が限定されていたからと考えられる。その視点に立つと，Aくんが苦手であろうと考えられる持続性収縮を遊びに組み合わせることも，Aくんの環境に対する適応の幅広さに寄与したものと考える。

　自分自身の動きに気づき，運動を調整できるようになっていることは，他者とのかかわりのなかでも，他者に応じて臨機応変に対応する力につながっていると考える。また，動きすぎてしまうことで周囲へ与える影響にも注意を払えるようになることが，生活場面で他者と快適に生活することにもつながると思われる。

4 おわりに

　人はなぜ，動くのか？　そのことに疑問をもつことからOTは開始されるのかもしれない。単純に考えてしまうと答えは主観に左右される可能性があるので，客観的に分析することが必要である。どのような姿勢？　体のどの部位？　どのように？　どのようなとき？　どのような環境？　などを分析することが，OTRの専門性だと考える。

　分析することで，動くことの理由が見つかる。そうすれば，その理由の解決や子どもに対するねらい・目的が明確になり，治療的活動の骨組みが定まる。治療的骨組みはあくまでも骨組みであって，目的達成のための治療的方針である。治療的活動を行うことが目的ではなく，「動くこと」の理由解決のための手段である。必ずこのアクティビティをしなければならない，というものでは決してないと考える。子どもの行動の理由は一人ひとり異なり，それに対して一人ひとりにアレンジしたアクティビティを提供することこそが，OTだと考える。

　遊びや段階づけは無限である。その無限さを学ばせてくれるのが子どもたちである。子どもの動きを分析することで，遊びの無限さを感じられる。「動くこと」には必ず理由が存在している。それを常に念頭に置くことで，OTの無限の可能性が広がるのだと思う。

（灘　裕介）

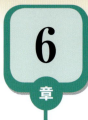

6章 なかなか見つけられないこと

1 はじめに

　「見つける」という行為が成立するには，その対象が必要になる。「見つける」対象として一般に想像しやすいのは，「もの」である。すなわち，自分を除く，環境における事物・事象を指す。例えば，子どもの場合，「大勢の人のなかから母親を見つける」「おもちゃ箱の中から遊びたいおもちゃを見つける」といったことになると思う。このような「見つける」は「発見する」という意味に置き換えられるかもしれない。空間において，まず自分という存在があり，そのうえで自分以外のそのほかの存在を確認するものと考える。

　環境における事物・事象を「見つける」だけではなく，自分の思考において「見つける」対象も存在している。遊びのアイデアを「見つける」，やり方を考えて方法を「見つける」といったことである。再び子どもでの例を挙げると，「ブランコの新しい乗り方を見つける」「出発の身支度において，しなければいけないことを見つける」などである。このような「見つける」は，「考えつく」や「気づく」といった意味に置き換えられると思われる。

　自己以外の環境における「見つける」と，自己内の「見つける」に区分して考えることが必要かもしれない。

● 自己以外の環境における「見つける」

　自己以外の環境においての発見なので，そのプロセスには遠受容器の役割が大きい。視覚，聴覚を通して，気づくことが多いと思われる。目で見て見つけることや，聞いて（その後，見るかもしれないが）見つけることになる。また厳密に言うと，振動覚や嗅覚も，気づきや見つけることに関与することがあると思われる。

　視覚や聴覚で見つけるためには，定位反応が必要になる。空間をとらえるためには，視覚・聴覚それぞれが単独で機能するだけではなく，体性感覚や前庭覚といったほかの感覚との統合の結果による知覚が必要になる。また，空間を主体的に探索しなければ空間はとらえられない。その探索には体性感覚や前庭覚の感覚入力が伴い，それらと視覚が統合されることで，空間全般を把握することになる。

　視知覚においても，視覚と体性感覚との統合が必要になる。両眼視によって立体ととらえる際，触る・動かす・周囲から見回すといったことで，立体視のイメージングをより確実なものとしていくため，体性感覚や前庭覚が必要といえる。

　臨床で出会う子どものなかには，眼球操作の調整がうまくできず，両眼視が苦手になる子も少なからずいる。追視や輻輳（ふくそう）といった眼球運動そのものも苦手で，ものを連続的にとらえることが難しくなる。その結果，対象物が知覚できなかったり遠近の連続性がつかめずに，視覚の恒常性をもつことが苦手になる子も多い。こういった子どもは，見て知覚することの困難さから，見つけることも苦手になることが多い。

◉ 自己内の「見つける」

　まずは，自分自身の身体に気づいていることが前提となる。体性感覚系の登録や弁別が苦手な子どもの場合は，自己身体への気づきが未成熟となる。自己を確認できる感覚刺激を経験することや，自己と環境とのコミュニケーションの接点になる身体の使い方をとらえていかなければならない。自己身体が見つからなければ環境とのコミュニケーションは成立しにくい。自己があることで他との区別をとらえ，見つけていくことにもなる。自己身体が見つかることが土台となって，アイデアや運動の組み立ての気づきにつながると考えられる。自己身体の能力に応じてアイデアの幅は異なってくる。また，実現可能な運動も変わってくる。

　適切な言葉を見つけることも，自己内の「見つける」だと考える。自己の身体や運動を通した知覚イメージがあるからこそ，言葉がラベリングされていく。言葉を用いることで操作できる結果の予測イメージをもつことで，主体的に言葉を使うことにつながると考える。

② 事例を通して

　本節で紹介する事例は男児（以下，Aくん）で，6歳3カ月時に筆者と出会った。その2カ月後より，月2回の定期的な作業療法（以下，OT）を開始した。地域保育所を経て，地域小学校支援学級に進学している。3歳10カ月時に自閉スペクトラム症，5歳6カ月時に中度知的障害を伴う自閉スペクトラム症の診断を受けている。

◉ 初めての出会い

　初めての出会いは，地域の公共施設の会議室でのセッションであった。非常に動きが多くマイペースで，トランポリン，エレベーター，ホワイトボードなど，興味のあるところに転々と向かい，満足すると次に行くといった様子であった。

　Aくんがトランポリンで弾んでいるときに，作業療法士（以下，OTR）が一緒に跳ぶことでかかわりをもとうとしても，見通しが立たないからなのか，OTRがトランポリンに乗ると降りて，別の興味対象物のところへ行ってしまった。そのほかの場面でも，OTRが近づくと離れるといった様子で，かかわりをもち，相互コミュニケーションをとるのが非常に難しいと感じたことが第一印象であった。

　言語面では，数字が非常に好きで，時計や室内に書かれている数字を見つけては「1やな，2やな」と事象を述べるような発言を繰り返す様子で，他者にその事象の共感を求めるわけでもなく，一方的に発するといった状態であった。

　OTRが近づくと離れるため，介入のきっかけを見つけるのが非常に難しかったが，トランポリンを連続して跳んでいることを手掛かりに，跳ぶことへの介入を工夫しようと考えた。トランポリンに一緒に乗って弾むことはできないので，跳ぶことのサポートになるように，Aくんが跳ぶタイミングに合わせて，リズミカルにトランポリンを上に持ち上げるように揺らしてみた。すると，いったんは姿勢の変化に驚いたが，子ども自身が好んでいる感覚刺激を強化されることが快刺激であり，受け入れることができた。

　Aくんの跳ぶ動きに合わせて，リズミカルにトランポリンを持ち上げて弾ませながら，続いて「1，2の3（サーン）」という掛け声を定着していくことにした。「3（サーン）」のときに明らかに大きな揺れがくるという因果関係を，聴覚と体性感覚を通して気づ

けるように促していくのである。大きく跳ばしてもらう刺激に対する予測性を高めるとともに，聴覚刺激があることで介入している他者に気づくことの促しにもつながると考える。「1，2の」は小さく，「3（サーン）」は大きな声にすることで，単に数字で伝えるのではなく，声のボリュームと抑揚でよりOTRの介入を意識づけ，気づきにつながるように促していった。その結果，自分で跳ぶ以上に，弾かれるように跳ばしてもらうことが楽しいようであり，その原因となっているOTRに対しても注意を向けられるようになった。具体的には，「1，2の」でOTRに視線を送り，次を期待するようになった。

　その定着後は，わざと「3」を言わず，トランポリンを持ち上げることもせずに待つようにした。これは，Aくんが主体的に「3」と発声すれば，期待している刺激をOTRから提供してもらえるとAくんが気づく（見つける）ことを意図したものであった。待ちながら視線を送りつつ，Aくんに「おやっ？」といった表情の変化がみられたところで，OTRから「3（サーン）」と言いながら揺れをつくり，再び「1，2の」で待つのである。介入の導入時から，数字を言うのが好きなこともあったので，Aくんが「3」と言葉を発することはできるのではないかという期待が大きかったこともあるが，待つことを数回行ううちに，比較的早く，Aくんから「3」と言って要求を伝えることができた。

　数字に対する発声は，時計などを規則正しく「1やな，2やな」と言っていたので，ホワイトボードに「1 2 3 5 6 7……」と4を飛ばして数字を連続で書いてみると，「1，2，3，4やな」と共感を求めるような発声も聞かれた。視覚的な配置が変わることが嫌いで，矛盾を感じるなか，人とのコミュニケーションをとる場面をつくっていくことが考えられた。

　このように，初回に出会ったときは，人とのコミュニケーションのとり方が限定されているように感じられた。人に対して気づかないのではなく，人とのコミュニケーションのとり方を見つけることが苦手だという評価である。それはコミュニケーション面に限らず，運動を通した遊びにおいても，遊び方を見つけることが得意ではなく，自分自身でまかなえる範囲を自分のなかで完結させているように感じられた。自分自身ではまかなえないことも，他者の適切な手掛かりで成功できれば，自分の能力にさらに気づき，高めることにもなるし，コミュニケーションを広げられるのではないかと思い，これを今後の大きな治療目標とした。

◉ 定期的なセッションを開始して

　セッション開始当初は，自分自身の身体の能力を見つけることを目的とした。

　Aくんはセッションルームに来ると，すぐにスイングのほうに向かっていき，スイングの台に両手をついて押してそのまま腹臥位で乗ったり，おもちゃ棚に上ったりするなど，前庭系の刺激を強く好んでいることが見受けられた。おもちゃ棚に上ったときは上から見下ろすことが好きなようで，高い場所に上ることだけではなく，上ってから見下ろすことも好きであった。

高いところに置いてあるボールを取る

・脚立の利用

　まずは，いくつか提示されたボールを取ってきて，母親が持つかごの中に入れるといった活動を行った。図1に示したように，高い位置に並べたボールを脚立を使って

取りにいった。高いところに上るのは好きなので，上った先にあるボールにも注意が向きやすく，また，上る際に手をかける位置の延長にボールがあるので，手に取りやすかった（**図1②**）。脚立は2つ折りの状態から一直線に伸ばし，より高い場所へ誘導していった（**図2**）。これは，次の段階への布石としての介入である。数字をきちんと羅列したいという欲求や，中途半端を嫌うAくんの認知特性を活用するために，ボールを数個取った段階で，「残りも取りたい」（取らねばならない）と思ってもらうことがねらいである。「残りも取りたい」と思う段階で，OTRの援助を「受け入れてもいいかな」と思えるのである。**図2**のような位置では届かず，**図3**のように脚立を斜めに変える手伝いをOTRが行うことで，OTRへの親しみやOTRが役に立つという見通しを，非言語的に伝えていくのである。

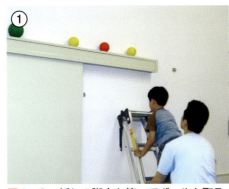
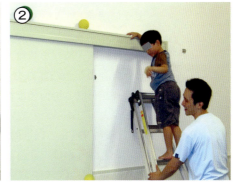

図1 2つ折りの脚立を使ってボールを取る

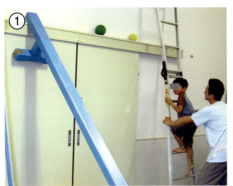
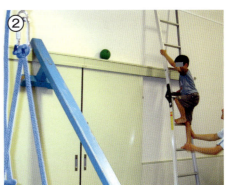

図2 一直線に伸ばした脚立を使ってボールを取る

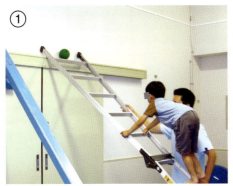
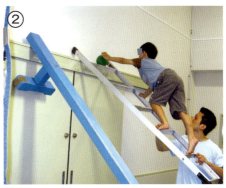

図3 斜めに立てかけた脚立を使ってボールを取る

- 平均台の利用

　斜めに立てかけた脚立は次への布石でもある。この場面のねらいは隣の平均台である（図3②参照）。平均台は1人では上れないので，援助が必要になるのである（図4）。この介入のために，準備的要素，すなわちOTの段階づけを行ってきたといえる。図4②③のように，OTRは殿部よりサポートを行う。体重を支持するサポートではなく，Aくんが平均台とかかわるうえで，どのように身体をコントロールすればいいのかを見つけるサポートを行うのである。平均台に対して足でどのように体重をかければいいのかを，殿部から平均台の面に対して圧をかけるように誘導していく。次の足の運動をつくり出すための安定性を，殿部を通してAくんにメッセージを送り込むのである。その送り込みは体性感覚である。平均台とのかかわりを，体性感覚を通して脳が知覚し，運動をつくり出せるように，すなわち運動を見つけられるように誘導していくのである。運動をつくり出す際には，平均台から落ちないよう重心の幅を調整できるように誘導し，次の安定点を伝えていく。その繰り返しのなかで体性感覚情報を基盤とした運動が繰り出され，その運動がまたフィードバックし，自分自身の新たな能力を見つけていくきっかけになると考える。

　ボールを取る場面では結果が目的ではなく，そのプロセスのなかにねらいを含めることが大切であったと思われる。またAくん自身も，的確に運動が成功している結果に気づき，OTRの直接的な介入に対しての受け入れが非常によくなった。運動が成功するというのは，非言語的コミュニケーションが成功していると言い換えることができるかもしれない。この非言語的コミュニケーションがまた土台となり，言語的コミュニケーションにも発展していくものと考える。

　数回の後には，設定されていなくても平均台を指差しながら，「これやな」と誘ってくる様子がみられた。新しい運動や能力の確認は，自分自身の能力の探索であり，見つけ出すことだと考える。AくんのOTRに対する評価は，「何か楽しいことを提供してくれる存在，成功させてくれる存在」に変化していったと思われる。

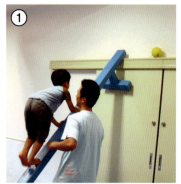 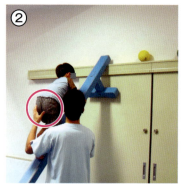 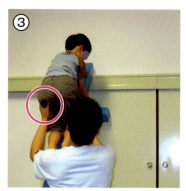

図4　斜めに立てかけた平均台を使ってボールを取る

ロープに取りつけたブランコを引き上げる

　平均台を使ってボールを取る活動ができるようになってから，新しく出される遊具や設定に対しても，遊び方を見つけようとする探索行動が広がり始めた。あるときには，天井の支柱にロープをかけ，一方の端に空中ブランコを取りつけ，もう一方の端をOTRが引くという設定を行った。ロープに取りつけられたブランコを揺れるものと認識して乗ろうとするが，乗っても揺れない。しかし，OTRがロープを引くと，

ブランコは上がっていく。上がることを十分に見てもらったうえで，Aくんがブランコの上に立ってロープを持った段階で，OTRが「うえ（上）—」と言いながら吊り上げていくのである。Aくんはびっくりするが，ロープを小刻みに引くことで，その振動がロープを握っているAくんの手や踏ん張っている足に伝わる。その体性感覚情報を基盤に，どのように手や足に力を込めればいいかを理解し，乗ることができた。高く上がったブランコから下を見下ろすことは，前述の通りAくんの大好きなことである。

どのような結果が起こるか見通せないなかでも，OTRの提案する遊びに自分自身の身体を，運動を合わせてくれたのである。この結果に基づいて，次に，言語での人とのかかわりを充実させるための活動を組み込んでいった。具体的には，「うえ」「した」という言葉かけと同時に，ブランコを上下に動かした。上下という一軸の単純な動きは因果関係をとらえやすく，「スタート」の意味合いで，言葉を発することがすぐに定着していった。

人に対する意識は格段に向上してきた。もともと人に対する意識は十分にあったのかもしれない。ただ，見通しの立ちにくさや，かかわり方が見つからないために，否定的にとらえ，積極的にかかわりをもてなかっただけだったのかもしれない。しかし，「○○しよか」という決まった表現での言語的コミュニケーションは広がったが，新規場面で言葉が見つからないときは，ふと違うことをしてしまったり，場を離れていたりすることが多かったので，なんとか意志を伝える方法を見つけられるようになることが，今後の大きな課題となった。

◉言語的コミュニケーションを見つけられることを期待して
高い位置にあるボールを取って筒にはめ込む

Aくんの好む遊びの枠組みが大きく変化しないように，活動を選択していく。枠組みに変化がないことで結論をイメージしやすく，そこに到達できるようになんとか工夫しようとする意欲が高まるのではないかと考えた。言語的コミュニケーションを広げるために実施したのは，セッション開始初期の頃から行っていた，ボールを取って目的のところに入れるという活動である。高い位置に置かれたボールを，トランポリンでタイミングよく大きくジャンプして取り，その後，OTRが立てて持っている筒に上からはめ込むという遊びを行った（図5）。タイミングを計りながら運動するというプランニングができるようになっている。タイミングを計るということは，未来の事象に対して働きかけるということでもある。時間軸を越えた事象へと，操作が広がっていることがうかがえた。

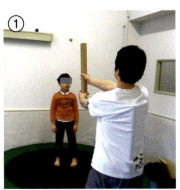 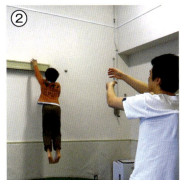 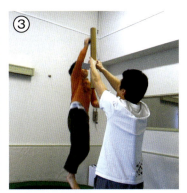

図5 高い位置のボールを取って筒にはめ込む遊び

- **筒の提示方法を変える**

　この遊びは結論がAくんにもわかりやすいので，変化をつけていった。筒にはめ込むという結論はしっかりとイメージできているので，筒の提示の仕方に変化をつけて反応を試してみた。Aくんは立てた状態の筒を期待しているが，筒を水平の状態で提示してみると（図6），Aくんは自分のなかの言葉を探していた。その結果，「クルクル」という言葉で要求してきた。Aくんの意図は前額面に対して筒を回転させることであるが，その意図を理解したうえで，OTRは筒をタイヤの回転のように軸回転させて，言葉通りだが意図とは異なる反応を返した（図7）。そうするとAくんは，腕を回して筒を回転させる方向を示しながら，「クルクル」と言って筒の回転を求めた（図8①）。OTRは，それに応じて前額面上で筒を回転させた（図8②）。初めて他人と一緒に行う活動では，自分が意図する要求を言語のモデリングとともにみせなければならない。擬音語という聴覚刺激と視覚イメージをマッチングさせて提示することで，言葉の定着を図る。Aくんの場合は，過去の経験に基づくイメージから言葉を見つけ出し，環境を操作するために活用した。しかし，Aくんが意図したこととは異なる反応が返ってきたので，どのように伝えれば正確に伝わるかをさらに考え出そうとして，動作を用いて伝えるという方法が見つかったと解釈できる。

　さらにこの場面では，筒を回し続けるOTRに対して「ストップ」と伝えることもできた。OTRは言われた通りのタイミングで筒の回転を止めるが，斜めになってしまったため，そのことに対して「みぎー，クルクル」と伝えてきた（図9）。

　動作は直接的で結果がゆるぎないことが多いが，言葉は抽象的なものである。子どもの意図を酌みすぎてしまうと，それ以上の言葉の工夫を子ども自身が見つけられな

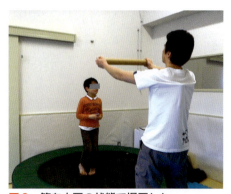

図6　筒を水平の状態で提示した

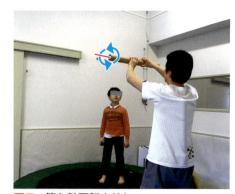

図7　筒を軸回転させた

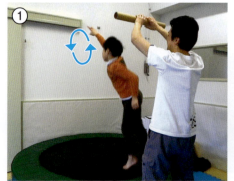

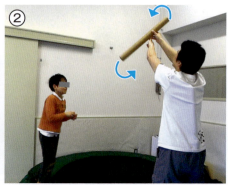

図8　言葉と動作で筒の回転方向を示す
①：Aくんは腕の動作と言葉で筒の回転方向を示した　②：OTRは指示に応じて前額面上で筒を回転させた

なかなか見つけられないこと

くなる。子どものストレスにならない範囲で、脳が落ち着いて言葉を見つけられるように、環境設定（物理的、人的ともに）を行うことが大切である。子どもが発する言葉の意図を十分に理解したうえで、その言葉だけでは足りないというニュアンスや異なる解釈ができるという設定をしていくことで、子ども自身に「おやっ!?」と気づいてもらえるようにするのである。

図10では、筒をわざと高く設定した。Aくんはジャンプしても届かないことで「おやっ!?」と気づき、「した（下）ー」という言葉を発した。OTRは「下にしてー、やな」とモデリングすることで、次の発声を促していった。また、**図11①**のように筒を隠しておくことも「おやっ!?」となる場面であり、そこから「ないなー」などの言葉が促されることもある。**図11②**は、筒を見つけて取り出した場面である。

自己内で言葉を見つけようとするときには、言葉を使う対象が必要である。その対象とは、言葉を用いることで、変化をもたらしてくれる人である。人を物と同じようにとらえてしまったり時間的な見通しが短いままだったりすると、人をクレーンや直接的なかかわりで操作しようとする。人の柔軟な変化に応じられるようになり、時間的な見通しの幅が広がることで、人を言葉で操作しようと思えるようになってくると考える。すなわち、言葉を試行錯誤し、なんとか他者に伝わる言葉や動作を見つけようとするのである。

Aくんは人に対して、「○○やな」「□□しよか」「△△してください」と表現のバリエーションが非常に広がった。「○○やな」を文字にすると初めて会ったころと同じだが、その非言語的な内容はまるっきり異なっている。他者を見てしっかりと共感を求めるようになり、ときには「○○したい」の意味で使うことが多くなっている。

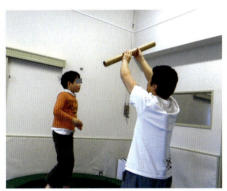
図9 筒が斜めの位置で止まったので「みぎー、クルクル」と言葉で示した

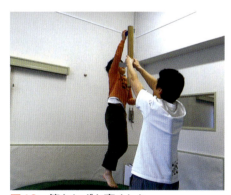
図10 筒をわざと高くした

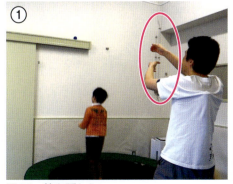
図11 筒を隠した
②：隠しておいた筒を発見して取り出した

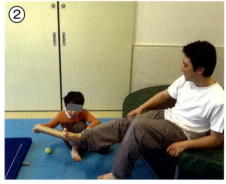

●その後の課題として

　セッション開始時に，筆者の不注意でたまたまスイングを吊り下げておくのを忘れた日があった。**図12**は，Aくん自身がスイングを吊り下げようとしている場面だが，ロープ側の金具の輪の面と，スイング側のカラビナを平行にして取りつけようとしていることに気づいた。カラビナの先が輪の面に向かないと，はめられないということに気づいていないのであった。これは筆者が明らかに見落としていたことで，物を立体的に知覚することや空間関係をとらえるのが苦手なことが，改めて評価された。

　この事実から，筆者は再度，Aくんを評価し直さなければならないと感じ，Aくんの生活を想像した。Aくんの好む遊びは，もともと数字であった。それ以外には，パソコンとTVゲーム，地図である。パソコンでは仮想空間でアバターをつくるサイトや動画閲覧サイトで，動画ならびにTVゲームの攻略を観ていた。地図は住んでいる地域を見て「兵庫やな」などと確認したり，「お母さん，京都」と実際には母親がいない場所の名称を述べ，母親に「違う」と言ってもらってやり取りすることを好んでいた。これらを改めて考察すると，視覚は立体的な世界ではなく，平面的なものを好んでいたことが考えられた。

　セッションで立体構成をするパズルブロックを提示してみると，見本を床に置いたときには構成できなかったが，見本を空間に示して回転しながら提示したところ，パズルブロックを回転させて構成することができた（**図13**）。物を立体的に知覚することや，物の裏側を理解することに難しさがあったものと思われる。次のセッションの機会に同じパズルブロックを実施して見本を床に置いたところ，Aくんが見本を左右から覗き込むように見る姿がみられ，見本を多面的にとらえようとしていることがうかがえた。また，この日，母親から「急に家を飛び出した」ことについて相談を受けた。パソコンで地図アプリケーションを見ていて突然，家を出て行ったとのことで，巡ったところを確認すると，父親の職場や近くの城跡などであった。正確には判断できない部分もあるが，画面上の物体（建物）を，実際に確認したくなったのかもしれないと考えられる。確認したくなったきっかけは，平面的に知覚していたものが立体的に知覚できるようになりつつあり，確認行動が出たのではないかと考察された。偶然かもしれないが，これまでは紙に文字や数字を書いたり，画面上で対象を見つけて操作していたが，それがOTセッションをきっかけに，空間における対象物の特性をより多く見つけられるようになったのかもしれないと考える。今後，Aくんが生活のなかでどのような対象に興味を抱き，かかわれる方法を見つけていくか確認していきたい。

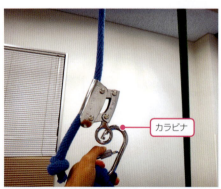

図12　Aくんがスイングを吊り下げようとしている

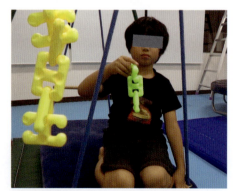

図13　パズルブロックの見本を吊り下げて回転させると構成することができた

3 おわりに

　OTで子どもを理解するためには，子どもがどのような刺激を受け取り，知覚し，その結果，行動を決定しているかを，丁寧に分析しなければならない。今回の事例では，十分に分析できていなかったことを反省するとともに，子どもの行動の意味づけを再度確認できる機会となった。

　「見つけられない」ことで生活に困難さが示される場合は，それをOTの目的に設定しやすいが，「見つけられない」ことに気づいてないまま生活が成り立っていることもあると考える。子どもにとって，「見つけられる」とより豊かな生活になることをOTRが見つけていき，気づいてもらうことが大切かもしれない。

（灘　裕介）

7 章
覚えること：手を使うこと（物の操作）を覚える

1 はじめに

　発達支援の作業療法（以下，OT）は，実に多くのことを対象とする。「人が生きる」あるいは「生活する」ことを支援するプロフェッショナルであるがゆえに，支援の対象が生活に必要なすべての機能や行為だとすれば，その領域が広くなることは当然といえる。

　このような多くの支援対象のなかで，「手を使うこと」あるいは「目的に対する手の機能の向上」というテーマは，日々の臨床で取り扱うことが多い。「手を使う」ということは，単純に手の運動機能が反映して成されることではない。手をどのような生活場面で，どのような動機づけで，子ども自身が操作する対象をどのようにとらえ，どのような思考（あるいは志向）のもとに使われるのかを分析する必要がある。そして，それらに基づいた治療が成されなければ，目的的あるいは機能的に手を使うという目標は到達されにくい。

　本章では手を使うための，あるいは手の使い方を学習するための要素として，作業療法士（以下，OTR）とのコミュニケーションを主軸に作業活動を展開し，治療目標である「自らスプーンを使用し食事を摂る」という生活行為が獲得された症例を紹介する。

2 症例の概要

　症例は知的発達と社会性発達の遅れ，そして視覚障害を有しているOT初診時5歳0カ月の女児（以下，Aさん）。極度な偏食があり，自分では食事を摂らずに母親や祖母に食べさせてもらうことが習慣化していた。偏食は徐々に改善したが，自力で食事を摂ることは難しく，両親がAさんにスプーンを持たせようとすると手を引っ込めて強く拒否し，自らスプーンを持つことを嫌がった。母親も全盲で視覚障害を有していたが，生活力は高く，子どもの育児は自力でできていた。両親の主訴は，手で道具を使いAさん自らが食事を摂れるようになることであった。症例の基本情報を**表1**に示す。

　Aさんは視覚障害により目で見て人の行為をまねることが困難と判断し，食事の動作（食べ物をすくって口に入れる）の学習は身体接触による動きの誘導（身体誘導）による方法が効果的と考えられた。しかし，Aさんは人が身体に触れることを嫌がっていた。両親が身体に触れることは許していたが，食事におけるAさんと両親との関係は「食べさせる人−食べさせてもらう人」という関係性が定着していたため，両親が身体誘導をすることは難しかった。そこで本症例では，OTRとの新たな人間関係を形成したうえで，身体誘導による食事動作の獲得を目指した。

覚えること：手を使うこと（物の操作）を覚える

表1 症例の基本情報

年齢・性別	Aさん，ビデオ撮影時：5歳10カ月，女児
医学的診断名 （初診1歳8カ月時の診断）	・両眼先天性白内障，網膜剥離，緑内障，小眼球形成などの眼科的異常（右眼球は視力なし，左眼球は光感が残る程度で視力は0.04以下） ・精神発達遅滞 ・摂食障害
食事の状況	0カ月	出生した産婦人科医院より，埼玉県立小児医療センター（以下，当センター）眼科紹介。両眼性の先天性白内障の診断。手術適応のためA大学病院に紹介
	1歳8カ月	摂食障害により当センター総合摂食外来を受診。「舌運動の未熟さ，上唇による取り込みの困難さ」など摂食機能の未熟さ，および「体の介助，物に触れること，特定の音を受け入れることの困難さがあり食事介助が難しい」と指摘される
	2歳5カ月	盲学校幼稚部の利用を開始
	5歳0カ月	OTを開始。医師からの処方は「集団では1人遊びが多いので，人と楽しく遊べるように」。両親の主訴は「1人でご飯を食べられるようになってほしい」であった

3 作業療法の実践

ステップ1：作業療法士がかかわらない場面を観察する
子どもにかかわらない場面で評価と主訴の構図を考える

　子どもの発達に関する評価は一般に，家族からの聞き取りや他科カルテなどからの情報収集に始まり，行動観察を主体としたインフォーマルな評価，そして検査バッテリーなどを使用するフォーマルな方法による評価に区分される。

　そのうちのインフォーマルな評価である行動観察は，OTRが子どもにかかわらない自由な場面での評価と，OTRが子どもに意図的にかかわるなかで行う評価に分けられる。子どもがOT室に入ったときに，意識的にすぐには子どもにかかわらないようにする場合がある。大人からかかわらない子どもの自由な行動場面を見ることで，入室時の子どもの精神状態を把握し，加えて行動特性や遊びの志向，他児への関心の程度や接近，接触の仕方といった社会的な反応など，子どもの発達的な特性を側面的・部分的にでもとらえることができる。そして，家族が抱えている困り事や主訴がどのようにして生じているのか（主訴の構図）について仮説を立てた後，OTRの意図的なかかわりのなかで主訴の構図を検証し，治療的プランを立てることが大切である。

・**子どもにかかわらない場面での評価：作業療法室入室時の様子**

　Aさんは母親にだっこされて入室し，床の上に座らされた。その直後，変形体育座り（基本は体育座りだが，体幹を大腿部に着けた前傾姿勢。股関節は外転が強く，下肢は開脚している）となり，正面を向いてじっとして自ら移動することはなかった。また，警戒して周辺の様子をうかがっているように感じられた。

　膝を立て，左右の手それぞれの示指や中指で，Aさん自身の母趾を引っかけるようにして触れていた（**図1**）。ときどき，左後方にいる母親の足の甲や母趾を触って母親の存在を確認していたが，

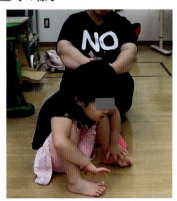

図1 Aさんの入室直後の様子

母親側に顔を向けることはなかった。周囲には数名の大人や子どもが存在していたが，それらに対して明らかに確認できる対人的な働きかけや反応はみられなかった。自発的な有意味語など，言葉を発することは認められなかった。

偶然，Aさんの近くにあった運動用マットにAさん自身が気づき，その表面を右手掌でなでるように触れる，あるいは指節間関節を軽く曲げてマットの表面を右手指尖でトントンと叩く動作など，物への多様な指の動きが観察された（**図2**）。また，右の手指の指腹で軽く眼部周囲を触る，あるいは眼球に圧力をかけるような触り方をする場面が観察された。さらに，歯ぎしりや，つばを飲み込むような仕草など，じっと移動しない状態で自己の身体や周辺環境への探索操作が観察された（**図3**）。

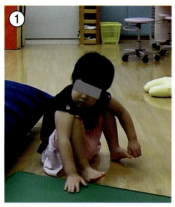
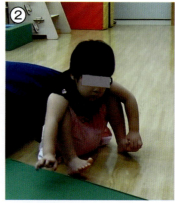

図2 Aさんの近くにある運動マットに自ら触れた
①：物へのかかわりにおいて多様な指の動きができる
②：右手の指尖で叩く動作が出現

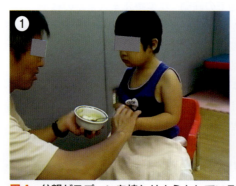

図3 自分の身体の一部（目）を使った活動

● ステップ2：主訴の構図を探る

ステップ1で得られた「OTRがかかわらない場面での行動」の観察から，主訴である「スプーンを使って食事を摂らない」ことの原因（主訴の構図）を，推測できる範囲内で探ることにする。実際は，OTRの子どもへのさまざまなかかわりやその反応の結果によって，「主訴の構図」は修正される。

Aさんの主訴は，「食事介助によってスプーンの先を口に入れることはできるが，スプーンを持たせようとすると手を引いて拒否する」というものであった（**図4**）。観察によって，Aさんの発達的な能力や特性を**表2**のように評価した。

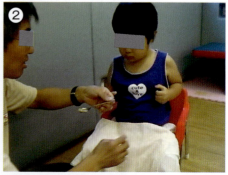

図4 父親がスプーンを持たせようとしている場面（5歳9カ月時に撮影）
②：スプーンを持つことを拒否した

覚えること：手を使うこと（物の操作）を覚える

表2　Aさんの発達的な能力や発達特性の評価

①身体機能	・筋緊張は低く，身体運動の活動性も高くない ・姿勢：変形体育座り（蹲踞から殿部を床に着けた姿勢）を好み，この姿勢からあまり姿勢変換を行わない（好まない） ・座位では体幹が大腿部に密着し，同時に上腕も体幹から膝周辺に接しており，上肢の動きは肘から遠位が多い ・手の動き：手掌面で触れる，指先でコツコツ叩く，自分の母趾をつまむなど多様性があり，顔の一部に触れることが可能である
②感覚機能	・視覚障害があるが，近接している物を見つけ出すことができる ・明暗やコントラストをとらえる程度の視力は有している ・触覚機能：能動的に物に触れることが可能であり，母親に手を握られても拒否する様子はみられず，防衛反応は観察されない
③操作対象や遊び	・操作対象：自己の身体（観察場面では足の指）や近接する物 ・操作の持続性は高くなく，足の指，眼球やその周辺を触れるなど，自己の身体を操作の対象として時間を過ごしている
④社会性反応と母子関係	・座らされた場所から移動しないため，他者に対する能動的な働きかけはみられない ・周囲にいる子どもの声や動きに対する定位反応は観察されない ・母親との直接的なやり取りは認められないが，母親の存在を確認できる程度の距離を保っており，母親が動くと振り向く ・手探りで母親の足趾に触れ，母親がその足趾をリズミカルに動かすとニコニコした表情になる

主訴の構図を探る

　前述したAさんの発達的な能力や発達特性と主訴との関連性，すなわち「主訴の構図」について仮説を立てる。

　入室直後から，変形体育座りのまま動かずにじっとしていることが多い。視覚障害を有しているために室内空間の安全を確保できず，思うまま移動するのは難しいことが，理由の一つとして考えられる。これに加えて「変形体育座り」という姿勢は，不慣れな環境で精神的・心理的に不安な状況のなか，自分自身を崩さない，すなわちAさんにとって恒常性を保つ手段になっていると考えられる。

　Aさんにとって，自分が存在する環境で何が起こるのか，あるいは人から何を要求されているのか，どのような意図で人がかかわってくるのかがわかりにくい状況下に置かれると，視覚からは情報を得にくいこと，また知的発達や社会性発達の未熟さから環境と自己との関係性・意味づけをしにくいことから，自己に変化が生じないよう恒常性を保とうとすると考えられる。

　食事場面において「食べさせる両親と食べさせてもらうAさん」という関係性が崩れにくいのは，Aさんが恒常性を保とうとするがゆえの反応である。スプーンを持たされた瞬間，食べさせる役割，食べさせてもらう役割が崩れてしまう。両親が期待していることが伝わらず，Aさんはスプーンを持つのを拒むことで，役割の修正を要求しているものと考えられる。

　外界への探索的な欲求はあるが，視覚障害による移動制限があるため，動かずに安心して探索操作できる範囲で，自己の周辺の対象物を手掌面で触れる，あるいは指尖で固有系の刺激を入力するという感覚レベルでの操作が主体である。

　自己身体も操作の対象として使われているが，眼球への圧力，弦を弾くように足指を動かすなど，これも感覚レベルに留まっている。視覚障害や，物をどう扱うかという観念化の未熟さが，三次元空間のなかで自己と物との関係性を学ぶ経験を乏しくしており，結果，機能的に物を扱うという学習につながりにくい。

手の動きには多様性があり，上肢機能そのものは「スプーンを持って食べ物をすくい，口に運ぶ」という一連の動作が十分可能なレベルであるにもかかわらず，実践的実用的な操作ができないのは，前述のような理由によるものではないかと仮説を立てた。

⊙ ステップ3：治療プランの立案と実施
治療プラン
前述の仮説に基づき，次のように治療プランを立てた（**表3**）。

表3　Aさんの治療プラン

段階	治療の段階	目　標
1	接近とコミュニケーション	• 人と人との相互関係の成立 • 感覚レベルでの介入により相互の存在を意識し，交渉を開始する
2	恒常性を崩し，活動する空間を広げる	一次元で留まっている変形体育座りから三次元空間へ誘導し，身体の自由度を高めながら相互的なコミュニケーションを成立させる
3	受動的な動きに対する許容	• OTRからの身体誘導による働きかけを許容し，モノの操作を体験する。 • スプーン操作の模擬的な学習の導入の段階とする
4	外界対象物への能動的な操作	段階3で学習したモノの操作が，能動的なかかわりによって再生されるよう環境設定する
5	スプーンによる食事動作	OTRの身体誘導からスプーンの使用を学習し，最終的には自らの動きによってスプーンを機能的に使用する

⊙ 人（子ども）と人（OTR）とのかかわり
初期の支援
• 段階1-①：接近
支援のリーズニング
Aさんは，「声かけ」などの聴覚的な働きかけでも人の存在に気づくことができる。しかし，「声かけ」の言葉の意味やニュアンスが伝わらなければ，声をかけた側のかかわりの意図が理解されにくく，結果的に無視されるか，あるいはさらに警戒されてしまう。特徴的な座り方である変形体育座りという姿勢は，Aさんにとって恒常性を保ち不慣れな環境で自己の安定性を保つための手段だと考えられ，姿勢を変えさせずにAさんにとっての恒常性を保ちつつ，聴覚と触覚の複合的な感覚レベルでAさんに接近する。侵害的なかかわり，あるいはそのような印象をもたせないことを意識して接近する。

具体的な支援方法
Aさんの変形体育座りを崩さないまま，防衛的な反応の出現しにくい背部に，OTRの手のひら全体で触れた（**図5**）。最初は触れるのみで，次に呼名で聴覚的なかかわりを行ってみる。反応が乏しければ，さらに聴覚的なかかわりを加える。「シャカシャカ」「パタパタ」「トントン」などの動きを示す擬音語や，「パパパーン」のような音楽的でリズミカルな擬音語，言葉を伴う歌など，聴覚的なかかわりにおいてもその質を変化させてみる。音量あるいは音の高低などにも変化をつけ，Aさんが気づきやすい，あるいは快反応を示す刺激の種類を探っていく。触れる身体部位を背部から上腕部などへ変化させ（**図6**），反応の違いを観察する。

覚えること：手を使うこと（物の操作）を覚える

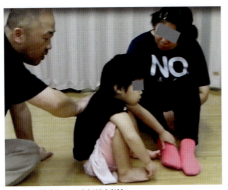
図5　背部への触覚刺激

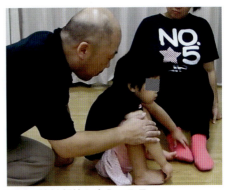
図6　接触部位を変えてみる

子どもの反応
　刺激直後は，身体運動としては無反応で，むしろ固まってしまうような警戒的な姿勢となった。その直後に，身体を反り返るようにして拒否をした。眉をしかめ，軽く頬を膨らませながら，つばを飲み込むストレス様の反応を示した。結果的に，母親の膝まで逃げてしまった（図7）。OTRは，母親の膝に座っているAさんの腹部に触れてみた（図8）が，さらに拒否感は増した。

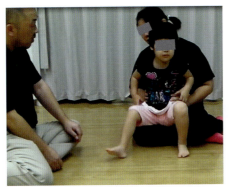
図7　OTRのかかわりに警戒的で母親のもとに逃げた

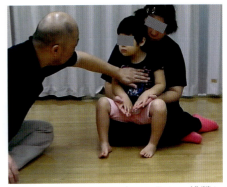
図8　母親のもとで再度やり取りに挑戦した

反応の解釈
　背中をなでるような触圧覚的な刺激は，快反応ややり取りにはなりにくく，むしろストレスになってしまう。OTRの接近，かかわりの意図（一緒に遊ぼう！）が伝わりにくい。

• 段階1-②：接近の修正
支援のリーズニング
　段階1-①でのかかわりは，Aさんにとってストレスになり不快反応を示しやすいことから，接近の方法を変更することにした。母親から「最近，『遊園地に行って楽しかった？』と聞いたら，『ゆーえんち』と言葉を発した」というエピソードを聞き，OTRは「ゆうえんち」というキーワードを使って聴覚的なかかわりを行った。
　触覚的なかかわりは，Aさんにとって快適な状態をもたらしにくいため，固有感覚と聴覚を複合させて，やり取り（コミュニケーション）の突破口を開く。Aさんが快を示す表情や，なんらかの形でOTRに発信してくることを期待する。

支援方法

　Aさんが安心できる，母親の膝に座っている状態で接近する。「ゆーうえんち，ゆーえんち」とOTRが適当な音楽にキーワードを乗せながら，Aさんの手部を保持して上肢全体を左右に大きく揺らした。上肢の動きを知覚させやすくするために，動きにアクセントをつけ(図9)，歌い終わった後に拍手を誘導した。

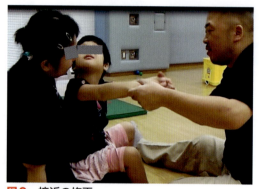

図9　接近の修正
キーワードとリズミカルな固有感覚を使ったコミュニケーション

子どもの反応

　OTRに上肢を振られる動きに合わせて，頭部を左右に振ってニコニコし始めた。OTRが拍手を誘導した後にAさんの手を離すと，Aさん自ら拍手を行う模倣動作が出現した(図10)。

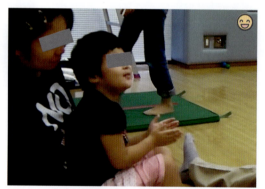

図10　OTRの誘導によって拍手を体験した後，Aさん自ら模倣動作として拍手をした
図右上の顔アイコンはAさんの表情を示している(以下，同様)

反応の解釈

　擬音語よりはむしろ単語レベルでの有意味語のほうが，OTRのかかわりの意図が伝わりやすい可能性がある。音楽に伴うリズミカルな動きは，過去にAさんが体験している活動であり，どのようなことを要求されているのか見通しがつきやすく，反応する技能をもっていると考えられる。Aさんが「遊園地」という言葉の意味を正確に理解しているとは考えにくいが，「ゆうえんち」という音韻と，Aさんが「楽しさ」として体験した出来事とが結びついて理解されている可能性がある。すなわちAさんは，聴覚から「楽しい状況」を想起できる可能性があると思われる。

● 覚えること：手を使うこと（物の操作）を覚える

・段階 2-①
支援のリーズニング
　段階1-②において少しずつOTRの接触を受け入れてくれてはいるが，母親の膝に座って安全が確保された状態という条件つきでの接触である。Aさんの好む変形体育座り，あるいは母親と同じ方向を向いて母親の膝に座る端座位は，Aさんがいる環境（状況）におけるさまざまな刺激や，他者からのかかわりといった変化に対応するため（恒常性を保つ）の一つの手段だと考えられる。人や物とのかかわりをさらに複雑化していくために，この姿勢を変化させていく必要性がある。つまり，母親の膝から離れて一定の距離をとり，OTRとのやり取りを展開していくイメージである。

支援方法
　リズムをとりながらAさんに接触する部位を，上肢から下肢に変えていった（**図11**）。単なる身体接触よりも，音楽を伴うリズミカルな動きのほうが，他者からの働きかけの受け入れがよい（**図12**）。Aさんの足部を持って，足踏みをさせるような固有系の感覚レベルでかかわりながら，徐々に母親の膝からOTR側にAさんを引き寄せ，再び母親のもとへ返すことを数回繰り返した（**図13**，**14**）。母親の膝という点（一次元）から，殿部が床面を動くような二次元への他動的な動きを体験させる。意図的に母親のもとに戻すことで，「いつでも戻れるよ」という非言語的なメッセージを伝えることになり，Aさんにとっての安全を保障することがポイントでもある。

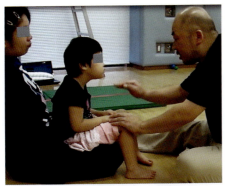
図11 上肢から下肢への身体接触

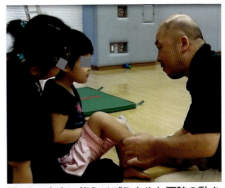
図12 音楽に伴うリズミカルな下肢の動き

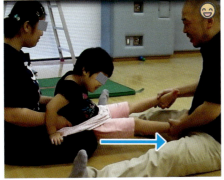
図13 母親の膝から離す

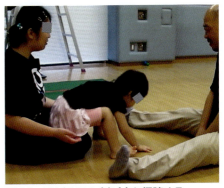
図14 逃げること（安全）を保障する

子どもの反応

　OTR側に引き寄せられた後，すぐさま母親の膝に逃げるが，表情はニコニコし始めた。図13のように姿勢を崩されても，精神的な不安定さは示さず快表情は持続しており，OTRの遊びとしてのかかわりの意図を受け入れていた。

反応の解釈

　最終的に母親の膝には戻るが，姿勢を変化させて崩すことが可能であり，そのこと自体がOTRとAさんとのやり取り遊びとして成り立っていた。その遊びの連続で，活動の拠点を母親の膝から外空間に変えられるという可能性を感じる。

- **段階2-②：三次元空間のなかで自分の身体を使うための体験と誘導**

支援のリーズニング

　段階2-①において，母親の膝という一次元から，二次元の空間に活動の場を移した。段階2-②では活動の中心を三次元に誘導し，母親から離れた状態で，安心してOTRと相互のやり取りを成立させることが目的である。

　段階1～2-①までは，OTRの能動的なかかわりによるコミュニケーションが中心であったが，段階2-②では，三次元空間のなかでOTRの他動的なかかわりからAさんがその意図を理解し，能動的な動きに変化して活動共有していけるような展開をイメージした。Aさんがスプーン動作を学習する際，OTRからの他動的な動きによる身体誘導の意図を理解し，Aさんの能動的（自発的）な動きへ変換するような流れと重なるようにイメージした。

支援方法

　Aさんが受け入れやすい音楽に伴う上肢のリズミカルな動きをきっかけとして，立位姿勢に誘導した（図15）。母親から離れた三次元空間に誘導した後，体軸を中心として全身を回旋させるように力を加え，OTRの接触による誘導の意図を理解させるようにした（図16）。拒否感がなくその誘導を受け入れるようなら，動きにバリエーションを加える。

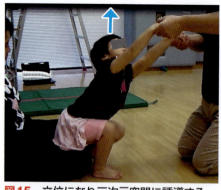

図15　立位になり三次元空間に誘導する

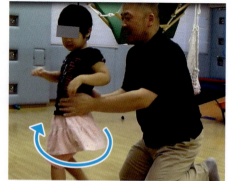

図16　体軸を中心に回旋するよう誘導

子どもの反応

　Aさんは立ち上がった後，母親のもとに逃げる気配はなく，むしろOTRのほうに近寄って遊ぶように要求した。また，体幹の回旋に対して快反応を示した。次に，動

覚えること：手を使うこと（物の操作）を覚える

きにバリエーションをつけるために，立位で両上肢を音楽リズムに合わせながら左右に振る遊びに変化させた（図17）。その後，聴覚的な働きかけのみで，OTRの動きに合わせて三次元空間を自由に移動するようになった（図18）。

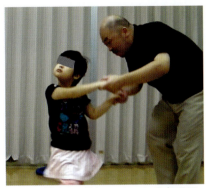

図17　動きにバリエーションを加える

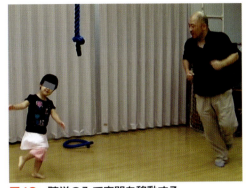

図18　聴覚のみで空間を移動する
「ブンブンブンブン」という擬音語をリズムに乗せて，追いかけっこのような遊びに展開した。身体によるかかわりから，聴覚的なかかわりで空間での移動を誘導した

反応の解釈

　母親に対する強い依存度が軽減し，OTRと1対1の相互的なコミュニケーションが始まった。体幹の回旋の誘導を受け入れたことは，Aさんが予測しないOTRからの身体誘導を受け入れたことになると解釈される。そして，予測しない動き（上肢を左右に振られる）といったバリエーションを加えることで，他者からの多様な働きかけに対する適応反応を引き出すことが可能になったと考えられる。

● 人（子ども）と人（OTR）とモノとのかかわり

準備的，模擬的な支援

　治療の段階1〜2では，OTRのかかわりでAさんの外界に対する警戒心を和らげ，母親という絶対的な一次元の安全基地から抜け出し，床面の移動を経由して三次元空間で自由に身体を使うことが可能になるよう誘導した。その誘導やかかわりは，主に感覚レベルでの支援を主体とした。触覚的な接触に始まり，Aさんの反応をうかがいながら，擬音語やリズミカルな動きといった，聴覚，固有感覚，前庭感覚などの感覚支援によって達成された。

　Aさんにとって，不慣れな環境で自己を安定させて恒常性を保つための手段は，変形性の体育座りと母親の膝での端座位であったと考えられる。感覚支援によりOTRのかかわりの意図を伝え，恒常性を保つ姿勢に変化を与えることで，三次元という自由度の高い空間においてOTRとコミュニケーションをとりながら，自己の身体の操作を開始した。

　治療の段階3以降は，AさんとOTRとモノとの関係性を形づくっていくためのアプローチに続く。スプーンという操作対象を適応的に操作するための，準備的，模擬的な段階と考えられる。

- 段階3：受動的に与えられたモノを操作する

支援のリーズニング

　OTRという外界からの人のかかわりを拒否感なく受け入れられた時点で，モノの

扱いを支援し,「人と人とモノ」という関係性を経験させる。
　「スプーン」「箸」で「食べ物」をすくう・つまむ,「鉛筆」で「ノート」に書くというように,外部の対象物を,物を介して間接的に操作するレベルよりも,自己の身体に直接的に影響を与える対象物を身体から取り除くという操作レベルから始めるほうが,物を操作する経験としては取りかかりやすいことがある。
　また,操作対象はある程度大きいほうが,モノと自己との関係性やモノの操作を実感しやすく,操作した結果のモノの変化に気づきやすいと考えた。さらに,モノの操作について,Aさんが自ら選択した操作方法に加え,OTRによる「手取り足取り」による身体誘導が受け入れられれば,スプーン操作の学習にも応用できる可能性があるのではないかと考えた。

支援方法

　OTRが,Aさんの後方から頸部にクッションを巻きつけた(**図19**)。Aさんが頸部からクッションを払いのけ(**図20**),床に置くことを数回繰り返した。
　その後,クッションを床に置かずに,OTRが両手で投げる操作方法を誘導した(**図21**)。その際,段階4で快反応を示した体幹の回旋運動の要素を,操作のなかに強く意識して取り込み(**図22**),OTRは「どりゃー」という擬音語を伴いながらその動きを誘導した。
　この動きを繰り返しながら,Aさん自身の動きを感じ取って徐々に誘導する力の割合を下げ,Aさん自身の自発的な動きの量を多くしていく。

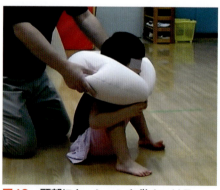

図19 頸部にクッションを巻きつける

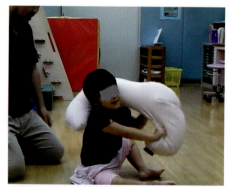

図20 Aさんがクッションを取り除く操作

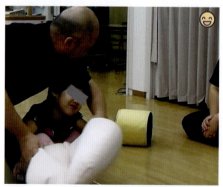

図21 身体誘導による両手動作

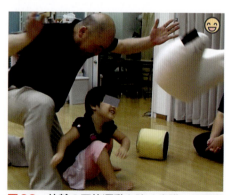

図22 体幹の回旋運動を強く意識して誘導

覚えること：手を使うこと（物の操作）を覚える

子どもの反応
　クッションをAさんの頸部に巻きつけると，Aさんはクッションを身体の後方や側方に払いのけ，再度巻きつけることを要求するかのようにOTRに近づいてきた。OTRがクッションを捕まえるよう誘導するためにAさんの手に触れると，Aさんは両目を閉じて何をされるのかうかがうような表情をしたが，拒否する様子はみられなかった。クッションを投げ終わると同時にニコニコした表情を示し，OTRがAさんの手に触れ動きを繰り返そうとするたびに，動きを予測して構えるようになった。

反応の解釈
　OTRからのモノを介したかかわりに対して，拒否感なく楽しい遊びとして，モノと人に適応反応を示すことができたと解釈される。その遊びの延長として，OTRの身体誘導によって操作のバリエーションを体験することが可能なことが示唆された。

- **段階4-①：外界に存在する対象物を能動的に操作する**

支援のリーズニング
　段階3では，Aさんにとって受動的に働きかけられたモノを排除するという操作に成功し，加えてOTRの身体誘導による動きのバリエーションも学習できることがわかった。そこで段階4-①では，受動的ではなくAさん自身の目的を達成するための，モノへの能動的な操作ができるよう働きかける。

支援方法
　図23のように，OTR・Aさんと母親との間に円柱ブロックを置いた。Aさんが母親のもとに戻る際に，障害物となる円柱ブロックに対して自発的にリーチして，円柱ブロックをどけながら帰るような環境をつくった。段階2-②で行った追いかけっこの雰囲気を醸し出す口調を使い，聴覚のみでAさんが母親のもとに行くよう空間での移動を誘導し，「『母親のもとに帰る』という目的達成のために，Aさんが自発的に円柱ブロックに働きかける」ようにした。

子どもの反応
　Aさんはニコニコした表情で母親のもとに行こうとした。**図24**のように両手で円柱クッションを持つ，あるいは**図25**のように立位で把持してから，段階3でOTRとともに体験した体幹の回旋を伴ってクッションを投げるという操作を再生した。

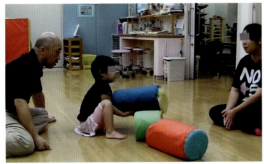

図23　モノを操作するための環境設定

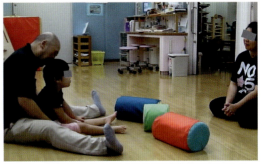

図24　母親のもとへ行くために障害物を操作した

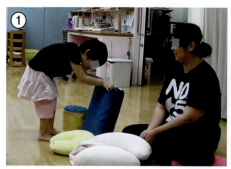
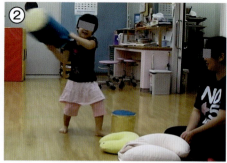

図25 立位でクッションを操作して体幹の回旋を使って投げた

反応の解釈

段階3は，OTRにクッションを巻きつけられるという受動的な働きかけに対してクッションを取り除くという操作だったが，段階4-①では母親のもとに行くという自発的な行動のなかで，それを達成するために円柱ブロックを能動的に操作して排除したという点で，大きな相違がある。

段階4-①では，段階3で学習した操作方法が再生され，自発的な行動のなかに学習した操作方法が取り込まれたものと解釈される。これは，学習した操作方法（運動）を，別の場面での操作に応用できる可能性を示唆している。すなわち，食事の場面におけるスプーンの操作にも応用できる可能性が示された。

- **段階4-②：手指による直接的な操作**

支援のリーズニング

段階4-①では，「母親のもとへ帰る」ためにブロックを操作するという反応を引き出した。段階4-②では，スプーンで食事を摂ることを学習する場面を想定し，Aさんが能動的に触れたものの具体的な動かし方（操作の方法）を，他者から学習することを模擬的に行う。Aさんがスプーンを握り，その使い方や動かす方向などを他者が誘導・教示し，Aさんがその動きを学習するという相互的なやり取りを，遊びのなかでデモンストレーションする。

支援方法

筒状バイブレーター（iWANT社）をAさんの前に提示し，能動的に把持するよう誘導した。Aさんが筒状バイブレーターを把持したら，「ブブブブー」などの擬音語に合わせてランダムな方向に動かし，OTRの動きについてくるようにした（図26）。

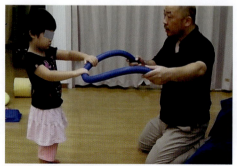

図26 持続的に筒状バイブレーターを把持し，OTRの動きの方向性に合わせる

覚えること：手を使うこと（物の操作）を覚える

子どもの反応

　AさんはOTRの擬音語を一部まねしながら筒状バイブレーターを握り，OTRがランダムに動かす方向に対して，Aさん自身が動きを合わせながら持続的に保持している。筒状バイブレーターから一瞬手が離れても，再度リーチして握ろうとし，目的志向的な反応がみられた。

反応の解釈

　段階4-①は，ブロックを把持して身体全体を使って投げるというダイナミックな動きであったが，段階4-②ではスプーン操作により近い手指操作を想定した。筒状バイブレーターを持続的に把持し，OTRが動かす方向に合わせて動くことが可能であった。これにより，スプーンを持続的に把持し，OTRの動きの誘導に合わせて機能的にスプーンを使用する可能性が高まったと解釈された。

・**段階5　スプーンによる食事動作の実践**

支援のリーズニング

　実際の食事場面を設定する。

支援方法

　家庭での食事で行っている通常の介助者との位置関係（**図27**）で，OTRが「食べさせる人」，Aさんが「食べる人」という関係性から始め，食事行為が開始したことを意識化させた。その後，介助する位置を後方に移し，スプーンを持たせたAさんの手部をOTRが握り，すくう動作，またはスプーンを口へ運ぶ動作を誘導した。食べ物をすくうたび，あるいは口へ運ぶことを繰り返すたびに介助量を減らし，Aさん自身の能動的な動きの量を増やしていった（**図28**）。最終的には，OTRはAさんの手部から手を離し，完全にAさんが自力で動作を行うよう誘導した（**図29**）。

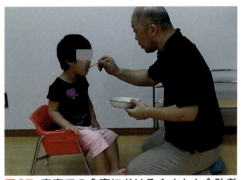

図27 家庭での食事におけるAさんと介助者との位置関係

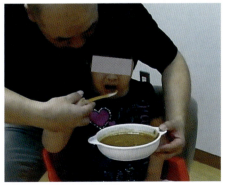

図28 後方からの介助
介助量を徐々に減らしていく

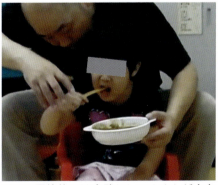

図29 最終的には介助なしでAさんが自力で食べる

覚えること：手を使うこと（物の操作）を覚える

子どもの反応

OTRの身体誘導に合わせて，すくう動作，スプーンを口へ運ぶ動作を行い，介助量軽減に合わせてＡさんが自力で動く量が増えていった。最終的に，すくう動作の開始時には部分的に誘導が必要だったが，スプーンを口へ運ぶ動作は自力で可能となった。

反応の解釈

身体誘導されることに拒否感はなく，食事動作前に段階的に実施したさまざまな作業活動の一連の流れから，食事動作の遂行が可能になったものと考えられる。

④ まとめ

視覚障害，知的機能の低下，社会性発達の遅れなどの重複障害があり，スプーンの使用を嫌がる児童のOTを紹介した。「手の機能」「手の目的的使用」の発達を促す際，運動機能に関する視点だけではなく，子どもの外界世界に存在するモノや人に対する思考や志向特性をとらえ，それらを踏まえたうえでOTRとの相互的なコミュニケーションを活用する支援が有効と考えられる。

子ども自身が自己の存在に気づき，各々がもちうる運動の力や精神機能を精一杯駆使し，子どもなりに外界世界への適応に一生懸命に挑戦していることを，子どもにかかわるOTRは謙虚に受け止めなければならない。子どもの生きやすさ，生活のしやすさの支援に，全力を尽くすべきだと考える。

本章では「スプーンを嫌がる」と表現したが，厳密にいえば，「生きるために食べる」ことを子どもなりに実行するために，保護者との関係において役割を決め，子どものスタイルで目的を遂行し，子どもなりに適応を果たしている。ここで紹介したOTは，視点を変えると保護者の願いに叶うよう，あるいはＡさんがより社会化された集団のなかで生きやすいように，食事をするスタイルを変えるための支援ともいえる。それにより，さらに子どもが幸せになり，保護者や子どもが願う生活が実現するよう支援していくことが大切である。

◉ Ａさんへの作業療法の再考

はじめに

Ａさんは，就学に伴ってOTを終了し，発達支援の主体が医療から教育に移った。OT終了から6年，彼女は盲学校の小学部6年生である。母親から現在の様子について，電話で話を聞くことができた。6年間の発達的変化を思い浮かべながら，ＡさんへのOTを再考したい。

・ 作業療法（評価と治療）

当時のOTを見直したときに何がみえるだろう。評価したことは，本当にＡさんの発達的な力を見極めることができていたのか，そして，それらを根拠に，OT介入したことは，Ａさんのベストパフォーマンスを引き出し，次の段階へのチャレンジを適切にサポートできていたのか，ということである。

振り返ると当時の評価は，主訴である「1人でご飯を食べられるようになってほしい」を紐解くことに主眼が置かれていた。両親の言葉は何を意味したのか。「1人でご飯を食べられるようになってほしい」は「1人でご飯を食べられない」と言い換えられる。

また，それをさらに本質に近づくように表現すれば，「摂食嚥下機能に大きな問題はなく，人に食べさせてもらえれば食べられるが，自分で食べようとはしない」，そして「上肢の運動機能に問題はないけれども，スプーンを持つことを拒否する」という意味であると理解された。加えて，Ａさんの発達的な力としては，外の世界をとらえる力，外へ働きかける力は未熟であり，そのことはＡさん自身で食事を摂ることの困難さに影響していると考えらえた。そして最終的な結論としては「両親との関係では，常に両親がスプーンを使って食べさせてくれる役割，自身は食べさせてもらう役割」というのがＡさんの認識であり，その恒常的な認識を崩すことができにくかったことが「1人でご飯を食べられるようになって欲しい」という主訴に凝縮されていたものと考えられた。主訴を多面的にとらえ，あるいは段階的・構造的に掘り下げていくと，その問題の核に近づいていくことができるのではないかと考えられる。そして両親が訴えている困りごとや不安は一体どういった意味なのかを，目の前のＡさんの発達状況と，Ａさんと両親が経験してきた経過，そして生きている環境を踏まえ，問題の核を明らかにするプロセスが評価であると改めて実感した。治療の目標は「スプーンを使って，自分でご飯を食べること」ではあるが，それは運動機能へのアプローチでもなく，繰り返される操作学習が主でもなく，インタラクティブ（双方向）なコミュニケーションを，ＡさんとOTRが共同作業しながら食事動作を形づくり，その共同作業において，Ａさん自身がスプーンを持ってご飯を食べるという新しいスタイルの食べ方を覚えてもらう過程が治療であったととらえられる。表面上の問題・課題は食事動作の獲得であったが，インタラクティブなコミュニケーションをどのように成熟させるかが治療の本質であったのではないかと現時点では考えている。

• **作業療法は将来のＡさんのどんなことに役立ったのか？**

　筆者の所属している施設は小児専門の医療機関であり，1カ月に1〜2回程度，1回40分のOTが実施される。最長でフォローできる期間は主に就学までであり，子どもの成長に長期的なビジョンでかかわるというよりは，OTが処方された時点での家族の主訴や，困り感の強い発達的な事柄を対象とすることが多い。しかし今回，主訴を中心としたOTが，将来の子どものどのようなことに役立つ可能性があるのかを考えた。電話で聞いたＡさんの母親の話を要約すると次の通りである。できうる限り口語体とし，母親の表現のまま掲載した。

> 【母親の話】
> ・人柄・対人関係・コミュニケーションについて
> 　今の彼女は穏やかですね，いつもニコニコしていて，たいしたことでは怒らずに普段から過ごせていますね。言葉はオウム返し的な感じはあるけれど，生活のなかでは困らないくらいに自分でも発信できるし，（大人側が伝えようとしていることも）理解できるようになっていますね。まねっこも上手だし，それから「まだいい，今はいらない」的なニュアンスで断ることも言葉で言える。「やりたい」とまでは言わないけれど，「ブランコ」とか「ハンモック」とか遊びたい遊具の名前とか，好きな音楽（曲名）をリクエストするとか，具体的なことは言えるようになっていますね。最近は自分でCDを操作する場面も増えてきましたね。
> 　子どもとのやり取りは，弟や妹に対しては頭をなでたり，手を引いて遊ぼうと誘ったりします。私が感動したのは学校の舞台の発表会で，同じ学年の友達に手

を引かれて出演できるようになったことですね，もともと，先生から手を引かれて，
介助やサポートを受けながらはできていましたけど，弱視のお友達にサポートを
受けながらって，相手のことを信用できなければ，なかなか受け入れられないので，
それは大きく変わったなーって思います．OTを受けている頃は，やり取りでき
る人が限られていましたけれど，今は人のことが大好きで，甘えっ子って感じに
なりましたね．家では「私はお姉さんよ」みたいに振る舞っていますけれど，（盲
学校の）寄宿舎に行くと年上のお姉さんもいて，体にまとわりついて，相手の手
を取って（自分の頭を）なでてほしいと要求したりして甘えるようで，そんなこと
をするから皆にかわいがってもらえるみたいです．

　遊びも面白いことをするようになりました．先生が変な歌を唄うと喜んでいた
でしょ，歌は彼女にとってコミュニケーションのツールじゃないかと思います．
イントロクイズみたいなことをします．自分（Ａさん自身）が歌って，その後に続
いて歌うことを求めて，正解とか不正解みたいなジャッジをして楽しんでいます．
すごく面白いですよ．

・身の回りのこと
すべてのことに仕上げは必要ですね，でも自分からやるって自発的な気持ちはす
ごく増えていますね，トイレなんかは場所がわかるので，自分で行っているし，
洋服はたたんであると（1人で着ることは）難しいけれど，裾を握りやすいように
置いてあげると自分で着ることはできますね．ご飯は，自分でも食べられるけれど，
普段は弟と妹の2人いて，私が（育児が）大変で（時間が足りないから）食べさせて
しまうことも少なくないかな（苦笑い），でも旦那があげても食べてくれるし，お
ばあちゃんでも大丈夫で，人を選ぶことはなくなりましたね，学校ではほとんど
1人で食べているみたいだけど……．

・どのような大人に成長してほしいと期待するか，という質問に対して
　外に出て行ってほしい，そして生活を切り拓いて行ってほしい．（大人になって）
社会に出たときに，（守られている環境と）ギャップが少ないようにしたいと思い
ます．生活体験を多くして，いろいろな人とかかわって生きる力をつけて行くこ
とかな．それはエネルギーを多く使うから，もっと家が好きになるかも知れませ
んしね．彼女にとっても家は，大好きな家にしておいてあげたいです．この先，
外で生き抜く力をつけてほしいと思いますね．家の中で囲って守っていくわけに
はいかないので，周囲の人に守ってもらいながら，生きていける力をつけてくれ
るとよいと思っています．

　子どもに対し幼少期にOTを行った結果，その後の将来に対して，どのように寄与
できたのかを推測することはできても，客観的な事実として知ることはかなり難し
いことかも知れない．しかし，OTRが子どもの発達を適切に評価し，子どもたちの
「伸びのポテンシャル」を見抜き，出会った時期の発達的課題（主には主訴）に子どもと
家族とともに向き合うことと同時に，そのことが先々の何につながっていくのか（つ
なげていくのか）を意識することが大切であることを，本事例から学ぶことができる．
当時の筆者は，今よりさらに未熟だったために，Ａさんの母親が語っていたような将
来の生活をイメージすることはできずにいた．というよりは，当時の自分自身のOTが，

覚えること：手を使うこと（物の操作）を覚える

Aさんや家族の将来にとって，どこにつながるのかを思い描けずにいた。今回の母親のコメントから，子どもにとって，あるいは家族にとって重要な価値の一つに，「先々で身を投じる社会のなかで，自分の意志や気持ちを伝え，自分なりにコミュニケーションをして，人をかわいがり，あるいは人からかわいがられるような信頼関係をもち生活していくこと」が挙げられている。また中学部，高等部，さらには卒後の社会において，環境が大きく変化しても，そのギャップにめげずに生きていってほしいという強い願いが伝わってくる。

「1人でご飯を食べられるようになる」ためのOTのなかには，人として社会で生きるために必要な作業遂行の要素が多く盛り込まれている。一つのADL動作の獲得は，外の世界をとらえ，その空間に安心していられること，インタラクティブなコミュニケーションのなかで人に触れ，触れられること，また自分の意思を発信し，相手の発信を受信できることで人やモノを自分のイメージ通りに扱うことができるという力が，その子どもなりに培われたことによってなせる技である。そしてこれらの一つひとつの力は，本人や家族が臨む将来像にとってきわめて大切なことでもある。小松[3]は著書「子どもセラピィの思考プロセス」のなかで「セラピィを考えていくうえで，必要な視点の一つとして現在を基点とした"過去と未来"をイメージしていくことがこの領域のセラピストには不可欠である」としている。OTRがリアルタイムでOTをしていることが，未来のどんなことにつながるのか，あるいはつなぐことができるのか，その視点をもち続けつつ，リアルタイムのOTを展開していくことが重要であると考えられる。

最後に「OTは，今のAさんの，どんなことに役に立ったと思いますか？」と母親にお聞きした。「小さいうちにOTでかかわりをもちはじめたことで，今，人を好きになるということにつながったのかなって思います。いろいろな意味で動くこと（人や物に働きかけること）に慎重だったけれど，そういったことにかかわる体験が，世界を探検するということにつながったんじゃないかって思っていますよ」と答えていただいた。改めて，Aさんとお母様，ご家族に対して心より感謝申し上げます。

（岡田洋一）

【文献】

1）長谷龍太郎 ほか 編：発達障害領域の作業療法，中央法規出版，2011.

2）福田恵美子 編：標準作業療法学 専門分野 発達過程作業療法学，医学書院，2006.

3）小西紀一 監：子どもセラピィの思考プロセス，メジカルビュー社，2016.

8章 うまく扱うこと

1 「うまく扱う」ということ

◉「うまく扱う」ことには背景的な基盤がある

われわれの周囲を見渡してみると、多種多様な物や道具があり、それらに囲まれたなかで生活をしている。身辺処理、遊び・余暇、仕事のすべてにおいて、なんらかの物や道具があり、われわれはそれらをうまく扱う必要がある。普段の生活を振り返ってみると、われわれは物や道具を苦もなく、努力を必要とせずに扱っている。言い換えれば無意識的に扱っていることが非常に多く、だからこそより高次な活動を行うことができるのであろう。例えば、黒板に書かれた文字を筆記具でノートに書き写すという活動を分析すると、文字を見て読むことやその文字をノートに書くことは意識されるものの、ノートに筆記具の先が当たり続けていること、筆記具を手指で落とさないように把持しつつ柔軟に動かしていること、頭部や手の動きに伴う背景的な姿勢の変化などはほとんど意識されない。

もし、筆記具を扱うことや姿勢を整えることに困難さがあり、意識して行う子どもがいたとすると、その子どもは二重三重の課題となり、大きな負担となる可能性がある。中枢神経系の感覚運動の情報処理過程は階層的な情報処理が行われており、「高次の中枢が一般的な目標を計画するのに対して、低次の中枢は、これらの目標をいかに実現するのかに専念」[1]し、「複数の情報処理中枢が関与することで、情報処理は単純になる」[1]とされている。

諸説あるが、子どもは環境との相互作用によって発達すると考えられる。子どもは環境との相互作用のなかで、身体を扱うこと、その身体を使って物を扱うこと、身体の機能の延長・拡大である道具を使って、物を扱うことを発達させていく。それは、脳が「多様な運動パターンを自ら学習し生成する」[2]機能、「脳内部のネットワーク構造を変化させ、新たな機能を生み出す」[2]機能などをもっているから実現すると考えられる。

中枢神経系には、感覚・知覚系、認知系、身体・空間知覚と認知地図、運動系、価値判断・感情系などが相互に作用しあっている[3]。それらが基盤としてうまく機能することで、うまく扱うことができると考えられる。逆にいえば、それらの基盤のどこかがうまく機能しないと、うまく扱うことが難しくなる可能性がある。このような基盤があることは一般にはあまり知られていない。大人が日頃何かを扱うとき、自動的に処理されて意識に上らないことが多いため、自分がどうやってうまく扱っているのかに気づきにくく、多くの機能のうえに成り立っていることも気づきにくい。従って、子どもの扱うことに困難がある場合、大人はうまく扱えていないという現象は把握できても、どうとらえて対応すればよいかがわからないということになる。

◉作業療法士は子どものよき理解者であり代弁者・通訳者

人は重力がある環境、物に囲まれた環境のなかで、探索や挑戦、試行錯誤を繰り返しながら、自己身体に気づき操作し、物の操作、物を媒介にした物の操作すなわち道具の操作へと発展させていく。なんらかの障害、すなわち中枢神経系の疾患や機能障害、

神経・筋疾患，末梢神経系疾患，整形外科系疾患などに起因した障害があると，物を
うまく扱えない，扱いに時間がかかる，効率が悪い，うまく完成しない，達成できな
いなどの問題が生じてくることも多い。ここでは，中枢神経系の機能障害である狭義
の発達障害を中心に述べる。

　臨床では，不器用といわれる子どもに出会うことが多い。不器用さを主訴に保護者
から相談に来るケースもあるが，保護者からすると少し不器用かもと思いつつも特に
気にする必要があるとは感じていなかったり，まったく問題がないと思っていたりす
る場合も少なくない。その場合，周囲の支援者から勧められて保護者が相談に来るケー
スもあれば，保育所・幼稚園としては保護者に子どもの現状を伝えたいが理解され
にくいとの予測から対応に苦慮している場合もある。

　また，家庭生活や保育所・幼稚園で行われている活動が，一見するとそれほど支障
なく行えていて特に問題ないといわれるケースでも，観察すると，子どもは物や道具
をうまく扱えず努力している場合や，子どもなりに代償している場合も見受けられる。
うまく扱えないことのみえにくさに加えて，子どもの苦労・努力もみえにくいため，
特に配慮もなされずに難易度の高い課題を出されたり，よりスピードや完成度を求め
られたりすることも少なくなく，子どもにさらなる努力を求めてしまっていることも
ある。その結果，その活動を避けようとしたり拒否したりすることにつながるが，大
人側はその背景がよくわからないために，「やらないとうまくならないのにしない」「頑
張らない」「甘えている」ということになってしまう。作業分析できる作業療法士（以下，
OTR）だからこそ，子どもの心身機能・環境・活動を分析し，子どもの立場でとらえ，
周囲の大人に代弁・通訳していきたい。

⊙ 発達支援と生活支援

　うまく扱うことは，その人の心身機能や構造，扱う対象や場所などの環境，活動の
関係で成り立つと考えられる。従って，うまく扱えないという現象をこれらの関係か
らひも解いていくことが必要である。

　支援について小松ら[4]は，組織化および統合を促す発達支援的アプローチと，現在
の発達状況や環境の条件に合わせて，外的環境の整備や環境適応を進める生活支援的
アプローチを紹介し，発達支援的なアプローチと生活支援的なアプローチの両方の視
点をもって対象者の状況に応じてアプローチしてくこと，適応というキーワードを念
頭に置きながら取り組んでいくことの重要性を述べている。物や道具を扱うにあたり，
一般的には奨励される持ち方や操作の仕方が決まっていて，それに当てはめようとす
る傾向があるように思われる。しかし，子どもの心身機能に合っていないと，うまく
扱えない状態が続いたり，代償的な扱い方を強めたりすることになってしまう。子ど
もはなぜこのような扱い方をするのか，なぜ一般に奨励される扱い方ができないのか，
そもそもわれわれはどうして一般に奨励される扱い方をするのかなど，OTRは対象
者を中心に分析・検討していくことが必要であろう。そうすることで，対象者の全体
像に近づき，現在の状態に加えて将来を見据えつつ，今どのように発達支援的アプロー
チと生活支援的アプローチを織り交ぜて，適応に向けての支援ができるのかが見出
せるのではないかと考える。

2 事例を通して

◉事例紹介

4歳男児（以下，Aくん）。確定診断はされていない。3歳児検診にて言葉の遅れを指摘され，福祉行政機関や某院言語聴覚療法の経過観察中に，「不器用さがあるので作業療法（以下，OT）を受けてみては」との勧めがあり，当センター受診となった。受診時，保護者はAくんの様子について「特に気になることはない」と話して相談事項がなかったため，まずはOT評価を開始することとなった。数回のOT評価で，Aくんの評価をしながら保護者に評価結果や今後の方針の説明，助言と提案を行ったが，その過程のなかで筆者がどのように考え進めたかを述べる。

◉情報収集・評価

初回のOT評価においても，保護者は「特に気になることはない」と話していたものの，具体的に日常生活の様子を聞くと「不器用な印象はある」「身体がなんとなくふにゃふにゃしている感じを受ける」とのことであった。言葉を用いた会話も可能で，遊具や玩具を使って他者と遊ぶこともでき，日常生活上も保護者がみる限り支障がないAくんを，「特に気になることはない」というのも理解できた。保護者はAくんのことを理解しようとしていたので，子どもの様子を保護者とともに確認していくこととした。実際に道具を使っている場面を保護者と観察しつつ，情報収集と評価を進めた。次にその内容を記載する。

はさみで紙を切る様子

Aくんは机の上に紙を置き，非利き手でその紙を押さえて切ることが多かった。非利き手で紙を持って切ることもあり，その際，肩甲骨軽度挙上・肩関節内転位で紙を体幹に引き寄せて切る傾向がみられた（図1）。これらの反応は，上肢を安定させるための代償と推測した。

はさみの操作では，刃を閉じている途中で刃を開くような動作はせず，刃を完全に閉じてから開くという比較的速い連続動作を繰り返した。切った紙の切り口はぎざぎざになり波打った。紙を切っている際の固有感覚のフィードバックが得られていない印象であった。

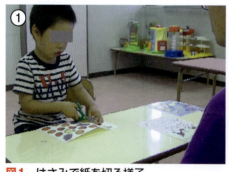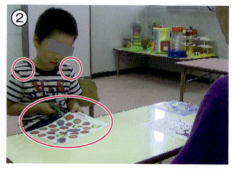

図1　はさみで紙を切る様子
①：机の上に紙を置いて切ることが多かった　②：肩甲骨軽度挙上，肩関節内転位で，紙を体幹に引き寄せて切ることもあった

紙がたわんでしまうことがよくみられ，たわみを調整することは難しかった。はさみを閉じると刃先が紙から外れてしまい，はさみを開いて紙を入れ直す際にうまく刃と刃の間に紙を入れることが難しく（**図2**），何度も入れ直しするために，「できない」と発言するときもあった。刃と刃の間に紙が入っているにもかかわらず外れてしまうこともあり，はさみに紙が当たっている，挟まっているという固有感覚・触覚情報をとらえられていない可能性があると推測した。

　筆者が曲線を切ることを提案すると「できない」と拒否したことから，はさみをゆっくりと開閉すること，はさみを閉じながらはさみの方向を変えること，両手を協調して使用することは困難である可能性が推測された。

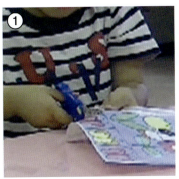 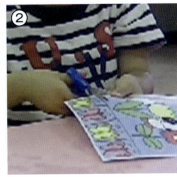 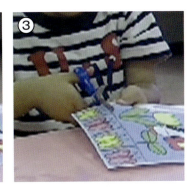

図2　はさみの操作
1回切るたびに，はさみが紙から離れてしまう

色鉛筆で絵を描く様子

　色鉛筆は，示指と中指間で挟むようにして母指・示指・中指の三指で把持するか，書道のように示指・中指の2本がけで把持した（**図3**）。肘関節・肩関節を動かして描き，手指や手関節は動きがみられず固定していた。色鉛筆の先を紙に当て続けることは可能であったが，押し当てるというより紙をなでるように動かしており，筆圧は弱かった。末梢を固定して中枢部を動かして描くことが，小さく描くことを避けて大きく描きたがること，ぬり絵を拒否すること，筆圧が弱くなでるように描くことの一要因になっていると推測した。

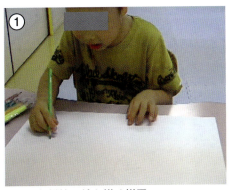 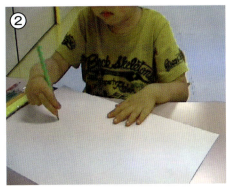

図3　色鉛筆で絵を描く様子
①：色鉛筆を示指と中指で挟んで把持
②：色鉛筆を示指と中指の2本がけで把持し，肘関節をテーブルに着けずに描く

椅子座位の様子

　肘や前腕をテーブルに置き，重心が左右どちらかにシフトしている傾向がみられた。そのため，重心の反対方向に頸部側屈する傾向がみられた（図4）。

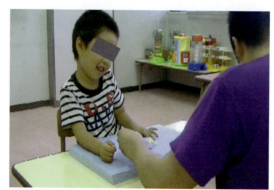

図4　椅子座位の様子

箸の使用について

　Aくんは握り箸から手指を動かし，箸をクロスさせて食物をつまもうとするものの，困難なため，食器を持ってかき込んで食べていた。以前は指を通すリングが付いた市販の箸を使って食物をつまんで食べていたが，数カ月前にAくんが通う保育所より通常の箸の使用を勧められた。以後，保育所では通常の箸，自宅ではリングの付いた箸を使用していた。

遊び場面の観察

- **板ブランコの乗り方**

　板ブランコに立位で乗ろうとするものの，板の揺れをとらえて重心を支持基底面内に入れることができず，容易に転倒した（図5）。そのため，姿勢が安定する割り座や腹臥位で板ブランコに乗っていた（図6）。仰臥位にて両手でロープを持って板ブランコを揺らすことや，足底をロープに当てて揺らすことを提案してみたところ（図7），Aくんは少し戸惑いの表情を見せながらロープの操作を試みていたが，うまくできずにやめてしまった。ロープの動き，すなわち固有感覚の変化をとらえられなかった可能性があると推測した。

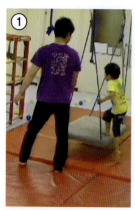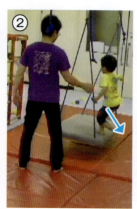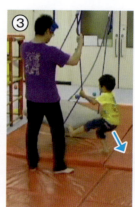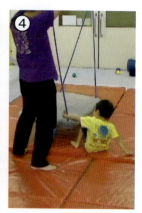

図5　板ブランコに乗る場面

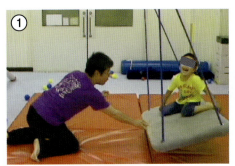
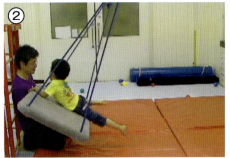

図6　ブランコに乗る姿勢
①：割り座　②：腹臥位

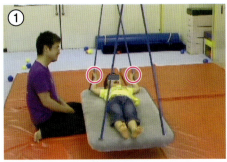
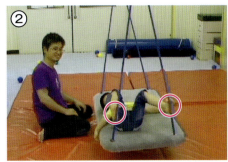

図7　安定した姿勢で板ブランコを揺らすことを提案した場面
①はロープを手で持っている場面。②はロープに足底を押し当てている場面。①②ともに板ブランコを揺らして動かす遊びを提案したができなかった

• 板ブランコ上での立位の様子

　その後，Ａくんは板ブランコ上で立位になることにチャレンジし，板ブランコを揺らそうとした（**図8**）。筆者が援助して板ブランコを前後方向に大きく揺らすと，固有感覚のフィードバックが明確になってＡくん自ら前後方向に重心移動して揺らすようになったものの，支持面に左右方向の傾きが加わるとその変化をとらえられず，容易に姿勢が崩れてしまった（**図9**）。支持面との接点である下肢に注目してみると，支持面が動かない平均台では，支持面をとらえて安定した姿勢で移動できたが（**図10**），刻々と支持面が変化する板ブランコでは支持面をとらえられず，板ブランコに乗ろうとする際に足底で支持しようとするものの姿勢が崩れてしまい，下腿で支持して乗る場面（**図11**），上肢やロープに寄りかかって姿勢を保持しようとし，足底の一部が板ブランコから離れる場面（**図12**）が数多く観察された。

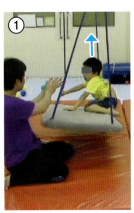
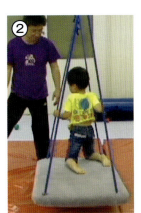
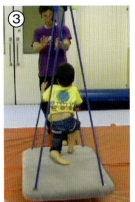
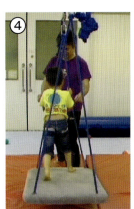

図8　板ブランコ上で割り座から立位へ

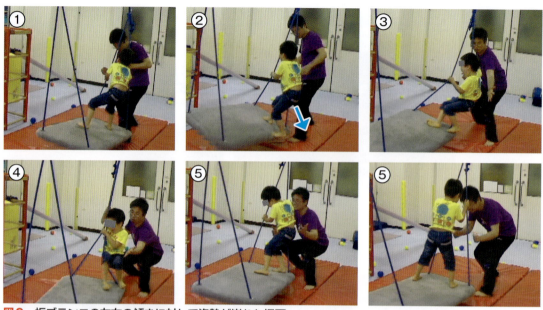

図9 板ブランコの左右の傾きに対して姿勢が崩れた場面

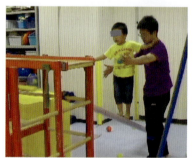

図10 平均台の様子
支持面をとらえ，安定した姿勢で移動できた

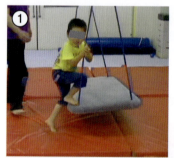

図11 板ブランコに乗る際の下肢の様子
足底で支持面をとらえられず，下腿で支持して乗った

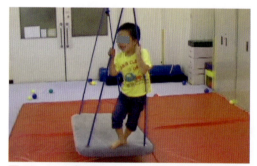

図12 ロープに寄りかかって板ブランコに乗っている場面
支持基底面内に重心が収まっておらず，左下肢の足底は板ブランコから一部離れていた

　これらのことから，固有感覚の変化をとらえることができると姿勢調整や操作につながるが，板ブランコやロープの変化が小さかったり，一方向だけではなくいろいろな方向に変化したりする場合には，その固有感覚の変化をとらえることが難しく，姿勢調整や操作に結びつかないのではないかと推測した．

● 評価のまとめ

情報収集や観察結果から，不器用さの背景には，姿勢保持や中枢部の安定性の乏しさ，両側の協調性の乏しさなどの要因もあるが，特に固有感覚のとらえにくさが，物や道具動作，姿勢調整に大きな影響を与えている一要因ではないかと推測した。そのことが，保護者が気にしていた「不器用な印象はある」「身体がなんとなくふにゃふにゃしている感じを受ける」という現象につながるのではないかと推測した。

● 評価しつつ発達支援を試みたセッション場面

固有感覚のフィードバックを高める

評価しつつ治療的介入を試みるセッション場面で，筆者がどう考えてセッションを展開したかを説明する。このセッションは，発達支援を目的としたOTを行うとしたら，このような展開で行うということを保護者に示しつつ説明する機会である。なお，このセッションは，「遊び場面の観察」(p.256)からの続きである。

身体と物が直接接した状況でうまく扱えないのであれば，物を通して物を扱うような道具操作はより難しくなると思われる。そこで筆者は，身体をうまく扱うことに注目し，下肢の固有感覚のフィードバックを高めることで姿勢調整の向上が図れるのではないかと考え，評価で推測してきたことを検証する意味も含めて，柔軟性のあるボールプールの縁を歩く遊びに誘った（図13）。このボールプールの縁は固めのクッション製で踏み込みに対して反発するような作用があり，固有感覚のフィードバックが得やすいのではないかと考えた。

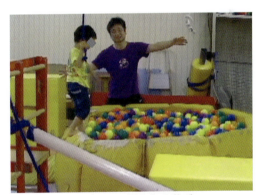

図13　ボールプールの縁を歩く遊び

- ボールプールの縁を歩く

ボールプール内から縁に立ち上がる際，Aくんは数回，足を置きなおして立ち上がろうとしたものの，容易に転倒した（図14）。ボールプールの縁の上に立ち上がろうとして縁を踏み込んだときに変化する支持面，すなわち固有感覚の変化をとらえられないため，適切な姿勢調整が得られずに転倒したと推測された。そこで，姿勢調整の段階づけとして上肢に支持点を提供しようと考え，ロープを持ってボールプールの縁を歩くことを提案した（図15）。

Aくんはロープを持って歩くものの，重心が変化したときにロープを支持点にしようとしても，ロープの揺れが大きく姿勢調整に有効に作用せず，容易に転倒した。そこで筆者は，Aくんが持っているロープの末端を引っ張り，ロープに張りを与えることで，ロープを上肢の支持点として有効に働くようにした（図16）。そうすると，姿

勢が崩れかけても重心を戻せるようになり（**図17**），ボールプールの縁を長く歩けるようになってきた（**図18**）。

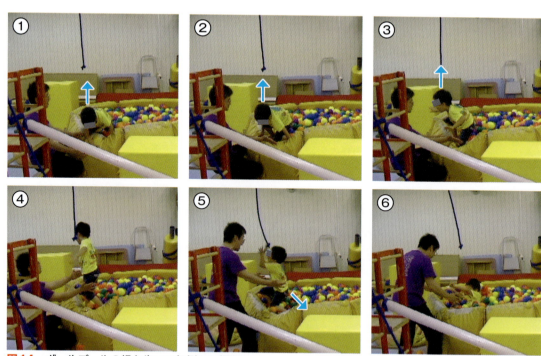

図14 ボールプールの縁を歩いて転倒した場面
数回足を置きなおして立ち上がるも，容易に転倒した

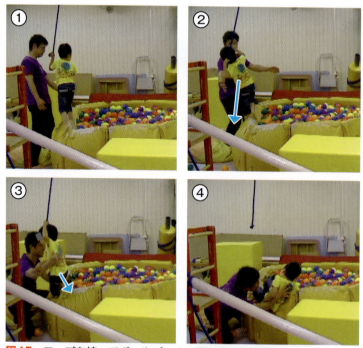

図15 ロープを持ってボールプールの縁を歩いて転倒した場面
ロープを持って歩くも，重心変化に対応できず容易に転倒した

○ うまく扱うこと

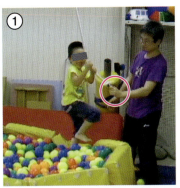 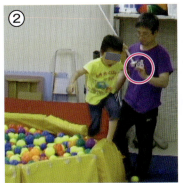 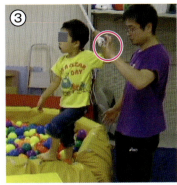

図16 ロープを支持点にするために筆者もロープを持った

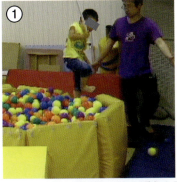 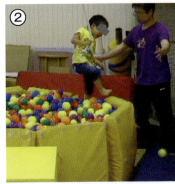 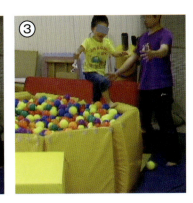

図17 姿勢が崩れかけても重心を戻せるようになってきた

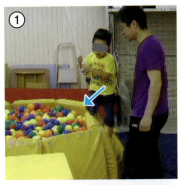 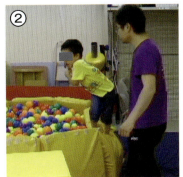 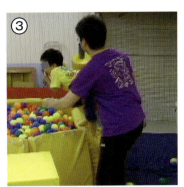

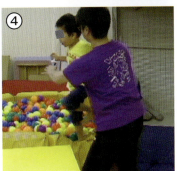 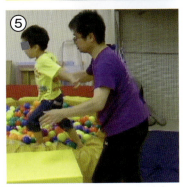

図18 ボールプールの縁を歩き続けることができるようになってきた

Ⅱ-8 うまく扱うこと

261

・姿勢調整の段階づけ

　そこで，姿勢調整の向上に合わせて，筆者がロープを持つ頻度と量を徐々に減らして姿勢調整の段階を上げる方向で，遊びを展開していくことにした．すると，筆者がときおりロープを持つ必要があるものの，1人でロープを持ちながらボールプールの縁を歩ける状態（図19）から，筆者の援助なしに1人でロープを持ってボールプールの縁を歩ける状態（図20）へと変化し，さらに上肢の支持点を必要とせずに立ち上がれる状態（図21），重心が大きく動いても姿勢を立て直せる状態（図22）へと変化した．

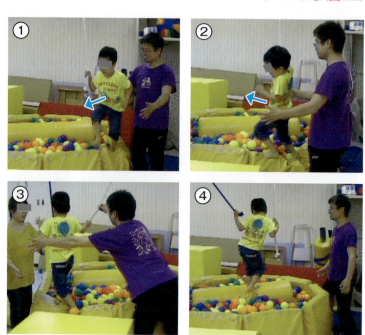

図19　ロープを持ちながらほぼ1人で歩けた

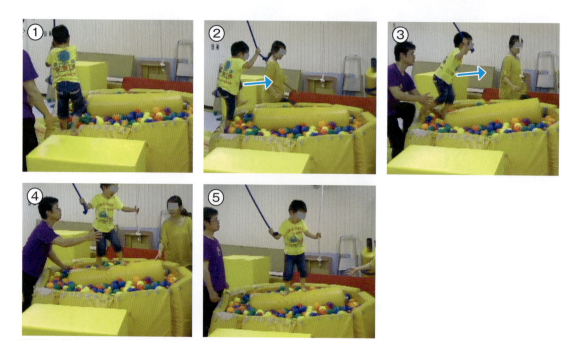

図20　筆者の援助なしに1人で歩けた

○ うまく扱うこと

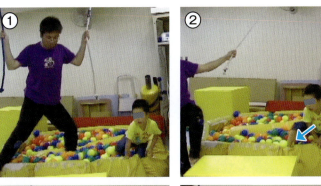
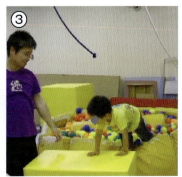
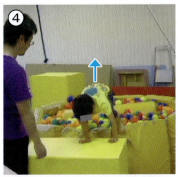
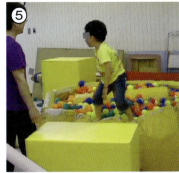
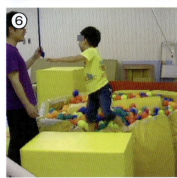

図21 何も持たずに立ち上がることができた
足を何度か置き直して支持面を探していた

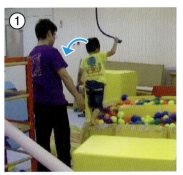
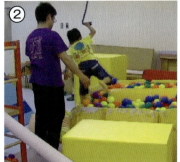
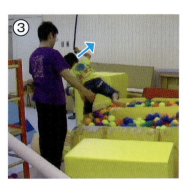
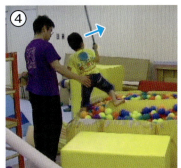
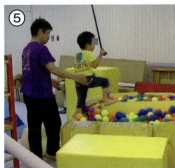

図22 重心が大きく動いても姿勢を立て直せた

- セッション終了前の再評価

　セッション開始直後の板ブランコに乗っていた状態（**図5**参照）と比較するため，セッション終了前に，筆者はAくんを板ブランコに誘った。板ブランコに立位で乗る際，板ブランコが揺れても支持基底面に重心を入れることが可能となり，転倒せずに乗れ

263

るようになった（図23）。この成功をきっかけに，Aくんは自ら姿勢調整を試すような遊びをするようになり，板ブランコに立位で乗っているときにロープから手を離した（図24）。その後，Aくんは繰り返しロープから手を離すようになり（図25），さらにロープを持たずに板ブランコ上で座位から立ち上がることができた（図26）。セッション終了直前には，板ブランコが少し揺れているにもかかわらずロープを持たずに座位から立ち上がり，そのまま立位姿勢を保持するようになった（図27）。

靴下を履くときはいつも床座位で履いているとのことであったが，セッション終了後は，自ら大型ブロックにもたれながら立位で靴下を履いた。セッションでの姿勢調整の変化により，脳内に蓄積された自己の姿勢調整に関する情報の書き換えも行われたため，靴下を履く際に立位でも可能という判断がなされたものと推測した。

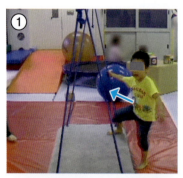
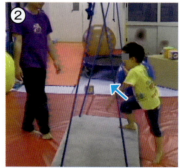
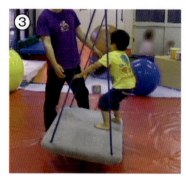
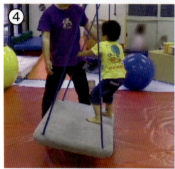
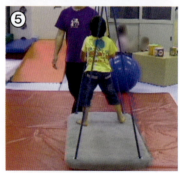

図23 セッション終了前に板ブランコに乗ろうとした場面
板ブランコが揺れても姿勢を保ちながら乗ることができた

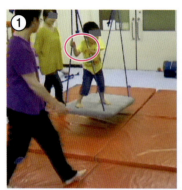
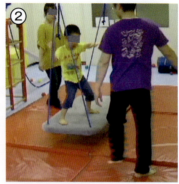
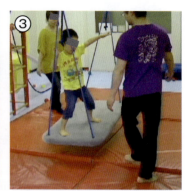

図24 板ブランコに乗っているときに自ら手を離した

うまく扱うこと

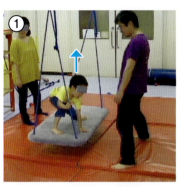
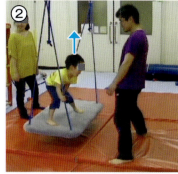
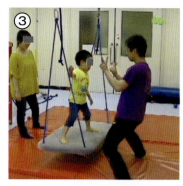
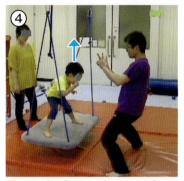
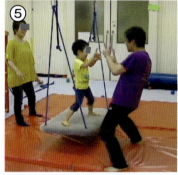
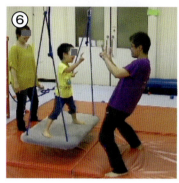

図25　板ブランコ上でロープから手を離して決めポーズをした

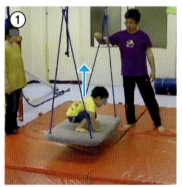
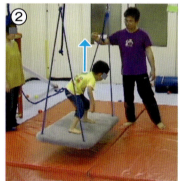
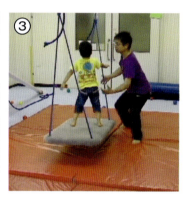

図26　ロープを持たずに自ら立ち上がった

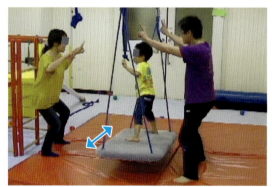

図27　板ブランコが揺れているなか，何も持たずに決めポーズをした

II-8
うまく扱うこと

265

◉生活支援を目的とした保護者への提案と助言

　日常生活において頻度が高く，困難さが大きい活動について，差し当たって必要な環境調整として次のことを理由説明とともに提案・助言した。

筆記具の調整について

　保育所では色鉛筆を使用していたので，把持の補助として色鉛筆に三角ホルダーを2個付けて使用してみた。色鉛筆を把持する面が広がることと，描く際の固有感覚のフィードバックが得やすくなることで，把持が安定することを期待した。三角ホルダーを装着しない色鉛筆を三指つまみにて絵を描こうとすると，色鉛筆が揺れてしまい描くことが困難であったが，三角ホルダーを装着した色鉛筆ではほとんど揺れることなく描くことができたので，保育所での使用を試してもらうよう保護者に説明した。

　ねらいは，一般に正しいといわれる筆記具の持ち方を教えるという意味ではなく，Ａくんの手指機能に応じた調整を行うことで「母指と他指の交互屈伸による末梢性動的コントロール」[5]が得られることであり，その旨を保護者に説明した。

　また，筆記具に重さがあると固有感覚のフィードバックが得られ，筆記具をとらえやすくなるとも推測されたので，試してみることとした。

はさみについて

　はさみを使用する際に，上肢の安定性を確保するために肘関節・前腕をテーブルに着けると，はさみのぶれが減少した。その結果，はさみが紙から外れることや，刃の間に紙を入れ直す際の失敗が減少した。そこで，はさみ使用の際は，テーブルに少しもたれかかるようにして前腕をテーブルに着けることを提案し，まずは保護者を通じて保育所の担任に説明してもらうよう依頼した。

　また，はさみのハンドルの指輪が大きいことも，はさみがぶれる要因と考えられた。そこで筆者は，現在使用中のはさみの指輪が大きい場合は，隙間を詰めることを助言した。

　はさみで切る紙の種類も要因の一つであった。折り紙やコピー用紙のような，たわみやすく軟らかい紙の場合，紙のたわみをコントロールできず，刃の間に紙を入れる際に何度もやり直ししていた。また，このような紙は，紙を切っているときの固有感覚のフィードバックも得にくいと考えられた。保護者には，紙質を硬くするほうが切りやすい可能性があることを理由とともに説明し，今後，OTで試していくことを説明した。

箸について

　通常の箸をこのまま使用していても，うまく扱えるようになるのは期待しにくいこと，つまむことが難しくかき込む・突き刺すことで食事を行っており，Ａくんは箸の扱いに苦労していることを説明した。つまみやすくすることに加えて，指腹で箸の動きをとらえて操作する機会として，市販のばね箸の使用を試した。不安定ながらも把持してつまむことができたので，日常生活での使用を提案するとともに，今後，様子をみて必要であれば市販のばね箸に調整を加えることを説明した。

◉まとめ

　保護者はOT評価を通して，見えていなかったＡくんの特性に気づいたと話し，今後もOTを継続することとなった。

うまく扱うこと

　OTRの役割は，子どもへの直接的な働きかけ，保護者や地域に対する働きかけ，ほかの関連職種・機関との連携・コンサルテーションの3つに要約される[6]。今後，セッションで得られたAくんの変化をさらに積み上げていくような直接的な働きかけを行っていくと同時に，子どもの発達にとって環境は重要な役割を担うため，日常生活の環境調整を保護者や保育所とともに進めていく。また，Aくんが所属する保育所や福祉行政機関などで展開されている活動に，Aくんがどのように参加しているかさらに情報収集しつつ，お互いの情報交換へと発展させ，関連機関との連携を強化していく。

　年齢が上がるにつれて，質的にも量的にもうまく扱うことがより求められるようになるが，Aくんにとってちょうどいいチャレンジを提供できるような環境を保護者や他機関とともに整え，Aくんのチャレンジを応援し，Aくん自身で発達のらせん階段を上っていくことを後押ししていきたい。

◉ 数年後からみて，当時のアプローチはどのような効果と成果があったか

　OT開始当初，Aくんは粗大運動や巧緻性が必要な遊びにおいて，過去の経験から拒否したり「できない」と言ったりすることが多かった。新規の遊びや活動では，好奇心があり自らかかわったが，成功しにくかった。環境との相互作用を通して中枢神経系を組織化し，発達を積み上げていくことが難しい状態であったと考えられる。年齢が上がるとともに活動の難易度は上がるが，約1年のOT支援後には，不器用さはみられたものの，日常生活や保育園で行われる粗大運動・微細運動が必要な遊びや活動は成功し，「できない」と言うことがなくなり，すべての保育活動に楽しく参加するようになった。それは，固有覚・触覚情報を細かく弁別できるようになり，姿勢調整と身体図式が質的に向上したことで，身体・物・道具をうまく扱うことができるようになったことが背景にあるのではないかと考える。Aくんは環境とのかかわりを通して，自身で機能を高めていくことができるようになったと考えられる。

③ おわりに

　子どもは環境との相互作用を通して，自分で自分の発達を積み上げていく力をもっている。OTRの直接的なかかわりは，子どもの日常生活のなかではほんの一時に過ぎないが，子どもと環境の相互作用がよりよい循環になるようなきっかけや機会を提供することはできる。主人公は子どもであり，黒子のような振る舞いで痒い所にしっかりと手が届く応援ができればと考える。

（嶋谷和之）

【文献】

1）Eric R.Kandel ほか 編：カンデル神経科学，732，メディカル・サイエンス・インターナショナル，2014.
2）伊藤宏司：運動制御系の機能構成. 手の百科事典（バイオメカニズム学会 編），96，朝倉書店，2017.
3）乾 敏郎：知覚と運動. 認知心理学1 知覚と運動（乾 敏郎 編），1-13，東京大学出版会，1995.
4）小松則登，藪押佐永巳：行動・学習・コミュニケーションの障害に対する作業療法. 発達障害領域の作業療法（長谷龍太郎 編），132-136，中央法規出版，2011.
5）奈良進弘，仙石泰仁 監訳：ハンドスキル 手・手指スキルの発達と援助，72-73，協同医書出版社，1997.
6）田村良子：発達障害に対する作業療法の理念と役割. 作業療法学全書 改訂第3版 第6巻 作業治療学3 発達障害（日本作業療法士協会 監），20-23，協同医書出版社，2010.

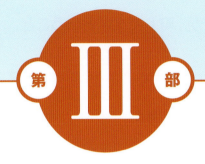

小児作業療法の展開

1章 地域での活動

1 町の職員として

① 作業療法士が「町」で働くということ

◉位置づけ

　筆者は常勤正規職員として地方公共団体の一つである町（京都府船井郡京丹波町，以下，本町）に勤務している．地方公共団体は，下部組織としての部・課で組織されている．図1に本町の職務分掌を示す．「町に勤務する」といっても，どの部署（例：保健センター，発達支援センター，公立病院などの出先機関や，庁内の課など）でどのような職務を任命されるかにより業務内容は異なる．

　筆者は「子育て支援課」に属し，「子ども」を対象とした業務を中心に行っている．本町の場合，子育て支援課の業務は，保育所庶務，子ども・子育て支援事業の推進に関すること，発達支援事業，要保護児童地域対策協議会に関することなどであり，筆者は発達支援事業担当である．子育て支援課の一員として，発達支援事業以外の業務に関しても情報を共有している．つまり，町が子育て支援にどのように力を入れており，どのような家庭背景をもった子どもがおり，地域で起きている事象（要保護関連など）は何か，どのように対応がされてきているのかの一部を身近に知り，感じとることができる．筆者（作業療法士，以下，OTR）にとって，このことは大きな意味をもつ．例えば，窓口に子ども連れで来た住民の子どもへの声かけを聞いて，親子関係や地域の子育てに対する空気感を垣間みることができる．

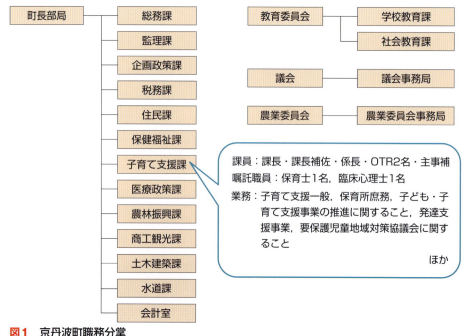

図1　京丹波町職務分掌

町の職員として

◉作業療法士が町に勤めるようになった経緯

町立保育所が，地域療育等支援事業を利用して，近隣の医療機関所属OTRの派遣支援を受けていた。また，OTRが非常勤で相談業務に携わっていた。

保育所現場では「気になる子」への対応を，保育士だけではなく広い視野でみる必要性を感じていた。単発のかかわりではできないような，より現場に即した子どもへのかかわりができることを期待され，町の職員としてOTRが雇用されることになった。

具体的な業務内容・形態は，筆者が勤め始めてから町・保育所事情などに合わせて現場職員とともにつくり進めている。

◉町という環境

OTRが町で働く場合，OTRである前に地方公務員として勤務することになる。地方公務員の職務等について定めているのが，地方公務員法[1]である。地方公務員法第30条に「すべて職員（一般職に属するすべての地方公務員）は，全体の奉仕者として公共の利益のために勤務し，且つ，職務の遂行に当つては，全力を挙げてこれに専念しなければならない：（　）内筆者加筆」とある。住民一人ひとりにとって，公平なサービス提供が求められる。

各市町村の業務は，法律に基づいた必須の業務と，都道府県からの指示による業務，および各市町村独自の施策がある。枠組みは法律や都道府県により定められていても，ソフト面［事業運営の方法（スタッフの数，頻度，対象など）］は各自治体の状況に合わせてつくられるため，同じ事業であっても詳細は市町村によって異なる。

また，市町村の職員には異動があり，課内の他職員は入れ替わる。異動によって課内の理解も変わるため，新しく立ち上げた事業の中身が定着し，継続的に発展していくために，事業内容をシステムとして残す必要性がある。

対象者とのかかわりは町のサービスとしてであり，医療保険や介護保険の対象ではない。特定の事業利用者は，無料もしくは町で決められたサービス利用料でOTRとかかわることになる。町に住む人が納めた税金を財源の一部として事業が展開される。限られた予算のなかで，効果のある事業展開が求められる。これらを常に念頭に置き，個々人とのかかわりをもち，事業展開を考えることになる。

◉町で行う作業療法

町で実施する作業療法（以下，OT）は，対象が個，集団，組織，地域，政策など，いくつかの階層に分けられる[2]。障害がある・ない，診断がある・ないにかかわらず，すべての住民を対象とし，一人ひとり価値観・生活体系が違うことを認識しながら，それぞれにとって生きやすい町づくりを目指す。公的サービスですべてをまかなうことはできないため，町に住む人が互いに支え合う土壌づくりが重要である。筆者の場合は特に子どもを直接の対象としており，「発達支援」という立場から，子どもとその家族，その子を取り巻くすべての人が互いによりよく生きる方法を探り，支援していくことが，町で行うOTであると考えている。

町を知る

町でOTを展開する以上，町の状況（人口，人口動態，財政状況，重点施策など），町の特性（地理，産業など），文化背景，歴史を知ろうとすることは欠かせない。町だけではなく，都道府県や国の動向を把握することももちろん重要である。筆者は町

に勤めたことで，「生活する人」を対象者とするOTRにとって生活環境を知ることは，かかわる場が医療であっても市町村であっても重要な視点であると強く実感した。

町で生活する「ひと」を知る

町でのかかわりは，生活する場で展開されるOTである。生活を「みる」OTRにとって，当事者の顔がみえ，環境がみえ，関係性がみえ，実際場面で確認でき，直接かかわることができる環境で，OTができることは意義深い。1つの実際場面を知ることが，別の知らない場面の想像力につながる。過去・現在・未来を広く視野に置き，個人と環境の相互作用をとらえようとするOTの視点を発揮できる環境である。

医療との違い

町には，たとえ困っていたとしても，医療従事者からみて治療（医療）の対象であったとしても，医療につながらない人，つながりたくない人，つながれない人が存在する。利用者が選択して利用するだけではなく，行政サービスとして町に住むすべての子どもやその家族を対象としてかかわることは，医療でのかかわりと大きく異なる。

関連職種との協業

関連職種との協業は，対象者に幅広くかかわるうえで欠かせない。OTだけで対象者の生活を支えることは不可能であり，お互いの職種やパーソナリティを知り，専門性を尊重し合い，ともに考える関係性が重要であると考える。専門性の違いによる視点の向け方の相違から，ときには考え方が合わないこともある。それも当然であり，相手の考えの背景にあるものは何かを意識しながら，対象者にとって意味あるかかわりを検討していく。

筆者の場合，「OT」が何か，「OTR」が何者かを知らない人がほとんどの環境で勤め始めた。関連職種がOTRの思考や対象者との直接的かかわりにふれるなかで，「OTは役に立つ」と感じてもらうことが，対象者にとって意味のあるOTを展開しやすい土壌づくりになると考え，大事にしてきている。

② 京丹波町での作業療法

◉ 京丹波町の概要

本町の概要を**表1**に示す。2005年に3町が合併して本町となった。山々に囲まれる農村地で，面積の83％を森林が占める。鉄道の駅は2カ所で，1時間に1本程度の運行である。京都市へは高速道路で1時間台の距離で，買い物，通勤，送迎などの移動には車が欠かせない。

町の職員として

表1　京丹波町の概要

人口		約14,500人（2018年2月現在）・2016年度出生数は約70人，高齢化率は40.9%
主な産業		農林業
保育所・学校の数	公立保育所・幼稚園	5カ所
	私立保育所	1カ所
	小学校	5校
	中学校	3校
	高等学校	1校

子どもにとっての生活環境

　2世帯で生活（母屋または離れ）している，祖父母が町内に在住しているなど，祖父母が身近にいる環境で過ごす子どもの比率が多い。Iターンなど，核家族で生活する家庭もある。家庭で農業をしている家庭が一定数あったり，体験学習で田んぼに入るなど，田畑が身近な存在である。

　保育所への送迎はほとんどが車である。地域差はあるが，近所に同年代の子どもがいない環境が多い。通学は徒歩あるいはスクールバスによる。帰宅後，友達と遊ぶために，家族に車で送ってもらう必要のある地域もある。高齢化が進む地域では，集落に子どもが数名というところがある。多くの小中学校は1学年1クラスで，保育所から中学校まで，クラス替えがなく同じメンバーで過ごす。

◉京丹波町における作業療法士の役割

　かかわる対象別にOTRの役割を紹介する。それぞれが個別にある役割ではなく，相互に関係し合う。

子どもとかかわる，家族とかかわる

- ●町に住むすべての子どもの育ち，子育てをOTの視点から支援する。
- ●OT評価（個の評価，環境の評価，相互関係の評価）により，対象児の状態の行動背景を分析・整理する。
- ●OT理論に基づき，個・集団への直接的なかかわりを行う。
- ●対象児の生活環境（家族，地域性，ライフステージなど）をとらえたうえで，日常のなかでできる遊びや工夫などの支援方法を立案する。
- ●必要に応じて，医療機関などの支援が受けられる場所を紹介する。

関連職種とかかわる

- ●保健師，保育士，教員など，発達支援にかかわる人とともに，発達支援の在り方を検討し実践する。
- ●保育所・幼稚園・小学校などの子どもの生活の場で，対象児の理解を深め，具体的な支援方法を現場職員とともに検討する。
- ●研修会などで，対象者の生活を豊かにするためのOTの視点を伝える。
- ●医療機関，教育機関，福祉施設などとのパイプ役，関連職種間のコーディネーター役になる。

Ⅲ-1
地域での活動

町にかかわる

> ●各事業でのかかわりを通して，町に住むすべての人がお互いに生きやすい町づくりを考え，実践する。

　事業を新しくつくるにあたっては，起案し，新要綱について例規審査会での決議と議会の承認を受ける必要がある。そうして初めて事業が開始される。地域特性や地域資源，携わる多職種それぞれの専門性や個性を把握し，ニーズや事業計画，必要となる予算，効果などについて記載する事業実施計画書を策定し，事業評価を繰り返しながら実施する。

◉ 京丹波町の発達支援体制

　図2に，本町の主な就学前の発達支援体制を示す。前述のとおり，「発達支援」は町に在住しているすべての子どもが対象であり，障害の有無や療育的支援の必要性を判断することが主の目的ではない。

　図2のなかで，赤色で示すものがOTRが中心となって事業づくりを行っている事業，緑色で示すものが従事者としてかかわりをもつ事業である。表2に，ある月の発達支援活動の予定を示す。

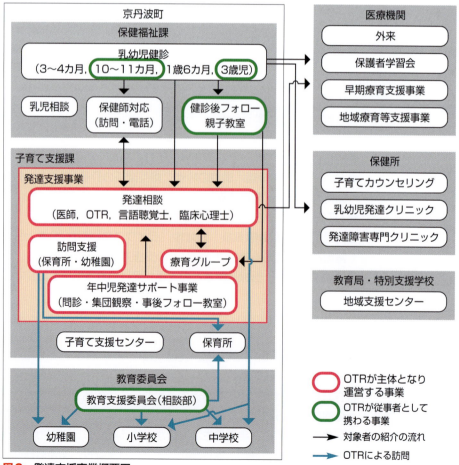

図2　発達支援事業概要図

町の職員として

表2　ある月の発達支援活動の予定

	月	火	水	木	金
1週目	療育A，OT相談	療育B	○○保育所訪問	△△保育所訪問	療育C，OT相談
2週目	療育A	療育B，10～11カ月健診	D小学校訪問	年中児フォロー教室	療育C，OT相談
3週目	療育A，OT相談	療育B	□□保育所訪問	幼稚園訪問	療育C，OT相談
4週目	療育A，E中学校訪問	療育B，3歳児健診	ベビー体操教室	親子教室	療育C，OT相談

◉ 実際の取り組み

かかわり別に，町職員としてどのようなOTを展開しているのかを紹介する。

訪問支援（保育所・幼稚園）でのかかわり（**表3**）

OTRは月1回の頻度で町立保育所・幼稚園を訪問している。

表3　訪問支援（保育所・幼稚園）でのかかわりの概要

かかわる対象	・保育所・幼稚園に在籍する子ども（保護者） ・担任をはじめとする職員
関連する人	保健師 ※子育て支援課員はすべての事業に関連するため記載を省く
主な内容	・全在籍児の発達保障のための直接的かかわり，保育活動提案，保護者とのかかわり ・集団場面における対象児の評価，直接的かかわり，具体的支援の検討 ・上記について従事者との共有
頻度	各保育所・幼稚園 1回/月

OTRは1カ月の訪問予定日程を各保育所・幼稚園(以下，各園)と調整する。年度当初の各園の便りにて，保護者に向けてOTRが訪問することを紹介する（**図3**）。訪問の対象は一個人ではなく，各園に在籍するすべての子どもと，子どもにかかわるすべての職員(保育士・幼稚園教諭・養護教諭など)である。

保育所・幼稚園で行われる全身を使った運動遊びや感触遊び，友達との体の触れ合い，ときにはけんかなどのかかわりが，小学校での教科学習や対人関係，将来の社会生活に重要な役割を果たす。OTRは，この意味を，保育場面を共有するなかで子どもの実際の姿と重ねて保育者に伝え，グループ特性に合わせて遊びが提供できるよう，集団支援の視点をもってかかわる。子どもが子どもらしく幼児期を過ごせることを支援する。

訪問当日は，最近の様子や気になることを職員に確認した後，保育者から得た情報の背景を探りながら保育場面を参観，ときに直接子どもにかかわる。OTRはある特定のAくんをみるのではなく，Aくんが所属するグループ，Aくんとかかわる友達，

> 作業療法士の○○○○です。町内の保育所・幼稚園を回り，子どもたちと一緒に1日を過ごします。乳幼児期は，おもいっきり体を動かし，友だちとかかわるなかで，学習の土台，やりとりの楽しさ，社会性や創造性を育てる大事な時期です。体をたくさん使って，楽しく遊びましょう。先生方とともに，子どもたちが"いきいき"と育つためのお手伝いをします。
> 　日ごろのちょっとした疑問や不安などがありましたら，どのようなことでもお気軽にご相談ください。
>
> 　　　　　　　　　　　　　　　連絡先　各保育所・子育て支援課(○○－△△△△)

図3　年度当初に園便りに掲載される紹介文

Ⅲ-1

地域での活動

Aくんにかかわる先生，Aくんが行く場所など，環境と個人を同時にとらえられるように観察し，かかわる。

図4は訪問支援時のOTRのかかわり方の一例である。例えば，右上の園庭での自由遊び場面では，OTRは氷鬼に参加しながらすべての子どもと子ども同士の関係性を観察し，気になる姿のアセスメントを行っている。さらに，一人ひとりがより主体的に参加できることを意図して動いている。OTRの子どもとのかかわり方はさまざまであり，保育者のニーズと状況に合わせて臨機応変に対応する。OTRは，子どもの達成感につなげることを目的に働きかける。また，OTRのかかわりが次の日につながることを想定して，対象となる子どもに直接かかわりをもつ。このときのOTRのかかわりと子どもの姿を保育者に見てもらうことも，意味のあることだと考える。

遊びや昼食をともにした後に，担任やコーディネーターなどとの懇談をもつ。保育者との懇談では，保育者に日常の様子との違いを教えてもらう。そして，事前に聴取した気になることについてOTの視点を伝える。さらにやりとりをして，支援方法を考えていく。また，ある特定の子どもからの視点に限らず，それぞれの立場と関係性から個人とその環境をとらえ，支援方法を考える（**図5**）。懇談時は，保育者が自然と行っていたかかわりの意義や，さらに深めたい子ども同士のかかわり合いの様子を共有することを特に大事にしている。

保育者と話をすると，その子が集団のなかでどのようにとらえられているのかが伝わる。多くの職員がいるため，担任以外から話を聞くと，また違ったとらえ方も聞かれる。OTRは，それぞれの声に耳を傾け，その保育所・幼稚園で一人ひとりの子どもが，どのように過ごしていくのかを考える。

年長児に関しては特に，就学後の姿をイメージしながらかかわる。担任は毎年変わっても，友達はほぼ同じメンバーで成長を重ねていく。幼児期の子ども同士の関係性が，その後の生活に影響を与えることを頭に置き，子ども同士の関係性を育てていきたい。

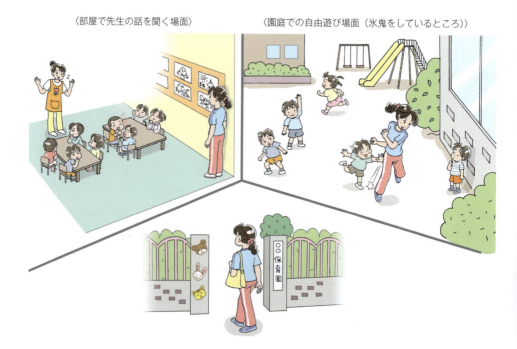

図4　訪問支援（保育所・幼稚園訪問）でのかかわりの例

町の職員として

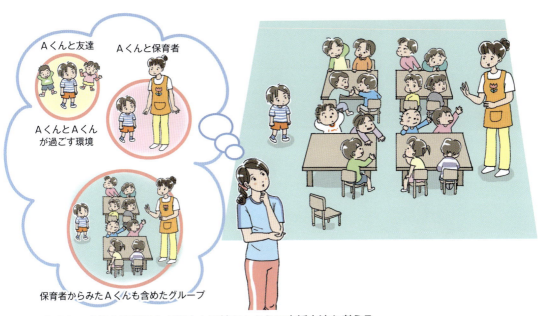

図5 それぞれの立場と関係性から個人と環境をとらえて支援方法を考える

療育グループでのかかわり（表4）

　町独自で療育の場を提供できるよう，OTRが町の職員となってから，新たに立ち上がった場である。なんらかの困り感をもつ子ども，保護者が対象となる。家庭や就園先，将来の適応をイメージして，療育の場でできるかかわりを行う。OTRが積極的に事業をつくり，保育士とともにプログラムを立案し，集団場面で子どもたちと直接かかわりをもつことにこだわりをもって展開している。

表4　療育グループでのかかわりの概要

直接かかわる対象	療育的かかわりが有効と考えられる子どもとその保護者
協働する人※1	保育士，臨床心理士
関連する人※2	保育所・幼稚園職員，保健師，学校教員
主な内容	・事業計画策定，管理 ・集団場面における対象児（本人，環境，相互関係）の評価，個別目標の設定 ・療育プログラムの立案 ・対象児・集団への直接的かかわり，具体的支援の検討 ・保護者とのかかわり ・在籍園との連携，小学校への引き継ぎ
頻度	週1回3グループ

※1：互いにかかわり合い同じ空間でともに働く人
※2：場は共有しないが情報を共有するなどで連携をとり合う人

　療育グループに所属する多くの子どもは，保育所・幼稚園に在籍している。OTRを含む療育スタッフは，保育所・幼稚園での姿を知ったうえで，療育グループでの取り組みを考えかかわる。そしてまた，療育グループでの様子を保育者と共有する。在籍園と療育グループ，それぞれの環境を生かし役割分担した取り組みができる。これらのやりとりを重ねることで，子ども像が深まり，次のかかわりへとつながっていく。
　療育グループでは，子どもと保護者が挑戦する過程を楽しみ，将来困難なことに出会ったときに問題解決する力（自己解決する，頼る，避ける，落ち込んでも立ち直るなど）の基礎を育むこと，人とのやりとりが楽しめることを大きなテーマと考えている。

図6は，OTRが療育グループで子どもにかかわる一例を示す。

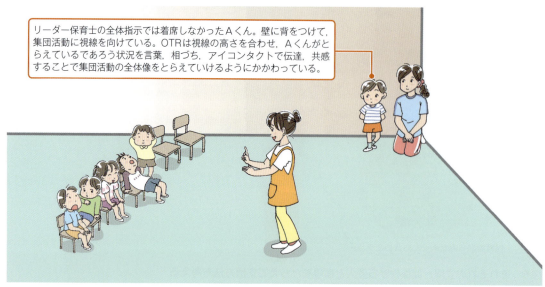

リーダー保育士の全体指示では着席しなかったAくん。壁に背をつけて，集団活動に視線を向けている。OTRは視線の高さを合わせ，Aくんがとらえているであろう状況を言葉，相づち，アイコンタクトで伝達，共感することで集団活動の全体像をとらえていけるようにかかわっている。

図6　療育でのかかわりの例

OTRは，子どもが何を見て，何を感じているのかをみて今の状況にある背景を評価する。そして，ジャストライトチャレンジとなる活動への参加に向けてかかわる。ジャストライトチャレンジとは，米国のOTR，A. J. Ayresの言葉である。簡単すぎず難しすぎない，「やってみよう」と思えて挑戦した結果達成感につながるチャレンジと解釈している。特に集団場面では複数の環境因子が複雑に絡み合うため，個人と環境それぞれと，それらの相互作用を十分にアセスメントしてチャレンジ内容を組み立てることが求められる。

COLUMN

事務室までのおつかい

　子どもたちにとって，慣れない場所，慣れない人とかかわる機会として「おつかい」をお願いすることがある。療育グループを実施している建物では，子育て支援課などの一般事務も行われている。建物内に勤める職員に，子どもたちの姿や，療育グループについて知ってもらうことも一つの目的にしている。

Aくんの場合：
「お手紙渡してくれる人？」とOTRがお願いすると，「あーい」と返事。OTRと一緒に「こんにちは」と部屋に入り，「どうしたの？」と聞いてもらって「あい」と手紙を手渡す。

Bちゃんの場合：
「下のお部屋に行って，『カメラかしてください』ってお願いしてきてくれる人？」とみんなに声をかけると，BちゃんとCくんが元気に「はーい！」と返事をする。OTRは影から見守り，子どもだけで事務室に行ってもらう。勢いよく事務室に入り，「カメラかしてください！」と大きな声で依頼。「元気やねぇ」と声をかけてもらい，満足げに療育室に戻ってくる。

OT相談（発達相談の1つ）でのかかわり（表5）

　発達相談は，町に住む子どもとその保護者が受けられる相談である。相談を利用する経緯は，保護者が直接希望する場合，健診などで保健師がつなぐ場合，保育所などの様子から保育者がつなぐ場合がある。図7はOT相談場面の一例である。OT相談では，子どもと遊びを通してかかわるなかで，保護者が気になっている点や，健診で気になった点について評価し，保護者に説明する。障害の有無ではなく，子どもの行動や，「困り感」に対して，今の姿をどのようにとらえ，今どのようにかかわるのか支援することを大事にしている。

　OTRは直接相談を受けるだけではなく，対象者がどの相談をどのタイミングで受けることがよいのか，各相談後のフォローはどうするのかについて，主に保健師とと

表5 OT相談でのかかわりの概要

直接かかわる対象	子どもとその保護者
協働する人	保健師
関連する人	医師，言語聴覚士，臨床心理士，保育所・幼稚園職員，小中学校教諭
主な内容	・保護者の話を聞く ・直接的かかわりによる評価，支援方法の検討，治療的かかわり ・子どもの姿についての説明，家庭でできることの提案 ・必要に応じて他相談，医療・療育グループの紹介
頻度	月2回+α

もに検討する。医療機関などにつながるということは，気にかける人（本人や保護者の場合もある），伝える人があってのことである。必要性を十分に吟味したうえで医療機関などにつなぐのも，OTRの一つの役割である。子どもの状態，家族の受け止め，その後のフォロー体制などを包括的に考えるうえで，OTの視点が発揮できると感じると同時に，難しさも強く感じる。当事者が納得して医療につながるためには，医療機関との連携が欠かせない。また，他職種との役割分担も重要である。例えば，OTRが医療受診を勧めた後に保健師が母の思いを聞いたり，在籍園の担任がその後の保護者に寄り添う。当初就学前まででであった発達相談の対象年齢を，18歳までに拡大した。小中学校からつながったり，OT相談として学校訪問することがある。

【相談例】
● 「母以外の人が抱くと泣くんです（保健師より）」
● 不登校傾向。どう考えていけばよいのか助言がほしい。
● 「嫌なことがあるとひっくり返る。これって変ですか？」※

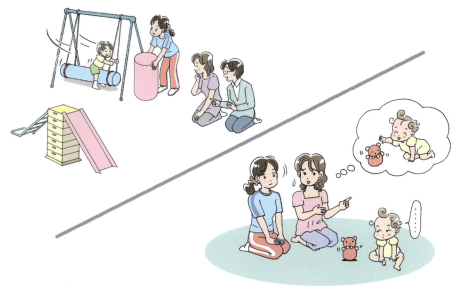

図7 OT相談でのかかわりの例

上図：※の相談に対して，OTRは子どもが「嫌なこと」と感じるのは何で，どの程度それに耐えられるのか，また，「嫌なこと」があってもひっくり返らずに乗り越えられるのはどんなときかなどをアセスメントしながらかかわっている。保健師は，子どもの姿を言葉にすることで，保護者の思いを引き出したり，子どもの姿への新たな気づきを提供したりしている。

下図：まずは母の相談事を具体的に聴取している。同時にその間の子どもの様子（はじめての空間・物・人＝OTRへの適応状況）を観察している。さらに，その後OTRが直接子どもにかかわる準備として，子どもにOTRを観察してもらっている。

母子保健事業でのかかわり

OTRは，保健福祉課より依頼を受ける形で，母子保健事業（乳幼児健診，健診後フォロー親子教室，ベビー体操教室）にかかわりをもつ。

● 乳幼児健康診査（以下，健診）（表6）

乳幼児健診は，母子保健法により市町村が乳幼児に対して行うことが定められている。OTRは当初，3歳児健診のみに直接かかわっていたが，保健師から依頼を受け，10〜11カ月健診にもかかわるようになった。

表6　乳幼児健診でのかかわりの概要

直接かかわる対象	子どもとその保護者
協働する人	保健師，臨床心理士，歯科衛生士，管理栄養士，医師など
関連する人	保育所・幼稚園職員
主な内容	・健診の場での姿や直接的かかわりによる子どもの評価・支援 ・保護者からの相談対応，家庭でできることを提案 ・必要に応じて，発達相談などにつなぐ ・「あそび」のブースを担当
頻度	各月1回（10〜11カ月検診，3歳児検診）

10〜11カ月健診

OTRは「あそび」のブースを担当し，健診に参加するすべての親子とかかわる。この時期の子どもの姿を，子ども目線で解説し，大事にしたいことを伝えている。また，待合室での親子の様子を観察したり，気にかかる姿のある親子に直接かかわったりする。相談事があったときに，保健師が保護者にOTRを紹介し，その場で対応することがある。

3歳児健診

現在，3歳児健診で新たに相談があがるケースはほぼない。この現状に，ほかの事業との優先度を考え，必要と判断されるときのみスタッフミーティングに参加している。

スタッフミーティングでは保健師を中心に，歯科衛生士，栄養士，臨床心理士などとともに，子ども・親子像を共有する。

● 健診後フォロー・親子教室（表7）

母子保健事業の一環として行われる親子教室は，健診などで子どもの様子が少し気になる，親子関係が少し気になる，保護者が気にかかっていることがあるなどの理由で，子どもとその保護者が集う場である。

表7　親子教室でのかかわりの概要

直接かかわる対象	小集団でのかかわりが有効であると判断された未就園の子どもとその保護者
協働する人	保健師，保育士，臨床心理士
関連する人	子育て支援センター職員（町内保育所保育士）
主な内容	・集団場面における対象児（本人，環境，保護者対応）の評価 ・直接的かかわり，具体的支援の検討 ・上記について従事者との共有，プログラム立案 ・保護者とのコミュニケーション

保育士がプログラムを実施する．OTRはプログラム立案にかかわり，保護者に子どもとのかかわり方をその場で伝えたり，子どもに直接かかわる．同年代の子ども集団では母と離れようとしなかった子どもが，プログラムがあることで入るきっかけを見つけられて一緒に遊ぶ姿がみられるなど，毎回子どもの姿に変化があり発見がある．**図8**は，プログラム実施後のスタッフミーティングを示す．その日みられた子どもや保護者の姿，かかわりによる変化とその理由をスタッフ間で共有し，子ども像・親子像を深める．

子育て支援センター（未就園の親子が誰でも参加できる場．各保育所にセンターが併設されており，保育所にいる保育士がセンターを担当している）に参加している親子が，親子教室にも参加している例がある．保護者が，親子教室を利用していることをセンター保育士に伝えている場合は，センターでみられた子どもの様子について，保育士が「今度○○先生（OTR）に聞いてみたら？」と保護者にOTRを紹介することがある．保護者にとって「専門職」というときに越えにくいハードルを，保育士がぐっと下げて，身近に感じさせてくれる．

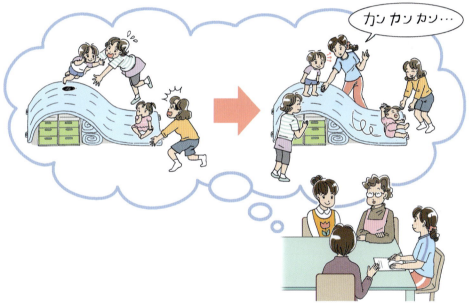

図8　親子教室後のスタッフミーティング
Aくんはマットから飛び降りようとしているが，飛び降りる先のマット下にいるBちゃんには気づいていなかった．OTRが手で踏切をつくることでAくんは立ち止まり，その結果，視線をマットに向けてBちゃんに気づくことができた．「止まる間」をつくっていくことで，周りの状況をとらえることができ，結果として適応的な姿を増やしていけると説明している場面．

子育て支援課の一員として

例えば，要保護児童に関する情報を共有するなかで，事象を事象だけでとらえず，保護者の特性，子どもの特性，通学先の環境特性，事象につながるそれぞれの関係性などを複合的にとらえ，OTRとして要保護児童担当職員に伝えることがある．

その他のかかわり
- **教育支援委員会でのかかわり（表8）**
  教育支援委員会は，町教育委員会が管轄する．OTRは，教育委員会から委嘱を受ける形で教育支援委員会に属している．

表8　教育支援委員会でのかかわりの概要

かかわる対象		就学前児童・小中学校在籍児
協働する人	訪問時	通級指導教室担当者，特別支援教育コーディネーター
	会議時	上記＋指導主事，校園長，保育所長，保健師，親の会代表者　ほか
主な内容		・就学・学びの場に関する協議 ・学校訪問による，学校教育現場における対象児童の評価，具体的支援の検討，従事者との情報共有 ・コーディネーター会議，研修会などへの出席

　ここで学校関係者とのつながりをもてることは，町の職員としてOTRがいることを知ってもらう意味でも，就学前の子どもとかかわるうえでも大きな意味をもつ。例えばOTRは，小中学校での子どもの姿をみて，保育所・幼稚園時代に大切にしたい力を考えることができる。OTRは，教育支援委員会相談部として，通級指導教室担当者とともに小中学校を訪問することがある。定期的に行う訪問支援による保育所・幼稚園への訪問とは異なり，学校から依頼を受けて訪問する。学校環境に直に触れ，教員とコミュニケーションをとるなかで，子どもたちが生活する環境を知り，一人ひとりがよりよく生きる方法を探る。

・作業所への訪問（**表9**）

　本町には共同作業所が3カ所ある。作業所利用者は，町の人口が少ないこともあり，生活支援を主とする利用者から，企業就職を目指す利用者まで幅広い。障害種別ではない。

表9　作業所への訪問の概要

かかわる対象	作業所利用者
協働する人	作業所職員
関連する人	社会福祉協議会職員
主な内容	・利用者についての観察，直接的かかわりによる評価，作業適応の検討 ・職員研修会への参加

　OTRは，作業所からの依頼により，年に数回訪問をしたり，職員研修に同席したりするようになった。OTRは，作業所を生活の場の一部とする人に触れ，本人の行動開始のきっかけとなるもの（動機，指示，伝え方など）や作業効率，コミュニケーションをお互いに楽しみ活かせる方法などを考える。OTRは，利用者の姿から，幼児期や就学期をどのように過ごしてきたのかを想像する。また，今かかわっている乳幼児期の子どもたちの姿を思い浮かべ，今どのようなかかわりができるかを考える。縦（時間）の流れを意識するうえでも貴重なかかわりである。

・就学前発達障害担当者として（**表10**）

　OTRは，発達支援事業担当者として，近隣の市町（保健所圏域）の保健・福祉・教育現場の発達障害担当者による会議に出席する。

表10　就学前発達障害担当者としての業務の概要

関連する職員	近隣市町就学前発達障害担当者，保健所担当者，教育局担当者
主な内容	発達障害にかかわる町での取り組み報告，課題や今後の展開についての意見交換，情報共有

会議では，現状や課題を把握し合い，今後の展開を検討する。直接子どもにかかわる従事者のみの視点ではなく，事業をつくる側の意見を聞くことができる。逆に，直接かかわる立場として意見を伝えることができる。OTRとして直接子どもやその保護者にかかわっている立場でこの会議に出席できることは貴重である。

3 まとめ

　本町に勤め，10年が過ぎた。就学前の直接支援の場で出会った子どもが小・中学生になり，ライフステージに応じた相談を受けることが増えてきた。過去・現在・未来を共有させてもらえる貴重な環境と感じている。同時に，「彼らにとって生きやすい町になっているだろうか？」と考え，まだまだと実感させられる日々である。障害の有無に関係なく，町に住むすべての子ども・人が生き生きと生活することを支えるOTを展開できるよう，人・環境・作業の相互関係をダイナミックにとらえ，「町でOT」したいと考えている。

（石原詩子）

【文献】
1）総務省：地方公務員法．（http://law.e-gov.go.jp/htmldata/S25/S25HO261.html，2018年6月現在）
2）山田　孝 監訳：地域に根ざした作業療法，協同医書出版社，2005．
3）酒井康年：地域で行う作業療法（特集 学校へ行こう！ Part 2 地域の学校でOTができること）．OTジャーナル46（8）；1037-1041，2012．

2 フリーランスから事業家作業療法士として

1 はじめに

　本書の初版（2012年刊行）では，2011年度日本作業療法士協会会員統計資料より，「作業療法士（以下，OTR）の有資格者は57,196人，うち協会会員数は44,958人であった。その資料に基づくと，発達領域のOTRに該当すると思われる児童福祉法関連施設と特別支援学校に勤務するOTRは，989名であり，会員数の約2％となる。当然，一般病院や訪問リハ等で，発達領域の作業療法（以下，OT）に携わるOTRもいるが，いかに発達領域に勤務しているOTRが少ないかが目の当りとなる」と記した。2018年5月現在において，OTRの有資格者は，89,717人，うち協会会員数は56,030人となっている。2016年度日本作業療法士協会会員統計資料では，児童福祉法関連施設と特別支援学校に勤務するOTRは，955名となっている。有資格者は年々増えているが，発達領域のOTRは入れ替わりはあるのかもしれないが，数では増えていないのが現状であり，会員数の割合からすると下がっているかもしれない。ここで断言できないのは，協会会員になる新人OTRの割合や協会会員に実施されるアンケートの統計資料を参考にしているからである。

　筆者は，重症心身障害児・者施設に勤務していたが，施設に属することのメリット・デメリットを考慮したうえ，2010年4月より「有限会社あーと・ねっと」においてフリーランスのOTRとしてOTを展開している。

　フリーランスになった目的は大きく2つある。1つめはOTの有効性を広く啓発し，OTRが広く活用され，今後のOTR雇用に結びつけたいと考えたことである。冒頭でも述べた通り，発達領域で働くOTRは，施設自体が限定されているので，地域差もあるが雇用が飽和状態になっているところが多い。発達領域に興味をもつOT養成校の学生がいても，実習施設や就職先が少ないため，他領域で就職することも少なくない。筆者は，OTRがまだ十分に活用されていない施設などにOTRの有効活用の例を示し，雇用に結びつけたいと考えている。

　2つめは，OTが医療的枠組みだけではなく，福祉的・保健的・教育的枠組みなどのなかで活用されることで，生活に根づいたサービスを提供したいと考えたことである。筆者は施設に勤めていた際，自治体のOT相談を担当していたこともある。子どもと出会い，保護者が抱える相談事を，遊びを通したOTで分析・評価し，生活のなかで取り組めるホームプログラムを伝えるというものである。そのなかには，短期間でも継続的なOTを勧めたい子どももいたが，医療機関を受診しなければならないと言われると，拒否してしまう保護者も多かった。これが，医療的枠組み以外でもOTの提供を図りたいと考えるようになった一つのきっかけであった。OTは，生活のなかで活用できる可能性が非常に高いと考える。新たな活用方法を開拓していくことが，前述の一つめの目的にも効果的であると考えていた。

2 あーと・ねっとの業務形態

　あーと・ねっとの業務種別は，起業当時は大きく3つに区分されたが，徐々に拡大してきている。当時の業務種別は，「個別相談業務」「派遣提携業務」「講演等業務」であった。

フリーランスから事業家作業療法士として

● 個別相談業務

　医療とは異なり，自由契約に基づく個別相談となる。依頼者の自宅を訪問し，自宅や外出などで相談・療法を提供する形態と，3家族程度で地域の賃借スペースを予約してもらい，そこに出張訪問する形態に分かれる。

　在宅訪問は，主として運動障害をもつ対象児が多い。一般的な訪問リハビリテーションのサービスを利用することも不可能ではないが，地域によっては発達領域のOTは提供できないと断られることがあったり，より発達領域についての理解が深いOTRを求めて希望されたりすることが多い。また，運動障害をもたない対象児でも，余暇支援や家庭内でできる取り組みのサポートを希望されることも多い。

　地域の賃借スペースへの訪問は，コミュニティセンターや公民館（図1），会議室，マンションの集会ルーム（図2）などさまざまである。

　遊具は，組み立て式のトランポリンやスイングといった大型遊具や小型玩具などを持ち込んだり，その場にあるものを工夫して活用したりしている。遊具の活用に関しては，安全管理を最優先にしたうえで，さまざまな工夫を行っている（図3）。

　個別相談業務の対象となるケースでは，発達障害の有無は関係なく，生活全般の行動面に対して家族が心配を抱える対象が多い。

　個別相談の実施形態としては，時間を区切って1人ずつ順番に個別OTを提供することが多い（図4）。それ以外にも，家族の希望や主訴に応じて，ペアやグループでセッションを行うことも少なくない（図5）。

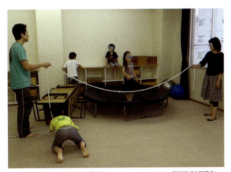

図1 公民館の賃借スペースでの個別相談

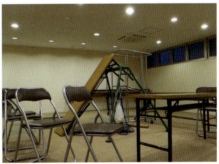

図2 マンションの集会ルーム

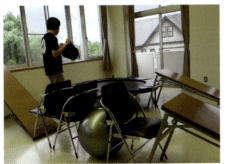

図3 遊具の工夫（机や椅子を用いたサーキット）

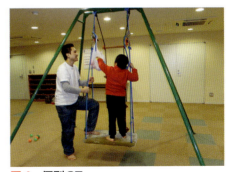

図4 個別OT

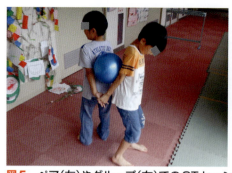 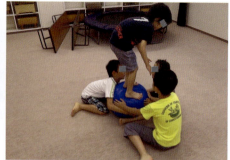

図5　ペア(左)やグループ(右)でのOTセッション

◉ 派遣提携業務

市町村への派遣業務

　市町村や公益・その他法人，一般団体などへの派遣提携契約に基づく業務である。業務内容は，派遣提携先に応じて多種多様である。

　市町村では個別のOT相談業務が主で，市町村が保有する保健センターなどのスペースで実施する。健診フォローとしての位置づけで，医療機関に相談するまでには至らないが，専門的な知見で子どもと家族をサポートすることが目的のケースが多い。それぞれの業務提携先によって異なるが，保健師や子育て支援担当の保育士と連携をとることが多い。

- **健診フォローの親子教室**

　健診フォローの親子教室にかかわることも少なくない。心理士や保健師などと一緒に親子教室の運営を行い，子どもの評価やかかわり方のモデルを提示すること，家族が抱える子どもに関する心配や悩みの解決に結びつく助言を行うことが目的となる。図6は，OTRがサーキット遊びの設定を行ったものである。OTRがかかわることで，遊具の使い方のバリエーションが広がる。また，遊具の使い方や身体誘導，遊びへの誘い方の配慮点を伝えるなかで，OTの視点を共有していくことができる。

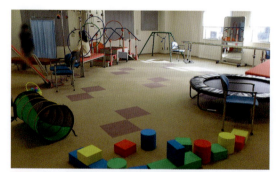

図6　親子教室のサーキット遊びの設定

- **保育所・幼稚園・こども園，学校などへの訪問**

　市町村への派遣業務の一環として，保育所・幼稚園・こども園，学校などを訪問する機会も多い。個別相談に来る子どもの生活の様子を把握したり，集団のなかでの様子を評価したりすることで，より具体的な支援を図ることが目的となる。学校訪問では生活面・行動面に限らず，学習支援にもOTの視点が活用されることが多くなって

きている。

　OTRの活用方法は，当初は個別アセスメントをOT視点で実施することが多かったが，気になる子どもを含めた集団運営を保育士や教師と相談・検討することや，保育プログラムの立案や運営（サーキット遊びや室内遊び，体育授業など，図7，8）を行うことも増えている。OTの活用の幅は広がってきている。

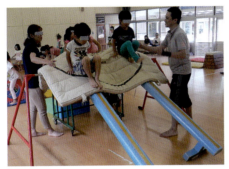

図7　サーキット遊び

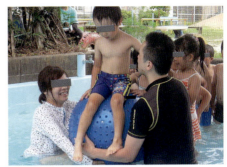

図8　プール保育への参加

- 健診

　健診にもかかわることがある。筆者はOTを啓発して，より手軽に相談してもらえるように，意図的に乳児期前期・後期健診に携わっている。前期健診では，発達の基礎から，子どもがとる行動の意味や，子どもとのかかわりにおける大切な視点について，セミナー形式で家族に伝える。抱き方や遊び方，姿勢の相談などは，保護者主体で挙げてもらい，少しでも家族の心配や不安を軽減できるような保健的位置づけで，OTを伝えている。

　後期健診では，医師や保健師からみて，姿勢や運動，行動面で気になる子どもを対象に，個別相談という形で相談に応じている。前期健診で家族との面識ができているので，緊張感は比較的高くない状態で相談に入れる。家庭でできる遊びや配慮点を伝えるだけではなく，継続的に相談したい子どもは個別相談で続ける形となる。

公益・その他法人への派遣業務

　公益・その他法人との提携業務で多いのは，児童発達支援センターや児童発達支援事業所，放課後等デイサービス事業所にかかわることである（市町村が運営している場合もある）。

　児童発達支援センターや児童発達支援事業所，放課後等デイサービス事業所にかかわるOT支援であっても施設ごとにOTRの活用方法は異なり，療育場面に関与する場合と，個別OTを実施する場合がある。

　療育場面への関与は，集団のなかでの子どもの様子を評価し，子ども同士の力動を踏まえたOT支援になる。また，OTRの視点を，ほかの関連職種に伝達していくことも大きな役割となる。

　個別対応の場合は，集団に生かされる個の特性を評価し，かかわり方を見出していく役割が主となる。また，施設外の位置づけのOTRなので，保護者から施設に関する率直な思いを相談されることも少なくない。施設には直接伝えられないような家族の思いを加味，調整したうえで，施設での支援の方法を検討していく役割となることも多い。

また近年，児童発達支援センターや児童発達支援事業所，放課後等デイサービス事業所にOTRが雇用される機会は増えている。筆者が訪問するそういったセンターならびに事業所でもOTRが雇用され，筆者自身も，子どもに対する直接支援だけでなく，OTRに対してのスーパービジョンといった人材育成の業務が増えている。子どものアセスメントだけでなく，ほかの専門職スタッフとの分業や協業をどのように組織立って検討できるか，センターならびに事業所の事業展開や収支といった経営面に対してのコンサルテーションを含めて，スーパービジョンを行っていることが多い。このようにOTの視点は，医療的枠組みにとどまらず，福祉的枠組みにも大いに活用されてきていると実感している。

親の会主催の作業療法セッションへの派遣業務

主に親の会が母体となっている法人や団体は，地域の子どもに向けてOTのセッションを提供していることがあり，その業務に提携させてもらっている。地域病院などでのOTは回数が制限されていたり，年齢で終了時期を迎えてしまうことも多い。また，待機期間が長いことなどもあり，必要な時期に，必要なOTサービスを受けられない場合も少なくない。そのような背景を踏まえ，親の視点から必要時にOT相談や療育を受けられる受け皿を設けたいという思いで，この業務を開始している。

あーと・ねっとの個人相談業務と類するものであるが，窓口が法人や団体となる。会員制などのシステムを設け，年会費などを収めることで，1回当たりの費用は比較的安価（あーと・ねっとの個人相談業務よりも安い）で，OTを受けることができる。親の会が母体ということもあり，保護者同士のネットワークづくりや子育ての悩みを相談できる場にもなっており，OTRの支援だけではなく，多角的に子どもと家族を支援することができている。

キャンプやレクリエーション活動の企画・運営

親の会が母体の法人や団体とは，キャンプやレクリエーション活動などの企画・運営も協同で実施している。

子どもが将来自立するための準備の場として位置づけ，運営に取り組んでいる。キャンプでは，生活場面の評価・支援に当たることができる。企画段階から法人・団体と協同しているので，OTの視点ならではの料理やイベントなどを盛り込み，個々の目標を明確にしたうえでかかわることができる。また，親の会ならではの子どもへのきめ細かい配慮や願いを含めた支援もあり，OTR自身も学ぶことが多い。

図9は，2012年度に開催したキャンプの一場面である。キャンプ内のイベントとして，七輪陶芸を行った。全体の手順や子どもができる作業の分担などは療育スタッフが考え，個々に合わせた段階づけや工程の工夫などをOTRがアドバイスするといった形で実践した。キャンプ前の打ち合わせの様子を**図10**に示す。

◉ 講演等業務

OTの活用が広がるにつれて，講演などの依頼を受けることも増えてきている。業務提携先の施設職員や保護者向けの講演が多い。

市町村や保健所などが主催する保育所研修や保育士向け研修も多くなり，関連職種にOTの視点を活用しようという期待の高まりも感じる。**図11**，**12**は，保育士を対象とした研修の場面である。保育所内にある遊具を活動分析してもらい，遊具の特性

と子どもの発達にどのような結びつきがあるのかなどを検討して発表したり，遊具体験を通して遊具設定の工夫や段階づけを実感してもらい，改めて子どもたちの視点を分析的にとらえ直す機会となっていると考える．

　保育士だけではなく，ほかの関連領域においても，OTへの注目が高くなってきている．そのなかで特別支援教育も開始され，教員向けの研修（校内研修，長期休暇中の職員研修）なども多い．学校内で取り入れられるOTの視点に，関心が高くなっていることを実感する．子どもの個別的なことだけではなく，授業全般においてOTの活用や学習支援に対する具体的方法などを研修する．また，その延長として，人権学習などでよんでもらうことも多い．ユニバーサルデザインの授業づくりや，障害への理解を子どもや保護者に促して障害を個の特性ととらえ，障害児をともに支え合いながら成長していくシステムの構築に一役買うことも，OTに期待されている．

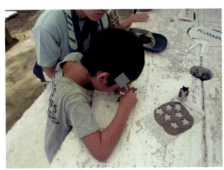
図9　キャンプでの七輪陶芸

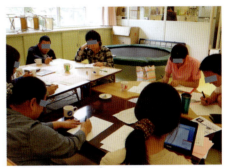
図10　キャンプ前の運営スタッフ打ち合わせの様子

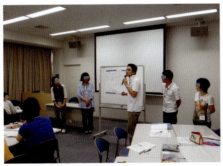
図11　保育士向けの研修でのグループワーク

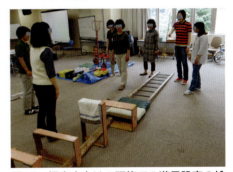
図12　保育士向けの研修での遊具設定の検討

③ 事業としての広がり

　発達領域，特に発達障害に関して，世間での認知度は格段に上がっている．「早期発見・早期療育」の考えに基づき，健診で「要フォロー」から医療機関につながるお子さん・ご家族も多くなっていると思われる．そのようななかで，医療におけるOTの役割は強くなっており，ニーズも高い．利用者はどんどん増える一方で，長期間の待機者が増え，やむをえずクール制や年齢制限を敷いている医療機関も少なくない．筆者としては，当初フリーランスで活動する目的ともなった，「なるべく多くのお子さんにOTのサービスを提供したい」という考えのもと，次の事業を展開している．

◉ あーと・ねっとセッションスペースの開所

2013年4月より，個別セッションを行うセッションスペースを開所した。自由契約に基づき，完全予約制で，1回40分のセッションを提供している（**図13**）。年齢や障害にかかわらず，OTRに相談したい人を対象にしている。期間や回数の制限も設けておらず，利用者が納得するまで通うことを可能としている。現在，乳児から大学生まで，幅広く利用いただいている。

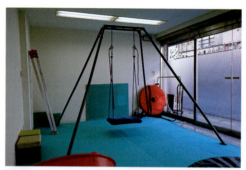

図13 セッションスペース

◉ あーと・ねっと しーどの開所

2017年9月には，2つ目の事業所となる「あーと・ねっと しーど（以下，しーど）」を開所した。しーどの事業は大きくは2つで，1つは，放課後等デイサービス事業である。もう1つは，しーどのその休日および営業時間外での，自由契約に基づく個別セッションの提供である。

しーどは，筆者のほかにOTRが2名と教育専門職1名体制で運営している。しーどのほかの放課後等デイサービスと異なる点は，OTRがサービス提供を行っている点である。現在はまだ利用者が多くないので，集団療育は行わず，個別療育という形でサービス提供を行っている。近隣地域では，集団療育が主であり，またOTRが事業所内にいるところがないので，特色ある放課後等デイサービスを実施できている。

このしーども，地域でOTサービスを受けたくても受けられない対象者が，福祉サービスを活用してOTRによる支援を受けられるようにと考え，開所したものである（**図14**）。

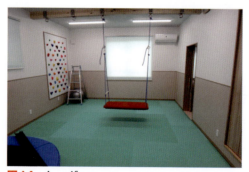

図14 しーど

表1は，筆者の1週間の業務スケジュール例である。業務は基本的に，午前・午後・夕方の3区分で実施している。依頼に基づいてスケジュールを調整するが，当然，すべての調整を自分自身で行わなければならない。派遣提携業務や個人相談業務は年単位で契約を行うため，年度開始の4月の時点で，ほぼ1年分のスケジュールが決まることになる。

表1　筆者の1週間の業務スケジュール例

	月	火	水	木	金	土	日
午前 （9：00～）	しーど個別セッション	市町村保育所等訪問	児童発達支援センター訪問	在宅訪問相談業務	－	セッションスペース個別セッション	親の会母体NPO法人相談業務
午後 （13：00～）				教育委員会学校訪問	セッションスペース個別セッション		
夕方 （18：00～）		親の会母体NPO法人相談業務	セッションスペース個別セッション	セッションスペース個別セッション			－

4　フリーランスから，事業家として働くとは

　組織に属さないため，自己責任の下で自由な発想のなか，業務を進めることができる。フリーランスになって一番よかったと感じることは，関係をオープンにしながら子どもと半永久的に付き合いを続けられることである。また，組織に属さないからこそ壁がなく，家族も気軽に相談してくれるようにも感じる。ただし，「気軽に」相談してくれるが，その内容は一概に「気軽」だとはいえないことも，フリーランスとなった成果かもしれない。より親密な相談を受けることも多くなった。将来の不安や，家族・兄弟間の不安や心配事，担任や加配の先生の相談，保護者同士のつながりの大変さなど，よりリアルに相談を受けるようになっている。筆者自身が半永久的な付き合いができるという安心感から，そのような相談に対しても構えることなく，受け入れる姿勢を示しているのかもしれない。

　ICFで示される「個人因子」や「環境因子」の情報は，施設に属していたときと比べると，格段に多く知り得ることになっていると思われる。子どもを包括的にとらえて支援していくうえで，非常に参考になることが多い。肯定的にはそう解釈できるが，非常に責任が重く，プレッシャーを感じることも事実である。しかし，プレッシャー以上に得るものがあるように努めることが大切である。

　また，組織を離れたからこそ，さまざまな施設で多くの職種と一緒に仕事ができている。他職種と連携をとることは，他職種の専門性を理解することに非常にプラスに働く。そのなかで，OTの専門性をクリアにすることにもつながる。また，多くの職種の知見を踏まえたうえで，支援の在り方を検討することにもつながる。「井の中の蛙，大海を知らず」ではないが，多方面の施設や地域と提携するなかで，その地域の特性やシステムを知り，その利点とそうではない点を整理することで，それをほかへと応用することにつながるのである。常に興味関心を示し，多くの情報を感知して吸収しなければならない。ただ，それを鵜呑みにするのではなく，分析と整理をすることで，ほかへの応用に結びつくものと考える。その分析と整理こそが作業分析・活動分析でもあり，OTの醍醐味と考え，筆者はそのこと自体を楽しむように心がけている。

　そして初版刊行（2012年12月）から現在（2018年8月）までの間で，フリーランスから，事業を立ち上げる立場を担うようになった。一番変化したことは，自分自身のことだけを考えればよかったことから，スタッフのことをも考えなければならなくなった点である。事業のスタンスは，個々の理想をどうすれば実現していけるかをスタッフ皆で検討することである。個々の理想や思考を共有し，なぜそういった理想・思考に至ったかを尊重し，事業を進めていきたいと考えている。

⑤ 今後の課題，フリーランスや事業家としての難しさ

フリーランスとなるときにまず考えなければならないのは，収入のことであった。当然，事業を担うようになるとそのスタッフの人件費も考えなければならない。先にも述べたが経営に関しては，スタッフの理想や思考があるので，その事業計画をみんなで立てるようにしたいと考えている。フリーランスのときは，自分自身で経営を方向づけ，計画していかなければならない難しさがあったが，スタッフの人数分の思考を熟考することも，また異なる難しさがある。筆者は起業当時，1，3，5年後の計画を立てた。実際に運営を始めてみないとわからないところも当然あるが，5年後のビジョンを立てておかなければ，段階を追って何をしなければならないかが不明確になり，毎日が時間に追われる結果となる。当然，計画の見直しは実施するが，よい意味でも悪い意味でも不測の事態が起こったときに，樹形図のようにほかの選択肢を選んで対処可能な範囲内に収められるよう，計画を立てなければならないと考えている。この点に関しては，各事業において計画し，それを集約するようにしている。

このような経営のノウハウは，筆者自身はNPO法人と提携するなかで学ばせてもらうことが非常に多い。自治体や大きな法人に関しては，子どものいる現場にはOTRとしての役割があるが，運営に関与することはまずない。一方，NPO法人は母体が大きくないこともあり，子どもの支援だけではなく，子どもの将来に関して相談を受けることも多いので，NPO法人が子どもの将来のために今するべき事業運営について，一緒に考えることとなる。特に，親の会が母体となっているNPO法人はこの傾向が顕著であり，ともに学び合いながら業務提携している。

また，収入を安定させるには，当然ながらOTRとしての力量（臨床力）が必要になる。自由診療でのサービスでは一定額の報酬をもらっており，それに見合うだけのサービスを提供しなければならない。また，提携先の施設に対しても同じことがいえる。常にこのことを念頭に置いてサービス提供を行う責任がある。筆者もまだまだ未熟な点も多く，子どもに十分なサービスを提供できずに落ち込むときがある。ただ，それを引きずることは，ほかに迷惑がかかるので許されないと考える。フリーランスとして働くうえでは，頭を切り替える能力も必要かもしれない。弊社のスタッフの力量をどのように向上させていくかということも，とても難しいことである。個々の個性を踏まえながら実施することは，まだまだ手探りではあるが，そのプロセスもOTならではなのかもしれないと感じている。スタッフとは，ときにけんかし，ときに涙することもあるが，1人のフリーランスとして仕事に携わっていたときとは異なり，仲間がいる心強さを感じている。

他職種と多くかかわるなかで，言葉に解説や通訳が必要なことを実感している。OTで用いる専門用語を，相手に正確に理解してもらうように話さなければならない。また，共通言語だと思っている単語が，実は解釈が異なる場合もある。定義を確認したり変換したりしながら連携しなければ，協業のベクトルがずれてしまうことがある。組織に属してそのなかで協業する際には，慣れや組織内の文化に基づいて暗黙の了解で通じることがあるかもしれないが，施設ごとの提携においては，丁寧に確認しなければ誤解や違和感を与えることになるので，注意が必要である。

最後に，広い意味での健康管理はとても大切だと年々実感している。事業運営を実施しているが，まだまだ個人セッションや派遣業務の割合は多い。けがや体調不良で仕事をキャンセルすると，収入に直結するのである。仕事量の調整やコーディネートも自分で行っている。事業所の代表として矢面に立つ業務も増えている。もちろん

スタッフに支えてもらっていることも多々あるが，個人相談業務の場合，遊具の搬送，設定などはすべて1人で行わなければならない。多いときには1日に3回，トランポリンやスイングフレームなどの遊具設定を行うこともあるため，体力が求められる。そのため，自己の健康管理をしっかりと行わなければならない。大きなことはできないが，対象となる子どもや家族のためには，細々とでも長く続けることが求められると考える。

自己管理と収入のバランスをどのようにとるか，またニーズに合わせてどのように調整するかは，今後，より検討していかなければならない点である。

⑥ おわりに

冒頭でも述べたが，起業した目的はOTRの雇用を広げることと，幅広い活用につなげることである。少しずつではあるが，他領域にもOTの有効活用が示され，雇用に結びつくケースが出てきている。

そのようななかで，今後考えなければならない点も出てきている。雇用先を開拓してOTRの雇用に結びついた施設では，100％に近い確率で1人職場になり，そのOTRに多大な期待がかかってしまう。経験者が雇用される場合は大きな問題には至らないかもしれないが，新卒者が雇用された場合でもあっても，同じOTRとして先駆的に開拓した先輩OTRと同じような仕事・能力を期待されるのである。筆者の場合，派遣提携業務が継続されれば，先輩として助言・育成に協力することが可能である。正規雇用に予算があてられて派遣提携が終了となる場合もあり，結果的にOTRが育たない場合もある。OTRの雇用の場を広げるだけではなく，雇用後の育成に関する業務を検討していくことが，今後必要だと実感している。十分な即戦力になるとはいかないまでも，未来の伸びしろを感じられるOTRを育成するうえでは，OTR養成校の学生指導に関与していくことも，今後の筆者自身の課題かもしれない。

また，起業する専門職も増えてくると思われる。筆者は起業がしたくて起業したわけではなく，自分が治療・実践するなかで，またOTを啓発するなかで，地域のニーズに耳を傾けた結果が，セッションスペースやしーどの開所であった。インターネット上の，起業すれば儲かるといった宣伝を見るたびに憤りを感じる。なんのために起業するのか，なんのためにわれわれはOTを提供しているのかを忘れてはいけないと思う。現在筆者が実践できているOTは，まだまだ発展途上である。時代の流れ・ニーズに合ったものを，臨機応変につくっていきたいと思っている。

人は，身体に凝りを感じれば，体操をしたりマッサージ器を用いたりして，凝りをほぐそうとする。それでも無理な場合は，マッサージを受けに行くこともある。それでは，脳の凝りについてはどうだろうか。脳の凝りは趣味などでほぐす人が多いと思われる。ただそれだけでは，ほぐせない場合はどうだろうか？　OTは作業を通して凝りをほぐすことが可能だと考える。これは，筆者自身の目指すOTの一つの形かもしれないと思っている。科学的根拠に基づく成果は示されないかもしれないが，対象者にとっての価値あるものを，その人に提供できるのではないかと考える。その人の人生に，occupyできるものに，occupyできる人という存在になれるように，今後も努力し続けなければならないと思う。

（灘　裕介）

3 地域作業療法の展開

1 はじめに

　筆者は現在，地域支援を担当する部署に配属されており，その仕事にあたっている。障害児福祉領域では当たり前のこととなったが[1]，筆者が所属する施設では提供する支援を，発達支援・家族支援・地域支援の三層構造でとらえている（図1）。

　発達支援とは，作業療法（以下，OT）でいえば，子どもに直接OTを提供することである。家族支援は，発達期にある子どもの支援を考えるうえで，なくてはならないものである。家族の指導ではなく家族の支援である（p.67参照）。子どもが，家族が，それぞれの地域でそれぞれの家族にあった生活スタイルを自由に選択し，実現するためには，広くはインクルーシブ社会（共生社会）の実現に代表される地域全体に対する啓蒙活動や理解の推進，ハード・ソフト両面におけるバリアフリー環境の実現などが不可欠であると考えている。そのために，われわれがもっている力を少しでも地域の発展のために使っていこうとすることが地域支援である。

　具体的に当施設が行っている活動としては，保健センターへの心理職員の派遣，幼稚園・保育園・学童保育などへの巡回相談，学校からの依頼による巡回相談，地域ネットワーキングの実践，特別支援学校に対する外部専門家導入事業での職員派遣，他施設に対するコンサルテーションなどである。

　ここではこれらの活動を通じてOTとして大切にしたいことをまとめる。

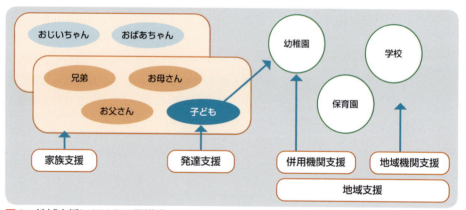

図1　地域支援における三層構造

2 治療構造としての理解

　子どもに直接OTを実施する場合，図2のように身体誘導を行ったり，身体接触を伴ったりしながら活動を行うことは少なくないであろう。このとき，作業療法士（以下，OTR）と子どもは共通の活動を行っているイメージを，われわれOTRはもつであろう。

　しかし，この場面を丁寧にみると，違った構造がみえてくる。かかわっているOTRが従事している作業はOTであり，子どもへの発達支援を行っている。一方，身体接触を受ける子どもが従事している作業は，遊びであり，ボールを入れようとすることである。われわれに馴染み深い実践場面であり，「一緒に活動している」という思いをもちがちだろうが，実際には，この場面にかかわっている人がそれぞれ従事して

294

いる作業が異なる二重構造になっていることがわかる[2]（図3）。

この見方を地域支援に押し広げてみると、地域では多くの人がかかわっているというだけではなく、それぞれの人がそれぞれの作業に従事し、その作業が幾重にも交差している場であることがみえてくる。

山根[3]は「変化に富んだOTのプロセスと効果を、個人の技術やセンスによる職人芸といわれるような域に留まらせることなく、理解し見えやすくするためにOTの構造」をとらえることが重要であると述べている。それは、「OTを構成する多彩な要素とそれぞれが相互に作用するという構造」である。

このことからもOTとして地域支援を考えたときには、地域とは、そこにかかわる人たちと、それぞれが従事する作業とが交差している場であり、OTの治療構造としてとらえることが重要であるといえるだろう。つまり、関係者を単なる関係者として認識するだけではなく、治療構造における多彩な各要素として認識することであり、その相互作用を理解していくことであると考えられる。

例えば、地域の学校に通っている子を例に考えると、その子を囲む構造に含まれる要素としては、保護者、担任、保健室の先生、クラスメイト、校長や副校長などの管理職、ときにスクールカウンセラーやクラスメイトの保護者などを挙げることができる。

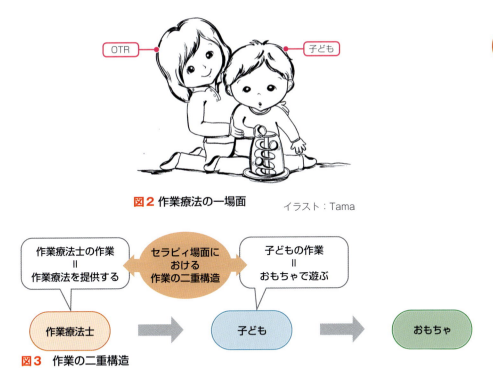

図2 作業療法の一場面　イラスト：Tama

図3 作業の二重構造

3 治療構造のヒント

治療構造を考えるときには、OTRがどのようなスタイルで地域に関与するかを整理することが重要であると考えており、先に筆者は5つのモデルとして分類している[4]。

①セラピストモデル（図4①）：対象となる子どもは施設には通所せず，OTRが所属施設から地域に派遣され，派遣先でOTを実践する方法。いわば，OTのデリバリーである。訪問リハビリテーションなどがこれに該当する。主訴のもち主は子どもと保護者であることが多い。

②機関連携・協働モデル（図4②）：通常は，対象となる子どもが施設に通ってきてOTを行っている。一方，子どもは日常的に幼稚園・保育園・学校に通っていることがある。施設で担当するOTRが子どもの所属する機関に出向き，対象となる子どもの日常生活を行動観察し，担任の先生などと情報交換をする方法。主訴のもち主は，子ども・保護者・担任・OTR自身と多様であることが考えられる。

③コンサルテーションモデル（図4③）：地域にある幼稚園・保育園・学校に派遣されて，そこで子どもにかかわる方法。派遣先の担任の先生などと，対象となる子どもについて情報交換などを行う。主訴のもち主は，子ども・保護者・担任・機関の責任者など多岐にわたる。このモデルが①②と大きく異なるのは，対象となる子どもに対してときに直接評価などを行うこともあるが，基本的にはOTを直接提供することが絶対条件ではないことである。

④メッセンジャーモデル：講演会などで講師を務め，知識・技術を伝える役割を担う方法。

⑤健診参加モデル：各地域で行われている乳幼児健診に参加するモデルである。対象は乳幼児であるが，発達が気になる子どもだけではなく，子ども全体が対象となる点が①～③と決定的に異なる。OTを提供するよりも，OTの視点を活用するスタイルといえるだろう。

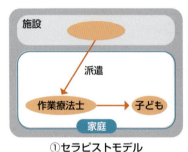
①セラピストモデル

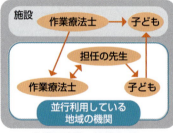
②機関連携・協働モデル

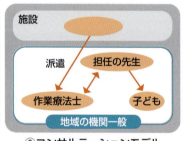
③コンサルテーションモデル

図4 地域へのかかわり方モデル

（文献3より引用）

　なお，2012年4月に施行された法律※により，保育所等訪問支援が創設された。障害児福祉においては初のアウトリーチ型サービスである。それまでのいわゆるハコ物中心のサービスとは一線を画す成果が得られる興味深いサービスである。この場合の実施モデルは①③である。①も実施可能である点が特徴的である。

【注釈】※障がい者制度改革推進本部等における検討を踏まえて障害者保健福祉施策を見直すまでの間において障害者等の地域生活を支援するための関係法律の整備に関する法律

地域作業療法の展開

4 主訴のもち主と主訴の絡み合い構造について

⦿ 関係者の主訴の把握

　OTの治療構造において，各要素間の相互作用を理解するために欠かせないことが，各要素，つまり関係している人たちの主訴を把握することである。

　ここで主訴という言葉を用いているが，一般に主訴とは，患者や対象者が表明した大切な思いという意味で用いられることが多いだろう。その意味からは，患者でもOTの対象者でもない関係者が抱いている思いに対して，主訴という言葉を当てることに違和感があるかもしれない。しかし，地域支援における実際の場面においては，主に主人公になる子どもを取り巻く関係者のさまざまな思いが交錯することを目の当たりにすることが多い。ときに明確に，ときに本人達も意識しない形で影響力を与え合っている。各自が意識しているかどうかは別にして，その場の関係者の思いを把握することは，とても重要なことである。なおかつ，実際の地域支援の現場における関係者が，例えば親として教師として，「こうしたい」「こうしたくない」「こうなってほしい」「こうはなってほしくない」などの強い思いや願いを，各々が抱いているはずである。

　こういったことから，OTないしOTRの明確な対象ではなく，明確な主訴でもないかもしれないが，その場面・状況における陰日向の影響力を考えたときに，「主訴」ととらえたい。前項「治療構造のヒント」において5つのモデルを紹介するなかで「主訴のもち主」と表現したが，それぞれのかかわり方のスタイルにおいて，中心的に主訴をもっていることが多い人を表している。

　例えば，**図2**のOT場面をみてみると，子どもの主訴は，仮に「おもちゃで遊びたい」「ボールをうまく入れたい」だとする。OTRの主訴は，この子に「楽しく遊んでほしい」「遊びを実現して喜んでほしい」，ときには「手を上手に伸ばしてほしい」であったり「バランスを保っておけるように」「私に慣れてほしい」などであるかもしれない。つまり，「作業の二重構造」として整理することにより，異なる主訴をもつ者同士であることを把握できるようになるのである。

⦿ 地域支援の場は関係者の主訴が絡まり合っている

　地域支援の場面に視点を移したい。主な関係者は，一般には対象となる子ども自身，保護者，担任の先生だとする。生活場面での対応を考えていくときに想定される，各人の主訴の一例を挙げてみたい。子どもは，子ども自身の「成長したい」という成長への欲求や，「動きたい」という行動の欲求，「先生の話がわからなくて困る」という理解上の特徴，「友達と遊びたい」という年齢相応の欲求などを抱えている可能性が考えられる。保護者は「子どもの育ちが心配」という悩みのほかに，「ほかの保護者からどう思われているか」「仕事と育児とのエネルギー配分」や「兄弟の育ちも心配」という思いを抱えているかもしれない。担任の先生としては「この子の育ちが心配」のほかに，「この子をどう理解したらよいのか」とか「保護者とどう話したらよいのだろう」だったり「管理職の指示だからしかたない」という思いを抱いている可能性もある。

　このように地域支援の場においては，一見すると1人の子を中心とした関係者がチームを組んで，「心一つに」取り組んでいるように感じられるかもしれない。もちろん，そういったこともあるだろうが，実際はもう少し複雑である。一人ひとりが1つの主訴しかもっていない，ということはないと思われるからである。そうすると，地域支援の場は，主訴が複雑に絡まり合っている構造にあるということができるだろう（**図5**）。

Ⅲ-1

地域での活動

297

この絡まり合っている主訴の一つにだけ焦点を当ててしまうと，漏れた主訴，つまり「思い」に光が当たらなくなってしまい，結果として進行していく事態から，チームから外れた形になってしまう。すべてに応えるということではなく，関係者の主訴をまずは把握することが重要であると考えている。

　また，主訴の絡み合いをとらえるときには，主訴同士の「向き」についても注目するようにしている。向きとは，一般的に「同じ方向を向いて仕事ができる」と表現されるときの，「方向」「向き」である。図6にそのイメージを示した。各人がもつ主訴同士が同じ向きなのか，それとも主訴同士が異なる方向を向いているのか，その向きを把握しておくことも複雑な絡み合い構造を把握するために重要である。

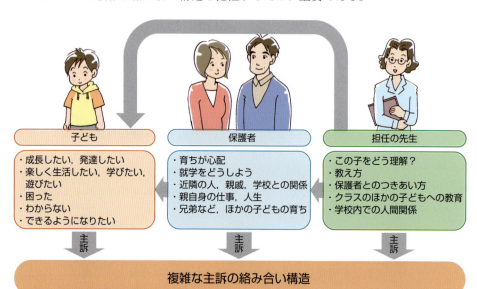

図5　主訴の絡み合い構造

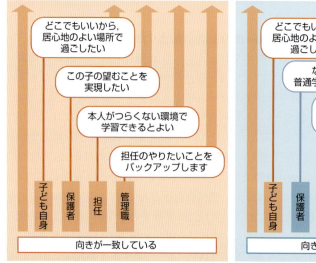

図6　主訴の向き

5 作業遂行モデルに立脚して考える

OTにおける作業遂行のモデルでは，実際に行われる行動は，どのような力をもっている人が，どのような場所・環境で，どのような活動・仕事に従事するのか，その相互作用によって変わってくると考えている。つまり「人，環境および作業の間に起こる動的関係の結果である」[5]といえる（図7）。

これまでに述べた「治療構造をとらえる」とは，まさにこの環境を把握することにほかならない。治療構造に含まれる各要素は多様であり，複雑に絡み合っていると述べた。ところが，この関係性を把握する視点を俯瞰的にみてみると次のようなことに気づく。これまでとらえようとしてきた治療構造や行動の中心には，対象となる子どもがいるということである。子どもが中心で，人的環境として保護者・担任の先生・友達が存在している。しかし，地域支援においてはその視線を少しずらして考えてみることが必要ではないだろうか。つまり，担任の先生を中心としたときには，さっきまで主人公であった子どもが，保護者や友達などと一緒に人的環境に含まれることになるのである（図8）。

このことを別の観点からとらえるとすると，ICF（international classification of functioning, disability and health：国際生活機能分類）が参考になる。ICFには「詳しい分類項目の体系」（分類）の側面と，ICFの構成要素間の相互作用の図である「思考の枠組み」（概念枠組み）の側面とがある[6]。このうちの思考の枠組みを参照することで，子ども理解を進める助けになる。

ICFの構成要素間の相互作用の図を描くときに，われわれ発達障害領域のOTに従事する者は，当然対象となる子どものICFを描くであろう。しかし，ここまで述べてきたように，地域でのOTの展開を考えたときには，子どもを中心に据えるだけではなく，これまで関係者・環境要因としてとらえられることの多かった保護者や担任の先生すらも，その主訴を把握する必要がある重要な構成要素ととらえてきた。つまり，それぞれを中心としたICFの観点でとらえることが重要ではないだろうか（図8）。そのことにより，今度はそれぞれの人が担っている役割や希望などがどのように実現されているか，またどのように阻害されているのかを整理することができる。すると，今度は単に主訴をもっている対象としてだけではなく，その主訴の実現度合いをとらえる契機が生まれてくるといえる。

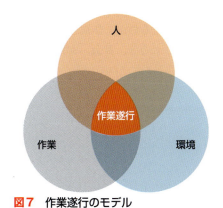

図7 作業遂行のモデル

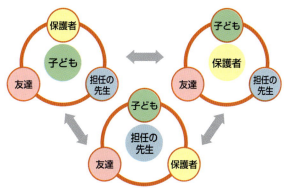

図8 移動するスポットライト

6 作業療法士であることの価値

◉作業遂行モデル

　地域でOTRが活躍できる機会は年々増えてきている。発達障害のOTにおいても，病院などのリハビリテーション室・OT室の中だけではなく，子どもが生活している幼稚園・保育園・学校などに出向いていき，さまざまな形で連携が実践されてきている。先に紹介した保育所等訪問支援もその一つである。しかし，そのなかでときどき聞かれる声が「OTRでなくてもよいのでは？」という意見である。ほかの職種も活躍しているので，あえてOTRが行く意味がうまく見出せないのだろう。それでは，OTRにしかできないこと，OTRが行うことの意味とはなんだろうか。整理してみたい。

　OTRが対象者を，環境を，提供されている作業活動を評価するときに有効なモデルが先の作業遂行モデル（図7）であり，有効な手段が作業分析である。モデルがあることは，われわれが進むべき方向性を指し示してくれるので，とても重要である。

　例えば，幼稚園や保育園，学校などで気になる子どもの相談を受けたとする。そのときに医療モデルで考えたとすると，診断を行い，治療を行うことが仕事になるだろう。かぜをひいて病院にかかったときに行ってくれる対処法である。子どもの相談を受けた場合だと，みられる行動のなかから特徴的な行動をピックアップし，診断のガイドラインやチェックリストに照らし合わせ，診断を下すことが行動観察の中心になるかもしれない。

　しかし，OTでは行動観察の目的が異なる。目的は診断を下すことではなく，その場でどのような作業が，どのような環境との相互作用で，本人の力がどう発揮されて，遂行されているのかを把握することである。教室の隅でブロックをきれいに並べている子がいたとする。診断の立場からは，自閉症の行動特徴の一つである同一性の保持としてみることができるかもしれない。OTの立場からは，隣で飛行機をつくっている友達が気になりながらも，一緒には入れないために，彼が精一杯できる「並べる」ということでブロック遊びに参加している，と判断できるかもしれない。ここでは，作業モデルの特徴を明確にするために，比較対象として診断に言及したが，決してそれが意味がないとか方法論として間違っているとかいうことではないので，誤解をしないでほしい。

◉作業分析

　作業遂行モデルでの観察を進めるために有効な手段となるのが，作業分析である。作業分析とは，「作業そのものの特性とひとと作業のかかわりを，社会・文化，生理，心理，ひとの生活といった視点から分析し，統合する」こととされている[7]。対象となる子どもを評価するときに，例えば知能指数などの検査結果を得ることができれば，有用な情報になりうることは間違いない。しかし，生活場面で実際に何が起こっているかを理解するためには，それだけでは十分ではない。生活場面で起こっていることを理解するためには，治療構造として環境および環境との相互作用を分析の視野に含めている作業分析という視点が重要である。特にわれわれが対象とするのは子どもであることが多く，たとえ日常会話ができたとしても，年齢的に自分がとっている行動などを的確に言語化できるとは限らず，みられる行動から評価・分析・推測するしかないことも多々ある。むしろ，そのほうが妥当性の高い情報を得ることができるかもしれない。そのときに，作業分析という視点は欠くことができない。

　例えば，小学校で，ある授業では離席がみられないのに，ある授業になると離席が

頻繁にみられる子どもがいたとする。教師の仮説としては「得意な教科と苦手な教科の違い」であり，苦手な活動を「我慢できない」「忍耐力がない」ことが課題であると考えていたとする。しかし，実際に行動観察をしてみると，離席がある教科とない教科の内容の違いとして，①補助教材であるプリント，②教師がプリントを説明すること，③プリントに基づく活動にかかわる差がみられた（**表1**）。離席がみられず授業参加している場面では，先にプリントが配られ（①），プリントを見ながら教師が説明をし（①②），生徒が考えた内容をプリントに書き込むことが中心であった（①③）。一方，離席がみられる授業では，プリントより先に先生の説明があり（②），ある程度考えてからプリントが配布され（①②），さらに考えたうえでグループディスカッションが求められていた（①③）。簡単にいうと，説明を受けるときに視覚情報が手元にあるのかないのか，活動として集団での相互会話が求められるのかどうかの違いである。また同時に，本児が座っている席が後ろから3番目の窓側であり，教師に助けを求めようにもなかなか声が届かない場所であることも影響していた。この例のように，一般に分析されるような単なる教科の違いや，好きか嫌いかだけではなく，その活動にどのような要素が含まれていて，どのような特性があって，そのことがどう影響していたのかを分析できるのが作業分析である。

表1　プリントの有無と離席の状況の関係

離席なし，授業参加	離席あり
先にプリントが配られる（①） ↓ プリントを見ながら教師が説明（①②） ↓ 生徒が考えた内容をプリントに書き込む（①③）	プリント配布の前に先生の説明（②） ↓ 生徒がある程度考えてからプリント配布（①②） ↓ さらに考えたうえでグループディスカッション（①③）

①プリントの有無，②教師によるプリントの説明，③プリントに基づく活動

作業分析で得られるもの

作業分析を行うことで得られるものの一つに，対象者が作業に抱く価値観や思いなどの情報が挙げられる。どのようなタイプの作業が好みなのか，その作業に対してどのような感情をもっているのか，どのような願いをもっているのかなどである。これらを把握することは当然，対象者の行動を理解するときに有用であるし，実際にアプローチ方法を考えるときにも不可欠な情報となる。

また，先にも述べたように，OTRは対象者を中心に据えて問題解決を図る専門職である。そういった視点に立ったときに，「作業遂行モデルに立脚して考える」（p.284）で述べたように，ICFの中心を子どもだけではなく環境要因である保護者や先生などの関係者に転換できること，その環境を治療構造としてとらえられること，主訴の絡み合い構造を理解できることなどは，OTがもっている知識と技術を援用していることであり，OTの専門性を発揮している側面の一つだと考えている。

⑦ 地域支援でのさらなる展開

⦿ 施設に対するコンサルテーション

筆者は所属施設の業務のなかで，他施設に対するコンサルテーションを実施する役割も担っている。実際に行う内容は施設の要望やもっている課題によって異なるが，その業務に当たっているときの筆者の思考自体は，これまで述べてきたOTの各プロ

セスをほぼそのまま活用している。とはいえ，対象者は個人ではなく施設・組織になるのでまったく同じではないが，思考のプロセスそのものはほぼ同じだといえる。

われわれは監査を行ったり管理・監督を行ったりするわけではないので，施設・組織全体の業務の隅々まで網羅する必要はない。あくまで，施設・組織のもつ「主訴」に基づいて分析を行っていく。主訴としては，例えば「施設での療育サービスの質の向上を図りたい」「OTRを雇用したが通園施設内での連携を深めたい」「他職種に対し，実際の療育サービスを行いながらOTの観点を伝達してほしい」などである。

そういった主訴を受けて次に行うことは，主訴の掘り下げである。具体的にどういうことを言っているのか，どのようなことを問題だと思っているのかを確認していく。ここでの対象者は施設・組織なので，同じ主訴でも施設内で置かれている立場によってとらえ方が異なることは十分考えられるため，複数の人に話を聞く必要がある。

次に，その主訴が該当する場面の治療構造を把握する。どのような人たちが関与しており，施設・組織のなかでどのような位置づけがされている場面なのかというように，どちらかというと物理的側面の把握を行う。

例えば，「他職種に対し，実際の療育サービスを行いながらOTの観点を伝達してほしい」という主訴でみてみる。関与する人は，この依頼を行った人，療育サービスにかかわるスタッフ，参加する保護者である。療育サービスにかかわるスタッフの職種，施設内での経験年数や立場，このサービスにかかわった理由，参加する保護者はどのように選ばれたのか，自由意思なのか，施設からの指名なのか。その療育サービスは，イレギュラーな活動なのか，レギュラーの活動なのか，頻度，時間帯，料金設定などを把握していく。こういったことが，治療構造を構成していく。

次に行うことは，こういった要素・特徴をもっている各要素がどのように相互に作用しているのかを分析していく。

そして，分析した結果をまとめ，仮説を立て，仮説に立脚したアプローチを考える。アプローチは，作業分析で把握した，作業に抱く価値観や思いを含めて考える。

◉ 施設に対するコンサルテーションの具体例

前途の例を用いて，このステップを具体的に示してみる。

主訴は「他職種に対し，実際の療育サービスを行いながらOTの観点を伝達してほしい」①である。まずは，治療構造の把握③である。

③
- **関与するスタッフ**：依頼をしたスタッフ（管理者）と２名の保育士。保育士の経験年数は５年目と７年目。発達障害のある子どもの保育にかかわってきている。しかし，これまでOTRとの協働経験はなかった。
- **保護者**：自主参加で，２，３歳の子どもをもつ人たち。運動障害をもつ子どもが中心。
- **活動**：施設においてはイレギュラーなプログラムだが，月１回の頻度で４回，１クールで行われる。参加者は１クールの間は変わらない。活動内容は，親子参加型で「家庭でできる運動遊びを学ぼう」というテーマ。

次に，１回目の活動を通じて作業分析を行う。

保護者とスタッフには馴染みがあり，両者に緊張はみられない。しかし，プログラムが始まるとスタッフは消極的で傍観していることが多く，活動後もOTRとの情報④

地域作業療法の展開

交換は行われなかった。終了後管理者との情報交換で，保育士たちが運動障害のある子どもへのアプローチ経験が少ないことがわかる。プログラムを実施しているなかで，OTRが「保護者がうまくいかないところを助けてあげてください」という指示を出していた。⑤しかし，経験が少なく，OTRとの協働経験もない保育士たちだったので，指示を受けても緊張してしまい具体的にどう動けばよいのかわからずにいたと考えられた。

そこで2回目は，⑥OTRとの活動を経験することをメインにすることにした。保護者を助けるのではなく，保護者と一緒にプログラムの経験をしてもらう形にしたのである。⑦結果，保育士たちは保護者との関係性は築けていたので，積極的に和やかな雰囲気で活動を行うことができた。

また，この施設・管理者の大切にしたいこととして，このような学習の機会にスタッフが受け身ではなく積極的な姿勢で臨んでほしいということがあったので，②プログラム終了後に活動の復習を行い，専門的知識とかかわり方を伝達できる時間を設けた。⑥

このように，施設・組織に対するコンサルテーションという取り組みにおいてもOTのプロセスを適用することが可能であり，有用であることがわかるだろう。OTのプロセスとは，「①主訴の把握→②掘り下げ→③治療構造の把握→④作業分析→⑤評価のまとめ→⑥治療仮説の構築→⑦アプローチの実際……」である。

⑧ 事例

筆者が経験した地域支援現場での事例を紹介する。先に紹介した保育所等訪問支援（p.296）を活用した事例である。

◉ 子どもの紹介

あだちかける君（仮名）は，保育園に通う年長児の男の子で，元気に遊ぶ活発なお子さんである。落ち着かないところがあり，走り回ったり，くるくる回ったり，高いところに上ってしまう。この様子だと小学校に入ってから心配されると保育園の先生に勧められたことで，相談につながった。

筆者が勤務する児童発達支援センターに相談があったが，かける君は大人と1対1でも会話を交わすことができ，知的な力も大きくは心配されなかった。机上課題に向かうときにやや姿勢の崩れや落ち着きのなさはみられたものの，顕著ではなかった。その様子から，センターに通って発達支援を受けるよりも，課題が生じている生活の場でその解決にあたることができる保育所等訪問支援の利用を提案した。保護者も保育園の先生も快諾し，支援開始となる。

◉ 保育園でのかける君の様子

人懐っこい笑顔で迎えてくれ，また気軽に話しかけてくれて，すぐに仲良くなれた。しかし，何事にも常に全力投球であり，いつも自分が思ったことを実現しようとするため，友達とトラブルになってしまうこともしばしばであった。
勝敗のかかった活動ではその特徴は特に顕著で，勝てば日本一にでもなったかのような喜び方，負ければこの世が終わってしまうほどの落ち込みようで，その落差が激しかった。

字を書くことには強い苦手意識があり，製作場面になると，先生に文句を言って活

動を拒否することもあった。

　担任保育士の2人は，かける君が幼いときから彼を知っており，ずいぶん成長してきたことをよく知る一方で，年長になってもなかなかコントロールできない気持ちの対応に困っていた。

⦿ 運動会練習

　支援が開始されて最初にあがった相談が，この運動会練習であった。特にリレーは，勝敗のかかる活動の最たるものである。かける君は，後半に登場することになっていた。自分がバトンを受け取るときに，明らかに負けているときにはバトンも受け取らないことや，走り出しても途中で投げ出してしまうことがしばしばあり，リレーが中断してしまうのである。その後，半べそをかきながら，ぶつぶつと文句を言い続ける姿が印象的であった。

　この相談を受け，訪問支援員である筆者から提案したことは次のようなことである。これまで先生方や母親たちは，この状況に対して「泣いてはいけない」「怒ってはいけない」「泣いたり怒ったりしたら，リレーができなくなってしまう。ほかの子に迷惑になってしまう」という内容で本人に話をしていたため，これをやめるように提案をした。

　それは，**図9**のような葛藤が，かける君の心のなかで起きていると考えたからである。

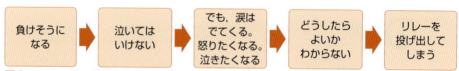

図9　かける君の葛藤

　筆者はかける君に「負けそうになったら泣いてもいい。怒ってもいい。ただし，途中でバトンを投げ出してはいけない。最後まで走り切ることを期待している」と話した。この一連のエピソードで最もネックになっているのは，泣くことではなく途中でリレーを投げ出してしまうことなのである。かける君は「わかった。頑張る」とリレーに向かっていった。

　実際に練習が始まったが，かける君のチームは今日は調子が悪く，負けている。順番を待つかける君はすでに半べそ状態であった。バトンをもらってから泣き始め，走りが止まってしまうことはあったが，最後まで走り切った。最終的にリレーは負け，さらに泣いていたかける君であるが，みんなからは褒められていた。

⦿ 運動会の見方をガイド

　運動会の本番に向けてお遊戯の練習も進んでいた。かける君は記憶力がよく，難しいパートを難なくこなしていた。本人も達成感があるようであった。順調に練習が進んでいたが，練習を見ていると，お遊戯の動きとは関係のない次のような余計な動きが目立った。

●その場に立っていて移動がないときに，ジャンプをしてしまう。
●隊形移動をした先で止まるときに，くるっと一回りする。
●隊形移動で方向転換をするときに，手が肩を中心に大きく回ってしまう。

地域作業療法の展開

　先生から，これらの動きをどうしたらよいか，という相談があった。筆者は，かける君は踊りというメインの行動はよく頑張っていて，緊張感をもって取り組めていることを伝えた。そのうえで，これらの余計な動きは，ノートの余白に書かれた落書きのようなものと考えるようにし，今かける君はメインの行動で頑張っているので，この余白の行動まで抑制するように頑張らせてしまうと，負荷が大きすぎるかもしれないと説明をして，余白の行動については，目をつぶることを提案した。

　先生方は，かける君の幼い頃からの成長もよく知っていることもあり，この説明に納得してくれた。しかし「保護者はどうでしょう。お母さんは，この姿を見るとがっかりするかもしれません」と先生方が言うので，筆者は「では私から，保護者に運動会の見方についてガイダンスをするようにします」と答えた。

　筆者は保護者と面談をして，次のようなことを伝えた。

> ● 今，リレーに続けて，お遊戯も頑張っていること。
> ● 運動会当日はぜひ期待してほしいこと。
> ● しかし，余白の行動があること。
> ● この余白の行動は一般に，緊張が高まるとより増える可能性があること。従って，運動会当日は余白の行動が増える可能性が高いこと。
> ● それを踏まえて，運動会当日はメインの行動に注目をして，余白の行動は目に入れないようにするとよいこと。

　運動会が終わってから保護者と面談の場を設け，話を聞くことにした。母の報告は次のようなものであった。

> ● 筆者から「期待して」と言われており，担任の先生からも「がんばっている」と聞いていたが，本当にその姿が見られた。感動的であり，成長したと思う。
> ● 先生方が嬉しそうに息子を褒めてくれていて，私も嬉しくなった。
> ● 一緒に見にきていた父親と祖母と，みんなで成長を喜び合った。
> ● 余白の行動はひどかった。先生の予想が当たったが，先生から見方を教えてもらっていたので，無視することにした。
> ● 父親にも，祖母にも説明して，同じように見てもらった。
> ● 去年までだったら，余白の行動に目がいってしまい，イライラして落ち込んで，途中で帰っていたかもしれない。

という結果であった。

◎その後のかける君

　かける君の支援はその後も続き，卒園を迎えた。就学に向けて，筆者は保育園の先生とは別に，学校と引継ぎを行った。かける君のことだけでなく，保護者のことについても説明をしたことで，学校が保護者を理解する手助けになったようである。その後，1年生の終わりまで支援が続いたが，かける君が父親の転勤に伴い転居することになったので，支援は終了となった。

305

地域作業療法の展開

◉まとめ

　保育所等訪問支援を活用して支援を行った事例を紹介した。生活の場で起きる課題に対して，先生方と一緒に課題解決にあたっていける様子がわかっていただけるとよい。この課題解決にあたってポイントとなるのは，やはり作業分析である。

> ●勝負事で負けそうになり，やめるまでの行動場面。
> ●お遊戯で余白の行動が生じるまでの行動場面。

　この2つの場面について作業分析を行い，つまずいている部分を同定し，そこに支援を行っていった結果が，本内容である。

　また同時に，保育所等訪問支援が保護者とのかかわりのもち方や，保護者支援に力を発揮できる制度であることも確認してもらえただろう。

（酒井康年）

【文献】
1）厚生労働省：児童発達支援ガイドライン．(https://www.mhlw.go.jp/file/06-Seisakujouhou-12200000-Shakaiengokyokushougaihokenfukushibu/0000171670.pdf，2018年6月現在)
2）長谷龍太郎ほか：脳性麻痺児の作業－活動の概念モデル化の試み：グラウンデドセオリーの手法を用いて．作業行動研究 4(1)：47-48，1997.
3）山根　寛：精神障害と作業療法，52，三輪書店，1997.
4）酒井康年：発達支援．標準作業療法学 専門分野 地域作業療法学 第2版，233-241，医学書院，2012.
5）吉川ひろみ 監訳：作業療法の視点，54，大学教育出版，2000.
6）独立行政法人 国立特別支援教育総合研究所，世界保健機構（WHO）編著：ICF（国際生活機能分類）活用の試み，6，ジアース教育新社，2005.
7）山根　寛：ひとと作業・作業活動，70，三輪書店，1999.
8）神作一実 編：作業療法学 ゴールド・マスター・テキスト発達障害作業療法学 改訂第2版，メジカルビュー社，2015.

4 特別支援教育のなかでの展開

筆者は，神奈川県の特別支援学校に教諭として勤務する作業療法士（以下，OTR）である．現状では，特別支援学校や，そこに勤務するOTRの認知度は低く，この場を借りて神奈川県を中心とした臨床の環境や，実践の一端を説明したい．

1 特別支援学校とは？

特別支援学校は，2007年の春まで，各教育部門（在籍する児童生徒の障害種別）によって「盲学校」「聾学校」「養護学校」などとよばれており，これらの名称のほうが，イメージしやすい読者も多いかもしれない．筆者を含め多くの読者は，幼稚園，小・中学校，高等学校などにおいて教育を受けてきた．障害をもつ子どもたちも同様に，等しく教育を受ける権利があり，それを保障する教育機関の一つが，県立や市立，私立，国立の特別支援学校である．

特別支援学校には，「視覚障害教育部門」「聴覚障害教育部門」「知的障害教育部門」「肢体不自由教育部門」「病弱教育部門」の5つの教育部門がある．**図1**にその対象とする障害とその程度を示す．特別支援学校は，児童生徒の年齢に応じて，幼稚部，小学部，中学部，高等部と，在籍する学部が分かれている．1つの敷地内に，幼稚部から高等部までの学部を併せもった特別支援学校もあれば，高等部のみの特別支援学校も存在する．つまり，特別支援学校とは，障害をもつ子どもたちが在籍する学校の総称であり，学部や教育部門の組み合わせはさまざまである（**図2**）．地域には，小・中学校の特別支援学級や通級による指導など，発達のバラつきや障害をもつ子どもたちが教育を受ける場所が存在している．**図3**に，特別支援学校も含めた，彼らの在籍する教育機関等をまとめた．

	障害種類と程度	主に在籍する教育部門
視覚障害者	両眼の視力がおおむね 0.3 未満の者または視力以外の視機能障害が高度のもののうち，拡大鏡などの使用によっても通常の文字，図形などの視覚による認識が不可能または著しく困難な程度の者	視覚障害教育部門
聴覚障害者	両耳の聴力レベルがおおむね 60 dB 以上の者のうち，補聴器などの使用によっても通常の話声を解することが不可能または著しく困難な程度の者	聴覚障害教育部門
知的障害者	1. 知的発達の遅滞があり，他人との意思疎通が困難で日常生活を営むのに頻繁に援助を必要とする程度の者 2. 知的発達の遅滞の程度が前号に掲げる程度に達しない者のうち，社会生活への適応が著しく困難な者	知的障害教育部門
肢体不自由者	1. 肢体不自由の状態が補装具の使用によっても歩行，筆記など日常生活における基本的な動作が不可能または困難な程度の者 2. 肢体不自由の状態が前号に掲げる程度に達しない者のうち，常時の医学的観察指導を必要とする程度の者	肢体不自由教育部門
病弱者	1. 慢性の呼吸器疾患，腎臓疾患および神経疾患，悪性新生物その他の疾患の状態が継続して医療または生活規制を必要とする程度の者 2. 身体虚弱の状態が継続して生活規制を必要とする程度の者	病弱教育部門

図1 特別支援学校の対象とする障害とその程度

（文献1より改変引用）

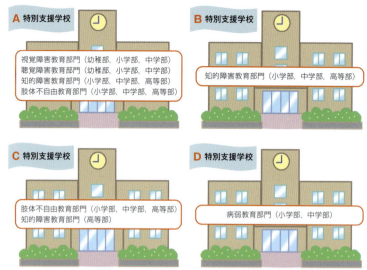

図2 特別支援学校に設置された各種教育部門の組み合わせの例

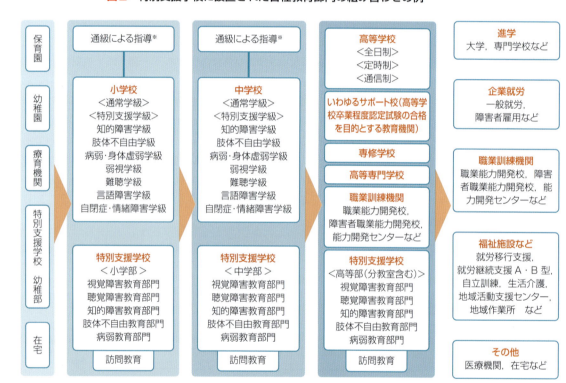

図3 発達のバラつきや障害をもつ子どもたちが在籍する教育機関等

※特別支援学級に在籍していない各小・中学校等の児童生徒が受けられる特別の指導。該当する障害は「言語障害，自閉スペクトラム症，情緒障害，弱視，難聴，学習障害，注意欠如・多動症」など。通級が開設されている学校に月に数回赴き，個別的な指導を受ける。

② 特別支援学校の教員として

　特別支援学校に限ったことではないが，教諭として幼稚園や小・中学校，高等学校などの教育機関で働くためには，「教員免許状」を保有することが法律で義務づけられている。つまり，特別支援学校で教諭の職に就くためには，大学の教育学部などで，特別支援学校教諭免許状など，何かしらの教員免許状を取得し，そのうえで教員採用試験に合格する必要がある。OTRがいわゆる非常勤，つまり招請状をもらって年数

回の頻度で外部講師として働く場合は，この限りではない．もし，OTRが特別支援学校で教諭として働くために教員免許状を取得したいと思った場合，それを実現する方法は2つある．1つは，再度大学などに入学して，教員免許状を取得する方法，もう1つは，隔年で視覚障害教育と言語障害教育，聴覚障害教育と肢体不自由教育の認定試験が実施される，「特別支援学校教員資格認定試験」を受験して，「特別支援学校自立活動教諭」の免許状を取得する方法である．

　実は神奈川県には，OTRが特別支援学校の教諭になるための第3の方法が用意されている．それが神奈川県教育委員会による「自立活動教諭特別免許状」の授与である．この特別免許状は，文字通り特別な免許状であり，臨床家として3年以上の経験があり，かつ自立活動教諭の教員採用試験に合格した者に与えられる，県内限定の免許状である．筆者も，もとは身体障害領域のOTRであったが，この制度を利用して，特別支援学校の教諭，そして発達障害領域のOTRとなった．県内には28校の県立特別支援学校が存在するが，前述の制度などを利用して，現在合計27校に44名のOTR・理学療法士・言語聴覚士・臨床心理士が，「自立活動教諭（専門職）」という名称で勤務している．その44名は，職種が重複しないように，各特別支援学校に2名ないしは1名ずつ配置されており，そのうちの11名がOTRである．この取り組みは，2008年度から始まったが，現在でも全国的に珍しく，先駆的な取り組みだったといえる．

③ 特別支援教育における作業療法士の関与

● 勤務先

　筆者が勤務する県立座間養護学校は，地理的には神奈川県のほぼ中央部に位置し，一級河川に沿って，水田が広がる風景のなかにある特別支援学校である．児童生徒数は全校で約200名おり，小学部から高等部までの肢体不自由教育部門と，高等部の知的障害教育部門を併せもっている．また高等部の生徒の半数以上は，分教室とよばれる高等部のみの2つの学校に通学している（図4）．

　児童生徒は，平日は毎日朝9時頃に登校し，15時頃に下校する．肢体不自由教育部門の児童生徒は，日常的に車椅子を使用している子どもが多く，スクールバス（図5）や保護者による自家用のスロープつき福祉車両による送迎で登下校している．知的障害教育部門の高校生は，自宅から徒歩や公共交通機関を利用して1人で登下校したり，保護者の付き添いのもと登下校している．そして，在籍する各クラス（図6, 7）を中心に，学校生活を送っている．各クラス内のレイアウトなどは，そのクラスに在籍する児童生徒の実態に合わせ，担任主導で最適な環境になるよう努められている．

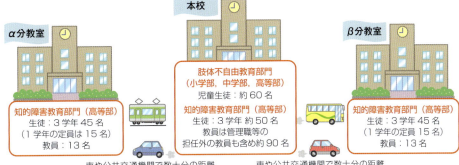

図4 筆者が勤務する特別支援学校の概要

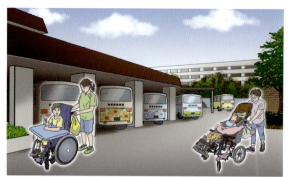

図5 本校の登校時の様子（合計5台のスクールバスを使用している）

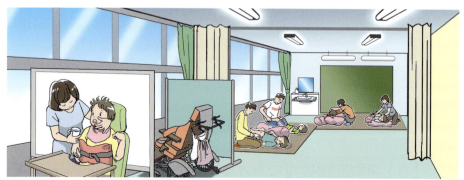

図6 肢体不自由教育部門の教室の一例
手前が学習・生活スペースで，奥が休息スペース。休息スペースは，日々のストレッチなどにも使用している。

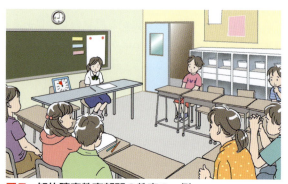

図7 知的障害教育部門の教室の一例
このクラスでは，机がコの字型に配置されている

⦿ 業務内容

　筆者の主な業務を端的にまとめると，児童生徒が校内にいる6時間と，登下校や家庭での生活に関連した悩みや相談に対応することである。その際の対象者は，児童生徒であったり，担任である教員，養護教諭，管理職，保護者などである。神奈川県教育委員会からは，次の3つの業務を期待されて採用された。
①自立活動[※1]の指導への指導・助言
②個別教育計画[※2]の作成・評価への参加など

※1　自立活動：「個々の児童又は生徒が自立を目指し，障害による学習上又は生活上の困難を主体的に改善・克服するために必要な知識，技能，態度及び習慣を養い，もって心身の調和的発達の基盤を培う」[4)]ことを目標とした指導領域のこと。

※2　個別教育計画：1993年からの神奈川県独自の呼び方で，一般には1999年の学習指導要領改訂により「個別の指導計画」とよばれている。この個別の指導計画とは，「幼児児童生徒一人一人の教育的ニーズに対応して，指導目標や指導内容・方法を盛り込んだ指導計画。例えば，単元や学期，学年等ごとに作成され，それに基づいた指導が行われる」[2)]とされている。

特別支援教育のなかでの展開

③地域の小・中学校への巡回相談などによる教育相談への対応

①にある自立活動とは，国語や数学，道徳などと同列の，特別支援学校のみに設けられた指導領域である（**図8**）。その内容は多岐にわたり，6区分27項目に分けられており，項目の詳細を**表1**にまとめた。項目のすべてを児童生徒に指導するのではなく，実態に応じて選定し，指導している。この自立活動を指導する教員に対して，指導助言することが1つ目の業務である。

各教科 （国語，数学，音楽，美術など）	道徳	総合的な学習の時間	特別活動 （遠足など）	自立活動

図8 特別支援学校における指導領域　　　　　　　　　　　　　（文献6より改変引用）

表1 自立活動の内容（6区分27項目）

健康の保持	（1）生活のリズムや生活習慣の形成に関すること
	（2）病気の状態の理解と生活管理に関すること
	（3）身体各部の状態の理解と養護に関すること
	（4）障害の特性の理解と生活環境の調整に関すること
	（5）健康状態の維持・改善に関すること
心理的な安定	（1）情緒の安定に関すること
	（2）状況の理解と変化への対応に関すること
	（3）障害による学習上または生活上の困難を改善・克服する意欲に関すること
人間関係の形成	（1）他者とのかかわりの基礎に関すること
	（2）他者の意図や感情の理解に関すること
	（3）自己の理解と行動の調整に関すること
	（4）集団への参加の基礎に関すること
環境の把握	（1）保有する感覚の活用に関すること
	（2）感覚や認知の特性についての理解と対応に関すること
	（3）感覚の補助および代行手段の活用に関すること
	（4）感覚を総合的に活用した周囲の状況についての把握と状況に応じた行動に関すること
	（5）認知や行動の手掛かりとなる概念の形成に関すること
身体の動き	（1）姿勢と運動・動作の基本的技能に関すること
	（2）姿勢保持と運動・動作の補助的手段の活用に関すること
	（3）日常生活に必要な基本動作に関すること
	（4）身体の移動能力に関すること
	（5）作業に必要な動作と円滑な遂行に関すること
コミュニケーション	（1）コミュニケーションの基礎的能力に関すること
	（2）言語の受容と表出に関すること
	（3）言語の形成と活用に関すること
	（4）コミュニケーション手段の選択と活用に関すること
	（5）状況に応じたコミュニケーションに関すること

（文献4より改変引用）

2つ目の業務である②の個別教育計画とは，本県独自の名称で，全国的には「個別の指導計画」とよばれている。この個別の指導計画とは，指導を行うためのきめ細かい計画[2]のことで，筆者が端的にまとめるのであれば，「オーダーメイド教育の計画・報告書」である。個別の指導計画そのものの作成を行うのは教員であるが，OTRがそ

の過程に業務として参加することで，専門的視点を計画・報告書に落とし込むだけでなく，日々の指導内容を多面・多角的にとらえることができる。

　特別支援学校に通う幼児児童生徒の実態は多種多様，唯一無二であり，通常学級のような一斉授業だけでは，実態に対応しきれない現状が少なからずある。自立活動，個別の指導計画は，その現状を補完する役割を担っており，どちらも特別支援教育において根幹をなす重要な事柄だと，筆者は感じている。「指導助言」という文言からは，OTRが助言者として上下の関係で教員にかかわる印象を受けるかもしれないが，実際は日々校内で勤務する専門職として，日常性や同僚性を生かし教員とチームとして協働している[3]。この点は，各専門家が対等な立場で，連携・協働するチーム医療と似ている。

　③の業務は，勤務校周辺の地域の保育園や幼稚園，小・中学校などからの相談に，依頼があれば赴き，行動観察や事例検討会を行う業務である。また，訪問しないまでも，電話や来校をしてもらい，相談を受けるような業務も行っている。これらは，2005年に文部科学省の中央教育審議会によって提言された「センター的機能※3」という考えに基づいている。

　①②の業務が，勤務する学校内に対象者や相談関係者が存在する業務で，③が学校外に対象者が存在する業務である。このほかにも，校内・外での研修会の講師業務や，校内・外をつなぐ架け橋的な業務，教諭として学校運営に関係した付帯業務などがある。次に，それらの具体例について述べる。

◉ 業務内容の実際

　筆者の勤務先には，脳性麻痺や脳炎後遺症，てんかん発作，精神発達遅滞，筋ジストロフィーなどの神経・筋疾患，ダウン症候群をはじめとした遺伝子疾患，ASD（autism spectrum disorder：自閉スペクトラム症），ADHD（attention deficit hyperactivity disorder：注意欠如・多動症）などの症状や診断名をもった児童生徒が在籍している。また地域の保育園，幼稚園，小・中学校などからの相談では，診断名がついていなかったり，そもそも医療や療育機関を未受診のケースも少なくない。

校内での業務の例

・ Aさん，小学部，女児，ASD

・主訴：給食をまったく食べない。

　偏食が強い小学1年生。家庭でも，白いご飯，近所のパン屋のパン，素うどん，有名ファストフード店のフライドポテト，冷凍から揚げ，冷凍焼きおにぎり，冷凍ハンバーグしか食べないとの情報があった。入学して1カ月が経過した頃に学校給食が始まったのだが，児童が食堂で給食をまったく口にしないことに担任は悩んでいた。

　学校給食では，ファストフード店のフライドポテトや冷凍食品は提供できないので，まずは水分と，給食の白飯を喫食することができないか，担任とともに支援方法を検討した。OTRとしては，家庭では水分も白飯も喫食できていることから，喫食場面において「児童が感じている家庭と学校の相違点は何か」という視点で支援法を模索した。食事は，さまざまな感覚で楽しむものでもあるため，白飯の味（味覚），見た目（視覚），香り（嗅覚），食感（触覚）の違いを検討した。また，食堂における周囲の音（聴覚），食具（視覚）も要因の一つになりうると考えた。一番の違いは，人（保護者→教員）と場所

※3　センター的機能：2005年，文部科学省の中央教育審議会によって答申された，「地域において特別支援教育を推進する体制を整備していく上で，特別支援学校に期待された役割」[5]のこと。また「特別支援学校には，教育上の高い専門性を生かしながら，地域の小・中学校を積極的に支援していくことが求められている」[5]。

特別支援教育のなかでの展開

（家庭のダイニング→学校の食堂）であることは容易に想像できたが，この点は変更することができないので，ほかの方法で代償，補完する支援法を検討した。

　具体的には，給食の白飯には栄養価を高めるために少量の麦飯が入っており，それを除去したり，味や香り，食感を，炊き立ての白飯に近づけるため，電子レンジで加温した。また，学校給食で使用されることが多いメラミン食器や幼児用スプーンを，家庭で使用している馴染みのある食器具に変更して使用した。周囲の環境面に対しては，座席を食堂の隅に移動したり，食事中もイアマフを着用することで対応した。

　しかし，これらの支援法を実施しても，給食で何も口にしない状況が1週間以上続いた。担任には焦りの色がみられていたが，OTRはその担任をエンパワーメントし続けた。また，食事は栄養を摂取することだけが目的ではなく，他者と楽しく有意義な時間を共有することも重要と考え，担任とOTRは，児童の近くで給食を「美味しく楽しく」食べて，雰囲気づくりに気を配った。児童とOTRとのかかわりが2週目に突入したある日，児童が初めてスプーンを使って自ら白飯を口にした。それだけでなく，その10分後には白飯のお皿を教員に手渡し，白飯のおかわりを要求していた。環境設定やエンパワーメント，そして雰囲気づくりが功を奏したのである。

　その後1年をかけて，食べられる給食メニューの種類や量は徐々に増えていった。その後も偏食に対する「穏やかな」支援法は年度をまたいで継続され，学年とともに喫食できるメニューの種類や量は増加していった。

● Bくん，中学部，男子，ASD

・主訴：自傷，他害を減らしたい。

　学校生活のなかで，自身の側頭部や頬骨部分を，青痣ができるほど拳で叩いたり，教員の手部や前腕に爪を立てるなどの行為があり，その頻度を減らしたいという相談であった。OTRは，生徒の学校生活場面や遊びなどのかかわりを通した，行動観察による実態把握を行った。

　自傷や他害の前後にどのような事象が起こっていたのか，自傷や他害を通して生徒が何を伝えたかったのか，またどのような利益を得た可能性があるのかを，保護者からの家庭での様子の聞き取りも含めて，OTRが第3者的視点で観察した。すると，授業の切り替え場面や，急に声や音が流れる場面，更衣動作の前後，教員が生徒のもとを離れようとする場面などで，高頻度に自傷や他害が出ることがわかった。

　また，生徒との直接的なかかわりを通して，ジャンプやトランポリン遊びを好むこと，またその活動の最中に視線が合う瞬間があること，発語はないこと，要求はOTRの手を取るなどのクレーン現象が主だということ，校内で日常的に使用されている単語の理解はある程度できていると考えられることなどがわかった。

　それらの結果をもとに，自傷や他害が，生徒にとって見通しのもてない不安・不快な場面で出現する傾向があり，その背景に，不安・不快を軽減するために感覚刺激を入力していること，不安・不快を表出する手段を誤学習していること，などがあるのではないかと推察した。その仮説をもとに，まずは生徒の安全を確保するため，教員の手添えにより頭部への自傷行為を抑制し，それと同時並行で児童に見通しをもたせる手立てと，コミュニケーションの学習方法について検討した。

　見通しに関しては，文字が併記されている活動の絵カードを用いて，1日の流れだけでなく，各活動の見通しをもちやすくした。またこちらからの絵カードや口頭での指示は，生徒の視野内から，ときに視線に合わせるようにして，穏やかな口調で伝える

Ⅲ-1

地域での活動

313

ことなどを提案した．コミュニケーションに関しても，代替コミュニケーション手段の一つとして絵カードやVOCAを用いたり，それを用いて本人に自己選択の機会が与えられるようにすることなどを提案した．そして教員には，遊びや感覚刺激を用いた授業などを通して，生徒と教員とのさらなる信頼関係，ラポール（rapport）の形成を依頼した．それら数カ月間のかかわりを通して，生徒の自傷，他害の頻度は減少していった．

- **Cさん，高等部，女子，筋ジストロフィー**
- 主訴：タブレット端末を操作できるようにしたい．

　車椅子座位をとることはできるが，疾患の影響から，随意的に動かせる筋肉が少なく，環境設定を要する生徒．校内では，好きな男性アイドルグループのことをインターネットで調べることが好きで，文字の入力は教員に依頼し，タブレット端末を車椅子の机上に置き，検索結果を眺めて至福のときを過ごしていた．

　OTRとしては，将来的に環境制御装置などを導入することも考え，生徒に自らICT機器を操作する経験を積んでほしいと考えた．またICT機器を通して，外部の世界とつながることで，知的好奇心，他者とのつながり，余暇活動の充実，そして自ら操作することを通して，自己肯定感を保ちたいと考えた．

　OTRが担任と行ったことは2つある．1つは，ICT機器を操作するための，生徒の随意的な動きの確認であり，2つ目は，ICT機器の設定変更やICT機器を操作するスイッチ類の選定であった．生徒は頭頸部と，手指のDIP・PIP関節に随意的な動きが残されていたので，棒スイッチを導入できないかと考えた．また，棒スイッチとタブレット端末を無線でつなぐ機器を導入し，棒スイッチで操作ができるアクセシビリティ機能を設定した．タブレット端末を机上に置くと，徐々に姿勢が崩れ，生徒の疲労感も強かったため，車椅子の背もたれに寄りかかった状態でディスプレイが見られるよう，タブレット端末の固定台も導入した（**図9**）．その結果，生徒は教員に気兼ねなく，「○○○（アイドルグループのメンバー名）熱愛　彼女」などのキーワード検索で，生徒が本当に調べたい事柄を調べることができた．さらに，この環境設定を活用することで，日々の授業の幅も広がった．また，生徒本人から，「将来，これ（このスキル）を生かした仕事に就きたい」と前向きな発言が聞かれたことが，OTRとしては一番の収穫であった．

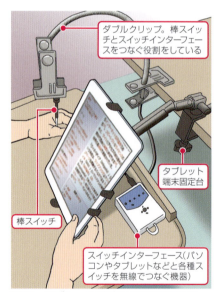

図9　タブレット端末の周辺環境設定

校外での業務の例

　地域の保育園や幼稚園，小・中学校などを巡回相談するしくみとしては，療育機関のアフターフォロー，保育所等訪問支援，市区町村の教育委員会の巡回相談チームや，京都府OTR会の特別支援教育OTチームなどがある．筆者は，特別支援学校のセンター的機能により，地域の巡回相談を行っている．地域からの相談においては，インクルーシブ教育システム[※4]や，合理的配慮[※5]，基礎的環境整備[※6]を考慮した支援方法を提案するよう心がけている．

特別支援教育のなかでの展開

・ **Dさん，小学校中学年，女子，進行性の筋原性疾患**
・主訴：机と椅子の高さや，授業全般をみて助言が欲しい。

　地域の小学校の特別支援学級，学級種別は肢体不自由学級に在籍する児童。教室内の移動は，短下肢装具を装着して独歩で可能であったが，ときに転倒し，日常的には車椅子を自走して移動していた。日々の授業は，大半を「交流学級」とよばれる，児童と同じ学年の通常学級で一緒に受けていた。特別支援学級の教室は1階，交流学級や音楽室などの特別教室は小学校の上層階であったが，この小学校にエレベーターや階段昇降機はなく，児童の体格が少し大きめだったこともあり，特別支援学級の男性担任が日常的に女児を背負って移動していた。

　OTRへの相談依頼は，机と椅子の高さや形状の評価であった。すでに家庭から教室に持参していた座位保持椅子の高さ調整を行い，所管する教育委員会からカットアウトテーブルを借りるように伝えた。また，教科書や文房具，荷物の片付けに困難さがみられたため，片付けがしやすいような教室環境づくりなどについても言及した。その日の放課後の検討会には，担任だけでなく校長も参加しており，OTRは校長に，車椅子用階段昇降車が導入できないか投げかけた。校長は，基礎的環境整備といえども，車椅子用階段昇降車は高額であること，現在の男性担任が背負うという方法で問題はないこと，車椅子用階段昇降車は保管に場所をとること，年度途中で教育委員会に提案を通すことは難しいことなどから，導入には消極的であった。

　それに対して，OTRは，当日観察していて気になった事柄を率直に伝えた。「今日だけかもしれませんが，担任の先生におんぶしてもらっているとき，Dさんは同級生と目が合わないようにずっと伏し目がちでした。多感な時期だからでしょうか」。すると男性担任からも，最近背負われて移動することを嫌がることが多く，移動に時間がかかるというエピソードも聞かれた。女性教員が同性介助で背負って移動するには，児童の体格が少し大きかったので，それらのエピソードを聞いてから校長も導入に賛成し，検討会では次年度までに，車椅子用階段昇降車の導入ができるように手続きを進める方向でまとまった。また導入までは，階段の昇降時のみ男性担任が背負い，それ以外は，可能な限り車椅子で移動するという方針になった。

④ おわりに

　特別支援教育のなかでOTを実施するにあたっては，子どもへの直接的な支援技術，知識もさることながら，「コンサルテーション」という視点と，そのための技量も必須だと筆者は感じている。その理由は，子どもへ直接支援をするのではなく，かかわる教員，職員，保護者などを支援することによって，間接的に子ども達を支援するというかかわり方が多いからである。

　少子化社会の現在においても，20年ほど前より特別支援学級の児童生徒数は増加の一途を辿っており，この傾向はしばらく続くと思われる。それに伴い，地域からの

※4　インクルーシブ教育システム：「人間の多様性の尊重等を強化し，障害者が精神的及び身体的な能力等を可能な最大限度まで発達させ，自由な社会に効果的に参加することを可能にするという目的の下，障害のある者と障害のない者が共に学ぶ仕組み」[7]のこと。
※5　合理的配慮：「障害のある子どもが，他の子どもと平等に『教育を受ける権利』を享有・行使することを確保するために，学校の設置者や学校が必要かつ適当な変更・調整を行うことであり，障害のある子どもに対し，その状況に応じて，学校教育を受ける場合に個別に必要とされるものであり，学校の設置者及び学校に対して，体制面，財政面において，均衡を失した又は過度の負担を課さないもの」[7]のこと。
※6　基礎的環境整備：「障害のある子どもに対する支援について，法令に基づき又は財政措置等により，例えば，国は全国規模で，都道府県は各都道府県内で，市町村は各市町村内で，それぞれ行う教育環境の整備」[7]のこと。

相談ニーズも高まることが予想される。日本作業療法士協会の制度対策部障害保健福祉対策委員会では，神奈川県方式の「学校作業療法モデル（仮称）」の構想を策定しており，学校教育領域への参画を全国的に推進している途中である。

OTRが特別支援教育領域へ参画すると，その働き方が現場で好評を博すと耳にすることが多い。学校におけるコンサルテーションは，その効果を数値化しにくい領域であるが，ほかの職種ではなくOTRこそが必要であるといわれるように，新たな実践を積み重ねることが，現在われわれに求められている。

COLUMN ●

CIAとFBI

「教諭」の職に就いて足掛け10年が経過した。コンサルテーション業務が増えるにつれ，自身の内面を見つめることも多くなった。

最近，気心知れた職場の先輩教員から「お前はCIA（米国の中央情報局）か！」と冗談交じりに指摘されたことがある。それはつまり，児童生徒や教員，保護者の悩みや相談事に対応するにあたり，OTRの視点で登場人物や環境の評価（アセスメント）をしたり，周辺情報を集めたり，それらを分析して対応方法を検討している水面下（?）の活動のことを指摘されたのだと思う。CIAというと諜報活動がメインで，あまりよい印象をもたなかったので，その場では「せめてFBI（米国の連邦捜査局）くらいにしてくださいよ！」と笑いながら返答しておいた。

FBIはfederal bureau of investigationの略称であるが，相談業務，学校におけるコンサルテーションを遂行するうえで重要な「F・B・I」を筆者なりに定義してみた。「F」はflexibilityで，柔軟性。どのような対象者に対しても自身の意見や態度の柔軟性を保つこと。硬いもの同士がぶつかり合っても問題は解決せず，互いに傷が残るだけである。「B」はbalanceで，バランス，調和。個を重視するのか，集団に重きを置くのか，短期目標に主眼を置くのか，中・長期的な視点で目標を組み立てていくのか，軸はずらさずに，臨機応変に比重を配分し，対応すること。

「F」「B」まででは，人当たりのよい，意地悪な言い方をすれば，当たり障りのないOTR像となってしまうので，「I」はimpactで，インパクト，影響力（!?）と考えたが，インパクトは強すぎてもいけない。「私が，私が……」と我が出てしまい，チームが崩壊しやすいからだ。では「I」は何が適切か？　「I」はideaで，アイデア，知識，意見。きらりと光る，その場に合った具体的な提案は，何にも勝り，強い説得力を伴う。

さて，あなたのなかにも「F・B・I」の準備があるか，さっそく捜査してみませんか。

（本間嗣崇）

【文献】

1）学校教育法施行令 第22条．

2）文部科学省ホームページ：「個別の指導計画」と「個別の教育支援計画」について．（http://www.mext.go.jp/b_menu/shingi/chukyo/chukyo3/032/siryo/06090604/003.htm，2018年7月現在）

3）神奈川県教育委員会：自立活動教諭（専門職）の特徴．協働支援チーム宣言 自立活動教諭（専門職）とのチームアプローチによる支援が必要な子どもの教育の充実，14，2010．

4）文部科学省：第7章 自立活動 第1目標．特別支援学校 幼稚部教育要領　小学部・中学部学習指導要領 平成29年4月告示，199，2018．

5）文部科学省：特別支援教育のセンター的機能について．（http://www.mext.go.jp/b_menu/shingi/chukyo/chukyo0/gijiroku/attach/1346295.htm，2018年7月現在）

6）文部科学省：教育課程の編成について．（http://www.mext.go.jp/a_menu/shotou/tokubetu/005.htm，2018年7月現在）

7）独立行政法人 国立特別支援教育総合研究所：インクルーシブ教育システム構築支援データベース インクルーシブ教育システムに関する基本的な考え方．（http://inclusive.nise.go.jp/index.php?page_id=40，2018年7月現在）

8）神奈川県教育委員会：平成29年度 神奈川県の特別支援教育資料，2018．（http://www.pref.kanagawa.jp/docs/hk2/cnt/f6720/documents/h29tokubetusienkyouiku.pdf，2018年7月現在）

9）広島県教育委員会ホームページ ホットライン教育ひろしま：中学校卒業後の進路の系統．（http://www.pref.hiroshima.lg.jp/site/kyouiku/06senior-2nd-h21-advance-p03-keitou.html，2018年7月現在）

10）日本作業療法士協会 制度対策部 障害保健福祉対策委員会 発達障害児支援班 教育領域支援推進チーム：特別支援教育での実践に関する情報交換会報告書，2018．

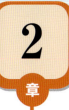

小児にかかわる作業療法士として

1 小児にかかわる作業療法士の臨床力向上のために

① はじめに

　本項では，小児にかかわる作業療法士（以下，OTR）としてどのように今の時代の臨床を考えていくか，というテーマで雑感を述べる。臨床のOTRとして何を根本的に考え，どのように作業療法（以下，OT）を進めていくか，ということはどの経験年数，どの臨床現場においても永遠のテーマである。ほかの項目とは異なる私小説的な内容になってしまうが，臨床のOTRを続けていくうえでなんらかの参考にしていただけることを願う。

② 発達障害領域の作業療法を考える
　―なぜ私は小児の作業療法士になったのか―

◉発達領域の作業療法の歴史的変遷

　今（2018年）から30年前に，リハビリテーション（以下，リハ）スタッフ養成校の1年次ですでに小児のリハに進むことを決めていた筆者に「なぜ小児をやるのにOTなのか，PTのほうがいい」とある理学療法（以下，PT）の教官が助言してくださったことがあった。はっきりとは記憶にないが，今から考えると「PT学科に変えたら」というお誘いだったのだろう。あるいは当時は小児のリハといえば脳性麻痺（CP：cerebral palsy）が主体であり，養成校の講義でも小児に関してPTの教官がOT学科の学生にも「CPとは何か」，という講義を行っていた。まだ学生だった私は小児専門のOTというものは存在しない，あるいは成熟していないので，PTのための講義を受けているのだと勘違いしていた。

　その後，無事に2年生に進級し，1年次よりも専門分野に分かれて講義を受ける時間が増え始め，PT学科ではより運動療法的な講義が増え，OT学科は精神科領域，発達領域の講義が始まった。そんななか，ある日の講義で「精神科領域の訓練，治療などについて調べよ」というテーマで，1人ずつランダムに課題が与えられた。例を挙げると「森田療法」「自律訓練法」「内観法」などがあり，そのなかに，今この領域では知らない人がいないであろう「感覚統合療法」が含まれていた。このとき筆者は初めて「感覚統合」という言葉に出会い，51歳になる今もこの「感覚統合」とともに人生を歩んでいる。残念ながらそのときに教官から渡された文献は手元にはないが，関東の精神科系の医師が，当時学習障害をモデルケースにした感覚統合理論で有名だったAyres（エアーズ）のことではなく，精神科領域での治療実践を行っていたKing（キング）を紹介していたことははっきりと覚えている。

　それからしばらく時間が経ち，1999年には，佐藤[1]が発達障害領域のOT（以下，発達OT）が対象とする疾患は，CPから，現在でいう発達障害へと移行し始め，2005年の作業療法白書[2]によると，発達OTは学習障害，自閉症，アスペルガー症候群な

どの疾患を対象とし，肢体不自由児だけでなく，発達障害と出会うことが増えた。この傾向は2015年の作業療法白書[3]で，さらに増加したことが報告され，もはや子どものOTは多種多様化し，OTRが活躍する場も医療現場だけではなく，福祉領域にも期待されるようになった。このように時代の流れと対象児（者）の変遷により，筆者が学生のときに受けたPT主体の小児リハの考え方は，今のリハにおいては薄くなり，「発達OTとは何か」という議論は臨床のOTのなかでは繰り返し行われている。

◉ 発達障害および発達障害作業療法の定義

　日本作業療法士協会による発達OTの定義は「発達障害の作業療法は，発達時期に障害を受けた子供たちに対して，遊びを中心としたいろいろな作業活動を利用して，個々の子供の発達課題（運動機能，日常生活技能，学習基礎能力，心理社会的発達など）や現在，将来にわたる生活を考慮した治療を行います。また，たとえ障害があっても，家庭や学校，社会で生き生きと生活できるように指導，援助を行います」とある[4]。ここでいうところの「発達障害」の定義とは，筆者が学生であった頃のものであり，この頃の「発達障害」といえば，この定義のように，成長期にある子どもがなんらかの障害を受けた場合に生起することすべてを指していた。つまり，CPなどの身体障害を中心にして，知的障害，自閉症，染色体異常なども含めたものを意味していたのである。しかし，2002年の文部科学省の「学習障害・ADHD等の実態調査」などにより，わが国でも「発達障害」という言葉が行政用語として浸透しはじめ，臨床の現場では使いわけをしないと混乱を招く状況となった。また，発達障害者支援法第1章総則第2条の定義によると，発達障害とは「自閉症，アスペルガー症候群その他の広汎性発達障害，学習障害，注意欠陥多動性障害その他これに類する脳機能障害であってその症状が通常低年齢において発現するものとして政令で定めるもの」とされており，OTの対象すべてを示すものではない。本書の初版（2012年）では，「OTの臨床で発達障害とよばれるものは2つ存在している」と示したが，2018年現在では「発達障害」は一般的にも認知され，発達OTの臨床は2つ存在しているというよりは発達障害しか行わない臨床，身体障害を行う臨床，臨床をしない発達OT（相談支援，コンサルテーションなど），何でもやっている臨床，というように質・量・形式において多種多様のスタイルが存在するようになり，「発達OT戦国時代」ということが，過言ではない。

　日本作業療法士協会では，日本のOTを「人々の健康，社会参加，幸福を促進するために，医療，保健，福祉，教育，職業などの領域で行われる，作業に焦点を当てた治療，指導，援助である。作業とは，人々にとって目的や価値のある，日常生活活動，仕事，趣味などの生活行為を指す」と定義している[5]。以前のものより，より実態に近くなったと思われるが，私の個人的な定義はもっと簡単で「人の生き方をサポートすることが可能である，総合的な専門職」である。そのココロは，私は人は皆，心や身体，生活の障害を背負う運命にあると考えているため，その時代におけるその人の人生と生活において，リアルにそのときの能力を評価し，どのようにその人の生き方（私はこれを「作業」としたい）を支えることができるか，また，子どもであれば，よりその力を伸ばすことができるか，ということを追求している点では唯一無二の職種だと考えている。これを追求することは，その人が子どもであれ，大人であれ，障害があってもなくても，どこで誰とどのようにどの時代に生きようと，OTRが行うまっとうな「支援」に当てはまる。

③ 発達障害とリハビリテーション

　法令により発達障害が社会に浸透し，筆者のように医療分野で働くOTと，福祉分野で働くOTが出現してきたが，リハの専門家であることにはなんら変わりはなく，そのためにはもう一度「発達障害のリハ」を整理する必要がある。土田[3]は「発達障害児における神経生理学的アプローチも総合的なリハビリテーションアプローチである」としており，筆者の臨床において身体障害を主としない発達障害を，医療モデルでみていくうえでの基本的な枠組みは，この土田の考えが出発点である。古い文献ではあるが，これは発達障害児に対しての感覚統合療法を考える場合に，感覚情報処理能力の低下を生物学的な問題（impairment level）とし，それがベースとなって能力障害（disability level）が起こり，それによって社会的不利（handicap level）が起きる，という考え方である。これはいわゆるICIDH（international classification of impairments, disabilities and handicaps：国際障害分類）の考え方であり，その後にICF（international classification of functioning, disability and health：国際生活機能分類）が出てくるため，今となっては古典的な考えである，と整理されるかもしれない。しかし，機能障害レベルでの障害について神経心理学的仮説に基づいたアプローチを行う，という視点から始まるリハ的な考え方は，医学モデルが中心になっていないOTにも通じることであり，それでこそリハビリテーションセラピストの基本姿勢であると考える。何も感覚統合アプローチを推奨するためにこのような説明を用いているのではなく，「リハビリテーション」という視点なくしてセラピストとしての臨床力は説明がつかないことや，自分がどのレベルで子どもたちにサービスを行っているのか，ということを見失わないためにも，この枠組みを思い出すようにしている。

　例えば，ここに先天的に上肢欠損がある子どもがいるとする。OTRはその子の機能的な上肢欠損に関して何も行うことができない。しかし，ICIDHでいうところの能力障害ということに関しては，代償的なアプローチとして，足部・足指を使っての書字や，食具の使用を促す訓練を行うことができるのである。これはOTRであれば誰でも考えつく「枠組み」であって，何も珍しい方向性ではないし，身体障害系のOTRであれば代償的なアプローチはこのほかにもたくさん思いつくかもしれない。

　また，経管栄養や胃瘻で栄養を摂ってはいるが，口からは何も摂っていない子どもがいるとする。食事の様子の評価やVF（video fluoroscopic examination of swallowing：嚥下造影検査）なども行い，ある角度での食事姿勢，ある食材であれば誤嚥しにくいことが発見できれば，その子の食生活や食行動は大きく変わり，家族と一緒に食事をもっと楽しめるようになるかもしれない。

　大事なことは，このような機能障害においても，前述の感覚統合アプローチにおいても同じであり，OTRがリハとしてそれらの障害をとらえて，子どもたちの生活・人生に「プラス1」していくということである。機能障害にアプローチできる子ども，能力障害にアプローチできる子ども，社会性の障害にアプローチできる子ども，それぞれだが，OTとしてはどう「やれるか」という視点をいつももち続ける必要がある。そんなことはわかりきったことではあるが，この根本原理をここでもう一度，明文化しておきたい。

4 occupational therapy と作業療法

　リハのなかでの発達OTを位置づけていくことは，臨床を進めていくうえで重要であることは述べてきたが，ここでもう一度，「作業」という言葉について考えてみたい。**表1**のやり取りは，英語が得意なOTの臨床実習生と筆者が交わした言葉である。筆者が物事を思考する際に，なんでも逆説的にしてみることがある。勝手に「逆説的思考法」などと命名し，さまざまな研修会などで紹介している。これは命題に対して「逆もまた真なり」あるいは「逆に考えることでその命題の真がみえてくる」というように解説しており，特に保育者などの「明日，園に来るあの子をどうしたらいいか?」ということを論じる場合には実に手っ取り早い方法で答えにたどり着くことができて，現場向きの思考方法であると自負している。

　例えば，次のように考えてみる。どうしてもお昼にみんなと同じ部屋で，同じ給食を食べられない子がいるとする。そんなときに「どうしたら一緒に食べられるか?」を考える前に「なぜみんなと一緒に給食を食べることができるのか?」を解析してしまう，という方法である。要するに「できないこと」をできるようにすることを考えるよりは「できることがなぜできるのか?」を先行させることで，できないことの真に迫り，治療構造を導き出そうという思考過程である。

　実習生とのやり取り(**表1**)に話を戻すと，「作業の反対語は何か」という問いに対し，実習生は英語を用いて回答している。「作業」の英訳はoccupationであり，occupy(be occupiedで専心・熱中しているの意)の反対語を思考すればその回答がみえてくる。障害がある子が何かにoccupyされていないとき，つまり，障害のある子が何かに専心・熱中していない状態(vacant)を改善することがOTRの仕事ではないか，ということに思考がいたる。

　OTRは，「作業」という言葉でこの仕事を続けているので，この「作業」という単語に愛着があることもあるが，実際に現場にいて「子どもの作業療法?　何するの?」と思われていることはひしひしと肌で感じており，人に自分の仕事を説明する場合には「作業療法とは?」という話から入ることが多い。作業の反対，というわけではないが「暇つぶし」さえ，空虚(vacant)な状態を埋め合わせることができる。表現は妙だが「心と体がなにかで占められる状態，占拠される状態」を手伝う，その状態をつくる，そ

表1　ある実習生と筆者のやり取り

Q：作業の反対語は何か?

A：occupation (作業) の反対語は，vacancy (専心・熱中していない状態) だと思います!

1) 動詞 occupy はもともと，①軍隊や住民が場所を占領・占有するという意味がメインで，そこから派生して②時間や空間を占有する意味や，③心・注意を引く・占める，という意味をもちました。例文には「悩みで頭がいっぱいに占められる」というものもありました。また「be occupied」で「専心・熱中している」や「従事している」という意味となります。occupation は，occupy[動] の名詞形です。occupation は①職業，仕事，業種がメインの語義で，ほかにも②占有・居住，(軍隊による) 占領・占拠，③ (仕事・趣味として) 従事すること，暇つぶしという意味があります。つまり③が，日本語の「作業」に近いように思います。
形容詞 occupied の反対語は unoccupied，empty，vacant ですが，動詞 occupy の反対語は正式にはありません。

2) vacant は，① (家や部屋や座席などが) 空いている，② (心や表情が) うつろな・ぼんやりとしたという意味があります。茫然と立ち尽くす，といった場合も vacantly が使われます。vacant の名詞形は，vacancy となります。

(あるOT実習生のレポートより改変引用)

の状態を支援するというようなことが「作業療法」なのだと思う。

⑤ 発達支援と生活支援，遅滞モデルと欠損モデル

筆者は，子どものOTの基本的な考え方として「発達支援と生活支援」という支援方法による分類と，「遅滞モデルと欠損モデル」というセラピィモデルによる分類で説明している（**図1**）。年齢が上がれば生物学的な機能の発達は緩やかになり，発達促進を行う発達支援的なアプローチではなく，生活支援や学習支援が主体のかかわりが多くを占めるようになる。発達支援はセラピィモデルでいうと「遅滞モデル」とよばれ，未発達・未成熟に対するセラピィであり，生活支援はセラピィモデルでいうと「欠損モデル」であり，未学習，誤学習などに対するセラピィである。「発達支援」と「遅滞モデル」，「生活支援（視覚支援・学習支援）」と「欠損モデル」が対応しており，筆者がセラピィを組み立てるときの一つの定義のようになっている。

発達OTが常に思考しなければならないことは，その支援方法およびモデルを導入する「割合」や「時期」であり，それは子どものおかれている環境や境遇，疾患によってかなり幅が出てくる。

◉ 発達支援によるアプローチ

「未熟性・未成熟な疾患群」に対する支援方法で，セラピィモデルでは「遅滞モデル」に対応する。これは，神経系の未統合・未成熟な部分に対しての組織化，および統合を促すことを目的にしたアプローチである。子どもの内的欲求に寄り添い，無理なく，その発達年齢に合わせた遊びを用いることで発達促進を行う「子どもの発達に優しい」ところが長所である。また筆者は，社会的な環境がまだそれほど広がっていない新生児から，集団生活において強い規律が生じることのない就学前の子どもには，このアプローチが有用であると考えている。そしてこのモデルの短所は，年齢と環境にかなり左右されることで，遊びを用いるアプローチを行うとしても，中学生が砂場で遊び，いつまでもブランコに乗り続けるわけにはいかないし，幼児が好むキャラクターのグッズと戯れることはできない。つまり，属する社会的集団が変化するため，年齢が上がったときに生活支援，学習支援，視覚支援の比重が増加することを考慮する必要がある。

例えば，中枢性の障害で頭部が不安定で定頸さえままならない状況が小学生になっても続いていたとする。訓練では頭部が挙上できるように，腹臥位で胸部に枕やロール，あるいはOTの大腿部をあて，前方に玩具を置きながら，それを見せながら頭が上がるような練習をする。しかし，このような練習を年齢が上がるにもかかわらず続けていくよりは，ゆったり座れるクッションチェアに座って背もたれに身体を預けた状態でテレビを観たほうが，その子の生活はより豊かで快適である。

このようにいつまでも達成し得ない目標に向かって「発達促進」と謳っても，当事者の生活や環境を考慮しないような目標は，支援者の自己満足になってしまうため，ここで述べたところの発達支援をいつまでも継続していくには注意が必要となる。

◉ 生活支援によるアプローチ

これは「未学習・誤学習な疾患群」に対する支援方法で，**図1**の下部のセラピィモデルの視点では「欠損モデル」に対応する。これらは，現在の発達状況や環境に合わせた

外的環境の整備や，道具を用意する考え方である．また欠損モデルは，間違って学習したこと，あるいはそうなりそうなことを修正し，再学習を行うことであり，支援ツール，自助具などの道具の適応や，環境の設定，生活全体の時間や空間の構造化であると考える．そしてこのモデルは，所属する集団が変わったときや，発達支援－遅滞モデルが通用しない年齢になったときに，実際の生活や学習を補うことが可能で，その結果，生活全体は安定していく．しかしこのモデルの短所はその導入時期であり，環境整備の結果，状況が一時的に安定しているかのようにみえるが，それが子どもの発達にとって意味があることなのかは不明で，支援者の「一時しのぎ」であるようにみえてしまう場合がある．

　この2つのモデルは，導入時期，それぞれの子どもの発達年齢・生活年齢，活動している場所，支援者なども含めて慎重に検討する必要があり，発達支援では無理があるし，環境だけを変えても実力は変化しない．つまり，発達支援－生活支援両方の視点を常にもち合わせておき，この2つのセラピィモデルを理解し，今，必要な支援が選択できる意識と能力を磨くことが重要である．

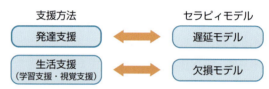

図1　セラピィモデルと支援方法

6　子ども領域の作業療法士として

　発達領域のOTRが行う治療・訓練は，成人の身体障害のように「こうしたらこうなる」ということがはっきりとわかっているものばかりではない．ではどのように日々の臨床を考えていけばよいのか．

　一つは，発達領域のOTRは，発展途上にある子どもを相手にしていることをもっとはっきりと意識することである．発達領域のOTは，子育てに通じることがある．例えば，暴力的なシーンが多いテレビ番組を観ていると暴力的な子になる，ゲームばかりに夢中になっているとゲーム依存症になるなど，子育てに関する話はわれわれの日常生活ではたくさん聞かれるが，そのつどその情報の真偽を確かめることはできず，「これはあまり子どもによくないのだ」という確実性のない思いによって，子どもの「しつけ」においてなんらかの配慮をするようになる．しかしそれは親が子どもの将来を考え，子どものためにする工夫にほかならない．では障害がある子に対してはどうだろうか？　筆者は同じであると考える．例えば，原疾患はCPで，中枢性の障害があり，体幹も四肢も非対称的で筋緊張が変動しやすい．椅子にはうまく座れないが，座位保持椅子であれば，全介助ではあるが食事をすることはできる．なるべく良姿位であれば構築学的な変形も少しは予防できるのでないかということは，この疾患にかかわる専門家は誰でもわかっていることであり，それらはポジショニングとして定着している．このようなこともおそらく，将来に備えて今行うことができるかかわりの一つである．

　つまりは，「日々気をつけていくこと」は「しつけ」と「発達領域のOT」の共通項目である．例えば原疾患は自閉スペクトラム症で，常同行動がみられ，人とのコミュニケ

ーションがかなり難しい子どもがいたとする。そのまま1人でなんでもやらせてしまうと，人を気にしないで自己刺激や常同行動にシフトしてしまい，他者とのコミュニケーションは失われていく。正直なところ，確実な症状の固定化を防ぐ方法はわからないが，OTとして適切「と思われる」話しかけ方，サインの読み取り方などを，治療場面で実行するだけではなく，子どもに関係するすべての大人や友達に伝え，日々実行してもらえるようにするべきだと考える。子育ての情報の真意を確かめる方法がないのと同じように，発達領域のOTの正しいアプローチはすぐにみえるわけではない。みえないから適当でよいのではなくて，みえないから予想できることに対してある程度の当たりをつけて，日々気をつけていくことが重要と考えるのである。

⑦ 手入れ論と手当て論

　『手入れ文化と日本』(白日社)という本のなかで養老孟司氏が，都市化と手入れ論についての内容を記されており，子育てもそれに関係していることを述べている。次に示すのは，その本の帯に書かれている言葉の引用である。「『ああすればこうなる』という思想に変わったのが日本の都市化である。そのなかで環境問題が生じ，少子化，教育問題が生じている。子どもの環境も『ああすればこうなる』で済むものではない。それがわかっているから『手入れ』だった。この思想は必ず復活する。」

　人類が便利さを追求し，田畑や里山を壊して，はげ山にしてしまい，ビルや家をどんどんつくり続け，都市化が進んだ。都市化は「ああすればこうなる」という考え方であり，この考え方を人間にも用いてしまうから，環境問題や少子化，そして子どものさまざまな問題にまでその影響が及んでいる……というようなことが述べられているように感じた。しかし，子育てはどうだろう，発達支援はそうだろう，子どものOTはどうだろう。われわれが日々向き合っている子どもたちの発達の課題は「ああすればこうなる」で解決できることばかりであろうか，筆者はそうは思わない。

　この「手入れ」という言葉は，「手あて」という言葉とともにさまざまな場面で筆者は用いている。「手入れ」とは，療育や子育てなどを進めるときに，一度に推し進めてしまうのではなく，日々気をつけて方向を修正するように手を加えることである。一方「手あて」とは，突然起きた問題に対してその場，その場で対応していくことであるとしている。

　先の引用のなかで注目したいのは「ああすればこうなる」というところと「子どもの環境も『ああすればこうなる』で済むものではない」という一文である。「ああすればこうなる」というのは，いわゆるマニュアルに従ったやり方で，その子に本当に適切な支援であるかどうかということが軽視されやすいが，数々の成功例が蓄積されて確立されたものであれば，導入はしやすいというプラスの側面もある。ただ「ああすればこうなる」が子どもの発達にすべてあてはまるか，ということを考えると疑問が残る。子どもとはそのような対象ではないし，マニュアル通りの子育てや発達支援は，行う側も行われる側も面白くないはずである。

　子育てでは，本当に転んだときには手あてが必要だが，転ばないように，あるいは転んだとしても今度は転ばないように注意を払うこと，多少転んでもよいから，大けがをしないように転ぶのを見守ること，安全な場所で転ばせてあげることなども，大人が子どもに日々しておくべき「手入れ」であると考える。これは子育てだけにいえることではなく，発達の障害がある子どもたちにも同じようにいえる。つまり，子ども

の発達の面白いところは，決まりきったレールの上を失敗なく（子どもにとっての定義ではなく，大人が思うところの「失敗」）歩くことがすべてではなく，試行錯誤しながらその場に合った，その時代にしか味わえない発達課題を悠々と体験していくことが大事なのである。

子どもへの支援は，前述したような試行錯誤が必要であるが，AIの分野でさまざまな知見を発表している金井[5]は，学習させたい情報を入力し，それらの知見を集積して学習させていくというのが従来型のAIだったが，最新のAIの課題は「どのように思考錯誤すると目の前の課題をクリアできるか？」という視点に立った研究を行っている，と述べている。この研究と同じように子どもの臨床を考えてみると，ただ運動の仕方や，日常生活動作の練習，整理された外部環境への適応の方法などを伝えるだけではなく，自分で考え，試行錯誤できる機会を提供し，それを動的なOTのなかでどのように子ども自身が実現していけるかが重要である。

⑧ まとめと，発達障害領域の作業療法士がやるべき仕事 ―マトリョーシカ人形理論―

2018年現在，この国の少子高齢化は改善されてはいないが，子どもの領域に関係するサービスや支援に関する法令は急速に整備されてきており，多くの大人が「発達支援，子育て支援」に関係するようになってきた。その影響は定型発達の子どもたちにかかわらず，子ども全域にわたり，量的な支援が増えた分，その質の担保も大きな課題になっていくことが予想される。

そのようななかで，発達OTをやるうえで忘れてはならないことは「時間と空間」を見越したOTを40分に込めることであろう。われわれは，私たち自身がかけがえのない時間を生きていることと同じように，目の前の子どもたちも確実にその時間と空間を生きているのである。その大事な部分を理解するには，ロシアの民芸品であるマトリョーシカ人形を例にとった論がわかりやすい。これは，同じ顔をした人形がどんどん重なって収納されてるいわゆる「入れ子構造」になっている。この人形はサイズの違いがあっても同じ人形がベースになっており，それらはそれ自身の時間のつながりと空間のつながりに連続性があることを意味し，今の時間，今の場所が決して「点」ではないことを示している。

この時間に関しては**図2**，空間に関しては**図3**で語ることができる。**図2**は，時間の流れとつながりを示している。1番右の小さな人形は「今日治療したその子」を指している。その1つ左の人形は，今日の40分の治療が次の日にどうなっているのか，もう1つ左の人形は，1週間後どうなっているのかを示し，さらにそれより左の人形は「もっと先のその子」がどうなっているのかということを示している。つまり，未来は誰も予想できないが，今回の治療がこの先，どのようにこの子の成長に役立たせることができるかを，OTでは意識しておく必要がある，ということである。

そして**図3**は，生活空間の広がりを示している。**図2**の話と同じく，「この」セッションルームからの場所，つまり空間の展開である。1番右にある小さな人形は，治療を行った「セッションルームでのその子」，1つ左の人形は「家でのその子」，1番左の人形は「世界でのその子」というように，どこの場所に行ってもその子はその子であって，それぞれの空間でのその子が存在している。このように空間，時間ともに共通していえることは，どちらも「今のOTの場所や時間が基点になっている」ことだろう。つまり，

子どもは発達する存在であるため，その支援方法は「点であってはならない」という意識をOTRだけではなく子どもにかかわる専門家，あるいは専門家だけなく，大人全員がもっておかなければならない。

　これまで述べてきたように障害の有無にかかわらず，われわれの目の前に来てくれる皆は一様に発展途上にある「子ども」である。障害がある子には障害があるうえでの手入れが必要であり，そうでない子にも，次元は異なるかも知れないが同じように手入れは必要である。大人あるいは，親，あるいは支援者であるわれわれは，次世代の子どもたちに教えることをしながらも，その子らの発達過程において「沁みこんでいくような」教育・療育・治療を行っていきたいと考える。発達OTが必要なお子さんは子ども全員である，といっても過言ではないくらい発達OTを行う意義があるのではないかと筆者は考える。

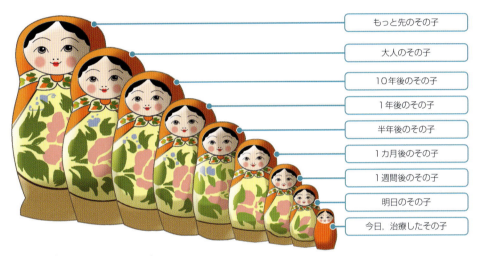

図2　時間のマトリョーシカ

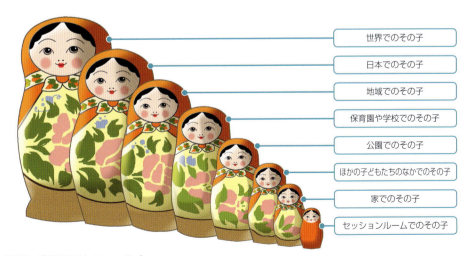

図3　空間のマトリョーシカ

（小松則登）

小児にかかわる作業療法士の臨床力向上のために

【文献】

1）日本作業療法士協会 監：発達障害作業療法の歴史的変遷. 作業療法学全書 改訂第2版 第6巻 作業治療学3 発達障害, 6-7, 協同医書出版社, 1999.

2）日本作業療法士協会 編：発達障害に対する作業療法, 作業療法白書2005. 作業療法25, 33-34,2006.

3）土田玲子：自閉症児, 多動児に対する感覚統合的視点でのアプローチ, 発達障害医学の進歩2,（有馬正高 編）, 107-108, 診断と治療社,1982.

4）日本作業療法士協会：旧 日本作業療法学会パンフレット.

5）日本作業療法士協会：日本作業療法士協会 作業療法の定義.（http://www.jaot.or.jp/about/definition.html, 2018年7月現在）

6）金井良太：意識持つ AI へ、世界初「動物並み」に挑む神経科学者. College Cafe. NIKKEI.（http://college.nikkei.co.jp/article/105082712.html, 2018年6月現在）

研究者・教員として

2 研究者・教員として

① はじめに

　今回，作業療法士（以下，OTR）としてだけではなく，一人の研究者として，教員としての思いを書いてほしいとの依頼を受けた。「私（筆者）」という一人称で思いを書くことはこれまで経験がないので正直困った。

　依頼されたのは，「臨床から距離を置いた立場から眺めた作業療法（以下，OT）実践」「研究活動にかかわることへの思い・意気込み」「OTRの育成にかかわる部分で感じていること，考えていること」の3点について，2018年現在で大学教員11年目，研究歴16年程度の経験浅い未熟な「私」個人の思いを書かせてもらった。

② 臨床から距離を置いた立場から眺めた作業療法実践

　筆者はこの原稿を執筆している2018年現在，OTR養成大学で作業療法学専攻の准教授という立場で働いている。大学（学部）教員の主な仕事は一般に，講義（授業）や卒業研究指導，国家試験対策指導，生活指導などを含んだ「教育」と，各自の関心のあるテーマに関する「研究」を行うことであり，そのほかに委員会活動や入試，オープンキャンパスなどの「大学運営」業務や，実習関連業務，学科・専攻行事関連業務などの「学科・専攻運営」業務，「地域貢献・社会貢献」活動などが挙げられる。初版では「助教という職位（教授，准教授，講師の次に位置する）と年齢や性別から，学生に近い位置での学生指導と，作業療法学専攻の円滑運営のための業務に多くの時間を割いてきた」としたが，職場と職位が変わった現在は，教育活動では講義（授業）が，業務全体では大学運営業務が占めるウェイトが大きくなっている。また，初版執筆当初から変わらず，附属病院のない公立大学職員であり，診療報酬を得る臨床活動が認められないため，臨床から距離を置いた状況は変わっていない。

　そのような筆者の「臨床から距離を置いた立場からみた臨床OTRのOT実践」として「どのようにOT実践の場とかかわっているか」と，「臨床から距離を置いた立場での筆者のOT実践」を紹介し，そこから発達障害OT実践について感じていることを伝えたい。

◉臨床から距離を置いた立場からみた臨床作業療法士の作業療法実践
研究活動を通した臨床作業療法士の実践とのかかわり

　筆者がこれまで行ってきた研究では，多くの臨床のOTRに研究協力をしてもらってきた。例えば，「母親の語りから検討した感覚統合療法の効果」[1]は，OT介入前後の子どもの日常の様子を母親にインタビューして聞きとり，効果を検討する研究であったが，その際にはOTRが治療を行った複数の子どもの母親に話を聞く機会があった。

　この研究で感じたことの一つに，OTRと母親の間に信頼関係ができているケースが多いことがあげられる。研究協力に同意した母親が対象であったため当然だったかもしれないが，多くの保護者はOTRに対して肯定的感情をもっているように思う。母親は，自分の子どもがOTRのところに行くことが大好きで，いつも楽しそうに遊んでいると嬉しそうに話してくれる。そのような雰囲気が，肯定的感情や信頼関係をつくる一つの要因なのかもしれない。一方，OTRとしての筆者が活動をみたり，ま

Ⅲ-2

小児にかかわる作業療法士として

た母親から間接的に担当OTRの話を聞いたりして推測する治療の意図と，母親が語るものとの間に共通する点もあるが，差を感じる点もあった。このことは，日頃からOTRが保護者に対して自分のOTの内容について説明する努力をしている一方，意図を十分に保護者が理解できるように説明することの難しさも示しているのではないかと思う。

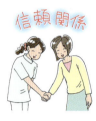

「介入群と非介入群を比較した感覚統合療法の効果の検討」[2]では，初回評価後すぐに3カ月の治療介入を行った後に再評価を行う「SI (sensory integration approach：感覚統合療法) 治療群」と，初回評価後に治療介入をせず3カ月後に再評価を行う「SI非治療群」に子どもを分けて，初回評価と再評価検査結果を比較して，効果を検討した。検査者は，対象者が治療を受けているか否かを知っていることにより，きっとよくなっているはず（あるいは変わっていないはず）といった先入観をもって検査をするかもしれない。従って，検査は治療実施の有無がわからないようにブラインド（盲検化）で行うことにした。そのような理由で，検査は治療者とは別のOTRが行った。また，研究協力者や研究スケジュールをすべて把握している主研究者である筆者は，検査や治療は行わなかった。このように研究結果の妥当性を高くするための研究デザインを立てた結果，多くの臨床OTRに協力をあおぎ，研究を実施することになった。この研究に参加した数名の子どもに関しては，研究期間終了後に，検査や治療を担当した臨床のOTRと一緒に事例検討を行い，いくつかの演題を学会で発表した[3-5]。事例検討を行うたびに，臨床のOTRと膨大な時間をかけて事例を分析・検討し，考察した。その経験を通して筆者も事例をみる目を養い，また臨床のOTRが子どもに真摯に向き合い発達支援に取り組む知識や技術，態度に触れることができた。

作業療法士としての自己研鑽活動を通した臨床作業療法士の実践とのかかわり

　筆者が発達領域のOTRとして最も影響を受けているのは，臨床で働く仲間の存在である。年齢，性別，出身地，出身校，臨床経験年数などさまざまではあるが，多くのことを教えられ，ともに学び，経験し，協力しあってきた。最初は地域で行われる勉強会の参加者としてのつながりから，参加回数を重ね，勉強会を一緒に企画運営するようになり，勉強会の活動を通して自分たちの臨床力をいかにして上げるのかを試行錯誤してきた。また，地域全体のOTRの質の担保や，OTR以外の専門職種を含めて子どもの理解者・味方を増やすことを考えるようになった。人に教わるのではなく，自分たちで考え，言葉にしていく過程を通して臨床を深めることを目指すという姿勢を崩さずに活動を続け，また，多くの発達OTRが一堂に会し，1人の事例について検討する全国規模の研修会にも定期的に参加してきた。そのような研修会や勉強会の運営を考える作業のなかで，OTRとしてのアイデンティティや子どもが行うさまざまな作業のもつ意味，子ども観などについて意見交換ができることは筆者にとっては大変貴重なことであり，このようなディスカッションは臨床実践のある一側面に触れる機会となっていると思う。

　このような研究に関連した事例検討や，さまざまな研修会や勉強会で行われる事例検討を臨床OTRとともに行い，OTの臨床実践の一端に触れていると，臨床のOTRは毎日真剣に子どもと向かい合っている，一生懸命に一人ひとりの子どものことを考え，かかわっていると改めて感じる。ビデオを用いた子どもの行動分析を一緒に行うことで，臨床の瞬間に内包されて治療の根拠がちりばめられていることに気づく。臨

床のOTR一人ひとりが悩み，考え，試行錯誤しながら子どもと向き合って紡ぎだされたこれらの臨床知は，これまでどのような教科書にも論文にも記載されてはいないが，しかし，臨床を行ううえでは非常に重要で価値の高いものである。それにもかかわらず，臨床で実践しているOTRは，これらの臨床知の重要性については比較的無頓着のようにみえる。あるいは重要だと思っていても，次に来る子どもに生かしていければ十分だと思っているのかもしれないし，もしかすると同僚や後輩に伝えたいと思っていたとしてもその方法を確立していないのかもしれない。

　子どもは一人ひとり異なるため，OTの臨床実践はマニュアル化できず，悩み，考え，試行錯誤することなしに，臨床実践は展開されない。特に発達領域のOTでは，家庭や幼稚園や学校などの環境因子が，子どもの行動や発達に大きく関与するため複雑化する。しかし，全国の発達OTR一人ひとりが同じように悩み，考え，試行錯誤するならば，その試行錯誤をなんらかの形で共有することにより，全国的な発達領域OTの臨床の質が上がり，時間をもっと有効利用できる可能性があるのではないかと思う。そのためには，発達OTR一人ひとりの潜在化した臨床知を顕在化させ，共通項を挙げたり，分類したりしながら整理することが大切なのではないかと思う。そのような試みは，保護者にOTの意図を説明することの難しさに対する一つの解決にもつながるような気がする。そのような試みを行うことも臨床から距離を置いた立場にあるものの役割かもしれない。

◉臨床から距離を置いた立場での筆者の作業療法実践

　大学教員になって以降，臨床実践を定期的に行うことはできていないが，子どもをみる機会として，次に示すような社会貢献活動がある。これらの社会貢献活動は，以前の臨床実践で知己を得た人との関係や知り合いのOTRから，個別に依頼を受けて行っているものである。臨床から離れてしまっているOTRとしては，OTRのアイデンティティを自ら確認する機会として，社会的にOTRである「私」が求められていることを確認する機会として，こうした社会貢献活動は非常に大切なものである。

保育園訪問支援

　年度によって頻度に差はあるが，保育園訪問支援を継続して行っている。訪問方法は，OTRが1人で訪問する単独訪問と，心理職や言語聴覚士，障害児療育を経験している保育士などの専門職と一緒に訪問する多職種訪問がある。保育園訪問支援では，多いときには10～20名の園児の相談や，クラスの園児全体で行われる作業活動自体の相談，保育士によるクラス運営の相談などを受ける。

　訪問では，まずは相談の対象や内容を確認し，対象を観察評価し，その後，職員と情報交換を行う。多職種で訪問する際には，必ず同じ場面を共有して観察し，お互いの認識を確認しあっている。そういったことを行うことにより，主観的になりがちな観察評価の客観性を増すことができる。また，お互いの職種の専門性への深い理解にもつながる。

　筆者が行っている保育園訪問支援では，一度に相談を受ける園児の数が多いこと，同じ園への訪問頻度は低いことにより，園児に直接なんらかの評価や治療介入を行うことは少なく，子どもへの直接的な発達支援を行うというよりは，保育全体を通して，子どもの発達を促すためには保育士はどのような保育を行うとよいかを話し合うことが多い。子どもを中心に考えると保育士も環境因子ととらえられるため，子どもの環

境に介入しているOT介入ともいえるが，一般的にイメージされるOT実践とは若干趣きが異なると思う．

特別支援学級での医療相談

1年に2～3回の頻度であるが，地域の小学校の特別支援学級を訪問する機会がある．学級の児童に関して，保護者に困っていることや相談したいことを事前に書いてもらう．その情報を基に，観察場面を想定して訪問する．観察に当てられる時間は1回約2時間で，その間に観察する児童の数は3～5名である．相談内容は運動や姿勢，バランスなどの身体運動機能，はさみや鉛筆・消しゴム・定規の使用，スプーン・箸の使用，ファスナー・ボタンなどの手先の巧緻機能，食べるときに口に溜め込む，つぶして食べているなどの摂食機能，字を書こうとしない，文字や数字の読み書きなどの学習の問題，トイレでお尻を拭くのを嫌がる，トイレを我慢してしまう，立って排尿ができないなどの排泄の問題，通常級の子にばかにされて落ち込む，兄弟げんかがひどいなどの対人トラブル，癖や登下校時の問題，テレビやゲームの問題，家族関係や子育ての悩みといった保護者自身の悩みなど多岐にわたる．授業や給食・掃除など，学校での児童の活動の様子を観察し，また教諭から日常の様子の話などを聞く．これらから相談内容の解釈を行い，保護者に対して観察にて評価したこと，その解釈，学校や家庭で実施可能な対応を直接伝える．担任教諭には保護者との面談場面に同席してもらい，OTRの見解を共有してもらう．保護者面談終了後に学級担当教諭全員とOTRとでその日の活動や保護者との面談を振り返り，一人ひとりの児童の相談内容と保護者に話したことを確認し，学校でできる対応についても話し合う．学級教諭からは「目的・方法のある具体的アドバイスがもらえ，教員も新たな視点をもつことができ，またOTRからのアドバイスを基に授業を展開することができている」との言葉をもらっている．

保健センターの親子教室での講演

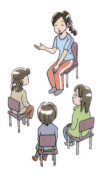

筆者がかかわっている地域の保健センターでは，健診でフォロー対象となった子どもが親子で来て，保健師や保育士が中心となって子どもにプログラムを提供する親子教室という事業が展開されている．子どもへの働きかけと同時に，保護者へのさまざまなサポートも行っている．1年に数回，数カ所の保健センターから親子教室での講演の依頼を受ける．講演といっても，十数組が来る親子教室で話をするのである．親子教室は2時間程度のプログラムで，前半は親子体操やリズム体操，名前呼びなどを行う．後半には子どもが保育士や保育ボランティアと遊んでいる一方で，OTRが話をする．参加人数も少ないため，講演というよりは相談会といった雰囲気である．参加している保護者と職員が輪になり，自己紹介をしながら心配事などを挙げてもらう．参加する子どもの多くは1～3歳であり，相談内容は言葉の表出と理解に関連するものが多い．前半のプログラムの間に子どもの活動の様子を観察し，言語や状況に対する理解力，人からの働きかけに応じる力，自分の要求などを人に伝える力，人や活動への興味関心などを評価しておくことで，後半の相談に答えられるようにしている．

臨床から距離を置いた立場での筆者のOT実践として，保育園，特別支援学級，保健センターでの実践を紹介した．このほかにも知的の特別支援学校で教員の相談を受けることもある．また，小児専門病院のOT部門で研修をさせてもらい，最先端の

研究者・教員として

OT実践に触れる機会をもつことで，現場感覚を忘れないように心掛けている。筆者の実践は，子ども一人ひとりを細かく評価することも，自分で直接子どもにかかわって自分の見立てが妥当であるかをその場で確認することもできない。しかし，保育や教育の専門家である先生の視点とは少し角度が違う，OTRの専門的視点からとらえた子どもの姿と，そこから広がる物理的，社会的環境との交流，子どもを中心に周囲の人々も含めた活動と参加を評価して伝えることは，間接的に子どもの発達支援にも役立っているだろうと思って継続して取り組んでいることである。OTRは人と環境との相互交流のなかで人の作業をとらえて，暮らしへのアドバイスができる職種だと考える。子どもを中心に，教員や保育士という環境に働きかけているともとらえられる。一方，子どもの特徴を評価し先生のかかわりを保障したり，先生が子どもに伝えたいことが伝わったり，子どもに経験してほしいと思っていることが実現できるように作業を分析して方法を提案することは，保育士や教員を中心に考えて，先生の自己効力感や価値に働きかけているとも考えられる。そのことにより，先生が子どもに向かうときに肯定的な変化が生まれたら，間接的にあるいは将来的に続く子どもへの働きかけにもなっていると思われる。そのような見方をすると，発達領域のOTRといっても子どもへの直接的発達支援以外にも子どもを取り巻く環境のなかで，子どもの発達を支えるさまざまな活動が可能であろう。

③ 研究活動にかかわることへの思い・意気込み

OTの研究とはなんのためにあるのだろうか。筆者は，わが国で最も有名なOTの研究者の1人である山田　孝先生からOT研究について学んできた。山田先生から教わったことで，筆者自身も学生に卒業研究の指導をするときに必ず最初に伝えること，それは「OTの研究はOT実践のために行われるもの」だということである。

山田[6]は，「OTRが臨床場面で解決を迫られていることこそが研究をしなければならない問題であり，研究とは大学教員などの専門家だけが行う事柄ではなく臨床家こそが取り組まなければならないことである」と述べている。しかし，エビデンスレベルの高い研究を行うには，多くの時間と労力を必要とすることもまた事実であり，日々対象者と対峙している実践家が行うのは物理的に難しいと思う。従って，継続的に研究を行うのは，研究自体が仕事として求められている大学教員の責務であると思う。そして，山田が述べるように，研究自体は臨床の疑問の解決のために行われるべきであるため，臨床家に代わって臨床家の臨床の疑問を解決するために，大学教員が研究を行うことが，OTの研究にとっては望ましい。

研究は，決して臨床とかけ離れたものではない。むしろ，臨床の一番近くに寄り添った研究こそが，質の高い研究なのだと考えている。「専門職の存在価値はその臨床実践にこそある」と述べたのはアメリカのYerxa[7]（ヨークサ）であるが，OT研究の価値はOTの臨床のため，実践家のためにあると思っている。Kielhofner[8]（キールホフナー）が，「かつてはMOHO（model of human occupation：人間作業モデル）の概念や道具を用いることができないのは実践家の失敗と思っていたが，開発者の側の責任であると思うようになった」と述べているように，筆者も研究の成果は実践家に活用してもらって初めて価値が生じるものだと思う。

筆者自身は大学教員という立場におり，発達OTの臨床とは距離を置いた位置にいるが，臨床家を尊敬し，教員になってからも臨床のOTRと教えるのでも教わるので

Ⅲ-2
小児にかかわる作業療法士として

331

もなく，ともに学ぶ付き合いを続けている。だからこそ，発達OTの臨床の難しさや奥深さ，臨床知の価値をわかっているつもりでもあり，また，発達OTの危うさも感じるのだと思う。筆者にできることは，臨床家とともに知恵を出し合いながら，小さなことでも積み重ねていくことであり，その過程で発達OTの臨床が正当に評価されるために，発達OTの臨床の本質を知見として明らかにする研究に取り組んでいきたいと思っている。

④ 作業療法士の育成にかかわる部分で感じていること，考えていること

◉ 講義を通じて：知識を伝達するうえで大切にしていること

養成校の教員として，学生には最低限，実習で必要になること，国家試験で必要な知識は教えなくてはならない。卒後すぐに必要となるであろうことも必須だろう。そのうえで，もちろん知識や技術だけではなく，OTRとしてもっていてもらいたい考え方や大切にしてほしいこと，学び考える姿勢や人としてのありようを伝えることも重要であると思っている。しかし，その必要な知識や技術，考えや職業人としてのありようなどのすべてを十分に教えられるだけの経験が筆者にあるわけではないため，多くの先輩OTRやほかの領域の先人が残してきた功績にわずかな自分の経験を足して伝えるしかない。自分の目で，手で検証してきていないことを知識として伝える怖さもある。学生は誰もが大きな可能性をもっている。将来大きく羽ばたくか，小さくまとまるかは，学生の間の経験がかなり関係するだろう。もしかすると筆者の一言でその将来が変わるかもしれないと思うと，大きな責任を感じる。

また，子どもについての理解は深めれば深めるほど新しい考え方や見方ができるようになり，研究の進歩によっても次々に新たな知見が生み出される。そういった過程で，子どものことをまだ十分に理解できていない筆者が学生に教える資格があるのだろうかという疑問もある。しかし，不安・疑問を自分でも正直に認めながら，学生にもそれを伝えることが，発達のOTRが備えるべき子どもに真摯に向き合う姿勢というものを，伝えることになるのではないかと考えている。教員は学生に対してわからないと言ってはいけないのかもしれないが，OTは環境との相互作用のなかでの人の複雑性を対象とする仕事であるため，簡単にわかることのほうが少ないのではないか。実際，学生にもそのように伝えている。なぜなら都合のいい解釈をしてわかったふりをするOTRにはなってもらいたくないからである。学生に対しては，発達のOTRとして治療介入を行う際に絶対の確信をもってかかわれることのほうが少ないが，真摯に考えられる限りを尽くしてかかわり，今できる最善を尽くすべきだと伝えるように心がけている。時代によって変更を迫られることはあるかもしれないが，筆者自身も，今はこれが最善だと思えるものを探求して，学生に知識や技術を伝えたい。

◉ 学生対応のなかで：作業療法士として目指している教育

臨床実習は，学生にとって非常に濃厚で特別な時間となる。また，OTR養成教育に携わっている教員にとっても，実習は最も神経を使う負担の大きな仕事である。勤務時間外に電話やメールで対応したことや，学生が泣きながら話をするのを聞いた経験は，すべての教員がもっているのではないかと思う。

現在（2018年）の職場では実習の担当からは外れているため，頻繁に対応すること

は少ないが，これまでの教員生活で，実習に関連して忘れることのできない学生が複数いる。課題が出せない，休みがちになるなどがよく生じる問題である。そのほかにもさまざまなことが起こるが，そういった学生の対応をするときに，OTRとしての専門性が生かせると思う。これらの学生に対しては，厳しく叱責したり，とにかく実習施設へ行くように説得したり，あるいは学生の言い分をなるべく聞き入れるなどさまざまな対応があると思う。筆者の場合は，学生の特性と実習が始まってどのくらいの時期なのか，どのような実習指導者なのか，その施設はどういった指導をしているのか，などを考慮して対応を変えるようにしている。最終的な判断は，学生にとって最もよい選択は何かということを基準とするように心がけている。ここで甘い対応をしたらその学生が今後人生の壁に当たったときにきっと越えられないだろうと思えば，厳しく対応する必要もあるし，明らかに精神的に参ってしまっている場合には，「とりあえず今は何も考えずに休もう」と提案するかもしれない。これらの過程は経験豊富な先輩教員に相談しながら進め，最終的には複数の教員と学生，保護者と話し合い，教員の意見を集約して判断することになる。

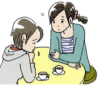

　このような学生対応を行ううえで筆者が心がけていることは，学生の特性を事前になるべく把握しておくことである。気になる学生に対しては，校内で見かけたら声をかけたり，学年担任やほかの教員との会話からも情報を集める。

　そして，実習を含め，学生が何かでつまずいたときには，改めて学生のことを理解するところから始める。学生本人の意見を聞き入れ，学生の頭の中でどのような思考が展開されているのかをとらえる努力をする。例えば実習の場合には，なぜ記録が書けないのか，なぜ実習に行けないのかを確認する。直接本人の言葉で説明してもらうことで，思いもよらなかった本人なりの理由がわかるときもあるし，学生自身が自分で考え，振り返ることにより，気づきを促すことにもなる。実習終了後に，学生と一緒に実習の振り返りを行うこともある。何が問題だったのか，どのようにしたらよかったのかを一緒に考えていくなかで，学生自身の認知的な特性や課題への気づきを促すのである。本人の気持ちに寄り添い，傾聴する姿勢をなるべく崩さないよう心がけ，なんらかの防衛機制が働いているために内省ができていないと思われても，教員として学生の言葉を信じたいと思っている。教員が信じてあげられなければ学生は頼るところがなくなってしまうのである。

　教員としては学生に期待するOTR像をもっているが，その思いを押し売りしたり，一方的に決めつけず，学生本人の意見・考えを尊重して受け止める。なぜそのように考えたのかを聞き，そうした場合にどうなると思っているのかを確認する。意見が対立する場合には，自分はこういう理由でこういうふうに思うと伝えるが，それが必ずしも正しいわけでもないし，また別の人は学生の意見とも筆者の意見とも異なる意見をもっているかもしれない，自分1人の経験は大切にすべきではあるが，一方で1人が経験できることは限られたことでもあるので，狭い視野にとらわれず，いつもなるべく多くの選択肢や可能性を考えることが大切だと伝えるようにしている。もちろん筆者自身の力不足で十分にできていない現状ではあるが，学生本人が自分の力で方向性を見つけられるように，学生を信頼して寄り添える教員でありたいと願っている。自分が目指すこのような学生とのかかわり方は，子どもを信頼していたいという発達OTの臨床と同じスタンスであり，OTの養成教育のなかで学んできたクライアント中心の考え方によるものではないかと改めて思う。

研究者・教員として

⑤ おわりに

　研究者として，教育者としての個人的な考えを述べてきた。こうした原稿の依頼がなければ，自分の仕事をこのように見渡すことはなかったと思われるので，原稿を書き終えた今は，このような機会をもてたことに感謝している。今回，筆者個人の思いを書いてみて，いずれの立場でもOTRとして，OT的な観点で仕事に取り組んでいることに気がついた。臨床から離れた仕事をしており，直接子どもとじっくりかかわるような臨床実践はできていないため，やはりどこかで劣等感を感じてはいるが，筆者が行っているあらゆる仕事はOTの臨床実践であるといえるのではないかと思うことができた。臨床のOTRに求められること，OTの臨床実践に役に立つことに，筆者の立場を活用してこれからも取り組んでいきたいと決意を新たにしている。

（有川真弓）

【文献】

1）有川真弓，山田　孝，里村恵子：母親の語りから検討した感覚統合療法の効果．作業療法 28（3），286-297，2009.

2）有川真弓，山田　孝：介入群と非介入群を比較した感覚統合療法の効果の検討．第29回日本感覚統合学会，2010.

3）満井礼子，住田多恵子，有川真弓：成長していると思うんだけどなあ？！臨床場面でセラピストが実感している手応えは検査結果に反映されるの？．第25回日本感覚統合学会，2007.

4）有川真弓，酒井康年：セラピストが効果として感じる子どもの姿．第30回日本感覚統合学会，2011.

5）住田多恵子，有川真弓：感覚統合検査時の行動観察から見える事．第30回日本感覚統合学会，2011.

6）山田　孝 編：標準作業療法学 専門分野 作業療法研究法 第2版．医学書院，2012.

7）Yerxa E：研究者としての作業療法士．作業療法 改定第6版（Hopkins H，Smith H 編／鎌倉矩子 訳），協同医書出版社，1989.

8）Kielhofner G（山田　孝 訳）：作業療法の未来に対する挑戦と方向性．作業行動研究 7（2），81-96，2003.

発達支援センターの責任者として

❸ 発達支援センターの責任者として

① はじめに

　小児に携わる作業療法士（以下，OTR）の働く場としては，病院やリハビリテーション（以下，リハ）センターなどの厚生労働省管轄の医療機関，発達支援を行っている通園センターおよび事業所などの福祉施設・行政機関，特別支援教育を行っている教育機関などが挙げられる。

　発達支援センターでOTRとして，またその施設の責任者および相談役として仕事をしている場合，国（小児を対象とする場合は主に厚生労働省や文部科学省）からの情報をいち早く入手しておかなければならない。また，施設を利用する対象児や養育者が発達支援センターを快適に利用できるように，加えて，仕事に携わる療育者たちが，自分の専門領域において存分に力を発揮できるよう，責任者として5年先程度の中期ビジョンを示せる対応が必要となる。

　信頼できる情報を入手するためには，世の中の動きがわかる新聞やテレビからの国会情報や一般情報，厚生労働省や文部科学省，または地方自治体管轄課のウェブサイト，日本相談支援専門員協会などから入手する方法がある。

② 法律改正に伴った現場の動き

　児童福祉法を基に現行法として臨床現場を動かしていた障害者自立支援法があったが，2012年度から児童福祉法の一部改正が行われ[1]，障害者自立支援法は廃案となった。現在は法律の改正により，現場の業務には不安定さがある。2005年4月から施行された発達障害者支援法のねらいと概要を**図1**に，障害者等の地域生活を支援するための関係法律の整備に関する法律の概要[2]を**図2**に示し，現在の状況を提示する。支援の充実にあたり，OTRが個別支援計画書作成に携わることで，点数が加算される方向性が示された。

　現在の福祉機関や教育機関の現場は医療現場とは異なり，OTRが対象児と1対1で，ある一定時間（1～2単位）1人で責任をもって治療・支援を行い，治療費を支給されるという形態ではない。そのため，常勤雇用にこぎつけるには困難を要している。非常勤で雇用されているOTRは，対象児の評価を行い作業療法（以下，OT）計画を立案したり，対象児の集団内で個別評価を行ったりしながら，または健常児の集団内にいる対象児の評価を行いながら，部分的な支援を行っている。その結果を基に，担当の保育士や教員に，評価結果から考えられる課題とその対応法を伝え，毎日の保育や教育現場でどのように応用していくのかを一緒に考えている。

　法律の一部改正にあたり，専門職（臨床心理士，理学療法士，OTR，言語療法士など）がかかわることで支給される点数が加算されるようになった。福祉や教育の現場では，専門職を雇用する場合，どのような方法で療育を行い，どのように活用したらよいのか，利用者にどのように貢献できるのかを模索している現状がある。

　また，療育のシステム構築と質の向上のために，各自治体に委ねられている研修制度に関しても検討され，国および地方自治体の動向を把握しながら，現場の在り方を模索していかなければならない。

Ⅲ-2

小児にかかわる作業療法士として

I　ねらい

○発達障害の定義と発達障害への理解の促進
○発達障害者に対する生活全般にわたる支援の促進
○発達障害者支援を担当する部局相互の緊密な連携の確保

II　概　　要

定義：発達障害＝広汎性発達障害（自閉症等），学習障害，注意欠陥・多動性障害等，
通常低年齢で発現する脳機能の障害

就学前（乳幼児期）	就学中（学童期等）	就学後（青壮年期）
○早期の発達支援 ○乳幼児健診等 　による早期発見	○就学時健康診断における発見 ○適切な教育的支援・支援体制の整備 ○放課後児童健全育成事業の利用 ○専門的発達支援	○発達障害者の特性に応じた 　適切な就労の機会の確保 ○地域での生活支援 ○発達障害者の権利擁護

発達障害者支援センター　専門的な医療機関の確保（都道府県）

専門的知識を有する人材確保　調査研究（国）

図1　発達障害者支援法のねらいと概要

---

①趣旨　　公布日施行

　－障がい者制度改革推進本部等における検討を踏まえて障害保健福祉施策を見直すまでの
　　間における障害者等の地域生活支援のための法改正であることを明記

②利用者負担の見直し　　平成24年4月1日までの政令で定める日〔平成24年4月1日（予定）〕から施行

　－利用者負担について，応能負担を原則に
　－障害福祉サービスと補装具の利用者負担を合算し負担を軽減

③障害者の範囲の見直し　　公布日施行

　－発達障害が障害者自立支援法の対象となることを明確化

④相談支援の充実　　原則として平成24年4月1日施行（予定）

　－相談支援体制の強化　〔市町村に基幹相談支援センターを設置，「自立支援協議会」を法律上位置付け，地域移行支援・地域定着支援の個別給付化〕

　支給決定プロセスの見直し（サービス等利用計画案を勘案），サービス等利用計画作成の対象者の大幅な拡大

⑤障害児支援の強化　　平成24年4月1日施行

　－児童福祉法を基本として身近な地域での支援を充実
　　（障害種別等で分かれている施設の一元化，通所サービスの実施主体を都道府県から市町村へ移行）
　－放課後等デイサービス・保育所等訪問支援の創設
　－在園期間の延長措置の見直し　〔18歳以上の入所者については，障害者自立支援法で対応するよう見直し。その際，現に入所している者が退所させられることのないようにする〕

⑥地域における自立した生活のための支援の充実　　平成24年4月1日までの政令で定める日〔平成23年10月1日（予定）〕から施行

　－グループホーム・ケアホーム利用の際の助成を創設
　－重度の視覚障害者の移動を支援するサービスの創設（同行援護。個別給付化）

（その他）（1）「その有する能力及び適性に応じ」の削除
　　　　　（2）成年後見制度利用支援事業の必須事業への格上げ
　　　　　（3）児童デイサービスに係る利用年齢の特例
　　　　　（4）事業者の業務管理体制の整備
　　　　　（5）精神科救急医療体制の整備等
　　　　　（6）難病の者等に対する支援・障害者等に対する移動支援についての検討

（1）（3）（6）：公布日施行
（2）（4）（5）：平成24年4月
1日までの政令で定める日
〔平成24年4月1日（予定）〕から施行

図2　障がい者制度改革推進本部等における検討を踏まえて障害保健福祉施策を見直すまで
　　　　の間において障害者等の地域生活を支援するための関係法律の整備に関する法律の概要

発達支援センターの責任者として

③ 非営利組織（NPO）と法人の立ち上げの動機

　四半世紀にわたり，肢体不自由児，発達障害児，知的障害児，内科的・外科的疾患の対象児たちと，病院や施設の臨床現場でかかわってきた経験から，次のような疑問を感じていた。

①病院や施設で治療することは，「治療して回復が促せる」「健常児と同様になっていく」という多大な期待を養育者にもたせてしまうのではないか？
②総合病院などに行っているということで，「障害児だということを隠せる隠れ家」をつくってしまうのではないか？
③「隠れ家」の存在は，養育者の心情をハビリテーションやリハの考え方から遠ざけてしまう，または遅らせてしまうのではないか？
④訓練ざんまいの日々は，対象児が社会に巣立っていくきっかけを奪ってしまうのではないか？
⑤親子の病院依存や訓練依存により，親子ともに心身両面の自立が損なわれてしまうのではないか？
⑥OTRが手技・療法に依存してしまい，対象児が，年齢とともに必要とされる生活上の動作や社会性を育んで発達していく子どもであるという観点が，希薄になっているのではないか？
⑦OTRが手技・療法に依存する姿勢は，対象児に「障害児」という烙印を押してしまっているのではないか？
⑧子育てが本業のはずの養育者が，OTRまがいの養育者として教育されてしまっているのではないか？
⑨養育者は，知名度の高い病院や施設を頼って通院しているが，疑問をもちながら通院している場合もある。ともすれば知名度が隠れみのになりうる有名病院であるが，無名であっても親子が療育を求めて通ってくるような魅力ある施設をつくれないだろうか？　その魅力の一部分にOT効果を示せたら，利用者側が本当に求めるOTとなり，その方法は立派な社会貢献になるのではないか？
⑩養育者は子育ての楽しさを十分に感知しながら，子は快適な毎日を過ごしていける，そんな地域で行える療育とはどのような方法なのか？
⑪対象児が社会に巣立っていくには，一職種のみでの支援では困難を要する。他職種の力を借りて同じ場面で対応してこそ，その支援が成り立つのではないか？

　このような疑問点を解決するには，どのような場でどのような意識をもってOTに臨めばよいのかを模索していた。タイミングよく非営利組織（NPO：non-profit organization）を立ち上げて法人を取得したばかりの仲間に相談を受け，ともに目標をもって地域療育に励むことになった。目標とは，「のんきに，根気よく励み，元気に育っていってほしい」という願いが込められ，表現しやすくわかりやすいように「のん・こん・げんき会」と名付けている。この会では，母親や父親の研修と慰安会，家族向けの研修会と相談会などを開催して，育児しやすい環境と考え方などを話し合っている。そのほか，地域の住民，医療・保険・福祉職，教員，保育士，事務職員を含めたシンポジウムや研修会を行い，当事者を理解し，支援していける地域づくりも実施している。

Ⅲ-2

小児にかかわる作業療法士として

④ 医療機関での作業療法のメリット

　養育者の動向から判断すると，病院は最新の治療を行ってくれる場であり，医学的な健康管理も行ってくれるので安心と考えている。しかし，養育者からはリハ治療に関して，いつまでこの状態が続くのか，対象児が何歳になったら治療の終了を告げてもらえるのかと，不安をもちながら通院しているという発言が多く聞かれる。またOTに関しても，OTRの目標を明確（具体的）に示しきれていない場合には，いつ終了と言われるのかという不安が大きいようである。OTRが示した具体的な目標は，対象児のほかの行動につながって生活適応していき，地域支援でよりよい社会適応となっていく。

　医療機関で実践されているOTのメリットは，次のようにまとめられるのではないだろうか。

①医療関係職種と人材数，各種検査機器と検査者が整っている。
②対象児の検査は，各専門分野において詳細に行われる。
③各専門分野からの対象児の詳細な情報の提供は，主治医が総括している。
④関係職種と連携するため，OTの部分的な専門性を発揮しやすい。
⑤対象児の状態に応じた緊急対応が，速やかに行われやすい。

　養育者からは，対象児のことを一番よく理解しているのは，医療機関で最初にかかわったOTRであると感じている発言が多い。そのため，医療機関での治療終了にあたってOTRには，養育者に対する地域との連携を考えた情報の提供と，フォローアップ内容および頻度を提示した指導が必要になる。養育者にとっては，対象児のライフステージに応じた療育とはどのようなものかを考えるきっかけとなり，地域支援に臨む姿勢が親子ともに培われるのではないかと感じている。

⑤ 地域支援での作業療法のメリット

　対象児が生活している場は，乳幼児期は家庭であり，保育機関である。児童では家庭と小・中学校である。なかには習いごとに通っている子どももいる。

　地域で働くOTRには，世のなかの情報をいち早く収集して，地域支援の一助となれるような対応が求められる。そのためには，OT領域だけの観点ではなく，対象児を取り巻く療育内容や社会資源なども視野に入れることが重要になる。

　OTRにとっての地域支援のメリットとして，

- 多職種連携でかかわることができ，対象児と養育者を多側面から理解することが可能である。
- それぞれの場面で，対象児の目標に向けた専門的な対応とオーバーラップした対応が可能である。
- オーバーラップした対応では，かかわる職種による相違を知ることができ，OTの独自性を見出すきっかけとなり，メリットとなることもある。
- 対象児の居住地に近い施設は，家庭とのパイプ役になる可能性もある。

　が挙げられる。また，地域支援を大きく福祉施設と保育および教育機関に分けて，OTのメリットについて考えてみる。

発達支援センターの責任者として

◉地域の発達支援センター（福祉施設も含めた福祉系施設）での作業療法のメリット

①養育者と対象児が見学に訪れ，対象児に合っている施設と判断して通ってくることが多く，対象児の自然な状態での行動を多職種の専門家とともに同じ場面で観察でき，情報交換や情報の共有化がされやすい。
②養育者の意識が施設依存ではなく，「健康な子どもにかかわるように育てていきたい」という能動的姿勢をもっている傾向にあるため，対象児のOT評価結果の説明を受け入れてくれやすい。
③養育者からの質問が，医療機関での治療に関する内容や今後の保育や教育機関に関することなどもあり，養育者がとらえている医療機関の現状を把握できる。
④養育者との接点を多くもてるため，短期目標を定めやすく，OTの課題と対応方法を多職種と共有しながら，OTを行いやすい。
⑤養育者側の生活上の問題点（養育者と対象児が生活しにくくなっているなど）を聴くことにより，今後予測される行動上の問題と課題が把握しやすくなる。

◉保育および教育機関での作業療法のメリット

　OTRが教育機関で受け入れられなかった理由に，OTRは医療・福祉職で厚生労働省の管轄であり文部科学省の管轄ではないこと，OT教育では教員免許が取得できなかったことなどがある。肢体不自由児の教育機関では，教員ではなく補助員的な方法で仕事をしていた時代もある。

　保育および教育関係機関においては，知的発達遅滞児やそのほかの発達遅滞児に対して，これまでも特別支援保育が重視されていて，OTRが非常勤でかかわってきた経緯もある。しかし，発達障害がクローズアップされてきたなかで，教育委員会のみでは対応しきれなくなっているようである。対応しきれない理由は，教育心理学的に児に対応してもなかなか成果が上がらず，医学的な考え方と対応が必要と判断されてきているからである。

　現在教育機関ではOTRをどのように活用すればよいのかを模索している。筆者は過去17年間にわたり非常勤で教育機関にかかわってきた経験から，私的ではあるがOTのメリットを考えてみたので次に示す。

①OTRの保育参観および授業参観と，担任やそのほかの教育機関の教師が考える対象児の問題行動から，集団生活の場での対象児の状態を，環境面と心身面から考えることができる。
②医療機関などでは起こらない，教育機関でのみ起こる対象児の混乱の要因を，再度医学的な観点から評価できる。
③教師とOTRが対象児の評価を共有することで，短期の教育課題にOTの観点も導入可能となる。
④実際の授業場面にOTRが介入することで，介入による対象児の変化をその場で知らせることができる。
⑤OTRが対象児の問題行動を裏付けして解釈し説明することで，教師が対象児の問題行動を「制止する」対応ではなく，「理由をもって肯定的」に対応できる。肯定的対応は対象児に安心感を与え，問題行動の減少につながる。
⑥保育所等訪問支援事業が開始され，教育機関からの要請に即対応できる。

Ⅲ-2

小児にかかわる作業療法士として

⑥ 新たな施設をつくったことのメリット

「NPOと法人の立ち上げの動機」（p.337）で述べた通り，医療機関で働いていたときに抱いた疑問点を解決できるような臨床の場をもってから，17年が経過した。

新たな施設を組織化し運営していくには，資金が必要となる。利用者数を確保するには，良質の療育が必須である。さらにインターネットでさまざまな情報が入手できる現在，養育者の療育に関する知識や価値観も多様化している。そのため施設職員が，養育者が入手した情報を的確に判断し，質の高い療育とはどのようなものなのかを伝える能力を磨かなければ，利用者数を確保することはできない。

以前，筆者は病院に所属していたが，職場の特徴から，地域支援を行いながらOTを行っていた。しかし，病院と地域が連携しているようではあるが，どこか実用的なつながりの希薄さが気になっていた。その経験から抱いていた疑問点は，次の5点である。

> ①病院と地域のスタッフ同士が連携をとり，互いに対象児の対応を模倣することができても，応用ができない。
> ②病院ではOTRの治療が予約制になっていることが多いため，時間の融通がきかず，対象児のそのときの体調に応じられない。
> ③養育者とOTRが会話する時間が限られ，安心して育児に取り組む姿勢よりも病院への依存心が高まりやすい傾向にある。
> ④予約制は，かかわることができる回数が限られてしまうため，OTの相乗効果を発揮しにくい。
> ⑤養育者からの情報を基にADL・IADLの実際を推測し把握していたが，幼稚園・保育所，学校での実施状態と異なっていて，対象児の自立に向けた対策が立てにくい。

抱いていた疑問点を少しでも解決できるよう，対象児の生活空間に近い地域に，NPO法人の発達支援事務所を開設した。そこは，施設管理者と児童発達支援管理責任者がリーダーとなって管理・運営し，毎日の療育場面でかかわっている職種は，保育士（常勤1名，非常勤5名），看護師（非常勤1名），児童指導員（非常勤1名），OTR（常勤1名）であった。専門指導としてかかわっている職種は，特別支援教師（月1回），社会福祉主事（月1回），臨床心理士（週1回），管理栄養士（月1回），理学療法士（月1回），OTR（週1回），言語聴覚士（月2回），芸術家（音楽，美術，陶芸，木工など月1回）で，全員が非常勤であった。

職場における多職種の連携の事例検討会や情報交換により，抱いていた疑問点は徐々に軽減されてきた。2012年4月の法律改正により，幼稚園・保育所，学校訪問を行うことで相互交流を図り，相互理解の下に発達支援を促進することが義務づけられた。

一例として，施設の開設時の組織を**図3**に示す。NPO法人の組織は公的機関とは異なり，年度途中であっても世の中の事情により，施設管理者と児童発達支援管理責任者の判断で変わることは避けられない。法改正や制度の変化を，利用児に反映しなければならないからである。

また，このような職種間連携でつくり上げた施設における，対象児に対するメリット（**表1**），養育者に対するメリット（**表2**），職員のメリット（**表3**），地域に関するメリット（**表4**）を紹介する。

○ 発達支援センターの責任者として

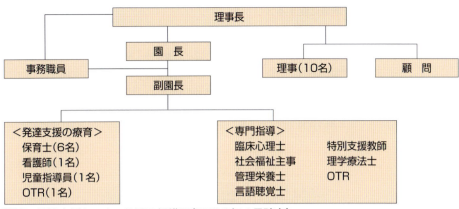

図3 発達支援センターR園の組織図（2003年4月時点）

表1 対象児に対するメリット

①病院などでの訓練がつらいと感じている対象児と養育者に，療育者と楽しく遊びながら能動的に生活するようになる場を提供できる
②兄弟姉妹の見学などにより，家族ぐるみでの対象児の支援がしやすくなり，対象児も兄弟姉妹の友人のなかに入って積極的に活動するようになる
③時間の制約が少なく体調がよいときの対応が可能
④個別対応や小集団の対応が臨機応変に行える
⑤対象児が自分で計画した遊びを展開し，その結果を体験できる

表2 養育者に対するメリット

①対象児の将来を心配する養育者に対して，時間と場所を設定して同じ境遇の仲間との語り合いができるよう，速やかな対応が可能
②OTRに依存してくる養育者がいても，多職種と同じ場で療育を行うことにより，対象児の活動状況の判断から養育者の自律が促され，養育者を能動的な育児へと誘導しやすくなる
③両親だけでなく，関係する親戚や近隣の支援者などの理解を深めることが可能となり，両親が育児しやすい環境をつくりやすくなる
④養育者が必要と思ったときに，いつでも療育者による電話対応が可能
⑤養育者の質問や相談に対して，多職種と情報を共有して応えることが可能であり，療育者の独断と偏見を避けることができる

表3 職員のメリット

①多職種連携により，OTの独自性が把握しやすい
②事例会議を頻繁に行うことで，多職種同士の理解が深まりやすい
③異なる職種間では，互いに助け合う前向きな姿勢が生まれる
④研修で学んだ情報を速やかに共有できる
⑤対象児を担当者が1人で抱え込まなくなり，療育に関するストレスが軽減され，ゆとりをもてる
⑥施設を利用している対象児一人ひとりの，全体的な状態を把握しやすくなる
⑦記録の共有により，記録・報告が適切に行われやすくなる（記録に関しては国・県・市で定められたものがなく，施設で独自に検討を重ねて，使いやすい書式を作成した．書式の例を図4～7に示す）
⑧職員間での礼儀が自然に守られ，小集団のため接遇研修を行わなくても礼儀作法を学ぶことができる．そのため，養育者との面接もしやすくなる
⑨発達支援センター利用児の状態を把握しやすく，職員が休暇をとりやすい．休暇は，職員間で相談しながらとることができ，職員の家庭も大切にできる

Ⅲ-2 小児にかかわる作業療法士として

表4　地域に関するメリット

①連携機関からは，発達支援センターは医療機関よりも敷居が高くなく相談しやすいとの意見がある
②行政，保育および教育機関，他施設との連携が，電話1本でスムーズにとれる
③定期的な研修会を開催し，提供できる情報を通して地域と連携を図ることが可能
- 行政職員の見学，現役の校長・教頭の研修会，退職者や保育関係の施設長の見学・研修会を通して，健常児・障害児を問わず地域の子どもに対する理解を深められる
- 地域療育の格差をできる限り少なくするための情報交換や研修会も行うことができる

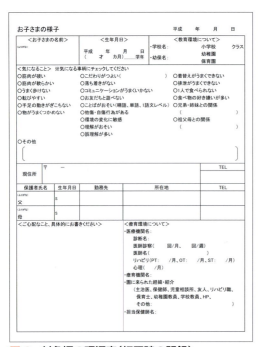

図4　対象児の現況表（初回時の記録）

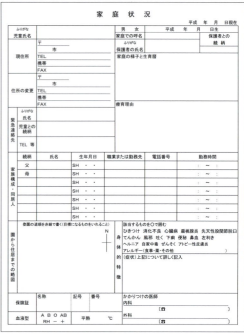

図5　対象児の家庭状況表

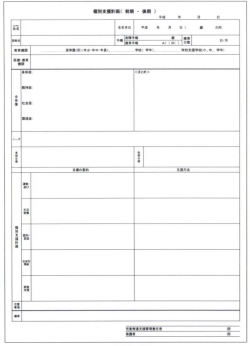

図6　対象児の個別支援計画表

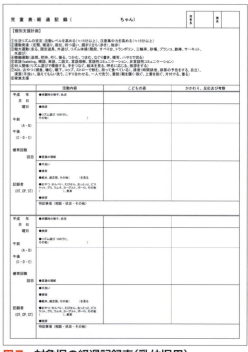

図7　対象児の経過記録表（乳幼児用）

発達支援センターの責任者として

7 責任者が日常的に行う仕事

　職員とともに日常の仕事をしているが，そのなかで責任者としてしなければならない仕事について列挙する。

◉ 物品・建造物と人などの管理

　管理とは，政策・制度を経営に反映させ，経営を実践・援助することである。よい管理状態を保つには，事務を処理し物的設備の維持管轄をなし，財産の保存・利用・改良を計り，働きやすい環境をつくることにある。

① 物品・建造物，生き物の管理

　地域生活支援を行っている発達支援センターは，対象児が遊べる遊具，教具，日常生活物品などがあふれてしまう傾向にある。時代に応じた子どもの好きな玩具の購入など，職員の得意とする分野を生かして選択し購入してきてもらえるよう，責任者を教育しておくことも任務になる。

　対象児がすぐに使えるような道具の配置や，あまり活用されない道具の収納管理，また，対象児は幼いため，道具と建物の衛生管理にも心配りが必要である。ときにはカブトムシなどの生き物を捕まえて，飼育しながら療育につなげていく場合もある。

　責任者は職員の得意とする業務や技術を知り，責任をもって管理するよう配慮する必要がある。背後から援助することが，職員の責任感につながる。

　建造物の管理は，天井などから遊具を吊っているような場合，その金具の安全性やゆるみ具合などのチェックを怠ってはならない。また，建物の危険な場所や破損部分のチェックも必要である。

② 人の管理

　対象児およびその養育者と，職員の管理がある。対象児の健康管理は，担当した職員による気配りはもちろんであるが，担当した職員の上司も気遣うことが重要である。また，養育者のその日の状態は対象児にも影響を及ぼすため，養育者の心身の健康状態を観察し，不安が少ない状態で育児ができるよう配慮しなければならない。

　これらは職員の気づかないところについての配慮であるが，職員が気づいてくれるように促す職員教育は，責任者の重要な任務である。職員教育は，事例検討会を通して具体的な指導を行う方法が効果的である。

　職員管理では，責任者が自らルールをきちんと守り，凛とした態度で仕事をする姿勢をみせることが重要である。また責任者は，職員が話しやすくなるような雰囲気をつくり，職員が責任感をもって自分に与えられた仕事を全うできるように見守り，誘導することも必要である。

　職員一人ひとりの仕事の達成は，各人の有能感を高め，職場全体の仕事の質を高めることにつながる。その結果，仕事が楽しくなり，生き生きとした職場環境をつくり上げることにつながっていく。

◉ 運営

　組織や機構などを働かせることが運営であり，大きな責任は会議の開催である。会議は，職員が情報交換をして共通認識の下に仕事をしていくためには重要である。対象児の予約受付などで，間違いが生じないようにするためにも必要なことである。

発達支援センターの責任者として

世の中の動向により，組織の改正なども生じることがあり，小さな組織でも運営がうまく機能しないと業務に支障が生じる。

⑧ まとめ

働いている限り，人はそれぞれ困難に遭遇しないことはないと思う。自分で選んだ臨床現場や教育現場で，OTの実践または教育の困難にぶつかったとき，ただ行動できずにいるのではなく，視野を広げて新たな発想を思い浮かべ，可能性に向かって行動してはいかがであろうか。

2012年度の法改正で，これまで以上に学童支援にも注目が集まっている。学童支援のあり方は，機能回復の作業を活用するだけではなく，対象児の生活に根ざした作業を処方することで，対象児童の趣味活動を深められ，ゆくゆくは就労にもつながるOTが展開されるのではないかと感じている。

OTは守備範囲が広い分，なんでもできるように思えてくるかもしれない。守備範囲のなかで行えるOTはどのようなものか思考し，独自性をみつけて行動することで，新たなOT領域を開発し，楽しく仕事を行えるのではないだろうか。

今回はメリットに関して考えを述べたが，メリットがあればその対側にはデメリットがある。メリットとデメリットは裏腹の関係にあり，デメリットは思考するきっかけを与えてくれる。デメリットが理解できなければメリットは理解できない。デメリットをメリットに向けられるよう肯定的に考えた発達支援センターの運営は，リーダーの技量にかかっている。OTRは対象児のディスアビリティばかりを指摘しているわけではなく，もって生まれたアビリティを生かして，ディスアビリティを埋めていくような仕事だと感じている。このような考えをもっているOTRは，マネジメントの研鑽を積むことで施設運営にかかわることが可能となり，地域貢献の一翼を担う発達支援センターを発展させていける職種であると実感している。

マネジメントに関しては，筆者の経験した内容について，「責任者が日常的に行う仕事」（p.343）で触れた。この経験は，Peter. F. Drucker博士の著書[3]もひも解き学んだものである。Drucker博士はたくさんの著書を執筆しているので，ぜひ参考にされるとよい。

（福田恵美子）

【文献】
1）厚生労働省：平成21年版 厚生労働白書. 201, 2009.
  （http://www.mhlw.go.jp/wp/hakusyo/kousei/09-2/kousei-data/pdf/21010906.pdf, 2018年現在）
2）厚生労働省：平成23年版 厚生労働白書. 320, 2011.
  （http://www.mhlw.go.jp/wp/hakusyo/kousei/11/dl/02-07.pdf, 2018年現在）
3）小林　薫 著：ドラッカーのリーダー思考. 青春出版社, 2010.

索引

あ

移動	120
―運動	120
―すること，動き出すこと	84
動きすぎてしまうこと	214
うまく扱うこと	252
運動年齢テスト	133
嚥下	157
―造影検査	165, 319
大島の分類	147
オーラルコントロール	158
覚えること	234
親	67
親子教室	280

か

開口反応	162
外出	144
―をためらう要因	144
外部環境	214
科学的リーズニング	78
家族支援	294
カテゴリー化	39
感応力	180
感覚運動経験	110
環境的要素	19, 20

管理	343
機関連携・協働モデル	296
気象状況の把握	45
機能的要素	19
虐待	80
ギャンググループ	194
吸綴	158
頬脂肪体	157
共同（協同）遊び	194
口すぼめ	163
クリニカル・リーズニング	78
欠損モデル	321
原因分析ツリー	180
言語的コミュニケーション	17, 229
健診参加モデル	296
更衣	51
行為機能	183
口唇閉鎖	162
行動	
―観察	235
―特性	22, 39
―の分析	22
広D-K式視覚障害児発達診断検査	121
国際障害分類	156, 319
国際生活機能分類	156, 299, 319
心を起こす	145
子育て支援センター	281
言葉をほぐす	74

コンサルテーションモデル ……………… 296

さ

作業
　—遂行モデル ……………………… 299, 300
　—の二重構造 …………………… 297, 295
　—分析 …………………………………… 300
時間的見通し …………………………… 214
指向 ………………………………………… 59
自己身体の空間定位 …………………… 46, 148
支持面との関係 ………… 47, 49, 52, 148
姿勢
　—制御 …………………………………… 120
　—保持具 ………………………………… 84
持続性収縮 ……………………………… 222
実用的リーズニング ……………………… 78
児童福祉法 …………………………… 284, 335
社会的不利 ……………………………… 319
習慣的要素 ………………………………… 19, 20
主訴 ……………………………… 13, 73, 297
　—と問題点の考え方 …………………… 13
　—の絡み合い構造 …………………… 297
　—の構図 ……………………… 235, 237
　—の向き ……………………………… 282
準超重症児者 …………………………… 146
障害者自立支援法 ……………………… 335

障がい者制度改革推進本部等における検討を
踏まえて障害者保健福祉施策を見直すまでの
間において障害者等の地域生活を支援するた
めの関係法律の整備に関する法律 ……… 296
障害受容 ………………………………… 69
新版K式発達検査 ……………………… 121
身体
　—概念 …………………………………… 109
　—図式 …………………………………… 109
　—像 ……………………………………… 109
図地判別能力 …………………………… 130
生活
　—支援 …………………………………… 321
　—リズム表 ……………………………… 23
生物学的な問題 ………………………… 319
セラピストモデル ……………………… 296
前進 ……………………………………… 120
相動性収縮 ……………………………… 222
粗大運動機能分類システム …………… 133

た

食べること ……………………………… 155
探索 ……………………………………… 157
地域支援 ………………………………… 294
チェーン・リフレックス ……………… 157
遅滞モデル ……………………………… 321
チャートボード ………………………… 37
チャートワード ………………………… 37

チャムグループ	194		ノンバーバル	180

は

漠然とした不安	144
バッカルファットパッド	157
発達	
―支援	294, 321
―障害者支援法	335
―相談	278
―的要素	19, 20
ピアグループ	194
非言語的コミュニケーション	17
フローチャート図	36, 41
並行（平行）遊び	194
ペリパーソナルスペース	128
保育所	
―等訪問支援	300
―保育指針	193
傍観	194
訪問支援	275
捕獲	59
保護者	67
―支援	71
母子保健事業	280
ボトムアップ	13

チャムグループ	194
治療構造	294
超重症児者	146
―判定基準	147
追跡	60
手当て	39, 323
定位	120
定型発達	110
手入れ	39, 323
適応	120
道具	
―の操作	214
―の探索	214
トップダウン	13

な

内部環境	214
なかなか見つけられないこと	224
仲間	193
―と過ごすこと	193
何にも専念していない行動	193
乳幼児健診	280
人間作業モデル	331
認知	
―特性	22, 39
―地図	252
能力障害	319

索引

ま

メッセンジャーモデル	296
面接	
—におけるコミュニケーション	17
—の目的	16
—方法	15, 17
物語的リーズニング	78
問題点	13

や

やり取りすること	179
横地の分類	147

ら

リスク管理	49
倫理的リーズニング	78
連合遊び	194

欧文・数字

best swallow	178
body concept	109
body image	109
body schema	109
clinical reasoning	78
disability level	319

false negative	178
false positive	178
gross motor function classification system (GMFCS)	133
handicap level	319
impairment level	319
independent SC	24
interactive SC	24, 29
International Classification of Functioning, Disability and Health (ICF)	156, 299, 319
International Classification of Impairments, Disabilities and Handicaps (ICIDH)	156, 319
intravenous hyperalimentation (IVH)	64, 147
lip rearch	163
mobility	120
model of human occupation (MOHO)	331
motor age test (MAT)	133
non-verbal	180
orientation	120
— of self in space	46, 148
sensory communication	24, 184
sensory needs	183
videofluoroscopic examination of swallowing (VF)	165, 319
worst swallow	178
1人遊び	193

349

改訂第2版　子どもの能力から考える
発達障害領域の作業療法アプローチ

2012年　12月　20日　第1版第1刷発行
2018年　10月　10日　第2版第1刷発行
2022年　8月　20日　　　第3刷発行

■ 編　集　小西紀一　こにし　のりかず

　　　　　小松則登　こまつ　のりと

　　　　　酒井康年　さかい　やすとし

■ 発行者　吉田富生

■ 発行所　株式会社メジカルビュー社

　　　　　〒162-0845 東京都新宿区市谷本村町2-30
　　　　　電話　03(5228)2050(代表)
　　　　　ホームページ　https://www.medicalview.co.jp

　　　　　営業部　FAX　03(5228)2059
　　　　　　　　　E-mail　eigyo@medicalview.co.jp

　　　　　編集部　FAX　03(5228)2062
　　　　　　　　　E-mail　ed@medicalview.co.jp

■ 印刷所　シナノ印刷株式会社

ISBN 978-4-7583-1932-4　C3047

©MEDICAL VIEW, 2018.　Printed in Japan

・本書に掲載された著作物の複写・複製・転載・翻訳・データベースへの取り込みおよび送信（送信可能化権を含む）・上映・譲渡に関する許諾権は，（株）メジカルビュー社が保有しています．
・ JCOPY 〈出版者著作権管理機構　委託出版物〉
　本書の無断複製は著作権法上での例外を除き禁じられています．複製される場合は，そのつど事前に，出版者著作権管理機構（電話 03-5244-5088，FAX 03-5244-5089，e-mail：info@jcopy.or.jp）の許諾を得てください．

・本書をコピー，スキャン，デジタルデータ化するなどの複製を無許諾で行う行為は，著作権法上での限られた例外（「私的使用のための複製」など）を除き禁じられています．大学，病院，企業などにおいて，研究活動，診察を含み業務上使用する目的で上記の行為を行うことは私的使用には該当せず違法です．また私的使用のためであっても，代行業者等の第三者に依頼して上記の行為を行うことは違法となります．